NOUVELLE BIBLIOTHÈQUE

DE

L'ÉTUDIANT EN MÉDECINE

PUBLIÉE SOUS LA DIRECTION DE

L. TESTUT

Professeur à la Faculté de médecine de Lyon.

PHYSIOLOGIE

PRÉCIS

DE

PHYSIOLOGIE

PAR

E. HÉDON

Professeur de physiologie à la Faculté de Médecine
de Montpellier.

AVEC 124 FIGURES DANS LE TEXTE

PARIS

OCTAVE DOIN, ÉDITEUR

8, PLACE DE L'ODÉON, 8

1896

PRÉFACE

L'intérêt que nous portons aux étudiants en médecine est le seul mobile qui nous ait déterminé à accepter la tâche d'écrire ce petit volume, dont la rédaction nous a été confiée par le professeur L. Testut. L'exiguïté de ce « Précis de physiologie » ne sera peut-être pas de nature à déplaire à quelques-uns ; en général les étudiants aiment les livres courts ; beaucoup se préparent à l'examen par la lecture d'un seul manuel, nous le savons par expérience. Peut-on consciencieusement leur reprocher cette tendance, quand on voit les matériaux scientifiques s'accumuler de jour en jour plus nombreux dans le programme des études médicales ?

Nous pensons que l'étudiant en médecine qui n'a d'autre objectif que l'exercice de sa profession dans un avenir aussi prochain que possible, peut trouver dans un manuel ou un précis de physiologie, tel que celui-ci, toutes les notions qui lui seront indispensables ; mais cela, toutefois, à deux conditions : l'une de ces conditions se rapporte à l'exposition et à l'arrangement des matières dans le manuel, l'autre à la méthode avec laquelle le livre est lu :

la première concerne l'auteur du manuel, la seconde
l'élève lui-même.

Pour ce qui touche au premier point, qu'il nous soit
permis de dire ici dans quel esprit ce précis a été conçu. Il
existe déjà beaucoup de manuels de physiologie et d'ex-
cellents. Nous ne voudrions pas qu'on nous attribuât la
prétention d'avoir fait mieux ; mais nous serions heureux
d'avoir réussi à exposer les éléments de la physiologie
d'une façon tout aussi didactique, quoique plus brève.
Nous avons tenté d'atteindre ce but non pas en employant
une nouvelle méthode d'exposition, mais en apportant le
plus grand soin à la forme et au fond dans notre rédaction.
Pour la forme, une règle sévère a présidé à la distribution des divisions et subdivisions de chapitres : l'unifor-
mité de ces divisions dans tout l'ouvrage, leur subordi-
nation les unes par rapport aux autres, comme dans une
classification naturelle, feront que l'élève ne devra jamais
se perdre dans sa lecture. Quant au fond, les limites assi-
gnées à ce précis nous ont obligé nécessairement à le
constituer par les données les plus sûres de la physiologie, en passant sous silence la plupart des faits qui paraissaient d'une importance secondaire ou encore mal établis
et trop discutables.

Malgré ce travail d'élagage, l'espace dont nous disposions
eût été cependant encore trop exigu, si la réforme récente
du plan des études médicales n'était venue nous servir.
Désormais, l'étude de la physiologie dans les facultés de
médecine comportera trois enseignements : physique biologique, chimie biologique et physiologie proprement dite,
et l'élève devra se présenter à l'examen en possession des
données de ces trois branches de la même science. Notre

« Précis de physiologie » sera adapté à cette nouvelle division du travail ; ainsi, les questions qui se rapportent trop exclusivement à la physique ou à la chimie biologique (par exemple la réfraction dans l'appareil dioptrique de l'œil, la classification et les propriétés des matières albuminoïdes, etc.) ont été laissées complètement de côté. Ce précis de physiologie devra donc avoir son complément dans des ouvrages analogues de physique et de chimie biologique.

Grâce à cette division et à cette répartition des matières, nous avons pu accorder des développements très suffisants à certaines questions de physiologie pure qui, dans le cas contraire, auraient dû être forcément écourtées (par exemple : les fonctions du système nerveux, la théorie du neurone, etc.).

La seconde condition, pour qu'un manuel soit utile, c'est, avons-nous dit, que l'élève sache tirer le meilleur parti possible de sa lecture. Le style d'un manuel se caractérise nécessairement par une certaine concision. Aucun esprit vraiment scientifique ne s'en plaindra. Un livre de physiologie devrait idéalement revêtir l'allure d'un traité de physique ou de chimie : nous n'en sommes pas encore là ; mais nous ne sommes pas non plus à l'époque où l'on s'attachait avec grand soin à donner une tournure littéraire à l'exposé des phénomènes physiologiques ; la beauté de la forme cachait ainsi le plus souvent le vide du fond. La physiologie est une science positive et elle doit emprunter aux autres sciences exactes leur langage rigoureux. Il faut que l'élève s'habitue à lire un livre de physiologie avec la même application qu'il mettrait à étudier un ouvrage de chimie ou de physique ; s'il manifestait de

la répugnance pour une telle discipline intellectuelle,
nous lui conseillerions vivement de renoncer à l'étude des
sciences. Cette discipline est d'autant plus nécessaire pour
la lecture d'un « précis » que dans un tel ouvrage aucune
phrase n'est inutile, tout mot porte. Ce qui ne veut pas
dire qu'il faille apprendre par cœur, mais bien lire avec
attention et réflexion en prenant des notes. Les divisions
que nous avons établies dans notre livre représentent le
cadre d'un traité de physiologie à peu près complet; de
la sorte, l'élève laborieux pourra toujours classer et noter
à leur place les connaissances complémentaires qu'il pui-
sera, soit au cours, soit dans la lecture d'ouvrages plus
étendus.

E. Hédon.

Montpellier, le 1er octobre 1895.

NOUVELLE BIBLIOTHÈQUE

DE

L'ÉTUDIANT EN MÉDECINE

PUBLIÉE SOUS LA DIRECTION

DE

L. TESTUT

Professeur à la Faculté de médecine de Lyon.

PAR MM. LES PROFESSEURS ET AGRÉGÉS

ARNOZAN (de Bordeaux), AUGAGNEUR (de Lyon),
BOURSIER (de Bordeaux), CASSAËT (de Bordeaux), COLLET (de Lyon),
COURMONT (de Lyon), CURTIS (de Lille), DUBREUIL (de Bordeaux),
FLORENCE (de Lyon), FORGUE (de Montpellier), HANRIOT (de Paris),
HÉDON (de Montpellier), HEIM (de Paris), HERRMANN (de Toulouse),
HUGOUNENQ (de Lyon), LAGRANGE (de Bordeaux), LANDE (de Bordeaux),
LANNOIS (de Lyon), LAYET (de Bordeaux), LE DANTEC (de Bordeaux),
PIÉCHAUD (de Bordeaux), A. POLLOSSON (de Lyon), M. POLLOSSON (de Lyon),
POUSSON (de Bordeaux), TESTUT (de Lyon), TOURNEUX (de Toulouse),
VIALLETON (de Montpellier), WEILL (de Lyon).

Cette bibliothèque, destinée avant tout, comme son nom
l'indique, aux étudiants en médecine, renferme toutes les
matières qui, au point de vue théorique et pratique, font
l'objet de nos cinq examens du doctorat.

Les volumes sont publiés dans le format in-18 colom-
bier (grand in-18), avec cartonnage toile et tranches de
couleur. Ils comporteront de 450 à 500 pages et seron
illustrés de nombreuses figures en noir. Pour quelques
volumes, un certain nombre de figures seront tirées en
couleur.

Le prix des volumes variera de 6 à 9 francs.

La nouvelle bibliothèque de l'étudiant en médecine comprend actuellement (le nombre pourra en être augmenté dans la suite) trente-six volumes, qui se répartissent comme suit :

PREMIER ET DEUXIÈME EXAMENS

Précis d'Anatomie descriptive, par L. Testut, professeur d'anatomie à la Faculté de médecine de Lyon. . . . . 1 vol.

Précis de Physiologie, par L. Hédon, professeur de physiologie à la Faculté de médecine de Montpellier. . . . . 1 vol.

Précis d'Histologie, par F. Tourneux, professeur d'histologie à la Faculté de médecine de Toulouse . . . . 1 vol.

Précis d'Embryologie, par F. Tourneux, professeur d'histologie à la Faculté de médecine de Toulouse. . . . . 1 vol.

Précis de Chimie physiologique, par L. Hugounenq, professeur de chimie à la Faculté de médecine de Lyon. . . . . 1 vol.

Précis de Technique histologique et embryologique (guide de l'étudiant aux travaux pratiques d'histologie), par L. Vialleton, professeur d'histologie à la Faculté de médecine de Montpellier. 1 vol.

TROISIÈME ET CINQUIÈME EXAMENS

Précis de Pathologie générale, par J. Courmont, professeur agrégé, chef des travaux de pathologie expérimentale à la Faculté de médecine de Lyon. . . . . 1 vol.

Précis de Pathologie externe, par E. Forgue, professeur de clinique chirurgicale à la Faculté de médecine de Montpellier. . 2 vol.

Précis d'Anatomie topographique, par L. Testut, professeur d'anatomie à la Faculté de médecine de Lyon. . . . . 1 vol.

Précis de Médecine opératoire (Manuel de l'Amphithéâtre), par M. Pollosson, professeur de médecine opératoire à la Faculté de médecine de Lyon . . . . 1 vol.

Précis de Pathologie interne, par F. Collet, professeur agrégé à la Faculté de médecine de Lyon. . . . . 2 vol.

Précis de Pathologie exotique, par A. Le Dantec, professeur agrégé à la Faculté de médecine de Bordeaux, répétiteur à l'École de Santé de la Marine . . . . 1 vol.

Précis d'Auscultation et de Percussion, par E. Cassaët, professeur agrégé à la Faculté de médecine de Bordeaux, médecin des hôpitaux. . . . . 1 vol.

Précis d'Anatomie pathologique, par G. Herrmann, professeur à la Faculté de médecine de Toulouse, et F. Curtis, professeur à la Faculté de médecine de Lille . . . . 1 vol.

Précis de Bactériologie, par J. Courmont, professeur agrégé, chef des travaux de pathologie expérimentale à la Faculté de médecine de Lyon. . . . . 1 vol.

Précis de Parasitologie humaine (parasites animaux et végétaux, bactéries exceptées), par F. Heim, professeur agrégé à la Faculté de médecine de Paris. . . . . 1 vol.

Précis des Maladies de la peau, par W. Dubreuil, professeur agrégé à la Faculté de médecine de Bordeaux, médecin des hôpitaux. 1 vol.

Précis des Maladies vénériennes, par V. Augagneur, professeur à la Faculté de médecine de Lyon, chirurgien en chef de l'Antiquaille . . . . 1 vol.

Précis d'Ophtalmologie, par F. Lagrange, professeur agrégé à la Faculté de médecine de Bordeaux, chirurgien des hôpitaux. 1 vol.

Précis des Maladies du larynx, du nez et des oreilles, par R. Lannois, professeur agrégé à la Faculté de médecine de Lyon, médecin des hôpitaux . . . . 1 vol.

Précis des Maladies des voies urinaires, par A. Pousson, professeur agrégé à la Faculté de médecine de Bordeaux, chirurgien des hôpitaux . . . . 1 vol.

Précis de Pathologie infantile (Partie médicale), par E. Weill, professeur agrégé et chargé du cours complémentaire des maladies des enfants à la Faculté de médecine de Lyon, médecin des hôpitaux. . . . . 1 vol.

Précis de Pathologie infantile (Partie chirurgicale), par T. Piéchaud, professeur de clinique des maladies des enfants à la Faculté de médecine de Bordeaux. . . . . 1 vol.

Précis d'Obstétrique, par A. Pollosson, professeur agrégé à la Faculté de médecine de Lyon, chirurgien des hôpitaux. . 1 vol.

Précis de Gynécologie, par A. Boursier, professeur de clinique des maladies des femmes à la Faculté de médecine de Bordeaux, chirurgien des hôpitaux. . . . . 1 vol.

Précis d'Hydrologie médicale, par A. Florence, professeur à la
Faculté de médecine de Lyon . . . . 1 vol.

QUATRIÈME EXAMEN

Précis de Thérapeutique, par X. Arnozan, professeur de thérapeutique à la Faculté de médecine de Bordeaux, médecin des hôpitaux. . . . . 2 vol.

Précis d'Hygiène, par A. Layet, professeur d'hygiène à la Faculté
de médecine de Bordeaux . . . . 1 vol.

Précis de Médecine légale, par L. Lande, professeur agrégé et chef
des travaux de médecine légale à la Faculté de médecine de Bordeaux, médecin expert des tribunaux . . . . 1 vol.

**Précis d'Histoire naturelle, appliquée à l'hygiène, à la médecine
légale et à la toxicologie**, par F. Heim, professeur agrégé à la
Faculté de médecine de Paris. . . . . 1 vol.

Précis de Matière médicale botanique, par F. Heim, professeur agrégé
à la Faculté de médecine de Paris . . . . 1 vol.

Précis de Physique médicale, par X***. . . . . 1 vol.

Précis de Technique chimique (Guide de l'Étudiant aux travaux de
chimie médicale), par M. Hanriot, professeur agrégé à la Faculté
de médecine de Paris, membre de l'Académie de médecine. 1 vol.

ÉVREUX, IMPRIMERIE DE CHARLES HÉRISSEY

PRÉCIS DE PHYSIOLOGIE

INTRODUCTION

1° Objet de la physiologie. — La physiologie est la science qui décrit et analyse les phénomènes propres aux êtres vivants : c'est la science de la vie. Nous n'essaierons pas de donner une définition de la vie ; il n'en est pas qui soit à l'abri de la critique, bien que la signification du mot soit claire dans l'esprit de tout le monde. La vie, comme l'a si souvent répété Cl. Bernard, n'est pas un principe ayant une existence objective, siégeant en un point particulier du corps ; ce mot ne répond pas à une entité ; c'est une expression métaphysique. L'existence de propriétés spéciales inhérentes aux éléments anatomiques est le seul fait réel. Déterminer les conditions physico-chimiques des phénomènes vitaux, tel est le but que doit poursuivre le physiologiste ; tous les progrès de la physiologie sont dus à l'application des méthodes de la physique et de la chimie à l'étude de l'être vivant. Les forces qui se manifestent chez les êtres vivants ne sont pas différentes de celles du monde inorganique. L'hypothèse d'une *force vitale* (c'est-à-dire une force spéciale qui provoquerait et réglerait les phénomènes vitaux) est inutile et même nuisible au développement de la science physiologique : inutile, car elle est incapable par elle-même de rien expliquer et de rien prévoir ; nuisible, parce qu'elle est l'indice d'une tendance fâcheuse de l'esprit à se payer de mots et à se complaire paresseusement dans des apparences d'explication. Nous n'admettons donc point l'existence d'une force vitale ; s'il nous arrive dans le courant de cet ouvrage d'attribuer certains phénomènes aux *propriétés vitales* des tissus, on ne devra attacher à ce terme aucun sens vitaliste. Notre intention sera seulement d'exprimer par là que les conditions physico-chimiques du phénomène ne sont pas déterminées, ou bien que les lois de la physique et de la chimie actuellement connues sont impuissantes à en donner la raison. En d'autres termes, comme il est impossible, dans l'état actuel de la science, de ramener tous les phénomènes vitaux aux lois de la physique et de la chimie, quoique ce soit évidemment le but à atteindre, nous sommes encore obligés, dans notre langage physiologique imparfait, d'user de certaines expressions dépourvues de tout sens défini.

2° Notions de physiologie générale. — Dans ces notions préliminaires, nous comprenons l'étude des propriétés du protoplasma, de la cellule et la division du travail physiologique en différentes fonctions.

a. *Protoplasma.* — Les phénomènes vitaux ont pour substratum la matière vivante ou protoplasma. « Le protoplasma est la base physique de la vie, » a dit Huxley. Pour nous rendre compte de la nature et des propriétés de ce protoplasma, prenons un fragment de cette matière de consistance muqueuse, de couleur jaunâtre, que nous trouvons dans les tanneries à la surface de la poudre de tan. C'est la *plasmodie* d'un champignon myxomicète ou *fleur de tan :* amas diffus de protoplasma. Laissons-la s'étaler sur une surface plane ; elle forme des cordons s'anastomosant entre eux en réseau. Examinons attentivement l'extrémité d'un de ces cordons ; nous le voyons changer de forme en envoyant des expansions ou tentacules, tandis que d'autres tentacules se retirent ; de cette façon, la plasmodie se déplace lentement et progresse par une sorte de mouvement de reptation à la manière d'une amibe ; et du reste, ce n'est en somme qu'une amibe de taille gigantesque. Plaçons la plasmodie sur une feuille de papier buvard humide tenue verticalement, elle enverra ses pseudopodes vers le haut et tendra à monter : elle se dirige donc dans un sens inverse de la pesanteur (*géotropisme*). Mettons-la dans un tonneau plein d'eau et recouvert, elle se portera à la surface comme pour chercher de l'air, mais enlevons le couvercle, elle s'en-

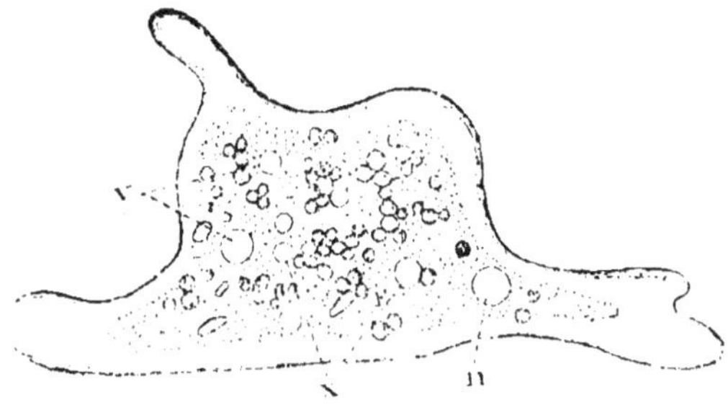

Fig. 1.

Amœba princeps (d'après AUERBACH).

Le liseré périphérique transparent est *l'ectoplasme* ; la partie centrale granuleuse *l'endoplasme* contenant des corpuscules nutritifs et des vacuoles (*c, x, n*).

foncera, fuyant la lumière (*héliotropisme négatif*). Répétant une expérience pittoresque de KÜHNE, bourrons un intestin d'insecte avec des fragments de ce protoplasme et appliquons un courant électrique à la surface de cette fibre musculaire artificielle de proportions colossales, nous la verrons se contracter. Un fragment de corps étranger, grain de sable, miette de pain, se trouve-t-il sur le bord de la plasmodie, celle-ci l'entoure de ses tentacules et finit par se l'incorporer ; si la matière n'est pas nutritive, elle la rejette bientôt, mais si c'est une substance alimentaire, on voit se former près de l'endroit où la matière a été englobée une vacuole, et c'est dans cette vacuole que la substance est digérée pour être ensuite assimilée. Lorsque cette plasmodie doit se reproduire, elle devient immobile, se roule en boule, réduit son volume en excrétant de l'eau, et dans son intérieur se forment des spores qui, devenues libres, ne tardent pas à prendre la forme d'amibes pour donner naissance à de nouvelles plasmodies. On comprend facilement par cet exemple que cette masse de protoplasme présente tous les phénomènes vitaux des organismes supérieurs : fonctions de relation (irritabilité, contractilité, sensibilité), fonctions de nutrition (respiration, digestion, assimilation, excrétion) et fonctions de reproduction. HALLER a désigné sous le nom d'*irritabilité* l'aptitude particulière que possède la fibre musculaire à se contracter sous l'influence des excitants. Il importe de généraliser et de dire que l'irritabilité est la propriété que possède la matière vivante de réagir sous l'influence des excitants. Dans l'exemple que nous avons choisi, la conséquence de l'irritation était un mouvement de totalité ; mais, dans d'autres cas, ce n'est qu'un mouvement moléculaire, sécrétion, dégagement de chaleur, d'électricité, de lumière. Les irritations mécaniques, chimiques, électriques, la pesanteur, les variations brusques de lumière sont donc des excitants du protoplasma.

Certaines conditions physiques et chimiques sont absolument nécessaires pour que le protoplasma manifeste et conserve sa vitalité : 1° il lui faut de l'air ; le protoplasma respire. LAVOISIER (1777), en découvrant l'oxygène et son rôle dans la combustion, a donné la première démonstration que la vie est une fonction chimique. La découverte des êtres *anaérobies* par PASTEUR ne modifie pas cette grande loi, car les anaérobies empruntent l'oxygène aux combinaisons chimiques aux dépens desquelles ils vivent ; 2° il lui faut de l'eau, l'eau étant un élément constituant de la matière vivante. Cependant, le protoplasma, dans quelques cas exceptionnels, peut perdre ses propriétés par la dessiccation, sans mourir, et reprendre sa vitalité si on lui fournit de l'eau (*vie latente* des animaux dits reviviscents, tels que rotifères, tardigrades) ; 3° il lui faut de la chaleur. Le protoplasma est sensible aux variations de température ; ses mouvements sont activés par la chaleur, ralentis par le froid. Un excès de chaud ou de froid le tue. Dans certains cas, le froid produit un engourdissement remarquable du protoplasma (*vie oscillante* des animaux hibernants) ; 4° la lumière est aussi une des conditions physiques de la vie ; elle n'est pas seulement un excitant de la contractilité du protoplasma, (*héliotropisme positif ou négatif*), mais elle agit aussi puissamment sur les phénomènes chimiques dont il est le siège ;

la fonction chlorophyllienne des végétaux en est un exemple frappant (exhalation d'O pendant le jour, de CO^2 pendant la nuit).

Quel que soit le mode d'activité du protoplasma, il ne fait que transformer la matière ou l'énergie empruntée au monde extérieur. La grande loi de la conservation de l'énergie formulée par R. Mayer et par Helmholtz s'applique aux corps vivants comme aux corps bruts. La source de l'énergie pour les êtres vivants se trouve dans les aliments, de même qu'elle se trouve dans la houille pour la machine à vapeur. Le protoplasma se nourrit. En consommant l'oxygène, brûlant le carbone et l'hydrogène, il transforme l'énergie de position des aliments en énergie mécanique, en énergie calorifique, etc. Dans les phénomènes que présente le protoplasma, il y a une particularité qui frappe plus spécialement l'observateur et qui semble être caractéristique de la vie : c'est la disproportion qui existe entre l'action des excitants et la réaction consécutive. Pour ce motif, on serait tenté parfois de considérer la matière vivante comme douée de spontanéité. Mais ce développement spontané de force n'est qu'une apparence et en réalité dans les corps vivants comme dans les corps bruts tout mouvement n'est qu'une transformation de mouvement. La disproportion entre l'action et la réaction n'est du reste pas spéciale à la matière vivante. Nous la retrouvons aussi dans les corps bruts, par exemple dans la détonation d'une substance explosive. Mais il y a cette différence entre les deux : c'est que l'énergie chimique de la substance explosive est épuisée après la détonation, tandis que chez l'être vivant elle se reconstitue par le repos.

Les êtres vivants possèdent encore cette propriété de pouvoir retenir et fixer certaines modifications que leur impriment les forces extérieures pour les transmettre à leurs descendants. D'où le progrès et la complication croissante des organismes (théorie de l'évolution formulée par Darwin et son prédécesseur Lamarck).

Quels sont donc les caractères physico-chimiques de ce protoplasma doué des propriétés de la vie ? C'est une substance pâteuse, semi-liquide, de réaction alcaline pendant la vie. Très riche en eau (70 p. 100), il contient des matières albuminoïdes, des graisses, des hydrates de carbone, des matières extractives, des sels. Ce n'est donc pas une substance chimique même très complexe, mais un mélange de nombreuses substances chimiques. Si on en fait l'analyse élémentaire, on y trouve les quatorze corps simples suivants : C, O, H, Az, S, Ph, Cl, K, Na, Ca, Mg, Fe, Si, Fl. Les quatre premiers sont les principaux, par conséquent un corps solide, le carbone, et trois gaz, l'oxygène, l'hydrogène, l'azote. HERBERT SPENCER a fait remarquer dans ses *Principes de Biologie* quelles conséquences, pour les mutations de la matière, entraîne cette association de trois gaz à un corps fixe et infusible : « D'une part, sans cette extrême mobilité moléculaire que possèdent trois des quatre principaux éléments de la matière organique, et sans la grande mobilité moléculaire qui en résulte pour leurs composés les plus simples, l'élimination rapide des déchets de l'action organique ne pourrait avoir lieu et il n'y aurait point cet échange continuel de matière que la vitalité implique ; d'autre part, sans l'union de ces éléments extrêmement mobiles en des composés très complexes, ayant des molécules relativement vastes que leur inertie rend comparativement immobiles, les éléments composants d'un tissu vivant n'auraient point cette fixité mécanique qui les empêche de se diffuser en même temps que les produits de rebut résultant de la décomposition des tissus. »

Mais, de plus, le protoplasma est structuré. Sa structure, il est vrai, est mal connue. A de forts grossissements, il donne l'aspect d'un *réseau* imprégné d'un liquide ou *enchylème*. On y a décrit aussi des granulations (*plastidules* d'HŒCKEL). Il contient des inclusions ou *enclaves* formées par des globules de graisse, de glycogène, etc., et des *vacuoles*, petites cavités pleines de liquide, contractiles. Si donc un chimiste parvenait à faire la synthèse du protoplasma, il n'aurait pas encore fabriqué la matière vivante. Car, ainsi que le dit O. HERTWIG, le protoplasma n'est pas seulement une notion chimique, mais morphologique. « Vouloir produire un corps protoplasmique serait une entreprise semblable à la tentative de faire cristalliser un *homunculus* dans une fiole. En effet, d'après toutes nos connaissances, tout corps protoplasmique ne naît que par multiplication d'un protoplasma préexistant ; son organisation actuelle est donc le produit d'un développement historique extraordinairement long. »

b. *Cellule.* — Tout organisme est constitué par un amas de protoplasma ; mais chez les êtres élevés en organisation, cette masse est fragmentée en petits corps ou *cellules* qui toutes dérivent par segmentation d'une cellule primitive unique, l'*ovule*. Toute cellule naît donc d'une cellule. Elle est formée d'un fragment de protoplasme pourvu ou non d'une enveloppe et contenant un corps de nature spéciale qu'on appelle le *noyau*. Le noyau est l'agent essentiel de la multiplication cellulaire. La cellule est ainsi l'image réduite de l'organisme tout entier ; c'est une individualité physiologique ayant sa vie propre et la vie du tout n'est que la résultante de la vie partielle de chaque élément. Telle est la théorie cellulaire de Schleiden et

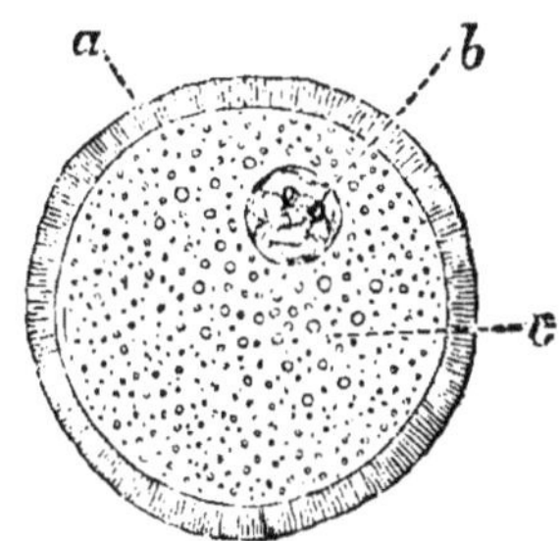

Fig. 2.

Ovule de chatte (Klein).

a, membrane d'enveloppe ou *membrane vitelline*. — *b*, noyau ou *vésicule germinative*. — *c*, protoplasma ou *vitellus*.

Schwann, modifiée par la théorie du protoplasma à laquelle elle doit céder le pas. On comprend par là qu'un fragment de l'organisme séparé du reste puisse continuer à vivre un certain temps ; d'où la possibilité des greffes végétale et animale.

c. *Fonctions.* — Pour former un organisme les cellules en se multipliant se différencient et se spécialisent dans leurs fonctions, de même que dans une société bien constituée, chaque individu, chaque corporation joue un rôle particulier. Et ainsi se trouve établie une division dans le travail physiologique. Un organisme, si compliqué qu'il soit, est réductible au schéma suivant : un revêtement cellulaire extérieur ou ectoderme, se continuant avec un revêtement cellulaire intérieur ou entoderme, de manière à limiter un espace absolument clos rempli par d'autres éléments cellulaires, constituant le mésoderme. D'une manière plus concrète, on voit bien que l'épiderme cutané et l'épithélium intestinal, avec tous les épithéliums qui en dérivent, limitent de toutes parts le corps de l'animal. Que se trouve-t-il entre les deux feuillets ? Le mésoderme, c'est-à-dire, les os, les muscles, les nerfs, etc. Il en résulte ce principe général : tout ce qui entre dans l'organisme et tout ce qui en sort doit traverser une membrane épithéliale. On comprend de suite que la nutrition des éléments du mésoderme profondément situés ne peut se faire qu'à la condition que les substances nutritives qui auront traversé le revêtement épithélial soient mises à la portée de chaque cellule et aussi à la condition que les produits de déchet provenant de la vie cellulaire soient éliminés. D'où la nécessité d'un véhicule animé d'un mouvement continuel ; le véhicule, c'est le *milieu intérieur*, sang et lymphe ; le mouvement, c'est la *circulation*. La spécialisation des cellules et la division du travail entraînent naturellement la formation d'organes à fonctions différentes. Il est nécessaire qu'une harmonie parfaite règne dans le fonctionnement de tous les organes ; il faut pour cela un régulateur ; ce régulateur, c'est le système nerveux.

Des différentes fonctions que présente l'organisme, les unes se rattachent à la conservation de l'individu, les autres à la conservation de l'espèce. Celles-ci constituent les fonctions de génération. Les premières se subdivisent en deux grands groupes : les fonctions de nutrition qui assurent le mouvement de composition et de décomposition de l'organisme et les fonctions de relation qui mettent l'organisme en rapport avec les corps et les forces extérieurs. Nous analyserons donc successivement dans trois parties distinctes :

1° Les *fonctions de nutrition ;*
2° Les *fonctions de relation ;*
3° Les *fonctions de génération.*

PREMIÈRE PARTIE

FONCTIONS DE NUTRITION

La nutrition comprend les différentes fonctions par lesquelles l'organisme transforme et utilise les aliments et se débarrasse des produits de déchet. Nous étudierons successivement : la *digestion*, l'*absorption*, la *circulation*, la *respiration*, la *nutrition* proprement dite comprenant l'*assimilation* et la *désassimilation*, les *sécrétions*, la *chaleur animale*.

CHAPITRE PREMIER

DIGESTION

La fonction de digestion a pour but de dissoudre les aliments et de les transformer en substances absorbables et assimilables. L'albumine d'œuf, le sucre de canne sont des aliments, mais tels quels ils sont incapables de nourrir l'organisme. En effet, injectons-les directement dans le torrent circulatoire par une veine ; au bout d'un instant nous les retrouverons dans l'urine. L'organisme les a donc éliminés comme des substances étrangères qui ne peuvent lui servir. Mais si nous injectons lentement ces substances dans le sang, après leur avoir fait subir l'action des sucs digestifs, elles ne passeront plus dans l'urine. Les opérations digestives transforment donc les aliments en *nutriments*, c'est-à-dire en matières que les tissus peuvent employer pour leur nutrition.

Plaçons un animal sur le plateau d'une balance et faisons la

1.

tare ; nous constaterons que l'équilibre n'est établi que pour un temps très court et qu'il ne peut être maintenu que si l'on diminue à chaque instant la tare. L'usure de l'organisme se traduit donc par une perte de poids incessante (élimination d'eau, de CO_2, par la respiration sans compter les autres excrétions). Quand cette usure atteint un certain degré, des sensations particulières sont perçues : la faim, la soif. Voyons donc d'abord de quelle nature sont ces-sensations, puis étudions les aliments et leurs transformations dans le tube digestif.

ARTICLE I

FAIM ET SOIF

La faim et la soif sont des sensations internes, des besoins qui chez l'homme et la plupart des animaux apparaissent à intervalles réguliers : signal d'alarme avertissant l'organisme de son appauvrissement. Certains animaux, dont l'usure est très rapide et le genre d'alimentation peu réparateur, mangent constamment et leur estomac est toujours plein d'aliments (lapins, cobayes).

1° **Faim.** — La sensation de faim à son début n'est pas désagréable : c'est l'appétit. Mais elle devient douloureuse si le besoin n'est pas satisfait ; pourtant elle disparaît plus tard si l'inanition se prolonge. La localisation de cette sensation n'est pas précise. D'après une enquête de SCHIFF, certaines personnes placent bien la sensation qu'elles éprouvent dans la région stomacale, mais d'autres indiquent vaguement comme siège la région sternale et d'autres le cou. SÉDILLOT prouva que la faim n'a pas pour point de départ une impression stomacale en montrant qu'elle n'est pas abolie par la section des pneumogastriques, nerfs sensibles de l'estomac. La faim est donc, selon toute vraisemblance, une sensation générale due à la diminution des principes nutritifs dans le sang. Pourtant l'ingestion de corps inertes dans l'estomac calme la faim. Ce fait s'explique par certaines propriétés du système nerveux :

une sensation d'origine périphérique assez forte peut atténue
et faire disparaître une sensation d'origine centrale. Par
l'action qu'ils exercent sur le système nerveux, certains poisons peuvent aussi faire disparaître la sensation de faim
(tabac, opium). Plusieurs maladies, la fièvre ont le même effet ;
l'appétit fait défaut (*anorexie*). D'autres maladies dans lesquelles la nutrition des tissus est troublée, par exemple le diabète, produisent un résultat inverse ; l'appétit est exagéré, la
faim continuelle (*boulimie*).

2° Soif. — La soif est aussi une sensation générale due à
l'appauvrissement des tissus en eau, bien qu'elle soit en grande
partie caractérisée par la sécheresse des muqueuses de la
bouche et du pharynx et qu'elle soit calmée par l'application
de l'eau froide sur ces muqueuses. Si l'on sectionne l'œsophage en travers ou si l'on maintient béante une fistule stomacale, l'animal, véritable tonneau des Danaïdes, boit indéfiniment sans se désaltérer. On peut anesthésier les muqueuses
du pharynx et de la bouche en sectionnant leurs nerfs : la sensation de soif persiste. Toute soustraction d'eau de l'organisme,
toute hémorragie un peu importante développent la sensation
de soif ; par contre, la soif est apaisée si on restitue directement aux tissus l'eau qu'ils ont perdue. Ainsi DUPUYTREN,
après avoir fait courir des chiens jusqu'à production d'une
soif ardente, fit disparaître cette sensation chez ces animaux
en leur injectant de l'eau dans les veines.

ARTICLE II

ALIMENTS

Les matériaux de reconstitution ou aliments sont d'origine
minérale, végétale et animale. Mais tandis que les végétaux
peuvent fabriquer les éléments de leurs tissus avec des corps
très simples, tels que eau, acide carbonique, ammoniaque,
etc., les animaux sont dans la nécessité d'utiliser des matériaux ayant déjà une constitution très voisine de celle de leurs

propres tissus ; ils empruntent au règne minéral l'eau, les sels et quelques corps simples, mais ils ne peuvent trouver les autres aliments dont ils ont besoin que dans le règne végétal, soit directement lorsqu'ils se nourrissent de végétaux, soit indirectement s'ils font leur proie des autres animaux.

Les *aliments simples* sont des substances chimiques déterminées, par exemple : l'albumine, l'amidon. Les *substances alimentaires* sont les aliments tels qu'ils se trouvent dans la nature, présentant un mélange en proportions variables de plusieurs aliments simples, par exemple : la viande, le lait.

1º Aliments simples. — Laissons de côté les classifications basées sur le rôle que l'on attribue à telle ou telle classe d'aliments, comme celle de LIEBIG qui divisait les aliments en *plastiques* et *respiratoires* selon qu'il leur faisait jouer un rôle prépondérant dans la réparation des tissus ou dans la combustion, et n'acceptons que les classifications chimiques. MAGENDIE divisa les aliments en *azotés* et non *azotés*. Il faut en séparer les aliments minéraux : nous avons ainsi trois classes d'aliments. Ce sont :

1º *Aliments minéraux :* en première ligne l'eau et l'oxygène ; les différents sels : le chlorure de sodium qui se trouve dans tous les tissus et humeurs de l'organisme, les phosphates, les sels de chaux, des métaux comme le fer.

2º *Aliments non azotés* ou *ternaires* (C, H, O) comprenant : 1º les aliments gras fournis par les différentes sortes de graisses neutres animales et végétales, les acides gras ; 2º les hydrates de carbone, c'est-à-dire les féculents et les sucres qui ont surtout une origine végétale, comme l'amidon, le sucre de raisin, le sucre de canne, mais proviennent aussi en partie des tissus animaux comme le glycogène, le sucre de lait.

3º *Aliments azotés* ou *quaternaires*, fournis par les différentes sortes d'albumines qui, en outre des quatre corps simples C, O, H, Az, contiennent encore du soufre dans leur molécule, et par d'autres substances organiques, comme la lécithine, les nucléo-albumines qui contiennent en outre du phosphore. Les albumines sont d'origine animale comme l'albumine d'œuf, la caséine, la fibrine, la myosine, la vitelline, les substances collagènes (gélatine, chondrine, osséine, etc.) ou d'origine végétale, comme l'albumine végétale, le gluten, la légumine.

2° Substances alimentaires. — Aucun aliment simple pris seul ne peut entretenir la vie ; on ne saurait supporter long-temps un régime exclusif d'hydrocarbonés ou un régime exclusif d'albuminoïdes. Mais les substances alimentaires comprenant un mélange de différents aliments simples, une seule d'entre elles peut à la rigueur suffire à la nutrition. Parmi les animaux, les uns sont exclusivement herbivores, les autres exclusivement carnivores, et parmi les hommes n'y a-t-il pas des populations entières qui ne se nourrissent que de végétaux (végétariens) ? Toutefois il y aurait inconvénient grave à s'en tenir à une seule catégorie d'aliments, surtout si ces aliments étaient pris dans le règne végétal. Si certaines légumineuses, comme les pois, les haricots, les lentilles, constituent un aliment de choix en raison de leur richesse en matières azotées et en hydrates de carbone, d'autres végétaux par contre, comme la pomme de terre, contiennent trop peu d'azote à côté d'une masse trop grande de féculents. De plus, les matières albuminoïdes végétales sont moins facilement digérées que les albumines d'origine animale et fournissent un déchet plus considérable ; aussi les herbivores sont-ils obligés d'ingérer de grandes masses d'aliments. Nous étudierons plus loin la ration d'entretien ; établissons seulement ici avec Moleschott qu'un homme adulte doit avoir à sa disposition par jour en moyenne 130 grammes d'albumine, 84 grammes de graisse et 404 grammes de fécule ; ajoutons 30 grammes de sels et environ 3 litres d'eau. Nous trouvons en général tous ces principes dans la combinaison culinaire des différentes substances alimentaires. Certains aliments ont été appelés complets parce qu'ils contiennent les divers aliments simples dans une heureuse proportion. Mais au sens strict, il n'y a pas d'aliments complets (le lait seul pourrait faire exception), comme l'indique le tableau ci-dessous emprunté à Ch. Richet, qui donne en nombres ronds, schématiques, la composition pour cent de quelques aliments :

	Lait	Œufs	Viande	Pain
Eau	87	71	77	40
Albuminoïdes.	4	16	20	8
Graisses	4	12	2	1
Hydrates de carbone . .	4	traces	traces	50
Sels	1	1	1	1

On voit par là que le pain ne contient pas assez de graisse, que la viande et les œufs ne contiennent pas assez d'hydrates de carbone pour mériter le nom d'aliments complets. D'où la nécessité de certaines associations d'aliments pour que la nutrition se fasse dans de bonnes conditions : pain et viande, pain et œufs, etc. En comparant la valeur nutritive de quelques aliments on pourrait exprimer leur *équivalence* par les chiffres schématiques suivants donnés par RICHET : 7 œufs = 1 litre de lait = 250 grammes de viande.

Les *condiments* sont des substances qui stimulent les sécrétions digestives. D'autres substances sont dites aliments d'épargne ou *antidéperditeurs* en raison du rôle qu'on leur suppose : tels sont l'alcool, le thé, le café. Les boissons fermentées sont d'un usage très répandu chez tous les peuples (vin, bière, cidre par fermentation du glycose, koumys, képhyr par fermentation du sucre de lait).

ARTICLE III

PHÉNOMÈNES CHIMIQUES ET MÉCANIQUES
DE LA DIGESTION

Nous savons aujourd'hui que les transformations des aliments dans le tube digestif proviennent des réactions chimiques qui s'y passent et nous n'attribuons plus un rôle prépondérant aux actions mécaniques. RÉAUMUR et SPALLANZANI, en faisant digérer par l'estomac des aliments renfermés dans des tubes métalliques percés de trous de façon à éliminer l'action mécanique du viscère, ont donné la première démonstration expérimentale que la digestion est avant tout une opération chimique. Nous décrirons l'action des différentes parties du tube digestif sur les aliments, puis nous reprendrons dans une revue d'ensemble les résultats de la digestion.

§ 1. — DIGESTION BUCCALE

Dans la bouche les aliments sont broyés et insalivés pour former le bol alimentaire qui est porté dans l'estomac par la déglutition.

1° Mastication. — Par les mouvements des lèvres, de la langue et des joues les aliments sont amenés sous les arcades dentaires et écrasés entre les dents. Cette action mécanique est indispensable pour la digestion de certaines substances dures ou difficilement attaquables par les sucs digestifs ; ainsi lorsque RÉAUMUR faisait avaler à des moutons des graines, de l'herbe renfermées dans des tubes de laiton grillagés, ces aliments étaient rendus intacts ; et l'on sait que les herbivores rejettent avec leurs excréments beaucoup de substances non digérées. La mastication est donc plus importante pour les herbivores que pour les carnivores. Elle est exécutée par les mouvements de la mâchoire inférieure (élévation, abaissement et mouvements de diduction). L'action des muscles masticateurs est indiquée dans les traités d'anatomie. L'acte de la mastication est soumis à la volonté, mais il s'exécute aussi machinalement : c'est donc de plus un *acte réflexe*. Les impressions buccales transmises par les nerfs sensitifs jusqu'à un centre masticateur situé dans le bulbe sont réfléchies sur les nerfs moteurs qui commandent les muscles de la mâchoire, en particulier sur la portion motrice du trijumeau ou nerf masticateur.

2° Insalivation. — Pendant l'acte de la mastication les aliments sont imprégnés de salive. Etudions la salive, la sécrétion salivaire et le rôle de la salive.

A. SALIVE. — La salive est sécrétée par les trois glandes

salivaires principales, parotides, sous-maxillaires et sublinguales et par toutes les petites glandes en grappes répandues dans la muqueuse buccale. Du mélange de toutes ces sécrétions résulte la salive mixte ou totale, mais chaque produit de sécrétion ayant des caractères propres, il faut aussi distinguer les salives partielles.

a. *Salive mixte.* — Crachée dans un verre, la salive est un liquide incolore, un peu filant, de densité = 1002 à 1006, se partageant par le repos en trois couches, une supérieure spumeuse par mélange avec l'air, une moyenne aqueuse, une inférieure contenant des particules solides qui sont des cellules épithéliales de la muqueuse buccale, des cellules arrondies à protoplasma nucléé (corpuscules salivaires), des organismes parasites (micrococques, bactéries, nombreux filaments de leptothrix buccalis). De réaction alcaline à l'état normal, la salive peut devenir acide accidentellement par suite de fermentations s'opérant dans la bouche ou du développement de certains parasites comme le *muguet* (*oïdium albicans*). On peut estimer approximativement chez l'homme la quantité de salive à 300-1,500 grammes en vingt-quatre heures; elle peut être plus considérable dans certains cas pathologiques (ptyalisme). Très riche en eau, la salive ne contient que 5 p. 1000 de parties solides dont environ 1,5 de matières minérales et 3,5 de matières organiques. Les matières minérales sont des sels : chlorures alcalins, phosphate de chaux, des traces de sulfocyanure de potassium (coloration rouge par perchlorure de fer). Les matières albuminoïdes sont la mucine, l'albumine et surtout un ferment diastasique ou *ptyaline,* découvert par LEUCHS, que l'on peut isoler de la salive en l'entraînant mécaniquement dans un précipité de phosphate de chaux (procédé de COHNHEIM). Poudre amorphe, blanchâtre, quand elle est desséchée, la ptyaline est une substance azotée qui a la propriété de saccharifier les féculents. Enfin la salive contient des gaz (CO^2, O, Az) et peut renfermer anormalement des substances étrangères, telles qu'iode, chlorates, sels mercuriels qui, introduits dans l'organisme, sont éliminés en grande partie par les glandes salivaires.

b. *Salives partielles.* — Les glandes parotide, sous-maxillaire et sublinguale sont des glandes en grappe, mais elles présentent des différences tranchées dans la composition de leurs acini. La parotide ne possède que des cellules à protoplasma granuleux ; les deux autres glandes ont dans leurs acini deux sortes de cellules : les grosses cellules à mucus remplissant la cavité de l'acinus et les petites cellules granuleuses formant des groupes semi-lunaires à la périphérie (croissants de Gianuzzi). Aussi les produits de sécrétion de ces

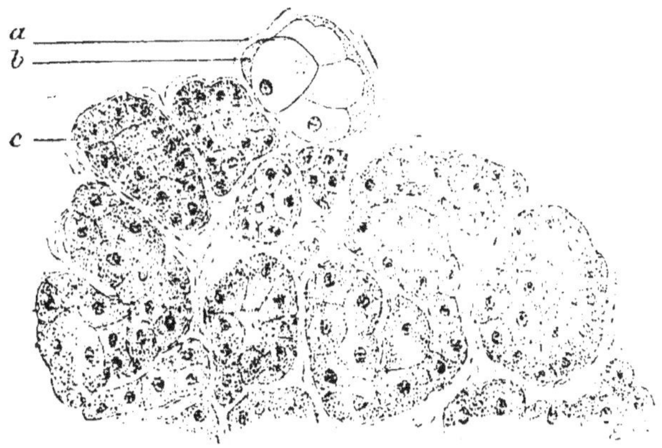

Fig. 3.

Coupe d'une glande muqueuse (sous-maxillaire).

a, acinus au repos contenant les grosses cellules muqueuses et en *b*, les croissants de Gianuzzi ; dans le reste de la figure, en *c*, par exemple, les acini sont figurés à un stade plus ou moins avancé de la sécrétion (d'après Frey).

glandes offrent-ils des différences très accusées, comme l'a montré Cl. Bernard : 1° la *salive parotidienne*, obtenue par une fistule du canal de Sténon ou par le cathétérisme de ce canal chez l'homme est fluide et claire comme de l'eau, car elle ne renferme pas de mucine. Elle se trouble à l'air, dégage CO_2 et abandonne des cristaux de carbonate de chaux qui forment une pellicule à sa surface ou tombent au fond du vase. Elle fait effervescence avec les acides ; 2° la *salive sous-maxillaire* s'écoule par une fistule du canal de Warthon en longs filaments visqueux et limpides ; sa viscosité provient de sa richesse en mucine ; 3° la *salive sublinguale* est encore plus épaisse et filante ; c'est la plus riche de toutes en principes solides et la plus alcaline. Ces trois salives contiennent de la ptyaline chez l'homme ; 4° le *mucus buccal*, recueilli après ligature de tous les conduits salivaires se rapproche par ses caractères de la salive sublinguale.

B. Sécrétion salivaire. — Le mécanisme de cette sécrétion sera analysé au chapitre des *Sécrétions*. La salive est sécrétée sous l'influence d'impressions périphériques qui transmises aux centres nerveux sont réfléchies sur les nerfs sécréteurs des glandes salivaires. En un mot, la salivation est un acte réflexe. Le point de départ du réflexe est généralement dans la bouche ; excitons par des acides, des alcalis ou d'autres substances sapides la muqueuse buccale, ou bien irritons le bout central des nerfs gustatifs (lingual, glosso-pharyngien) et nous verrons la salive affluer dans la bouche. L'origine du réflexe peut être dans l'estomac au contact des aliments ; la salive est sécrétée abondamment pendant la nausée qui précède le vomissement ; expérimentalement l'excitation du bout central du pneumogastrique produit aussi la salivation. Le point de départ du réflexe peut être cérébral, comme lorsque la vue, l'odeur ou même la simple idée d'un mets savoureux « fait venir l'eau à la bouche ». Par contre, d'autres impressions arrêtent la salivation par un phénomène d'*inhibition* : par exemple une forte émotion dessèche la bouche. Un centre nerveux situé dans la moelle allongée reçoit ces impressions et envoie aux glandes l'innervation sécrétoire par des nerfs centrifuges. Ces nerfs centrifuges ne sont pas les mêmes pour la sous-maxillaire et la parotide.

a. *Innervation de la sous-maxillaire.* — Les nerfs de cette glande viennent du tympanico-lingual et du sympathique par l'intermédiaire du ganglion sous-maxillaire. (Voyez fig. 106 p. 461.) Les célèbres expériences de Ludwig montrèrent que la section du nerf tympanico-lingual fait cesser la sécrétion, tandis que l'excitation du bout périphérique de ce nerf produit un écoulement abondant d'une salive limpide et filante.

Cl. Bernard découvrit que cette action appartient à la corde
du tympan, branche du facial qui vient se jeter dans le lingual
et de plus il vit que l'excitation du bout périphérique de la
corde produit un afflux de sang
dans les capillaires de la glande
dont les veines laissent alors
échapper un sang rouge, animé
de pulsations.

La corde du tympan est donc
le *nerf sécréteur* de la glande
sous-maxillaire; de plus, c'est un
vaso-dilatateur. Czermak trouva
plus tard que l'excitation du
sympathique arrête la sécrétion;
mais en réalité l'excitation de ce
dernier nerf produit une sécrétion de très courte durée. La
salive sympathique ainsi obtenue
est plus visqueuse et plus riche
en principes morphologiques que
la *salive de la corde*. La glande
sublinguale a la même innervation que la sous-maxillaire.

b. *Innervation de la parotide.*
— Les nerfs sécréteurs de cette
glande sont contenus dans les

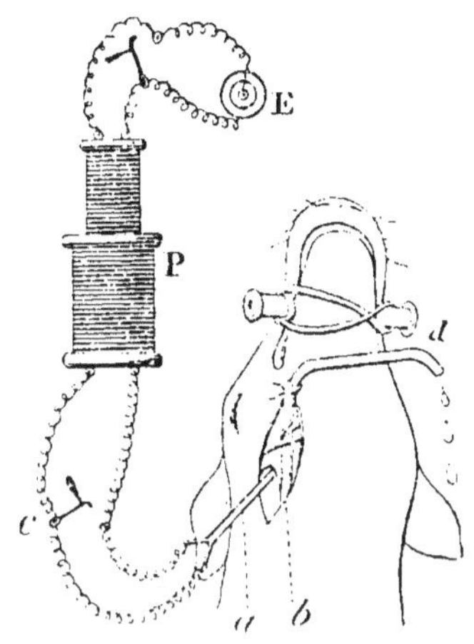

Fig. 4.
Schéma de l'expérience de la
sécrétion de la glande sous-
maxillaire par excitation de
la corde du tympan (L. Frédéricq).

E, pile. — P, bobines du chariot
de Dubois-Reymond. — c, levier clef.
— a, électrodes appliquées sur la
corde. — b, canal de Warthon dans
lequel est fixée la canule d, par laquelle s'échappe la salive.

filets parotidiens du nerf auriculo-temporal ; ils viennent du
facial et du glosso-pharyngien par des anastomoses de ces
nerfs avec le trijumeau (racines du ganglion otique, voyez
fig. 106, p. 461).

c. *Rôle de l'épithélium glandulaire.* — La sécrétion salivaire
s'accompagne de modifications dans la structure des acini. Les
grosses cellules muqueuses de la glande sous-maxillaire se
vident de leur contenu ; elles deviennent granuleuses et perdent
l'aspect réfringent qu'elles devaient au mucus (fig. 3) ; les cellules de la glande parotide deviennent petites et transparentes
(fig. 5).

C. Rôle de la salive. — La salive a un rôle physique : elle imbibe et ramollit les aliments secs, dissout certains d'entre eux ; elle lubréfie le bol alimentaire. Mais elle a aussi une fonction chimique : elle transforme l'amidon en dextrine, puis en maltose, sucre réducteur et dextrogyre. Il suffit pour le démontrer de mâcher de l'empois d'amidon : l'empois est fluidifié et transformé en sucre (précipité rouge d'oxydule de cuivre en chauffant avec liqueur de Fehling). Pour que cette action chi-

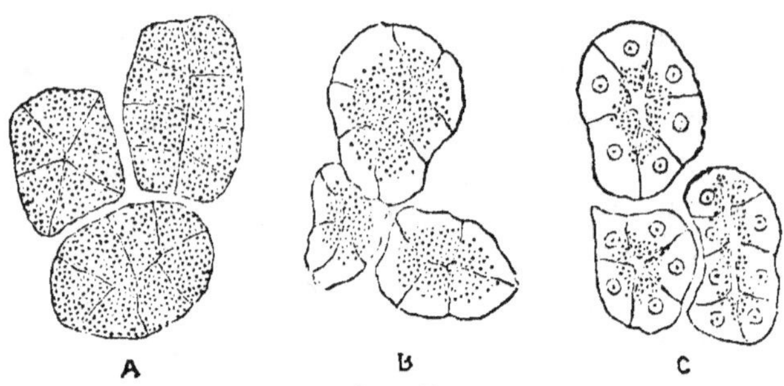

Fig. 5.
Alvéoles d'une glande séreuse (parotide).

A, au repos, protoplasma granuleux, abondant. — B, premier état de sécrétion, les granulations ont été en partie éliminées. — C, stade plus avancé de la sécrétion (d'après Viault et Jolyet).

mique ait lieu, il faut : 1° que l'amidon soit cuit ; l'amidon cru n'est saccharifié que très lentement parce que le ferment ne peut agir sur le grain d'amidon qu'en traversant son enveloppe de cellulose ; 2° il faut une certaine température ; la température la plus favorable est de + 37° à 40° pour la ptyaline, tandis qu'elle est de + 54° à 63° pour la diastase de l'orge germée ; 3° enfin il est nécessaire que le milieu ne soit ni trop acide ni trop alcalin. La salive joue aussi un rôle de défense chez certains animaux en raison de sa toxicité. Les salives partielles ne remplissent pas identiquement le même but. On peut dire avec Cl. Bernard : 1° que la salive parotidienne est la salive de la mastication et qu'elle sert à imprégner d'eau les aliments ; nous voyons en effet que les animaux qui mangent des aliments secs sont pourvus de grosses parotides ; de plus, la mastication influe beaucoup sur la sécrétion parotidienne ; une fistule du canal de Sténon sur un cheval donne un jet de salive à chaque mouvement de mastication, et COLIN observe que lorsque l'animal mâche alternativement d'un côté et de l'autre, c'est la parotide située du côté où se fait la mastication qui sécrète le plus abondamment ; 2° que la salivation sous-maxillaire est liée à l'acte de la gustation ; elle est produite surtout par les impressions sapides ; 3° que la salive sublinguale est la salive de la déglutition : en raison de sa viscosité, elle enrobe les parcelles alimentaires et en forme le bol. Cl. BERNARD refusait aux salives partielles l'action saccharifiante. La vérité est que leur pouvoir diastasique est moins considérable que celui de la salive totale. Mais le ferment existe dans les glandes elles-mêmes ; on peut l'extraire en faisant macérer les tissus glandulaires dans la glycérine d'après la méthode générale de VON WITTICH.

L'extirpation des glandes salivaires ne produit pas de troubles digestifs. L'animal opéré est seulement obligé de boire davantage en mangeant pour humecter ses aliments.

§ 2. — DÉGLUTITION

Cet acte mécanique par lequel les aliments sont transportés de la bouche dans l'estomac est décomposable en plusieurs temps. Avec MAGENDIE on doit distinguer le temps buccal, le temps pharyngien et le temps œsophagien.

1° Temps buccal. — Le bol alimentaire est pressé entre la voûte palatine et la face dorsale de la langue qui vient s'y appliquer par la contraction de ses muscles et par celle du mylohyoïdien ; il glisse en arrière et franchit l'isthme du gosier. Tant qu'il n'a pas dépassé les piliers antérieurs du voile du palais, le bol peut encore être retenu dans la bouche par une action volontaire, mais au delà, il échappe à l'empire de la volonté et le reste de la déglutition se fait par acte réflexe. Au moment de la propulsion du bol dans le pharynx, la mâchoire inférieure est fortement appliquée contre la supérieure par la contraction des muscles masticateurs afin de donner un solide point d'appui aux muscles dont la contraction fixe la langue et élève le pharynx et le larynx.

2° Temps pharyngien. — Il est très rapide ; les portions inférieure et moyenne du pharynx s'élèvent sous l'action de ses fibres musculaires verticales ; le larynx exécute aussi ce mouvement d'ascension, comme il est facile de le sentir en mettant le doigt sur la pomme d'Adam. En possession de sa proie, le pharynx la pousse immédiatement dans l'œsophage par la contraction de ses muscles constricteurs, puis s'abaisse ainsi que le larynx. Pendant ce temps de la déglutition, il est nécessaire que tous les orifices qui s'ouvrent dans le pharynx, sauf l'orifice œsophagien, soient maintenus fermés, afin que le bol ne puisse pas s'y engager.

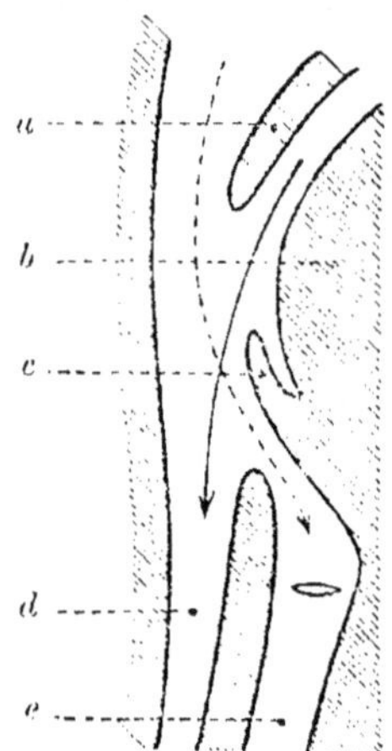

Fig. 6.

Schéma du croisement des voies respiratoires et digestives (Viault et Jolyet).

a, voile du palais. — *b*, base de la langue. — *c*, épiglotte. — *d*, œsophage. — *e*, trachée.

1° La *fermeture de l'isthme du gosier* se fait par le rapprochement des piliers antérieurs et la saillie de la base de la langue.

2° La *fermeture de l'isthme pharyngo-nasal* empêche le bol de pénétrer dans les fosses nasales. Elle est produite par la contraction et le rapprochement des piliers postérieurs du voile du palais (muscle pharyngo-staphylin) qui n'interceptent plus alors qu'une fente dans la partie antérieure de laquelle se loge la luette. Ainsi le pharynx est divisé en deux parties ne communiquant plus l'une avec l'autre, la partie supérieure qui est l'arrière-cavité des fosses nasales et la partie inférieure que suit le bol. De plus, le voile du palais s'élève par contraction des péristaphylins internes et s'applique sur la paroi postérieure du pharynx, en même temps qu'il se tend fortement sous l'action des péristaphylins externes. L'élévation du voile du palais, que les recherches graphiques d'Arloing ont bien mise en évidence, peut être simplement démontrée par cette observation de Debrou : un stylet introduit par une narine jusqu'au contact de la face supérieure du voile du palais bascule à chaque mouvement de déglutition. Mais l'élévation du voile ne va pas jusqu'à obturer comme par un jeu de soupape l'orifice postérieur des fosses nasales. A ce moment aussi la trompe d'Eustache s'ouvre. Si, à l'aide d'une poire de caoutchouc on injecte sous pression de l'air dans les fosses nasales au moment de la déglutition, l'air passe dans la caisse du tympan : telle est la *douche d'air* par le procédé de POLITZER. D'autre part, si l'on fait un mouvement de déglutition en se bouchant les narines, on diminue la tension de l'air dans la caisse du tympan et l'on produit ainsi un peu de dureté passagère de l'ouïe ; la cause en est dans la diminution de pression de l'air dans les fosses nasales lorsque le voile du palais s'abaisse, après le passage du bol, les piliers étant encore rapprochés. Cette raréfaction de l'air des fosses nasales apparaît encore dans cette expérience de MAISSIAT : que l'on place dans une narine un tube plongeant dans de l'eau et qu'on bouche l'autre narine, l'eau s'élève dans le tube à chaque mouvement de déglutition. CARLET et ARLOING ont aussi montré qu'il se produit, au moment de l'élévation du voile du palais, une raréfaction de l'air dans le pharynx buccal, d'où la possibilité d'une sorte d'aspiration du bol.

3° *L'occlusion du larynx* porte à la fois sur l'orifice supérieur et sur la glotte. L'épiglotte ferme l'orifice supérieur. Mais le jeu de l'épiglotte est plus passif qu'actif ; de plus, il n'est pas indispensable ; le larynx dans son mouvement d'ascension vient cacher son orifice supérieur sous la saillie de la base de la langue ; cette saillie refoule en arrière l'épiglotte qui peut s'appliquer comme une soupape sur l'orifice supérieur du larynx. LONGET a montré que la résection de l'épiglotte ne gêne pas la déglutition des aliments solides, mais seulement celle des liquides, qui à l'état normal paraissent se partager sur la face antérieure de l'épiglotte en deux courants suivant les gouttières aryténo-épiglottiques ; encore le plus souvent l'animal opéré ne s'engoue-t-il que si on le dérange pendant qu'il boit, comme le dit SCHIFF. La fermeture de la glotte par rapprochement des cordes vocales s'exécute aussi pendant la déglutition ; cependant elle n'est pas nécessaire, car les aliments ne pénètrent pas dans le larynx ; un bol imprégné d'encre ne tache pas la muqueuse du vestibule du larynx et LONGET a vu que la déglutition n'est pas troublée si l'on maintient la glotte dilatée avec une pince introduite par la trachée. La fermeture de la glotte est donc comme un surcroît de précaution pris par la nature pour éviter l'entrée des aliments dans la trachée. Pendant tout le second temps de la déglutition, la respiration est naturellement suspendue.

3° Temps œsophagien. — Dans son tiers supérieur l'œsophage possède des fibres musculaires striées, comme le pharynx, mais dans ses deux tiers inférieurs il n'y a que des fibres lisses. La contraction est donc rapide, comme celle du pharynx, dans sa partie supérieure et lente au contraire dans ses deux tiers inférieurs. L'œsophage se comporte comme un tube inerte dans les déglutitions successives de gorgées de liquide et ne se contracte qu'à la fin de la déglutition, d'après KRONECKER. Mais la contraction œsophagienne intervient dans la progression des bols solides : c'est un resserrement annulaire qui progresse de haut en bas (*onde péristaltique*). Les effets de la pesanteur sont de peu d'importance ; les acrobates boivent facilement la tête en bas. La déglutition d'un bol volumineux est lente ; il faut plusieurs ondes péristaltiques pour le pousser dans l'estomac ; l'onde parcourt le segment supérieur de l'œsophage en 2 à 3″, le segment moyen en 6 à 8″ et le segment inférieur en 10 à 12″, Les derniers moments de la déglutition sont donc très longs ; aussi RANVIER distingue-t-il un quatrième temps ou *temps cardiaque*, avec d'autant plus de raison que le segment le plus inférieur de l'œsophage est le siège de phénomènes spéciaux : le cardia présente, comme l'a indiqué SCHIFF, des mouvements rythmiques de resserrement et de dilatation ; il est facile de s'en assurer en y introduisant le doigt par une fistule stomacale ; la porte stomacale est donc alternativement ouverte et fermée.

La force de contraction de l'œsophage serait très grande, d'après Mosso ; elle entraînerait des poids d'une livre. Mais dans des expériences faites sur lui-même, LANNEGRACE a trouvé que la force de la déglutition ne dépassait pas 15 grammes.

La déglutition s'accompagne de la production de deux bruits. Le premier, que MELTZER appelle *bruit d'injection*, coïncide avec le temps pharyngien ; le second ou *bruit d'expression* est dû au passage du bol à travers le cardia dilaté. Enfin MELTZER indique qu'à chaque mouvement de déglutition il y a accélération, puis ralentissement passagers du rythme cardiaque et chute de la pression sanguine ; qu'une série de déglutitions fait cesser l'érection de la verge et calme les douleurs de la parturition. Cela prouve que les centres nerveux qui commandent la déglutition peuvent influencer d'autres centres nerveux plus ou moins éloignés.

4° Innervation. — La déglutition est un acte réflexe ; le point de départ en est dans l'excitation des terminaisons des nerfs sensibles de la langue, du voile du palais, du pharynx (trijumeau, glosso-pharyngien, pneumogastrique). On ne peut déglutir à vide, et si les déglutitions sont souvent répétées dans l'intervalle des repas, c'est que la salive est incessamment avalée. Le centre de réflexion se trouve dans le bulbe, et les nerfs centrifuges sont multiples en raison du nombre des parties qui interviennent dans l'acte de la déglutition : ce sont les nerfs moteurs de la langue, du voile du palais, du pharynx et de l'œsophage (hypoglosse, trijumeau, facial, glosso-pharyngien, pneumogastrique). Le système nerveux règle et excite dans leur ordre les mouvements de déglutition ; Mosso a montré que la ligature ou la section de l'œsophage n'intercepte pas le passage de l'onde péristaltique. La section des deux vagues produit une stricture permanente du cardia ; les aliments ne peuvent plus passer dans l'estomac et demeurent dans l'œsophage.

§ 3. — DIGESTION STOMACALE

Les aliments s'accumulent dans l'estomac et y séjournent un certain temps. Ils y subissent des actions chimiques et mécaniques.

A) Phénomènes chimiques

Ils s'opèrent sous l'influence d'un suc sécrété par les glandes en tubes de la muqueuse stomacale. Nous étudierons successivement les propriétés du suc gastrique, sa sécrétion et son action digestive.

1° Suc gastrique. — Pour se le procurer, Spallanzani faisait avaler à des animaux des éponges qu'il retirait ensuite pour en exprimer le suc. L'observation d'un cas de fistule stomacale chez l'homme par W. Beaumont donna à Blondlot l'idée de pratiquer des fistules gastriques artificielles chez les animaux. Par une incision de la ligne blanche on met à nu la face antérieure de l'estomac et on la fait adhérer au péritoine de la paroi abdominale ; puis plus tard dans un deuxième temps on perce l'estomac et on y engage une canule en forme de bouton de chemise dont une des plaques s'applique contre la muqueuse stomacale et l'autre à la surface de la peau de l'abdomen. Cl. Bernard pratiqua la fistule en un seul temps en liant la paroi stomacale sur la canule par un fil circulaire. Chez l'homme on peut extraire le suc gastrique avec une sonde, par exemple avec le tube de Faucher qui sert pour le lavage de l'estomac. On peut également en recueillir dans les cas de *gastrostomie* (fistule gastrique faite dans un but chirurgical). Eberlé prépara un suc gastrique artificiel en faisant macérer la muqueuse stomacale dans de l'eau aiguisée d'acide chlorhydrique. On doit, comme pour la salive, au point de vue de ses caractères, distinguer le suc gastrique total et les sucs partiels.

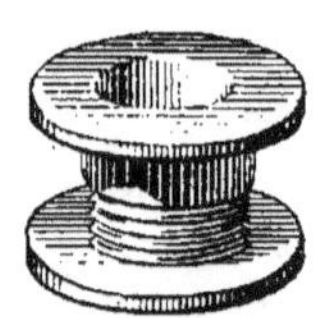

Fig. 7.
Canule à fistule
gastrique.

A. Suc gastrique total. — On recueille le suc gastrique par une fistule après avoir fait avaler à l'animal des corps peu digestibles, comme des tendons, afin d'exciter la sécrétion. On obtient alors un liquide incolore, fluide ou un peu filant, selon sa richesse en mucus stomacal (densité 1,004 à 1,01) ayant l'odeur des matières vomies, une saveur aigrelette. Très acide, ce suc rougit fortement le papier de tournesol ; il est imputrescible et antiseptique. Il contient en chiffres ronds 10 p. 1000 de matériaux solides, soit 4 de matières organiques et 6 de matières minérales. Parmi les matières organiques sont deux ferments : la *pepsine* et la *présure* (3 p. 1000). Les matières minérales renferment un acide, l'acide chlorhydrique (1 à 2 p. 1000) et des sels (2 p. 1000) qui sont pour la plus grande part des chlorures (Na, K, Ca) et un peu de phosphates (Ca-Mg, Fe).

a. *Acide.* — PROUT par la distillation du suc gastrique obtint HCl, et SCHMIDT prouva par une analyse élémentaire que l'acide du suc gastrique est un acide chloré : en effet, la quantité de chlore total contenu dans ce suc dépasse celle qui serait nécessaire pour saturer toutes les bases ; cet excès de chlore qui n'est pas libre doit donc servir à former un acide. D'autre part RICHET, par la méthode du coefficient de partage de BERTHELOT, montra que l'acide du suc gastrique se comporte comme un acide minéral et non comme un acide organique, l'acide lactique par exemple (l'éther n'enlève presque pas d'acide aux solutions aqueuses d'acides minéraux et au contraire en soustrait une certaine quantité aux solutions d'acides organiques). Mais si la présence de HCl dans le suc gastrique est incontestable, il est certain que la plus grande partie de cet acide n'est pas libre, mais combinée. En effet, l'acide du suc gastrique dialyse moins facilement que les solutions d'HCl libre, le suc gastrique n'intervertit pas le sucre de canne, comme le ferait un acide minéral libre. Une solution aqueuse faible d'HCl bleuit le violet de méthyle, fait passer au brun foncé les solutions de tropéoline *oo* (orangé Poirrier), bleuit les solutions de rouge du Congo ; quelques gouttes évaporées avec le réactif de Günzburg (mélange de phloroglucine 2, vanilline 1, et alcool 30) développent une magnifique coloration rouge ; telles sont les réactions qui ont permis à EWALD et BOAS de déceler l'acide chlorhydrique libre dans le suc gastrique. Mais toutes ces réactions font défaut avec le suc gastrique du chien ; chez cet animal tout l'HCl est donc combiné ; il n'y en a pas de libre.

L'acide chlorhydrique est combiné soit avec la pepsine pour former un acide *chlorhydropeptique,* soit avec d'autres matières organiques. Chez l'homme une partie de HCl est libre et dans leurs analyses du suc gastrique les médecins doivent tenir compte, d'après HAYEM et WINTER, du chlore total, du chlore fixe lié aux bases minérales, du chlore combiné aux matières organiques et de l'acide chlorhydrique libre. Il se forme du reste pendant la digestion stomacale d'autres acides par fermentation des aliments : des acides gras volatils, mais surtout de l'acide lactique que l'on décèle facilement par la réaction d'UFFELMANN (coloration jaune serin avec perchlorure de fer). Ces acides contribuent par leur présence à augmenter l'acidité du suc gastrique. La sécrétion de HCl s'accroît aussi pendant la digestion ; la courbe de l'élimination du chlore atteint son summum environ dans le cours de la deuxième heure après un repas peu abondant. Sur le gastrotomisé Marcelin, Ch. RICHET a estimé l'acidité moyenne du suc gastrique à 1^{gr},7 p. 1000. Le suc gastrique de certains animaux est beaucoup plus acide ; celui des poissons renferme jusqu'à 15 p. 1000 de HCl.

b. *Pepsine*. — Découverte par SCHWANN, la pepsine est, comme la ptyaline, un ferment soluble ; elle agit sur les matières albuminoïdes. On peut l'extraire des infusions de muqueuse stomacale par différents procédés, par exemple en la précipitant par l'alcool de l'extrait glycériné de la muqueuse (procédé de VON WITTICH). Dans tous les cas, la poudre jaunâtre que l'on obtient est un mélange d'un grand nombre de substances, et la pepsine n'en constitue qu'une minime partie. Aussi l'activité des pepsines du commerce, qui souvent sont fraudées, est-elle très variable. Un gramme de pepsine devrait dissoudre au minimum 20 grammes de fibrine ; mais il en es de bien plus actives : la pepsine d'ENGEL pourrait digérer 580 fois son poids de fibrine. Une température voisine de celle du corps (37°) favorise son action ; vers 40° elle se transforme en *isopepsine*, moins active ; à 80° elle perd ses propriétés. Celle des animaux à sang froid est active à de basses températures. Des substances analogues à la pepsine existent chez certains végétaux (plantes carnivores) et WURTZ a extrait du *Carica papaya* un ferment, la *papaïne*, qui peut digérer jusqu'à 1000 fois son poids de fibrine.

c. *Présure ou lab.* — La propriété que possède le suc gastrique de coaguler le lait n'est pas due seulement à son acidité, car elle n'est pas abolie par la neutralisation de l'acide ; la caséification est opérée par le ferment appelé *chymosine* par Payen et que l'on nomme encore *présure* ou *ferment lab.* Ce ferment se trouve en plus grande quantité dans la muqueuse stomacale des jeunes animaux et dans la caillette des ruminants que l'on utilise dans les fromageries.

B. Suc gastrique partiel. — Le suc gastrique proprement dit dont nous venons de donner les caractères est sécrété par les glandes de la grande courbure et du grand cul-de-sac de l'estomac ; mais dans la région pylorique les glandes sécrètent un suc différent. Le *suc pylorique* se distingue du vrai suc gastrique par sa réaction : il est *alcalin*, du reste riche en pepsine et en lab. De plus, le revêtement épithélial de la muqueuse de l'estomac contient des cellules à mucus qui sécrètent le *mucus stomacal*, liquide alcalin, filant, riche en mucine, s'accumulant surtout dans l'état de jeûne.

2° Sécrétion du suc gastrique. — Lorsque les aliments arrivent dans l'estomac, le sang afflue dans les capillaires de la muqueuse qui devient rouge, turgide, criblée de petits trous (orifices des glandes) ; du sang rouge remplit les veines et le suc gastrique est sécrété abondamment. La quantité de ce suc est évaluée par Schmidt au dixième du poids du corps en vingt-quatre heures (?).

a. *Influence du système nerveux.* — Cette sécrétion se fait par action réflexe : le contact de la muqueuse avec un corps étranger et surtout avec une substance alimentaire fait sourdre le suc gastrique au point irrité. L'irritation de la muqueuse par certaines substances chimiques augmente la sécrétion du suc gastrique : ces subtances sont les condiments. Une mention spéciale doit être acccordée aux alcalins ; Cl. Bernard a démontré que si l'on injecte par une fistule gastrique du car-

2.

bonate de soude dans l'estomac, la neutralisation de l'acidité du suc gastrique n'est que passagère et qu'il se fait aussitôt après une abondante sécrétion d'un suc très acide : la muqueuse stomacale est donc très sensible à l'influence des alcalins et réagit en produisant davantage d'acide ; l'alcalinité appelle l'acidité. Les sensations ainsi produites bien qu'elles ne soient pas conscientes sont reçues par les centres nerveux qui envoient en retour l'innervation centrifuge aux vaisseaux et aux glandes. C'est le nerf pneumogastrique qui est le nerf sensible de l'estomac (voyez fig. 108, p. 464) ; c'est aussi dans ce nerf, ainsi que dans le sympathique, que se trouvent les filets vasculaires et sécrétoires, mais leur rôle est encore mal élucidé.

b. *Rôle de l'épithélium glandulaire.* — Les glandes à suc gastrique possèdent dans leur cul-de-sac deux sortes de cellules qui sont, dans la nomenclature de Heidenhain : 1° les *cellules principales*, petites, pâles, transparentes, qui limitent de toutes parts la lumière de la glande ; 2° les grosses *cellules de revêtement*, granuleuses, foncées, situées en dehors des précédentes à la surface du tube auquel elles donnent un aspect bosselé. Les glandes qui sécrètent le suc pylorique ne contiennent que la première espèce de cellules. Il est probable que les cellules principales fabriquent le ferment et les cellules de recouvrement l'acide. Mais, à ce sujet, deux points importants sont à remarquer : la pepsine n'est pas formée immédiatement par les cellules glandulaires et la réaction acide n'existe pas non plus dans les culs-de-sac des glandes. Le premier fait touchant la pepsine est démontré par cette expérience : si l'on extrait par l'eau toute la pepsine de la muqueuse stomacale jusqu'à épuisement, on peut en obtenir de nouvelles quantités en traitant cette muqueuse par l'acide chlorhydrique ou le chlorure de sodium. Il existe donc dans les cellules glandulaires une substance apte à engendrer la pepsine : c'est la subtance *pepsinogène* ou *propepsine* de Schiff qui s'accumule dans les glandes dans l'intervalle des repas, pour former la pepsine au moment de la sécrétion. Dans le procédé de fabrication du suc gastrique artificiel d'Eberlé, le

traitement de la muqueuse par l'eau aiguisée de HCl, transforme donc toute la propepsine en pepsine active. Le second
fait relatif à la production de l'acide est établi par une élé-

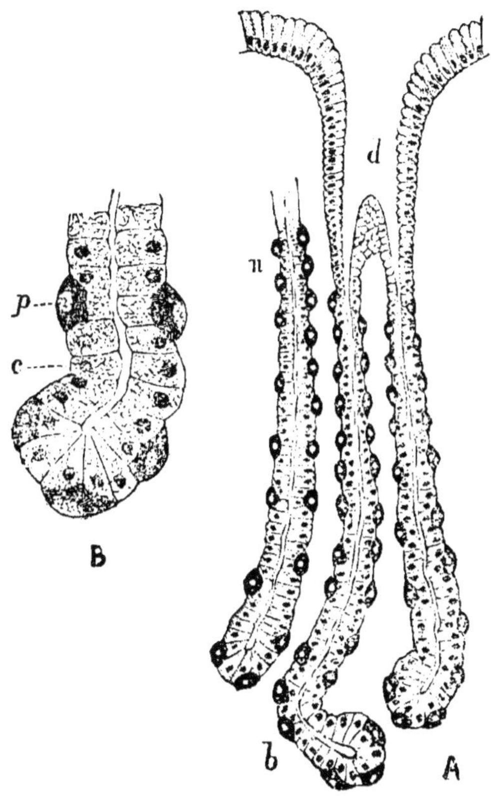

Fig. 8.
Glandes à pepsine (d'après KLEIN).

A, grossissement moyen. — *b*, cul-de-sac. — *d*, conduit excréteur. — *n*, collet.
B, fort grossissement. — *c*, cellules principales. — *p*, cellules de revêtement.

gante expérience de Cl. BERNARD : on injecte dans le sang d'un
animal du ferrocyanure de potasium et du lactate de fer ; les
deux sels en se combinant dans un milieu acide donnent la
coloration bleu de Prusse ; après avoir sacrifié l'animal on
constate que la couleur bleue n'existe qu'à la surface de la

muqueuse et à l'embouchure des glandes. La conclusion serait donc que les cellules des culs-de-sac glandulaires ne font que préparer l'acide qui n'est réellement formé qu'à l'orifice des glandes, au moment de la sécrétion, probablement par décomposition des chlorures.

D'après Schiff, certaines substances, telles que dextrine, bouillon d'os et de viande, gélatine, peptones, lorsqu'elles sont absorbées ou injectées dans le torrent circulatoire, ont la propriété d'augmenter la sécrétion de pepsine par les glandes stomacales (*théorie des peptogènes*). Lorsque le sang est privé de ces matières dites peptogènes, le suc gastrique sécrété est bien acide, mais il est dépourvu de pepsine et par là impropre à la digestion ; or, au fur et à mesure que les peptogènes sont absorbés par l'estomac, le suc gastrique sécrété devient de plus en plus riche en pepsine et par conséquent de plus en plus actif. Ces subtances seraient donc mieux nommées *pepsinogènes* ; mais, d'après ce que nous avons dit plus haut de la propepsine, on serait amené à supposer avec Herzen que le rôle des pepsinogènes serait de transformer la propepsine en pepsine.

3° Action du suc gastrique. — Dans l'estomac les aliments albuminoïdes sont en partie digérés et transformés en *peptones*. Cette digestion doit être analysée *in vitro* et *in vivo*.

a. *Digestion in vitro.* — Spallanzani opéra le premier des digestions artificielles en vases clos avec du suc gastrique retiré de l'estomac des oiseaux par sa méthode. Pour réaliser une digestion artificielle, il faut observer plusieurs conditions : une certaine température est nécessaire (optimum 37°-40°) ; la proportion de HCl la plus favorable est de 1 p. 1000 ; on peut du reste remplacer sans inconvénient cet acide par un autre, acide azotique ou lactique par exemple ; la quantité de pepsine à mettre en œuvre doit être, d'après Klug, de 0, 1 à 5 p. 1000, et l'on n'accroît pas le pouvoir digestif du mélange en ajoutant de la pepsine au delà de cette proportion. Il faut enfin, pour que la digestion continue longtemps, enlever les peptones par la dialyse au fur et à mesure qu'elles se forment, car par leur accumulation elles entravent et arrêtent la digestion. On peut alors obtenir la dissolution de masses énormes de fibrine, sans qu'il soit besoin d'ajouter de la pepsine, et ce ferment paraît inusable. Pour apprécier le pouvoir digestif d'un suc gastrique on note le temps qu'il faut pour qu'un flocon de fibrine soit dissous. Le procédé de GRUTZNER consiste à colorer la fibrine par le carmin et à évaluer la rapidité de la digestion d'après l'intensité de la coloration rouge que prend le liquide dans un temps donné. Voyons quel est l'effet de cette digestion sur les substances alimentaires et sur les aliments simples.

La viande présente une dissociation de ses fibres primitives par suite de la dissolution du tissu conjonctif qui les unit ; de plus, les fibres se rompent par places entre leurs stries transversales et se divisent en disques ; puis elles deviennent gélatineuses et se dissolvent ainsi que le sarcolemme ; la viande crue est plus rapidement dissoute que la viande cuite. Par la destruction des cellules adipeuses, la graisse est mise en liberté et forme une couche huileuse à la surface du liquide. Le sang est rapidement digéré, il devient noir comme du marc de café, les globules rouges prennent une forme crénelée, puis sont détruits. Les os sont lentement dissous et exigent une grande quantité de suc gastrique, les sels de chaux neutralisant l'acide. Le lait est d'abord coagulé ; alors les grumeaux de caséine sont dissous et le beurre qu'ils retenaient est mis en liberté.

Le suc gastrique n'a d'action que sur une seule catégorie d'aliments : les albuminoïdes. La fibrine, l'albumine, la caséine, etc., sont dissoutes et transformées en d'autres substances albuminoïdes appelées *peptones* qui ont des propriétés différentes de celles des albumines originelles. Avant de se dissoudre, ces substances se gonflent ; puis, attaquées par le suc gastrique, elles se résolvent en une poussière ténue dont les grains se liquéfient ensuite (gonflement, porphyrisation et liquéfaction).

On distingue plusieurs phases dans la peptonisation : il se produit d'abord de la *syntonine* ou *acidalbumine* (*parapeptone* de MEISSNER) qui précipite par neutralisation de sa solution ; puis de la *propeptone*, substance qui diffère de la peptone par ses caractères chimiques, en particulier par sa précipitation à froid sous l'influence de l'acide nitrique ; enfin de la peptone. Toutefois cette nomenclature de Schmidt-Mülheim a été modifiée récemment, car les substances que ce chimiste appela propeptone et peptone ne répondent pas à des individus chimiques, mais à des mélanges de plusieurs substances albuminoïdes : parmi celles-ci on distingue les *protéoses* et la *peptone vraie* de Kühne. La propeptone est formée de plusieurs sortes de protéoses et la peptone de Schmidt-Mülheim est un mélange de protéose et de peptone vraie. Les protéoses se différencient en ce qu'elles sont précipitables par le sulfate d'ammoniaque, tandis que la peptone de Kühne ne l'est pas. De plus, après la digestion gastrique d'une matière albuminoïde, même poussée aussi loin que possible, il reste toujours un résidu non dissous formé essentiellement de nucléines (*dyspeptone* de Meissner). En résumé, on distingue les différents produits de l'action digestive du suc gastrique sur les matières albuminoïdes de la façon suivante : après avoir fait bouillir le liquide pour coaguler l'albumine qui n'aurait pas été dissoute, on filtre ; puis on neutralise la liqueur, l'acidalbumine se précipite ; après nouvelle filtration le liquide contient les protéoses et la peptone : on ajoute du sulfate d'ammoniaque ; les protéoses sont ainsi précipitées et il ne reste plus dans la liqueur que de la peptone vraie.

La peptone desséchée est une poudre jaunâtre, amère, soluble dans l'eau. Les peptones diffèrent des matières albuminoïdes dont elles dérivent par des caractères physiques, chimiques et physiologiques. Au point de vue *physique* elles sont *dialysables* tandis que les albumines ne le sont pas ou ne le sont que fort peu. Au point de vue *chimique*, elles ne précipitent plus ni par la chaleur, ni par la plupart des acides minéraux (acide nitrique) qui précipitent l'albumine : elles donnent la réaction du *biuret* (coloration rose avec soude et traces de sulfate de cuivre). Enfin par leurs *caractères physiologiques* elles se séparent des albumines en ce qu'elles sont absorbables et assimilables. Injectées dans le sang en petite quantité, elles ne passent pas dans l'urine ; mais elles produisent des phénomènes particuliers (dus au mélange avec propeptone) : elles abaissent la pression sanguine, rendent le sang incoagulable pendant un certain temps, produisent une somnolence particulière (*narcose peptonique*). Elles ont donc une certaine toxicité, et nous verrons plus loin qu'à l'état physiologique, elles ne s'accumulent pas dans le sang pendant la digestion.

Le mécanisme intime de l'action du suc gastrique est inconnu. On sait seulement que la pepsine n'est active que lorsqu'elle est liée à un acide. Le suc gastrique neutralisé perd tout pouvoir digestif, et si l'on fait agir en deux temps successifs, d'abord l'acide sur la substance alimentaire, puis après neutralisation, la pepsine, la digestion ne se fait pas, l'aliment se putréfie. On sait d'autre part que la pepsine a la propriété de se fixer sur la fibrine et que sous cet état elle ne peut plus être extraite par l'eau ; mais cette fibrine ainsi pourvue de ferment est-elle mise dans HCl étendu, on la voit aussitôt se dissoudre et se peptoniser. Il est probable que l'acte chimique de la peptonisation consiste dans l'hydratation des substances albuminoïdes.

Récemment DASTRE a trouvé que les solutions salines neutres de sel marin, fluorure de sodium, etc., ont la propriété de peptoniser les albuminoïdes frais et crus ; il se forme d'abord des globulines, puis des protéoses et des peptones. C'est une véritable digestion sans ferments, à laquelle ce physiologiste donne le nom de *digestion saline*.

b. *Digestion dans l'estomac.* — Dans l'estomac les conditions de digestion les plus favorables se trouvent réunies ; température optima, mélange intime des aliments avec le suc gastrique incessamment sécrété et renouvelé, disparition des produits digérés soit par évacuation dans l'intestin, soit par l'absorption sur place. Mais le séjour des aliments dans l'estomac n'est pas assez long (quatre à cinq heures) pour que la masse entière des albuminoïdes subisse la peptonisation. Au reste, la durée de la digestion stomacale dépend jusqu'à un certain point du degré de digestibilité des aliments ingérés. La fibrine du sang paraît être la substance qui est digérée le plus rapidement ; au contraire, l'albumine d'œuf coagulée n'est dissoute qu'avec une extrême lenteur dans les digestions artificielles, et certaines substances telles que la cellulose, les tissus élastique et corné résistent au suc gastrique. Mais il y a de telles variations individuelles dans la rapidité de la digestion stomacale qu'on ne saurait dresser un tableau comparatif rigoureux de la digestibilité des aliments.

Les aliments, déglutis avec la salive, forment dans l'estomac une pâte qu'on nomme *chyme*. Ce chyme, acide, a une composition complexe ; il contient en effet : 1° des aliments féculents qui ont subi un commencement de transformation dans la bouche et dont la saccharification peut continuer dans l'estomac sous l'action de la salive déglutie ; 2° des graisses sur lesquelles le suc gastrique ne paraît avoir aucune action digestive ; 3° des albuminoïdes avec leurs produits de transformation ; 4° de l'eau et des sels, du glycose et de l'acide lactique ; 5° des gaz qui proviennent en partie de l'air dégluti avec la salive et en partie des fermentations intra-stomacales ; l'oxygène étant résorbé, on n'en trouve plus que des traces ; il est remplacé par CO_2. Les autres gaz sont l'azote et un peu d'hydrogène.

On peut se demander pourquoi le suc gastrique ne digère pas les parois stomacales elles-mêmes. Cette autodigestion se produit après la mort, mais pourquoi n'a-t-elle pas lieu pendant la vie ? Pourtant des tissus vivants, comme la patte d'une grenouille en vie, une oreille de lapin, introduits dans l'estomac par une fistule, sont parfaitement digérés. Schiff a invoqué l'action protectrice du mucus stomacal. Mais il est probable que le véritable rôle protecteur revient à l'épithélium de la muqueuse. Pavy a réalisé des ulcérations stomacales en provoquant des embolies artérielles dans des territoires limités de la muqueuse ; l'autodigestion se produit alors dans les parties dont la circulation est abolie. Telle est peut-être la pathogénie de l'*ulcère rond*.

c. *Importance de la digestion stomacale.* — Czerny a montré que l'extirpation de l'estomac avec soudure du cardia au pylore est parfaitement supportée par le chien, lorsque l'animal résiste aux suites du traumatisme. Le chien ne dépérit pas ;

il est seulement obligé d'avaler plus lentement ses aliments, ne pouvant plus les accumuler dans le réservoir stomacal. Récemment PACHON a confirmé ce résultat. Si importante que soit la digestion stomacale, elle ne semble donc pas être, du moins chez le chien, indispensable à l'entretien de la vie, et nous verrons que la digestion intestinale transforme d'une façon complète toutes les sortes d'aliments.

B) PHÉNOMÈNES MÉCANIQUES

Les parois stomacales présentent des mouvements qui ont pour effet de brasser la masse alimentaire afin d'en mettre toutes les parties en contact avec le suc gastrique. La tunique musculaire de l'estomac comprend trois plans de fibres qui sont de dehors en dedans : les fibres longitudinales, les fibres circulaires et les fibres obliques. Les contractions de l'estomac sont lentes et ne développent que peu de force, sauf chez les oiseaux granivores dont le *gésier* peut aplatir des tubes épais de fer blanc qui ne sont écrasés que par des poids de 40 kilogrammes.

1° Mouvements de l'estomac. — Ils sont de deux sortes : des mouvements de frottement circulaires qui font glisser les parois stomacales en sens inverse l'une de l'autre à la surface des ingesta, et des mouvements péristaltiques poussant les matières du cardia vers le pylore. La masse alimentaire subit ainsi un mouvement de rotation et sa surface progresse d'après BEAUMONT en suivant la grande courbure du cardia vers le pylore et la petite courbure du pylore au cardia. Mais il doit y avoir aussi pénétration des parties superficielles de la masse alimentaire dans la profondeur et réciproquement apport à la superficie des parties situées au centre de la masse. Le schéma ci-contre indique le sens probable de ce mouvement. De plus les aliments sont chassés dans le duodénum ; pour cela le sphincter pylorique, qui présente des contractions rythmiques comme le cardia, doit se relâcher pour laisser la porte ouverte. Cette ouverture se produit par intervalles et permet le passage du chyme par portions successives dans le duodénum. Cependant Richet a vu aussi chez Marcelin l'estomac chasser son contenu en bloc dans le duodénum et ne mettre qu'un quart d'heure à se vider. Certains physiologistes ont admis encore pour expliquer le passage rapide des liquides dans le duodénum que l'estomac peut, par la contraction de ses fibres obliques se diviser en deux compartiments superposés; l'un inférieur contenant la masse alimentaire, l'autre supérieur

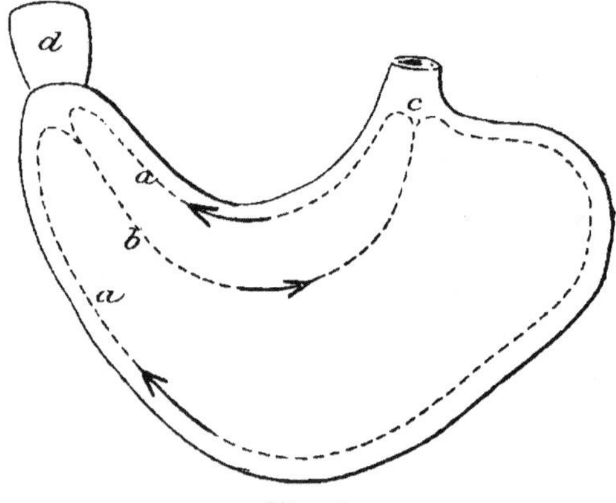

Fig. 9.

Schéma du mouvement imprimé aux aliments dans l'estomac.
(Beaunis.)

a, direction du cardia *c*, au pylore *d*. — *b*, direction en sens inverse.

formant le long de la petite courbure un canal étendu du cardia au pylore et conduisant directement les boissons de l'œsophage dans le duodénum.

On pourrait d'après Sievers et Ewald apprécier en clinique le pouvoir de motricité de l'estomac en faisant ingérer du salol. Ce corps, ne se décomposant pas en milieu acide, resterait intact dans l'estomac; dans l'intestin grêle il se dédouble en acide salicylique et acide phénique. Le moment de cette décomposition est indiqué par le passage de l'acide salicylique dans l'urine (coloration violette avec perchlorure de fer). Le temps qui s'écoule entre l'ingestion du salol et l'apparition de la réaction de l'acide salicylique dans l'urine donne donc une indication sur la plus ou moins grande rapidité de la traversée stomacale ; cet intervalle est d'une demi-heure à l'état normal pour l'ingestion de 1 gramme de salol.

2° Innervation de l'estomac. — Les impressions parties de la muqueuse déterminent par action réflexe les contractions de l'estomac et les mouvements du pylore. Le nerf pneumogastrique qui est le nerf sensible de l'estomac, comme il a été dit plus haut, contient aussi les fibres motrices. L'excitation du bout périphérique de ce nerf fait contracter l'estomac et resserrer le pylore. Le nerf splanchnique contient au contraire des fibres inhibitoires pour le pylore ; l'excitation de son bout périphérique fait relâcher le sphincter pylorique. Mais de plus l'estomac renferme dans l'épaisseur de ses tuniques des ganglions nerveux (d'Auerbach et de Meissner) qui sans doute peuvent jouer le rôle de centres réflexes, car après la section de tous ses nerfs extrinsèques, l'estomac continue à se mouvoir. Schiff a vu qu'un bouchon attaché au bout d'un fil et introduit dans l'estomac par une fistule est bientôt engagé dans le duodénum, malgré la section préalable des pneumogastriques.

C) Troubles de la digestion stomacale

Ces troubles peuvent porter sur le chimisme et la motricité stomacales.

Les *troubles du chimisme stomacal* sont causés d'une façon générale par les altérations de la sécrétion et en particulier soit par l'augmentation, soit par la diminution de l'acidité du suc gastrique (*hyperchlorhydrie* et *hypochlorhydrie*). Ils résultent aussi de l'ingestion de certaines substances qui gênent les fermentations, telles que alcool en grande quantité, boissons glacées, certains sels qui précipitent la pepsine, comme acétate de plomb, chlorure mercurique, etc.

Les *troubles moteurs* proviennent soit de l'atonie de la tunique musculaire, comme dans la dilatation de l'estomac, soit des contractions anormales de l'organe qui expulsent les aliments dans l'œsophage. Dans le *mérycisme* ou *rumination* les aliments sont ramenés dans la bouche sans efforts violents. Dans le *vomissement*, il y a brusque expulsion au dehors du

contenu stomacal. Le vomissement est un acte réflexe
dont le point de départ se trouve plus particulièrement
dans l'excitation des terminaisons de certains nerfs, tels que
pneumogastrique, trijumeau, glosso-pharyngien (irritation de
l'estomac, titillation de la luette, de la base de la langue) ; il
est produit par l'ingestion de certaines substances dites vomi-
tives comme l'ipéca, le tartre stibié, etc. La contraction
antipéristaltique de l'estomac ne joue qu'un rôle accessoire
dans le mécanisme du vomissement ; l'expulsion des matières
provient surtout de la compression énergique de l'estomac par
la contraction des muscles de l'ovoïde abdominal. MAGENDIE
le prouva par une célèbre expérience qui consiste à provoquer
le vomissement au moyen d'une injection intra-veineuse
d'émétique, chez un chien dont on a préalablement remplacé
l'estomac par une vessie de porc. Mais pour que cette expérience réussisse, il est nécessaire que le cardia soit enlevé :
SCHIFF a démontré que la compression de l'estomac ne produit
pas le vomissement si le cardia reste fermé.

Au moment de l'expulsion du contenu stomacal les orifices
des fosses nasales et du larynx se ferment comme pendant la
déglutition.

§ 4. — DIGESTION DANS L'INTESTIN GRÊLE

C'est dans l'intestin grêle que se passent les phénomènes les
plus importants de la digestion. Sous l'action des sucs sécrétés
dans la cavité intestinale, toutes les catégories d'aliments
subissent des transformations digestives et grâce aux mouvements péristaltiques de l'intestin les matières progressent
depuis le duodénum jusqu'au gros intestin. Il nous faut donc
encore séparer pour l'étude les actions chimiques des actions
mécaniques.

A) PHÉNOMÈNES CHIMIQUES

Les aliments albuminoïdes, les hydrates de carbone et les
graisses sont complètement digérés dans l'intestin grêle, sous
l'influence du suc pancréatique, de la bile et du suc entérique.
Analysons l'action de ces différents sucs.

1° Suc pancréatique. — Ce suc sécrété par le pancréas est déversé par le canal excréteur de cette glande, ou canal de Wirsung, dans la deuxième portion du duodénum. Chez l'homme le canal pancréatique s'ouvre au même point que le canal cholédoque, dans l'ampoule de Vater. Mais chez d'autres animaux, le chien par exemple, il s'ouvre un peu plus bas que le cholédoque. Chez le lapin la distance qui sépare les deux

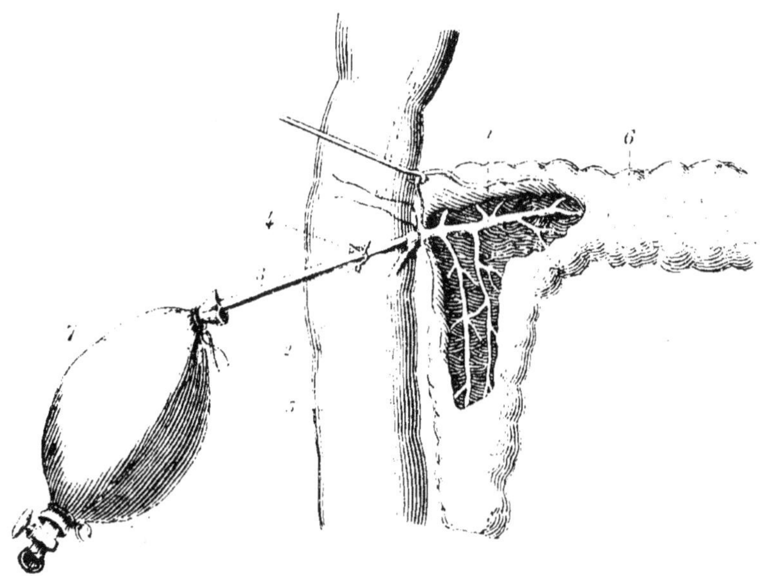

Fig. 10.
Fistule pancréatique sur le chien. (Cl. Bernard.)

1. canal de Wirsung. — 2. embouchure de ce canal dans le duodénum (5). — 3. canule engagée et fixée dans le canal de Wirsung. — 4. ligature fixant la canule à l'intestin. — 6. pancréas. — 7. ballon de caoutchouc.

orifices est très grande (25 à 30 centimètres). De plus le pancréas présente chez la plupart des animaux un second canal excréteur accessoire de très fin calibre dont l'embouchure dans l'intestin se trouve au-dessus de celle du canal principal. Pour recueillir le suc pancréatique on pratique une fistule du canal de Wirsung. Cette opération, imaginée par REGNIER DE GRAAF, consiste à ouvrir le conduit pancréatique après l'avoir isolé du tissu glandulaire près de son insertion sur le duodénum et à y introduire une canule que l'on fixe aux lèvres de la plaie abdominale. On adapte à l'autre extrémité de la canule une vessie dans laquelle le suc sécrété s'accumule graduellement. En opérant de la sorte on peut recueillir d'après Cl. BERNARD, chez un chien de taille moyenne, en pleine digestion, 5 à 6 grammes de suc pancréatique par heure, au maximum. Nous décrirons successivement les caractères de ce suc, ses propriétés digestives et les phénomènes de la sécrétion pancréatique.

A. Propriétés et composition du suc pancréatique. — Le suc obtenu dans les premières heures qui suivent l'établissement d'une fistule est très dense (D = 1,030) visqueux et gluant et s'écoule par la canule en grosses gouttes perlées et sirupeuses ; il est peu abondant. Plus tard, il devient fluide et coule abondamment. Le suc visqueux est évidemment le suc normal et s'il devient ensuite aqueux, c'est que la sécrétion est troublée par l'inflammation de la glande. Cependant, chez le lapin, il est toujours fluide. Incolore, sans odeur, d'un goût un peu salé, le suc pancréatique a une réaction fortement alcaline et fait effervescence avec les acides. Chauffé, il se coagule en masse, comme du blanc d'œuf ; les acides minéraux, les sels métalliques, l'alcool produisent le même effet. Ce suc a donc les caractères chimiques d'une solution d'albumine. Pourtant la matière coagulable n'est pas seulement de l'albumine ; en effet, précipitée par l'alcool et desséchée, elle peut se redissoudre dans l'eau en donnant de nouveau un liquide jouissant des propriétés du suc pancréatique. Cette substance coagulable est la partie active du suc. Le suc pancréatique est très altérable et se putréfie rapidement ; il donne alors une coloration rouge avec l'eau chlorée.

Le suc pancréatique est très riche en matières organiques. Sur 1,000 parties il contient 100 de matériaux solides dont 90 de matières organiques. Les substances minérales sont du chlorure de sodium pour la plus grande part, du carbonate de soude, du phosphate de chaux. Les matières organiques comprennent de l'albumine et surtout des ferments que l'on suppose être au nombre de trois en raison de la triple action digestive du suc pancréatique sur les albuminoïdes, les féculents et les graisses.

B. **Role du suc pancréatique.** — Pour analyser les effets de la digestion pancréatique, deux méthodes sont employées qui se complètent l'une l'autre. La première consiste à étudier la digestion des aliments par le suc pancréatique *in vitro* et dans l'intestin, la seconde à observer les troubles digestifs qui résultent de la suppression expérimentale de la sécrétion pancréatique, pour en tirer des conséquences sur l'importance et le rôle de cette sécrétion dans l'état normal.

a. *Digestion des aliments par le suc pancréatique*. — On peut réaliser des digestions artificielles *in vitro* avec le suc pancréatique, comme avec le suc gastrique. Au lieu de suc pancréatique on peut se servir d'une infusion de pancréas. En broyant dans de la glycérine le pancréas d'un animal pris en pleine digestion, on obtient un extrait doué d'un très grand pouvoir digestif. Le suc pancréatique peptonise les albuminoïdes, saccharifie les féculents, émulsionne et saponifie les graisses.

L'action peptique sur les albuminoïdes, découverte par Corvisart et Cl. Bernard est due à un ferment auquel Kühne a donné le non de *trypsine*. La trypsine est un ferment soluble comme la pepsine ; on peut l'extraire des solutions aqueuses du pancréas en l'entraînant mécaniquement dans un volumineux précipité de collodion (procédé de Danilewsky). De même que la pepsine, la trypsine transforme les albuminoïdes en peptones (ou tryptones). Mais son mode d'action diffère de celui de la pepsine : en effet son pouvoir digestif est au maximum dans un milieu neutre ou alcalin et se trouve gêné par un acide, à l'inverse de ce qui existe pour la pepsine. De plus sous son influence la digestion des albumines ne s'arrête pas à la formation de peptones, mais une partie des peptones formées est décomposée en *leucine* et *tyrosine* substances qui ne sont plus des albuminoïdes, mais des acides amidés. Kühne donne le nom d'*hémipeptone* à la partie des peptones qui est apte à subir ces transformations et celui d'*antipeptone* à celle qui n'éprouve aucune modification. On voit donc que le suc pancréatique pousse la digestion plus loin que ne le fait le suc gastrique ; il met en liberté le noyau aromatique des albuminoïdes. Lorsque l'action de la trypsine se prolonge, il se produit un certain nombre de substances à odeur fécaloïde, de l'*indol*, du *phénol*, des *acides gras* volatils, en même temps qu'il se dégage de l'hydrogène, de l'acide carbonique, de l'azote, de l'hydrogène sulfuré, du gaz des marais. Mais bien que ces substances apparaissent dans l'intestin pendant la digestion naturelle, il est probable qu'elles sont le résultat d'une putréfaction et non d'une véritable digestion.

L'*action diastasique* sur les féculents, découverte par VALENTIN, est semblable à celle de la salive, mais beaucoup plus énergique. A la température du corps, le suc pancréatique mélangé à de l'empois d'amidon produit du sucre d'une façon quasi instantanée, et il agit aussi sur l'amidon cru. Ce suc contient par conséquent un *ferment diastasique* analogue à la ptyaline. Ce ferment (*amylopsine*) peut être précipité par l'alcool, mais le précipité contient aussi la trypsine. On l'a isolé en employant le même procédé que pour la ptyaline.

L'*action sur les graisses* est double : *émulsion* et *saponification*. La propriété émulsionnante, déjà constatée par EBERLÉ, est des plus évidentes quand on agite dans un tube un peu d'huile avec du suc pancréatique. On obtient instantanément un liquide laiteux, constitué, comme le lait, par une infinité de gouttelettes graisseuses extrêmement ténues qui ne peuvent plus se réunir pour reformer la couche d'huile, et ainsi se trouve réalisée une émulsion *persistante*. Lorsqu'on sacrifie un animal en pleine digestion, on remarque que ses chylifères sont blanc laiteux ; cet aspect est dû aux fins globules graisseux en suspension dans la lymphe. Le *chyle* est une émulsion. Or Cl. BERNARD fit cette remarquable observation que chez le lapin, dont le conduit pancréatique s'abouche dans l'intestin très loin du pylore, les chylifères ne deviennent blancs pendant la digestion qu'à partir du point d'insertion du canal de Wirsung, ce qui signifie clairement que le suc pancréatique est indispensable pour que l'émulsion des graisses se produise. Cette propriété émulsionnante se rencontre aussi chez les végétaux, dans les graines oléagineuses, les amandes par exemple qui, lorsqu'on les pile, donnent une émulsion (looch blanc). A quoi est due l'émulsion des graisses? Lorsqu'on agite de l'huile avec de l'eau, l'huile se divise bien en gouttelettes graisseuses, mais par le repos ces gouttelettes se réunissent : l'émulsion n'est donc pas persistante. Si l'eau est alcalinisée, l'émulsion est beaucoup plus parfaite et plus durable. La viscosité du liquide (présence de mucine) favorise aussi l'émulsion. Mais la cause principale de l'émulsion se trouve dans le mélange d'acides gras et de savons aux graisses neutres. Or le suc pancréatique réalise toutes ces conditions ; alcalinité, viscosité, action saponifiante.

Les expériences de Cl. BERNARD et BERTHELOT ont en effet montré que le suc pancréatique possède encore la propriété de dédoubler les graisses neutres en *glycérine* et *acides gras* (saponification). Il suffit de mettre à l'étuve un mélange d'une graisse neutre et de suc pancréatique, additionné de teinture bleue de tournesol, pour s'apercevoir au bout d'un instant que la graisse a ranci et que la teinture de tournesol est devenue rouge sous l'action de l'acide gras qui s'est formé. Dans la digestion des graisses, une partie des acides gras formés subit l'émulsion, l'autre partie en se combinant avec des alcalis du suc pancréatique et de la bile, donne des *savons*, dont la présence augmente considérablement le pouvoir émulsionnant du suc pancréatique. Ce dédoublement des graisses est attribué à un ferment hypothétique, la *saponase*, qui se rencontre aussi dans les graines oléagineuses.

b. *Effets de la suppression du pancréas.* — Après la destruction du pancréas sur place au moyen d'une injection de graisse dans ses conduits excréteurs, selon la méthode de Cl. BERNARD, et mieux encore, après l'extirpation complète de la glande telle qu'elle a été dans ces derniers temps pratiquée par plusieurs physiologistes, en particulier MINKOWSKI, HÉDON, etc., on voit apparaitre des troubles digestifs considérables. L'animal rejette dans ses fèces des fragments de viande non digérés, de l'amidon et de la graisse, ainsi que l'ont montré les belles expériences de Cl. BERNARD. L'évacuation de la graisse est le phénomène le plus frappant ; le bol fécal apparaît comme recouvert d'une couche de suif, par suite du figement de la graisse à sa surface. Les selles graisseuses constituent un symptôme important des maladies du pancréas. Récemment ABELMANN a constaté chez des chiens auxquels MINKOWSKI avait extirpé le pancréas, que 56 p. 100 environ des matières albuminoïdes ingérées étaient rejetées par les fèces et que 20 à 40 p. 100 des féculents échappaient à la saccharification. Quant aux graisses des aliments, elles paraissaient presque complètement inutilisées si elles étaient solides ; mais si elles étaient déjà émulsionnées comme dans le lait, une partie (70 p. 100) arrivait encore à la résorption. Toutefois malgré l'absence de sécrétion pancréatique, le dédoublement des graisses neutres se produisait encore dans l'intestin, car l'animal rejetait aussi dans les fèces, des acides gras et des savons, ce qui signifie qu'il y a dans l'intestin d'autres agents de saponification que le suc pancréatique. Comme conséquence de ces troubles digestifs, l'animal privé de pancréas devient d'une voracité extraordinaire, il ne peut apaiser sa faim, malgré la suralimentation et maigrit très rapidement. De plus il présente les symptômes du diabète sucré (voyez *Sécrétions internes*, p. 288). Toutes les expériences que nous venons de relater confirment cette opinion de Cl. BERNARD que le suc pancréatique est l'agent essentiel de la digestion.

C. SÉCRÉTION PANCRÉATIQUE. — Elle se produit comme toute sécrétion par action réflexe. L'origine du réflexe se trouve dans les impressions produites par le contact des aliments avec les muqueuses stomacale et duodénale. Mais le centre et les voies du réflexe sont mal connus. L'excitation du bout périphérique du vague produit la sécrétion, tandis que l'excitation du bout central l'arrête. On a remarqué que le vomissement tarit aussi la sécrétion. Dans l'intervalle des digestions, le tissu du pancréas est blanc mat, au contraire en état d'activité la glande est rose et très vascularisée. Les modifications histologiques résultant du travail sécrétoire ont été découvertes par HEIDENHAIN ; lorsque la glande est au repos le protoplasma des cellules glandulaires des acini est divisé en deux zones distinctes à peu près d'égale étendue : une *zone périphérique transparente*, et une *zone interne granuleuse* tournée du côté de la cavité de l'acinus. Or, pendant la digestion, la zone périphérique augmente d'étendue aux dépens de la zone interne qui diminue peu à peu en éliminant ses granulations. Puis quand la sécrétion cesse, on voit se reformer la zone granuleuse. On croit généralement que les granulations représentent une substance apte à engendrer la trypsine. Cette substance appelée *zymogène* est par elle-même inactive; aussi le simple extrait glycériné de pancréas est-il dépourvu tout d'abord du pouvoir digestif; pour qu'il soit actif immédiatement, il faut traiter préalablement le tissu glandulaire par un acide étendu qui transforme tout le zymogène en trypsine. Dans le suc pancréatique sécrété on ne retrouve plus le zymogène; il faut donc admettre que cette substance est transformée en trypsine au moment de la sécrétion, sous une influence inconnue. On devra rapprocher ces conditions de sécrétion de celles que nous avons déjà indiquées pour la formation de la pepsine.

Ajoutons que d'après Schiff et Herzen, la rate jouerait un rôle dans la formation de la trypsine. Les infusions de pancréas, des animaux dératés seraient inaptes à digérer l'albumine, et à l'état normal, le pancréas se chargerait de ferment sous l'influence des produits de la digestion absorbés par l'estomac et modifiés par la rate. Cette théorie des *pancréatogènes* est très critiquable.

2° Bile. — La bile est sécrétée par le foie et déversée par le canal cholédoque dans le duodénum soit directement, soit après un séjour préalable dans la vésicule biliaire où elle subit certaines modifications. Bien qu'elle s'écoule dans la cavité intestinale, la bile ne sert pas uniquement à la digestion; elle représente surtout un produit d'excrétion. Pour ce motif, nous ne traiterons ici que de ses propriétés physico-chimiques et de son action digestive, reportant au chapitre des *Sécrétions* l'étude complète de la sécrétion biliaire.

A. Caractères et composition de la bile. — Lorsqu'elle sort du foie, la bile est un liquide jaune orangé ou jaune brun chez l'homme, clair et limpide, elle devient verdâtre et filante quand elle a séjourné dans la vésicule. La bile est neutre ou légèrement alcaline, inodore chez l'homme, d'odeur musquée chez d'autres animaux, d'une saveur amère avec un arrière-goût douceâtre et nauséeux. Sa densité varie de 1,008 à 1,040 selon qu'elle provient du foie ou de la vésicule. Miscible en toutes proportions à l'eau, elle lui donne une belle couleur jaune d'or. Examinée au spectroscope, elle donne une bande d'absorption entre les raies D et E, mais plus près de D. La quantité de bile qui est sécrétée en vingt-quatre heures est difficile à apprécier et du reste très variable suivant les animaux. Plus considérable chez les herbivores que chez les carnivores, elle est évaluée approximativement pour l'homme à un kilogramme.

Sur 1000 grammes la bile contient environ 850 grammes d'eau et 150 grammes de matériaux solides.

Parmi ces derniers les plus importants par la quantité sont les *sels biliaires* qui y entrent pour 80 grammes et les *pigments biliaires* pour 20 grammes. Les sels biliaires sont le *glycocholate* et le *taurocholate* de soude. Les acides glycocholique et taurocholique résultent de la combinaison d'un même acide l'acide *cholalique* avec le *glycocolle* pour l'un et avec la *taurine* pour l'autre. La présence de ces acides dans un liquide est décelée par la réaction de PETTENKOFER : par l'addition de sucre de canne et d'acide sulfurique, on voit apparaître une belle coloration rouge pourpre, dichroïque. Les matières colorantes principales sont la *bilirubine* et la *biliverdine*. On reconnaît la présence de ces pigments dans un liquide par la réaction de GMELIN : sous l'action de l'acide nitrique nitreux le liquide passe par les colorations verte, violette, rouge et jaune. Ces différents aspects sont dus aux produits d'oxydation de la bilirubine; ainsi la coloration verte est produite par la biliverdine qui dérive par oxydation de la bilirubine. Il y a encore dans la bile d'autres substances : de la *cholestérine* qui compose pour la plus grande part les calculs biliaires, du *mucus* (dans la bile de la vésicule), des *graisses*, des *savons* (d'où l'emploi de la bile par les dégraisseurs), des *sels minéraux*, surtout NaCl, KCl, des phosphates (Na, Ca, Mg), des traces de fer, des gaz (spécialement CO^2).

B. ROLE DE LA BILE DANS LA DIGESTION. — On peut comme pour le suc pancréatique étudier les propriétés digestives de la bile par deux méthodes différentes, soit en la faisant agir sur les aliments *in vitro*, soit en analysant les troubles digestifs qui apparaissent lorsqu'on détourne la bile de l'intestin par une fistule biliaire.

a. *Action de la bile in vitro*. — In vitro on constate que la bile n'a aucune action sur les albuminoïdes ; cependant d'après GORUP BESANEZ elle dissoudrait la caséine.

La bile précipite les peptones et l'on a admis pour cette raison qu'elle arrête la digestion gastrique. En arrivant dans le duodénum le chyme stomacal est en effet neutralisé et l'action de la pepsine annihilée ; mais lorsqu'on ouvre le duodénum d'un animal en digestion, on ne trouve point de précipité albumineux adhérent à la muqueuse. DASTRE a du reste montré que la bile ingérée journellement dans l'estomac des chiens, avec leurs aliments, ne gêne pas la digestion gastrique, et ODDI n'a vu survenir aucun trouble chez les animaux auxquels il avait pratiqué la fistule *cholécysto-gastrique*, c'est-à-dire l'abouchement de la vésicule biliaire dans l'estomac.

La bile n'a que peu ou point d'action sur les hydrates de carbone ; on peut admettre qu'elle possède un très faible pouvoir diastasique.

Pour les graisses, il est certain que la bile est capable de les émulsionner ; toutefois cette émulsion n'est pas stable comme celle que forme le suc pancréatique. Mais les acides gras mis en liberté par l'action du suc pancréatique sur les graisses, peuvent s'unir aux alcalis de la bile en décomposant les sels biliaires. Or le mélange des savons ainsi formés et des acides biliaires mis en liberté est doué d'un pouvoir émulsionnant énergique.

b. *Fistule biliaire*. — Pour détourner la bile de l'intestin, on peut simplement lier le canal cholédoque, mais les animaux succombent bientôt à la rétention biliaire. Schwann imagina le premier d'empêcher l'accès de la bile dans le duodénum par une fistule biliaire.

Pour établir une fistule biliaire on fixe le fond de la vésicule biliaire contre la paroi abdominale, puis on incise la vésicule et l'on y maintient une canule, de manière que la bile coule au dehors par la plaie ; on doit de plus réséquer le canal cholédoque entre deux ligatures sur une certaine étendue, afin que toute la bile s'écoule exclusivement par la fistule. Les animaux ainsi opérés deviennent très voraces et ne vivent longtemps que si on leur donne une ration alimentaire double ou triple de la normale. Leurs matières fécales sont décolorées ou de couleur gris cendré, de même que chez l'homme atteint d'ictère par rétention ; elles séjournent longtemps dans l'intestin par suite de l'absence des sels biliaires qui, à l'état normal ont la propriété d'exciter les mouvements péristaltiques, et elles acquièrent aussi une odeur fétide, ce qui a fait penser à quelques physiologistes que la bile possède normalement une action antiputride.

La couleur grise des fèces est surtout due à la grande quantité de graisse qu'elles renferment ; en effet l'éther qui dissout la graisse leur enlève cette coloration. L'excrétion de la graisse constitue le seul trouble de la digestion des aliments après fistule biliaire. Les albuminoïdes et les hydrates de carbone sont digérés comme à l'état normal ; mais la graisse est rejetée en très grande quantité, jusqu'au tiers ou à la moitié de celle qui a été ingérée, d'après les analyses de Voit, Munk, etc., Une autre expérience montre bien l'action de la bile sur les graisses : Dastre a réussi à aboucher, après résection du canal cholédoque, la vésicule biliaire dans la cavité intestinale (*fistule cholécysto-intestinale*) ; cet abouchement ayant été fait vers le milieu de la longueur de l'intestin, la bile ne prenait le contact des aliments que très loin du point où elle est normalement déversée. Or en sacrifiant l'animal ainsi opéré, après un repas riche en graisse, on constata que les chylifères ne se montraient lactescents qu'au-dessous du point de déversement de la bile. C'est, on le voit, une observation semblable à celle que Cl. **Bernard** avait faite chez le lapin pour le suc pancréatique. Il faudrait en conclure qu'à l'état normal les deux sucs se prêtent un mutuel concours pour l'émulsion et la résorption de la graisse.

Ces expériences démontrent que la bile joue un rôle très important dans la digestion des graisses; mais il est probable qu'elle agit surtout en favorisant l'absorption des corps gras par la muqueuse intestinale, comme nous le verrons plus loin.

3° Suc intestinal. — Les glandes de la muqueuse de l'intestin grêle sont de deux sortes : des glandes en grappe ou *glandes de Brunner* qui sont relativement peu nombreuses et ne se trouvent que dans le duodénum et les glandes en tube ou *glandes de Lieberkühn* qui forment une couche continue depuis le pylore jusqu'à la valvule iléo-cœcale, c'est-à-dire sur toute la longueur de l'intestin grêle (soit 8 mètres). Ces glandes sécrètent le suc intestinal ou entérique.

Le suc des glandes de Brünner n'a pas été isolé à l'état de pureté; il semble se rapprocher par ses propriétés du suc des glandes pyloriques de l'estomac; d'après **Grützner** il contiendrait de la pepsine et digérerait les albuminoïdes lorsqu'on l'additionne de HCl.

Pour obtenir le suc des glandes de Lieberkühn ou suc intestinal proprement dit, on pratique une fistule intestinale par le procédé de **Thiry**. Ce physiologiste, par une vivisection hardie, isola une anse intestinale chez le chien au moyen d'une double section de façon à la séparer complètement du reste de l'intestin, tout en lui conservant ses connexions avec le mésentère; il rapprocha alors les deux bouts de l'intestin et les sutura de manière à assurer le cours des matières comme dans l'état normal; puis il ferma en cæcum une des extrémités de l'anse isolée, tandis qu'il fixa l'autre extrémité maintenue ouverte aux lèvres de la plaie abdominale. En opérant de la sorte on obtient un segment d'intestin séparé du reste, dans lequel les aliments ne peuvent plus pénétrer, et qui laisse écouler par une fistule un suc exempt de tout mélange avec les autres sucs digestifs.

On peut aussi comme pour le suc gastrique préparer avec la muqueuse intestinale, un suc entérique artificiel.

a. *Propriétés et composition du suc intestinal.* — Obtenu par la fistule de Thiry, c'est un liquide jaunâtre, coagulable par la chaleur, très alcalin. Il contient environ 25 p. 1000 de matériaux solides en particulier de l'albumine et une notable proportion de carbonate de soude; il fait effervescence avec les acides. On ne peut en évaluer que difficilement la quantité sécrétée; elle doit être assez grande, car les glandes de Lieberkühn forment une énorme masse glandulaire, malgré leur petitesse; ces glandes sont en effet étalées sur une surface de 4 à 6 mètres carrés et leur nombre atteindrait, d'après Sappey, le chiffre prodigieux de 40 à 50 millions.

b. *Rôle du suc intestinal.* — Le suc entérique obtenu par la méthode de Thiry n'a qu'un pouvoir digestif très limité; il n'agit ni sur les albuminoïdes, sauf la fibrine qu'il peut dissoudre, ni sur les graisses et ne possède qu'un faible pouvoir diastasique. Mais d'après Schiff, le suc ainsi inactif n'est pas normal; celui qui provient des fistules non enflammées digère les albuminoïdes, saccharifie les féculents, émulsionne les graisses et il en est de même, d'après Leven, pour le liquide qu'on obtient par l'infusion de la muqueuse intestinale. Le suc entérique aurait donc, pour ces auteurs, les mêmes propriétés que le suc pancréatique. Un cas de fistule du duodénum observé chez une femme par Busch semble aussi devoir faire accorder au suc entérique un rôle important dans la digestion; chez cette femme, en effet l'intestin ne recevait ni suc gastrique, ni suc pancréatique, ni bile : tous ces liquides s'écoulaient au dehors; or, en introduisant par la fistule des aliments dans l'intestin grêle, on constatait que la digestion des albuminoïdes s'opérait encore. Il faut cependant bien reconnaître que cette digestion par le suc intestinal, pour si complète qu'on la suppose, ne peut en aucune façon suppléer celle qu'effectue le suc pancréatique; les résultats de l'extirpation du pancréas l'ont prouvé.

Le suc intestinal possède encore la propriété d'intervertir le sucre de canne. Cl Bernard, à qui l'on doit la découverte de cette action, l'attribua à la présence d'un *ferment inversif*. Le sucre de canne n'est pas assimilable ; la digestion le dédouble donc en glycose et lévulose, sucres que l'organisme peut utiliser. Il en est de même du sucre de lait ou lactose : Dastre a montré qu'il est dédoublé dans l'intestin en glycose et galactose.

c. *Sécrétion du suc intestinal.* — Son mécanisme est mal connu. Elle n'est pas continue, mais se produit lorsque des excitations sont portées sur la muqueuse, par exemple au contact des aliments pendant la digestion. Pour l'anse intestinale isolée selon la méthode de Thiry, on voit couler le suc par la fistule, quand la muqueuse du reste de l'intestin est en activité digestive. A. Moreau a vu que la section des nerfs d'une anse d'intestin cause un afflux considérable de liquide dans la cavité intestinale ; ce liquide est un produit de transsudation des vaisseaux sanguins de la muqueuse plutôt que le résultat d'une véritable sécrétion des glandes. Le même phénomène se produit à l'état physiologique, et par action réflexe, d'où la diarrhée qui apparaît immédiatement dans ces conditions, par exemple sous l'influence des émotions. Maintenant que nous connaissons l'action partielle exercée par les différents sucs qui se déversent dans l'intestin grêle, voyons quel est le résultat total de la digestion intestinale.

4° Phénomène généraux de la digestion dans l'intestin grêle. — Lorsque le chyme stomacal arrive dans l'intestin, son acidité est très rapidement neutralisée ; à la fin du duodénum le contenu de l'intestin est déjà alcalin. C'est au suc intestinal, et d'après Schiff au suc des glandes de Brünner, que revient la principale part dans cette action. Par sa richesse en carbonate de soude, le suc intestinal est bien apte à saturer l'HCl du chyme stomacal. Il se forme $NaCl$ et CO^2. Les bulles d'acide carbonique qui éclatent entre les particules alimentaires amènent, d'après Bunge, une désagrégation plus complète du chyme et facilitent ainsi l'action des sucs digestifs et la résorption des aliments dans l'intestin. Les aliments sont complètement transformés par les sucs digestifs qui s'écoulent dans l'intestin et c'est le suc pancréatique qui joue certainement le principal rôle dans cette transformation. La bouillie alimentaire contenue dans l'intestin ou *chyme intestinal* présente des caractères différents, suivant l'endroit où elle est recueillie; très liquide et coloré en jaune par la bile dans le duodénum et les premières portions du jéjunum, le chyme devient plus consistant, plus foncé et de couleur verdâtre dans les parties inférieures de l'intestin; il ne remplit pas complètement le tube intestinal, car on voit que de distance en distance des anses intestinales restent vides ou distendues par des gaz, ou bien encore ne contiennent que du mucus et de la bile.

Le chyme intestinal présente une composition analogue au chyme stomacal, mais il en diffère par son alcalinité, une moindre quantité de substances alimentaires non digérées, des traces de leucine et de tyrosine, et par la présence de la bile. Les gaz de l'intestin grêle sont : Az, CO^2, H. L'hydrogène provient de la fermentation butyrique des hydrocarbonés. Il n'y a pas du tout d'oxygène.

B) Phénomènes mécaniques

Lorsqu'on ouvre le ventre d'un animal vivant, on voit que les intestins sont animés de mouvements que l'on ne saurait mieux comparer qu'à ceux d'un tas de vers, d'où le nom de *mouvements vermiculaires* qui leur a été donné. De quelle nature sont ces mouvements et quelle est l'influence du système nerveux sur leur production ?

1° Mouvements de l'intestin. — Ils consistent en alternatives de resserrement et de relâchement circulaires progressant de proche en proche le long de l'intestin, dans le sens du cours des matières, et en mouvements de glissement des anses intestinales les unes sur les autres; ils sont produits par des contractions rythmiques des fibres musculaires circulaires et longitudinales de l'intestin; le but de ces mouvements dits *péristaltiques* est de faire cheminer les matières alimentaires depuis le pylore jusqu'au gros intestin. L'existence à l'état normal de mouvements *antipéristaltiques*, c'est-à-dire de sens inverse aux précédents, est fort contestable.

Les contractions péristaltiques deviennent plus énergiques sous l'influence du froid, de l'anémie ou de l'hyperhémie de l'intestin, de CO_2 dans le sang (asphyxie); elles sont excitées par la présence des aliments, par la bile, par certains poisons comme la nicotine, la caféine; au contraire elles diminuent pendant le jeûne ou sous l'action d'autres poisons tels que l'opium, la belladone.

2° Innervation. — L'intestin contient en lui-même, dans ses parois, les éléments nerveux excitateurs de ses contractions. Ce sont les plexus d'Auerbach et de Meissner; aussi un segment d'intestin enlevé du ventre de l'animal présente-t-il encore des contractions rythmiques. Mais, de plus, le système nerveux central intervient dans cette motricité comme un régulateur. Les nerfs sensibles et moteurs de l'intestin proviennent des pneumogastriques et du sympathique. L'excitation du bout périphérique du pneumogastrique accentue les contractions intestinales, l'excitation du nerf splanchnique au contraire les ralentit; les pneumogastriques contiennent donc des fibres motrices et les splanchniques des fibres inhibitoires; en un mot, le pneumogastrique est le nerf moteur et le splanchnique le nerf d'arrêt pour l'intestin.

§ 5. — Digestion dans le gros intestin

Dans le gros intestin les aliments n'éprouvent plus guère de transformations et les phénomènes chimiques qui s'y passent sont étrangers à la digestion proprement dite; les phénomènes mécaniques consistent surtout dans l'expulsion des matières fécales.

1° Phénomènes chimiques. — La muqueuse du gros intestin contient, comme celle de l'intestin grêle, de nombreuses glandes de Lieberkühn qui sécrètent un suc alcalin dont la composition est très analogue à celle du suc intestinal précédemment décrit. Mais ce suc ne paraît avoir aucune action ; cependant, chez les animaux qui possèdent un volumineux cæcum, comme le lapin, le cheval, le suc cæcal joue un rôle important dans la digestion, surtout dans la saccharification des féculents.

Le chyme de l'intestin grêle arrivé dans le côlon perd son alcalinité ; malgré l'alcalinité du suc sécrété, le contenu du gros intestin est en effet acide, par suite des fermentations qui s'y passent sous l'influence des microbes (principalement fermentation lactique et butyrique des hydrocarbonés). Le chyme se concentre dans le gros intestin par résorption de l'eau et des matières assimilables, et prend peu à peu les caractères des excréments. La bile se décompose et parmi les produits de sa décomposition, matières colorantes, urobiline, taurine, glycocolle, acide cholalique, cholestérine, les uns sont réabsorbés en partie dans l'intestin, les autres rejetés dans les fèces. En outre de ces substances d'origine biliaire, les excréments contiennent encore du phénol, de l'indol, du scatol, des acides gras volatils qui contribuent à leur donner leur odeur caractéristique, des matières qui sont restées inattaquées par les sucs digestifs (telles que tissu élastique et corné), des aliments qui ont échappé à la digestion (fibres musculaires, graisse en faible proportion toutefois chez l'animal sain), des sels, des débris épithéliaux et des microorganismes en très grand nombre.

Le gros intestin contient aussi des gaz : acide carbonique, azote, hydrogène, gaz des marais. Ces gaz proviennent pour la plus grande part des fermentations qui se passent dans l'intestin sous l'action des organismes inférieurs qui y pullulent.

Chez l'enfant avant la naissance, le contenu intestinal ou *méconium* est de couleur verte, exempt de microbes, aussi sans odeur et sans mélange de gaz. Il est formé par des débris épithéliaux et des globules de graisse, le tout coloré par la bile. Dès que l'enfant a commencé à respirer et à avaler sa salive et du lait, les fermentations intestinales apparaissent. Les fèces des enfants à la mamelle sont jaunes, mous ; ils contiennent beaucoup de graisse et des fragments de caséine non digérée.

2° Phénomènes mécaniques, défécation. — La durée du passage du chyme dans l'intestin grêle est d'environ trois à quatre heures. Mais arrivées dans le gros intestin les matières excrémentitielles y séjournent longtemps, soit vingt-quatre heures le plus ordinairement ; elles sont lentement poussées par les contractions péristaltiques vers le rectum et ne peuvent point refluer vers l'intestin grêle, grâce à la disposition anatomique de la valvule iléo-cœcale. Leur progression est retardée par les replis falciformes de l'intestin ; et le bol fécal se constitue peu à peu en se moulant contre ces replis et dans leurs intervalles.

Les fèces s'accumulent dans l'S iliaque et dans l'intervalle des défécations n'en dépassent pas la limite inférieure ; le rectum reste ordinairement vide. Lorsque les matières exercent dans l'intestin une certaine pression, les contractions péristaltiques les poussent dans le rectum et le contact du bol fécal avec la muqueuse rectale au niveau du sphincter interne produit une sensation particulière qui est le besoin de la défécation. Dans l'état ordinaire, les sphincters interne et externe de l'anus s'opposent par leur seule tonicité à la sortie des matières par l'anus ; mais quand le besoin d'exonération se fait trop vivement sentir, pour y résister efficacement, il faut que la volonté intervienne pour faire contracter énergiquement les fibres du sphincter externe ; les matières remontent alors dans le rectum au-dessus du sphincter interne et le besoin disparaît pour un temps. Si l'on y résiste trop souvent, les matières s'accumulent dans le rectum et l'intestin ne réagit plus pour s'en débarrasser ; le besoin disparaît.

L'expulsion du bol fécal se produit par les contractions du rectum, aidées de la contraction des muscles abdominaux. Si les matières sont molles, les contractions du rectum suffisent, mais dans le cas contraire, il est nécessaire que les muscles de l'ovoïde abdominal se contractent pour presser de toutes parts sur le contenu intestinal ; c'est là le mécanisme de l'effort. Sous son influence les parties molles du fond du bassin sont comprimées du haut en bas et parfois la muqueuse anale se trouve renversée en dehors. Pour supporter la pression abdominale du côté du périnée se trouve le muscle releveur de l'anus qui oppose sa courbure et sa contraction à celles du diaphragme ; le releveur de l'anus a aussi pour fonction de soulever volontairement la partie inférieure du rectum et de faire glisser de bas en haut l'anus à la surface du bol fécal. Il faut de plus pour que le bol fécal puisse franchir facilement l'orifice anal, que le sphincter externe se laisse dilater ; cette dilatation s'opère sous l'influence d'une action nerveuse inhibitoire qui suspend momentanément la tonicité des fibres musculaires. C'est dans la moelle lombaire que se trouvent les centres nerveux qui règlent les contractions de l'anus et du rectum.

3° Troubles de la digestion intestinale. — En laissant de côté les troubles de la sécrétion biliaire et de la sécrétion pancréatique qui produisent des phénomènes spéciaux que nous avons déjà décrits, il reste encore à indiquer les troubles généraux qui consistent soit en une diminution, soit en une exagération des évacuations intestinales. Dans le premier cas, il y a *constipation*, dans le second cas *diarrhée*.

a. *Constipation.* — Parmi les causes multiples qui amènent la constipation, les unes agissent en produisant une trop grande sécheresse des matières intestinales, par exemple en diminuant les sécrétions de l'intestin, les autres en rendant insuffisantes les contractions péristaltiques, par paralysie de l'appareil nerveux ou moteur ; la constipation résulte donc de troubles chimiques ou mécaniques. Certaines substances médicamenteuses causent la constipation de l'une ou de l'autre façon : soit en paralysant l'intestin comme l'opium, soit en diminuant les sécrétions, comme le sous-nitrate de bismuth.

b. *Diarrhée.* — Dans la diarrhée les fèces sont liquides. Ce trouble peut reconnaître une cause mécanique, telle que l'activité trop grande des contractions péristaltiques, mais le plus souvent il est dû à une exagération des sécrétions ou à une transsudation séreuse hors des vaisseaux de l'intestin. Cette transsudation peut provenir d'une altération de l'épithélium, comme dans le choléra, ou de troubles nerveux vaso-moteurs, comme ceux qui apparaissent sous l'influence de vives émotions. Les purgatifs salins, le sulfate de magnésie, par exemple, amènent la diarrhée en attirant par osmose l'eau du sang dans la cavité intestinale ; les purgatifs drastiques en excitant les organes de sécrétion ou leurs nerfs.

A l'état physiologique les contractions de l'intestin ne sont pas perçues par la conscience ; mais à l'état pathologique elles peuvent devenir douloureuses ; la *colique* est la sensation douloureuse qui accompagne une violente contraction péristaltique.

§ 6. — REVUE GÉNÉRALE DE LA DIGESTION. — FERMENTS

La transformation des substances alimentaires dans le tube digestif constitue une réaction chimique avec absorption d'eau et dégagement de chaleur et l'on peut dire d'une façon générale que la digestion est une hydratation. C'est avec fixation d'eau que l'amidon est saccharifié, que le sucre de canne est interverti, que les graisses sont saponifiées, et c'est aussi par hydratation des albuminoïdes que se forment les peptones, d'après HOPPE-SEYLER. Toutes ces réactions ne peuvent être produites, en dehors des conditions mises en œuvre par l'organisme, que par des actions physiques et chimiques énergiques, telles que action des acides et des bases, action d'une haute température, de la pression. C'est ainsi que l'amidon est saccharifié et le sucre de canne interverti par l'ébullition avec un acide minéral (acide sulfurique ou chlorhydrique), que les graisses neutres sont saponifiées par ébullition avec des bases fortes (potasse ou soude) et que des corps tout à fait analogues aux peptones ont été obtenus par ébullition prolongée des albuminoïdes sous une pression de 2 à 3 atmosphères dans une marmite de Papin. Or, dans l'organisme tous ces phénomènes chimiques se passent sous la seule action des substances que nous avons appelées *ferments*. Qu'est-ce donc qu'un ferment ?

On a divisé les ferments en *solubles* et *figurés*. Les premiers sont des substances chimiques, mal déterminées dans leur composition, formées et sécrétées par des cellules de l'organisme, par exemple : les ferments digestifs dont nous avons déjà étudié l'action ; les seconds sont des organismes inférieurs qui opèrent la fermentation des liquides dans lesquels ils vivent, tels que : la levure de bière, le vibrion butyrique, etc., les microbes en général. Les deux sortes de ferments se trouvent dans le tube digestif, car en outre des ferments solubles produits par l'activité des glandes, on y trouve une grande quantité de microbes d'espèces variées qui jouissent de certaines propriétés digestives.

1º Ferments solubles. — Les ferments solubles sont, selon toute vraisemblance, des corps azotés ; cependant il faut bien dire qu'on ne les a jamais isolés à l'état de pureté ; la matière obtenue par les différents procédés de séparation des ferments est un produit complexe, et il est possible que le ferment n'en constitue qu'une minime partie. Ce que nous savons de l'action des ferments semble devoir les faire rapprocher des substances appelées naguère en chimie *catalysantes,* c'est-à-dire de ces substances qui paraissent agir par contact, comme la mousse de platine. « Ce sont, dit BUNGE, des corps dont la présence est nécessaire pour provoquer le mouvement qui fera passer un groupe d'atomes d'un équilibre instable à un équilibre plus stable. Nous parlons d'une action catalytique quand la substance qui produit cet effet est une combinaison organique ou un élément. Si, par contre, nous avons affaire à des substances organiques de composition inconnue, nous parlons de fermentations. » Il faut pourtant admettre que dans le processus de la fermentation, le ferment n'agit pas seulement par contact, mais qu'il perd de sa substance, qu'il s'use en un mot. Ce qui fait méconnaître cette usure c'est la disproportion énorme qui existe entre la quantité de ferment qui se détruit et la quantité de matière qui est transformée dans la fermentation : un poids minime de diastase peut convertir en sucre des masses énormes de féculents, une faible quantité de pepsine peut digérer des quantités considérables de fibrine, sans que le ferment semble rien perdre de son énergie. Cette dispropor-

tion entre la cause et l'effet est précisément la caractéristique
des fermentations. Mais le ferment ne reste pas invariable ; il
s'use réellement. Schiff a montré qu'un poids donné de pepsine ne peut pas digérer des quantités illimitées de fibrine.

Les ferments solubles n'agissent que dans certaines limites
de température et en présence de l'eau. Inactifs à 0°, sauf
chez les animaux à sang froid, leur pouvoir s'accroît avec la
température jusqu'à un maximum qui varie pour chacun d'eux,
mais se trouve voisin du degré de chaleur propre à l'organisme. A l'état dissous, les ferments solubles perdent définitivement leur action si on les chauffe au-dessus de 50°. Mais à
l'état sec, ils supportent sans dommage une température
dépassant 100°. Certaines substances qui agissent comme
toxiques sur les ferments figurés n'abolissent pas les propriétés des ferments solubles ; ainsi l'alcool, les anesthésiques,
l'acide cyanhydrique, le fluorure de sodium, certains antisep-
tiques qui tuent ou paralysent les ferments figurés, laissent
intactes les propriétés des ferments solubles. C'est pourquoi
lorsqu'on fait une digestion artificielle d'albumine avec du suc
pancréatique, on doit additionner le mélange d'acide salyci-
lique ou d'acide borique, afin d'empêcher le développement
des germes, sans gêner l'action de la trypsine. Un autre
caractère général des ferments solubles, c'est leur affinité
pour l'oxygène : ainsi tous les ferments décomposent l'eau
oxygénée.

Les divers ferments solubles que nous avons indiqués jusqu'ici ne sont pas les seuls qui existent dans l'organisme ; il
en est d'autres dont nous étudierons plus tard l'action : le
fibrin-ferment qui produit la coagulation de la fibrine, le ferment *glycolytique* qui détruit le glycose. Parmi les ferments
digestifs, il s'en trouve un, le ferment diastasique, qui est très
répandu dans l'organisme, car il existe non seulement dans
les liquides digestifs, mais encore dans le sang et dans presque
tous les tissus. Quant à la destinée ultime des ferments, après
qu'ils ont accompli les fermentations auxquelles ils sont liés,
on ne la connaît point parfaitement. On sait pourtant qu'ils
sont éliminés en partie par l'urine.

2° Ferments figurés. — Ces ferments sont des êtres organisés qui produisent les fermentations en vertu de leur vie propre, d'après les découvertes de PASTEUR. Nous donnerons d'abord brièvement quelques notions générales sur les ferments figurés, avant de parler des microbes du tube digestif.

a. *Modes d'action des ferments figurés.* — En 1861, PASTEUR prouva que le vibrion butyrique produit la fermentation butyrique lorsqu'il est à l'abri du contact de l'air et que son action est empêchée au contraire par la présence de l'oxygène. C'était la première démonstration de l'existence d'organismes vivant sans avoir besoin d'air, *anaérobies* en un mot. Étudiant ensuite les conditions dans lesquelles se produit la fermentation alcoolique du glycose par la levure de bière, PASTEUR remarqua que lorsque la levure se trouve dans un milieu fermentescible largement oxygéné, elle vit et se développe comme tout être organisé en absorbant l'oxygène de l'air et produisant de l'acide carbonique, mais qu'elle ne fabrique alors que des traces d'alcool, tandis que si on empêche l'accès de l'air, la fermentation alcoolique s'établit. La levure de bière est donc à la fois un être *aérobie*, comme la généralité des organismes, et *anaérobie*, si l'air lui fait défaut ; mais elle n'agit comme ferment que dans ce dernier cas ; de telle sorte que l'on pourrait dire d'une manière générale que la *fermentation est la vie sans air*. PASTEUR expliqua le fait de la façon suivante : les ferments peuvent bien vivre sans air, mais non sans oxygène ; ne trouvant pas dans l'air atmosphérique cet oxygène qui leur est nécessaire, comme à tous les êtres vivants, ils le prennent dans la substance fermentescible ; ainsi la levure de bière prend au sucre l'oxygène pour sa respiration, et le carbone pour sa multiplication, et telle est la cause de la fermentation. Cette théorie de la fermentation que l'on peut appeler *théorie physiologique*, si séduisante qu'elle paraisse, ne peut cependant pas être généralisée ; car il est très bien démontré aujourd'hui que la plupart des ferments figurés, des microbes, peuvent agir par l'intermédiaire des produits solubles qu'ils sécrètent ; ces produits solubles sont assimilables aux ferments solubles que nous avons étudiés précédemment. La division en ferments solubles et ferments figurés disparaît alors, et l'on conçoit que ces derniers puissent produire le ferment de la même façon qu'une cellule glandulaire sécrète la pepsine ou la ptyaline ; il n'y a plus que des ferments solubles et c'est une *théorie chimique* qui devrait expliquer la fermentation.

b. *Microbes du tube digestif.* — Les microorganismes que contient le tube digestif sont fort nombreux. Dans le gros inte

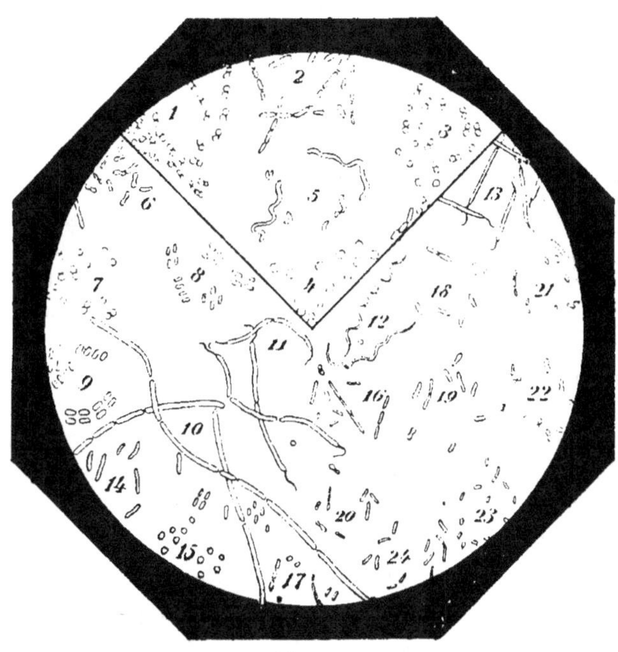

Fig. 11.

Micro-organismes de la salive. (VIAULT et JOLYET.)

1 à 5, microbes de la carie dentaire. — 6 à 24, microbes vivant à l'état normal dans la bouche. — 6, *bacterium termo.* — 7, *pneumococcus.* — 8, *staphylococcus pyogenes aureus.* — 9, *staph. pyogenes albus.* — 10, *leptothrix buccalis.* — 11, *vibrio rugula.* — 12, *spirochæte denticola.* — 13, *bacillus subtilis.* — 14, *bacillus mesentericus vulgaris.* — 15 à 24, *cocci, a à j* de VIGNAL.

tin il y en a plus de 20 millions par décigramme de matières fécales, d'après VIGNAL. Ils appartiennent aux différentes espèces de *Schizomycètes* connus, tantôt globuleux (*coccus*), tantôt en forme de bâtonnet court (*bacterium*) ou allongé (*bacillus*), tantôt en forme de filament droit (*leptothrix*) ou contourné (*vibrio, spirillum, spirochœte.*)

Dans la salive on trouve entre autres microbes : le *staphylococcus pyogenes aureus* (*microbe du furoncle*), *le staphylococcus pyogenes albus*, le *leptothrix buccalis*, le *bacillus mesentericus vulgaris* (*bacille de la pomme de terre*), le *bacterium termo*, le *bacillus subtilis* (*bacille du foin*), le *vibrio rugula*, le *diplococcus* de FRŒNKEL et le *pneumococcus* de FRIENDLANDER (*microbe de la pneumonie*). Dans l'estomac vivent en outre la *sarcine du ventricule*, le *bacillus amylobacter*, le *bacterium lactis œrogenes ;* dans l'intestin le *saccharomyces*, le *bacterium coli commune*, le *bacillus butyricus*, le *bacillus putrificus coli* et le *bacillus coprogenes parvus.*

Parmi tous ces microbes, il en est certainement qui jouent un grand rôle dans la digestion, suivant l'opinion de PASTEUR et DUCLAUX, car ils opèrent la transformation des différentes sortes d'aliments tout comme les ferments solubles. Beaucoup d'entre eux possèdent le pouvoir diastasique ; ils produisent aussi la fermentation lactique du lactose et du glycose, l'interversion du sucre de canne ; dans l'intestin où l'oxygène fait complètement défaut, on voit se développer la fermentation butyrique (le *bacillus butyricus* transforme l'acide lactique en acide butyrique, acide carbonique et hydrogène). Quelques microbes opèrent le dédoublement des graisses en glycérine et acides gras. Plusieurs autres, par exemple le *bacillus subtilis*, sont susceptibles d'engendrer un ferment peptonisant et par conséquent de digérer les albuminoïdes. Il se développe aussi dans l'intestin pendant la digestion des substances qui proviennent de la putréfaction des albuminoïdes sous l'influence de certains microbes : telles sont l'indol, le phénol, le scatol et les substances inconnues qui donnent aux matières fécales leur odeur repoussante.

CHAPITRE II

ABSORPTION

L'absorption est la propriété que possèdent les tissus vivants d'attirer dans leur intérieur les molécules des corps extérieurs. C'est une fonction générale dévolue à tous les éléments de l'organisme et il n'y a pas d'appareil spécial d'absorption ; mais à un point de vue particulier il faut bien reconnaître que certains organes sont plus spécialement chargés de cette fonction ; ainsi la muqueuse digestive est le lieu de l'absorption par excellence. Pour cette raison nous traiterons d'abord de l'absorption en général, puis des absorptions locales et surtout de l'absorption digestive.

§ 1. — DE L'ABSORPTION EN GÉNÉRAL

Pour arriver jusqu'aux éléments anatomiques, les corps extérieurs ont d'abord à traverser une membrane épithéliale, une couche de tissu conjonctif et la paroi des vaisseaux, puis une fois parvenues dans le torrent circulatoire, les substances absorbées sont offertes par le sang à tous les tissus, et les éléments anatomiques puisent dans le milieu intérieur les matériaux dont ils ont besoin pour leur nutrition. Il y a donc trois stades dans ce phénomène : 1° un stade de pénétration de la substance à absorber à travers les membranes qui séparent le milieu intérieur du milieu extérieur ; 2° un stade de généralisation par le sang ; 3° un stade de pénétration de la substance dans le protoplasma des éléments anatomiques. C'est cette dernière phase qui constitue en définitive l'absorption ; mais on a coutume de ne comprendre sous ce titre que les deux premiers stades et de désigner le troisième sous le nom d'*assimilation*. On dit donc qu'une substance est absorbée quand elle est passée dans le torrent circulatoire ; ainsi par absorption digestive on entend le passage des produits de la digestion à travers la muqueuse du tube digestif jusque dans le sang et la lymphe. Quelles sont les lois qui régissent l'absorption et par quelles voies les substances absorbables arrivent-elles dans le torrent circulatoire ?

1º Mécanisme de l'absorption. — On a essayé d'expliquer le mécanisme de l'absorption par les lois de l'*osmose*, de la *diffusion* et de la *filtration*. Mais bien que ces causes purement physiques interviennent certainement dans l'absorption, on ne doit pourtant pas leur attribuer le rôle principal ; ce rôle revient à l'activité spéciale du protoplasma des cellules épithéliales qui recouvrent les surfaces absorbantes.

On sait depuis DUTROCHET que lorsque deux liquides hétérogènes et miscibles sont séparés par une membrane poreuse, il s'établit à travers la membrane deux courants de sens contraires, d'intensité inégale dont le plus fort est appelé *endosmose* et l'autre *exosmose*. Si l'on met dans un sac membraneux, un cœcum de poulet par exemple, lié sur un tube de verre une solution concentrée de sel et si l'on plonge cet appareil, nommé *endosmomètre*, dans un vase contenant de l'eau pure, au bout de quelque temps on constate que les deux liquides sont également salés. On appelle *équivalent endosmotique* la quantité d'eau qui est nécessaire pour faire passer à travers la membrane 1 gramme de substance dissoute. Certaines substances, comme l'albumine, ne passent que très difficilement et ont par conséquent un équivalent endosmotique fort élevé ; pour d'autres, au contraire, le sel par exemple, l'osmose est très rapide et l'équivalent endosmotique faible. GRAHAM a donné aux premières le nom de *colloïdes*, aux secondes celui de *cristalloïdes*. Lorsque deux substances dont l'équivalent endosmotique est très différent sont mélangées, on peut les séparer en mettant à profit cette différence ; cette méthode porte le nom de *dialyse ;* ainsi on peut séparer de cette façon les peptones de l'albumine ; car les peptones ont un équivalent endosmotique très faible, c'est-à-dire qu'elles traversent très facilement les membranes, qu'elles sont *dialysables* en un mot, tandis que l'albumine ne l'est que fort peu. On conçoit, d'après ces quelques mots, combien doit être importante la connaissance des lois de l'osmose pour la compréhension des phénomènes de l'absorption. Mais ces lois se trouvent souvent en défaut dans l'organisme ; de plus elles ne peuvent pas rendre compte de l'absorption de certains corps, comme les globules de graisses. C'est que la couche épithéliale à travers laquelle doivent forcément passer les substances à absorber ne se comporte pas comme une membrane inerte ; mais les cellules épithéliales par leur activité propre interviennent dans l'absorption soit pour la favoriser, soit pour la retarder, l'empêcher même, soit encore pour choisir les substances qui doivent traverser et s'opposer à la pénétration des autres.

Par suite de la présence de cette barrière épithéliale et en raison de la différence d'épaisseur des couches à traverser, la durée du premier stade de l'absorption est très variable suivant les régions. Si on élimine artificiellement ce premier temps en injectant la substance à absorber dans le tissu cellulaire, l'absorption est extrêmement rapide, et tous les médecins savent que les injections hypodermiques constituent une méthode thérapeutique des plus précieuses, en raison de la promptitude avec laquelle les substances injectées sont absorbées. Quant au stade de généralisation, il a une durée uniforme et très courte qui dépend de la vitesse de la circulation : soit en moyenne 23″. (Voy. *Circulation*, p. 122.)

En dehors des conditions relatives à la nature de la surface absorbante et à la qualité des substances à absorber, certaines circonstances favorisent ou entravent l'absorption. Signalons brièvement les principales : 1° pour que l'absorption se fasse à travers une membrane, il faut que cette membrane soit mouillée et imbibée par le liquide à absorber ; 2° quand la pression vient s'ajouter aux conditions de l'endosmose, il y a de plus *filtration* et l'absorption est grandement favorisée ; au contraire, celle-ci est retardée ou empêchée par une diminution de pression : c'est pourquoi la succion, l'application d'une ventouse sont employées pour combattre l'absorption d'une substance nuisible par une plaie cutanée ; 3° l'électricité par l'influence qu'elle exerce sur les phénomènes de l'osmose agit aussi sur l'absorption pour la favoriser ; 4° le sang joue un rôle important dans l'absorption par sa quantité, sa qualité, sa pression. Par sa quantité : plus il passe de sang dans les capillaires d'une surface absorbante, plus l'absorption est rapide ; par sa qualité : le sang absorbe plus facilement les substances qu'il ne contient pas ou qu'il contient en faible proportion, et inversement il n'absorbe que difficilement celles dont il est saturé ; par sa pression : l'absorption est plus rapide quand la tension sanguine est faible ; 5° le système nerveux influe sur l'absorption principalement par l'action qu'il exerce sur le calibre des vaisseaux. (Voy. *Vaso-moteurs*, p. 151.)

2° Voies de l'absorption. — Pour parvenir dans le torrent circulatoire général, la substance à absorber peut prendre deux voies : la *voie lymphatique* ou la *voie veineuse*.

L'*absorption par les lymphatiques* est évidente quand il n'y aurait pour la démontrer que cette observation d'un phénomène pathologique : l'inflammation des vaisseaux lymphatiques et des ganglions (*lymphangite* et *adénite*) lorsqu'une excoriation de la peau ou des muqueuses a permis l'inoculation d'un liquide septique. Mais nous verrons de plus à propos de l'absorption digestive que toute une catégorie d'aliments passe par la voie lymphatique.

L'*absorption par les veines* a été démontrée par cette expérience de Magendie : ce physiologiste sépara au moyen d'une section circulaire la patte d'un chien en deux segments de façon à ce qu'ils ne tinssent plus l'un à l'autre que par l'artère et la veine fémorale, puis il introduisit sous la peau du segment inférieur du membre un grain d'*upas-tieuté ;* au bout d'un instant apparurent les phénomènes d'empoisonnement de l'animal ; mais comme on aurait encore pu supposer que dans cette expérience le poison était conduit dans le corps de l'animal par les vaisseaux lymphatiques qui rampent dans les tuniques des vaisseaux fémoraux épargnés par la section, MAGENDIE répéta l'expérience en remplaçant par des tuyaux de plume les segments des vaisseaux fémoraux reliant les deux tronçons du membre, et l'empoisonnement ne s'en produisit pas moins de la même façon. Dans ce cas, force était d'admettre que l'absorption avait suivi la voie veineuse.

§ 2. — ABSORPTIONS LOCALES

Pour pénétrer dans l'intérieur de l'organisme les substances à absorber doivent forcément traverser soit la peau, soit la muqueuse du tube digestif, ou les muqueuses qui en dérivent, puisque ces membranes limitent le corps de toutes parts. C'est la muqueuse du tube digestif qui possède au plus haut degré le pouvoir d'absorption ; nous décrirons donc tout d'abord l'absorption digestive, puis nous indiquerons les autres lieux d'absorption.

1° Absorption digestive. — Les différents segments du tube digestif sont loin de posséder les mêmes propriétés d'absorption. Il n'y a pas lieu d'insister sur l'absorption par les muqueuses de la bouche et de l'œsophage, les aliments n'y séjournant pas. La muqueuse stomacale constitue une surface d'absorption assez développée, et, de fait, cette muqueuse absorbe une partie des produits de la digestion. Ainsi, les substances dissoutes que l'on introduit dans l'estomac après avoir posé une ligature sur le pylore, disparaissent par absorption ; mais il existe à cet égard des différences notables suivant les espèces animales ; si l'on introduit une solution de strychnine dans l'estomac d'un chien après avoir lié le pylore, l'animal succombe à l'empoisonnement au bout de quelques instants ; tandis que, dans les mêmes conditions, l'empoisonnement ne se manifeste pas chez le cheval, dont l'estomac absorbe très peu. C'est dans l'intestin, et plus particulièrement dans l'intestin grêle, que l'absorption est le plus active. La muqueuse intestinale est hérissée de petites saillies, au nombre de plusieurs millions ; ce sont les *villosités*. Elles sont constituées par une petite élévation du derme de la muqueuse et formées par conséquent de tissu conjonctif réticulé ; elles contiennent en outre quelques fibres musculaires lisses et sont donc contractiles. Au centre du corps de cette villosité se trouve un tube qui est fermé en cœcum du côté de la surface libre et qui se ramifie et se continue avec les vaisseaux lymphatiques (chylifères) du côté de la profondeur de la muqueuse ; ce tube est le *chylifère central ;* il représente l'origine des chylifères. Autour de lui se trouvent les vaisseaux sanguins qui sont par conséquent plus superficiels. La villosité est recouverte de l'épithélium intestinal. Cet épithélium est formé d'une seule couche de cellules cylindriques dont la partie profonde effilée en pointe s'insère sur le derme de la muqueuse et dont la face libre est recouverte d'un *plateau* finement strié. D'après quelques histologistes, les stries de ce plateau représentent de fins canalicules ; pour d'autres, ce sont les lignes d'accolement de prolongements protoplasmiques analogues aux prolongements des cellules à cils vibratiles. Ces cellules épithéliales sont les véritables organes de l'absorption ; lorsqu'elles sont enlevées, l'absorption ne peut plus se faire, et il se produit, au contraire, une exsudation du sérum sanguin dans la cavité intestinale. La muqueuse du gros intestin constitue aussi une importante surface absorbante et l'absorption par le rectum est utilisée en thérapeutique soit pour faire pénétrer dans l'organisme certains médicaments, soit pour subvenir à l'alimentation des malades. Dans ce dernier cas, on injecte dans le rectum des lavements contenant des peptones, ou bien encore un hachis de viande et de pancréas.

Quelles sont les substances qui sont absorbées dans le tube digestif et par quelles voies arrivent-elles dans le sang, par la veine porte ou par les chylifères ?

A. SUBSTANCES ABSORBÉES DANS LE TUBE DIGESTIF. — Ce sont les

aliments et leurs produits de transformation, certains résidus
des sécrétions digestives (résorption sécrétoire) et accidentellement des substances étrangères comme les médicaments.

a. *Eau et sels solubles.* — L'eau et les sels solubles sont
absorbés très facilement et principalement suivant les lois de
l'osmose. Il en est de même pour les hydrates de carbone qui
sont absorbés sous forme de *sucre.* Le maltose est transformé
en glycose, car le sucre qui se trouve dans le sang est toujours
du glycose.

b. *Albuminoïdes.* — Les peptones sont, comme nous l'avons
dit, très dialysables : le mécanisme de leur absorption ne présente donc, semble-t-il, aucune difficulté d'interprétation.
Cependant cette difficulté apparaît lorsqu'on se demande
pourquoi, malgré l'absorption de masses considérables de
peptones pendant la digestion, il n'en existe cependant que des
traces dans le sang, même dans le sang de la veine porte. Cette
question a été résolue par les physiologistes allemands
Hofmeister, Schmidt Mülheim, etc. Ils ont démontré que les
peptones étaient retransformées en albumine dans leur passage à travers la muqueuse intestinale. D'après Hofmeister, ce
sont les globules blancs du tissu adénoïde de la muqueuse qui
s'emparent des peptones pour leur faire subir cette mutation.
Heidenhain attribue aussi cette propriété aux cellules épithéliales. Ainsi, l'absorption refait ce que la digestion a défait ; la
molécule d'albumine se trouve régénérée ; toutefois, ce n'est
plus l'albumine originelle, mais une albumine spéciale qui
peut servir à la nutrition des tissus, l'albumine du sang.

A côté de cette absorption de peptones dans l'intestin, il se
produit encore une résorption directe de matières albuminoïdes non peptonisées. Mais la quantité d'albumine qui peut
disparaître de cette façon est toujours très faible.

c. *Graisses.* — Lorsqu'on sacrifie un animal en pleine digestion de corps gras, on voit que la muqueuse intestinale est
blanche, opaque et turgescente. Au microscope, on reconnaît
que les villosités sont bourrées de fines granulations graisseuses ; ces granulations infiltrent le protoplasma des cellules
épithéliales et les mailles du tissu conjonctif de la villosité

pour aboutir au chylifère central. Cet aspect a fait penser à beaucoup d'auteurs que la graisse est absorbée à l'état d'émulsion ; mais il est difficile de s'expliquer comment les gouttelettes graisseuses pénètrent dans le protoplasma des cellules épithéliales ; ceux qui admettent dans le plateau de ces cellules l'existence de fins canalicules, croient que les globules graisseux passent à travers ces pores par capillarité, et font remarquer que la bile facilite cette pénétration ; une

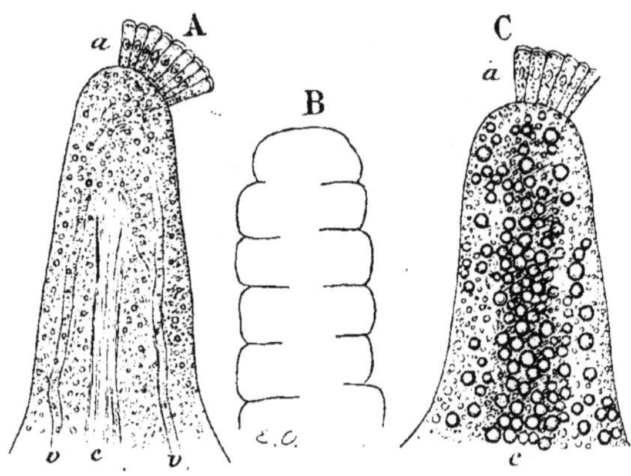

Fig. 12.

Villosités intestinales (d'après VIRCHOW).

A, villosité intestinale dans le jéjunum de l'homme. — *a*, épithélium. — *c*, chylifère central. — *v*, *v*, vaisseaux sanguins. — B, villosité du chien contractée. — C, villosité bourrée de gouttelettes graisseuses.

membrane imbibée de bile se laisse en effet traverser par de l'huile sous une faible pression. Mais il est plus probable qu'il n'y a point de canalicules et que la cellule émet par sa surface libre des prolongements protoplasmiques qui se comportent comme les pseudopodes des amibes pour englober les granulations et les faire pénétrer dans le corps cellulaire. Telle est, du moins, la théorie de BRÜCKE, THANHOFFER, etc. D'autres auteurs éludent ces difficultés en admettant que la graisse est absorbée à l'état de savons et que la muqueuse intestinale a la propriété de régénérer les graisses neutres aux dépens de ces savons. Qu'une partie de la graisse soit absorbée sous cette forme, c'est ce qui ne fait de doute pour personne, car le contenu intestinal renferme une certaine quantité de savons produits par la digestion pancréatique des graisses et on retrouve une partie de ces savons dans le sang porte. D'autre part, il est prouvé par les expériences de PEREWOZNIKOFF, de I. MUNK, que la muqueuse intestinale est capable d'opérer la synthèse des graisses neutres lorsqu'on lui en fournit les éléments (glycérine et acides gras). Cette théorie de l'absorption de la graisse, qui, du reste, n'exclut pas la précédente, est rendue très vraisemblable par ces faits. On voit donc que la muqueuse intestinale est le siège d'importantes transformations chimiques des substances absorbées; nous avons dit qu'elle reconstitue l'albumine aux dépens des peptones; nous ajoutons maintenant qu'elle opère la synthèse des graisses neutres.

La villosité contenant des fibres musculaires, on a vu dans sa contractilité une cause adjuvante de l'absorption. En se raccourcissant, la villosité exprime le contenu du chylifère central et, en s'allongeant, elle opère la dilatation du chylifère qui pourrait ainsi attirer par aspiration les sucs contenus dans les tissus qui l'environnent.

d. *Résorption sécrétoire*. — Si les produits de sécrétion du tube digestif étaient complètement éliminés après avoir accompli leur action, il en résulterait une perte énorme pour l'organisme; aussi sont-ils en grande partie réabsorbés soit en totalité comme la salive, soit en partie comme la bile après s'être décomposés dans le tube digestif. Ces produits de décomposition ne sont bien connus que pour la bile : les uns comme la taurine, le glycocolle, une partie de la matière colorante (urobiline) et des acides biliaires sont résorbés; les autres, cholestérine, acide cholalique, dyslysine, sont éliminés avec les excréments.

e. *Absorption médicamenteuse*. — L'absorption des substances accidentellement introduites dans le tube digestif (poisons, médicaments), peut présenter des particularités spéciales, mais nous ne pouvons pas y insister. Bornons-nous à remarquer de nouveau l'action élective qu'exerce l'épithélium intestinal sur les substances à absorber : ainsi le virus de la

rage, le venin de la vipère ne sont pas absorbés : le curare ne
l'est que fort peu : au contraire, les solutions salines, les cristalloïdes en général, passent très rapidement dans le sang;
par exemple, un animal succombe d'une façon presque instantanée lorsqu'on lui verse du cyanure de potassium dans le
pharynx.

B. Voies de l'absorption digestive. — Les substances absorbées arrivent dans le torrent circulatoire, soit par la veine
porte, soit par les chylifères. Les chylifères se réunissent tous
en quelques troncs qui forment l'origine principale du canal
thoracique : sur leur trajet dans le mésentère se trouvent un
grand nombre de ganglions lymphatiques ganglions mésentériques . La veine porte prend naissance dans les capillaires
de l'estomac, de l'intestin, de la rate et du pancréas, et se
capillarise de nouveau dans le foie avant de déverser son sang
dans la veine cave.

1° *L'absorption par les chylifères* est démontrée par la seule
observation : ces vaisseaux deviennent blanc laiteux, au
moment de la digestion, couleur due à la fine émulsion graisseuse qu'ils contiennent. Après un repas riche en corps gras,
on trouve chez le chien, que le chyle du canal thoracique contient 8 à 10 p. 100 de graisse. Les chylifères constituent donc
la voie principale d'absorption de la graisse : ils absorbent
aussi l'eau et les sels, mais en faible quantité.

2° *L'absorption par les capillaires de la veine porte* a été prouvée par Magendie de la façon suivante : si, après avoir lié les
chylifères d'une anse d'intestin en respectant les artères et les
veines, on place dans la cavité intestinale un grain d'upas-
tieuté, l'intoxication de l'animal ne tarde pas à apparaître.
Dans ces conditions, le poison a bien été absorbé par les capillaires sanguins. L'analyse chimique du sang porte donne aussi
quelques indications sur le rôle des capillaires sanguins dans
l'absorption digestive. On admet que l'eau et les sels, les
matières albuminoïdes, le glycose, les savons sont absorbés
par les radicules de la veine porte; car on a constaté une
augmentation notable de ces substances et surtout du sucre

dans le sang de la veine porte, pendant la digestion. Toutes ces substances doivent traverser le foie avant d'être livrées à la circulation générale ; c'est un point important à remarquer ; nous y reviendrons à propos des fonctions du foie. Au contraire, les substances absorbées par les chylifères, les graisses, sont déversées directement dans le sang de la circulation générale par le canal thoracique.

2° Autres lieux d'absorption. — La peau constitue une large surface d'absorption, mais à l'état ordinaire, cette fonction n'est pas des plus importantes. En effet, l'absorption cutanée ne se fait que dans certaines conditions très spéciales. La peau n'absorbe aucune substance, ni sels, ni poisons dont les solutions aqueuses sont simplement mises en contact avec elle ; ainsi, on peut se plonger sans danger dans un bain contenant une substance toxique. C'est que la peau n'est pas mouillée par l'eau, grâce à l'enduit sébacé qui la recouvre ; toutefois, celle de la paume des mains et de la plante des pieds peut absorber, car elle ne contient pas de glandes sébacées et elle est mouillée par l'eau. Vient-on à enlever l'enduit sébacé par le savonnage ou avec l'éther, la peau absorbe alors très activement ; il en est de même lorsque la couche cornée de l'épiderme est enlevée (par un vésicatoire, par exemple).

La peau peut aussi absorber des corps gras ; mais il faut faire intervenir dans ce cas une action mécanique, la friction. On sait que la friction de la peau avec des onguents est employée en médecine pour faire pénétrer dans l'organisme divers médicaments (iodure de potassium, mercure, etc.).

Parmi les muqueuses qui représentent au point de vue embryogénique des dépendances de la peau ou de la muqueuse digestive, toutes absorbent facilement. Il n'y a d'exception que pour la muqueuse vésicale. L'absorption par la conjonctive est utilisée par les ophtalmologistes pour produire une action locale de certains poisons (action anesthésique de la cocaïne, action mydriatique de l'atropine). Les muqueuses du larynx, des fosses nasales, de la trachée et des bronches, les alvéoles pulmonaires absorbent d'une façon évidente. Le poumon n'absorbe pas seulement les gaz, mais aussi les liquides : l'eau que l'on introduit dans les bronches d'un animal est résorbée très rapidement. Il en va de même des liquides que l'on fait pénétrer dans les cavités séreuses (plèvre, péritoine, synoviales).

CHAPITRE III

CIRCULATION

Les substances absorbées par les surfaces épithéliales sont immédiatement prises et transportées jusqu'aux éléments anatomiques par le torrent circulatoire ; inversement les produits de déchet provenant de l'activité vitale des éléments anatomiques sont portés jusqu'aux organes chargés de les éliminer (épithéliums glandulaires). Assurer les échanges nutritifs entre les tissus superficiels (c'est-à-dire les épithéliums) et les tissus profonds, par un double courant afférent et efférent, tel est donc le but de la circulation. Pour cela il faut un véhicule, une masse liquide à mouvoir ; le véhicule, c'est le milieu intérieur (sang et lymphe) : nous nous en occuperons tout d'abord ; le mouvement imprimé à cette masse liquide constitue la circulation proprement dite : nous l'étudierons sous le titre de mécanique circulatoire ; la régulation de ce mouvement est opérée par le système nerveux : nous terminerons donc le chapitre de la *Circulation* par l'étude des influences qu'exerce le système nerveux sur le mouvement du sang.

ARTICLE I
SANG ET LYMPHE

Cl. Bernard a désigné avec raison le sang et la lymphe sous le nom de *milieu intérieur*. C'est en effet dans ce milieu intérieur que vivent les tissus, et le sang et la lymphe sont les intermédiaires entre le milieu extérieur et les éléments anatomiques. Remarquons cependant que ces éléments ne sont point en contact intime avec le sang lui-même, mais seulement avec la lymphe ; car le sang est contenu dans un système de vaisseaux absolument clos, et les cellules de nos tissus ne sont réellement baignées que par le liquide qui transsude à travers les parois des capillaires ; ce liquide, c'est le plasma interstitiel que l'on confond en général avec la lymphe ; cette lymphe, qui circule dans les interstices lacunaires des tissus, apporte aux éléments anatomiques leurs matériaux nutritifs et reçoit leurs produits de désassimilation ; elle est reprise ensuite par les vaisseaux lymphatiques et devient alors la *lymphe canalisée*. Le système lymphatique constitue, comme on le voit, un appareil de drainage et l'irrigation des tissus de l'organisme apparaît de la sorte absolument analogue à l'irrigation et au drainage d'une prairie. Les matériaux de déchet de la vie cellulaire contenus dans le plasma interstitiel ne sont pas repris seulement par la lymphe ; ils repassent aussi partiellement dans les capillaires pour être emportés par le sang veineux ; d'où il résulte que, tandis que l'appareil d'alimentation est simple (système artériel), l'appareil de drainage est double et constitué à la fois par les veines et les lymphatiques.

§ 1. — SANG

Le sang est un liquide qui tient en suspension des éléments figurés ou globules. Ses caractères généraux, sa composition, son rôle dans l'organisme, sa formation et sa destruction, les principales altérations pathologiques qu'il peut présenter, fixeront successivement notre attention.

A) CARACTÈRES GÉNÉRAUX DU SANG

Le sang est rouge chez tous les vertébrés et incolore chez la plupart des invertébrés. Le sang artériel est rouge vermeil, le sang veineux rouge foncé, noir. Ces différences de couleur sont liées aux différences de quantité d'oxygène combiné à l'hémoglobine ; le sang artériel devient noir au contact d'un agent réducteur, et le sang veineux redevient vermeil quand on l'agite avec de l'air. Le sang a une saveur légèrement salée, une odeur *sui generis* due aux acides gras qu'il contient ; l'addition d'acide sulfurique au sang accentue cette odeur en mettant les acides gras en liberté. Sa densité très variable est en moyenne de 1,055, sa réaction toujours alcaline. Extrait des vaisseaux, le sang ne tarde pas à se prendre en masse ; il se caille ou se *coagule* pour employer le terme technique, et le *caillot* en se rétractant exprime un liquide clair et jaunâtre qu'on appelle *sérum*.

La quantité totale de sang contenue dans le corps est difficile à apprécier exactement. La saignée dite à blanc laisse encore dans les vaisseaux une notable quantité de sang. Cette quantité peut être évaluée avec une approximation suffisante par la *méthode colorimétrique* de WELCKER. Après avoir retiré par saignée à un animal tout le sang qu'il est possible de recueillir, on lave le système circulatoire en injectant de l'eau dans les vaisseaux. Les eaux de lavage colorées par le sang sont réunies et on apprécie leur pouvoir colorant. Pour savoir ce qu'elles contiennent de sang, on n'a qu'à comparer ce pouvoir colorant à celui d'un échantillon de la saignée que l'on dilue avec une quantité d'eau connue. Un simple calcul de proportion donne alors la quantité de sang de l'eau de lavage et en lui ajoutant celle de la saignée que l'on obtient par une pesée directe, on a la quantité totale. Cette dernière est pour l'homme adulte de cinq à six litres ou en poids 5 ou 6 kilogrammes et demi, soit le 1/10 ou le 1/13 du poids du corps. Ces chiffres constituent une moyenne ; car la masse du sang est soumise à de grandes variations ; elle augmente après les repas, et au contraire diminue beaucoup dans l'état de jeûne, par suite de la perte d'eau que subit l'organisme.

B) Composition du sang

Il faut distinguer la composition morphologique et la composition chimique du sang. Au point de vue morphologique le sang est formé d'une partie solide, les *globules*, et d'une partie liquide, le *plasma*. Au point de vue chimique il a une composition très complexe et le phénomène de la coagulation vient de plus en augmenter les difficultés d'analyse.

1° Caractères morphologiques du sang. — Lorsqu'on reçoit le sang d'une saignée dans une éprouvette et qu'on retarde sa coagulation par un des moyens que nous indiquerons plus loin, les globules en raison de leur densité plus grande tombent au fond du vase et forment une couche solide au-dessus de laquelle se trouve la couche liquide ou plasma. Cette couche liquide est incolore ou légèrement ambrée, la couche de globules est rouge ; ce sont donc les globules qui donnent au sang sa couleur. Mais la partie solide n'est pas d'un rouge uniforme sur toute sa hauteur ; dans les couches supérieures elle est d'un rouge plus clair que dans les couches inférieures et la couche la plus superficielle peut même être constituée complètement par un dépôt blanchâtre. La raison en est que cette partie solide est formée par deux sortes d'éléments : les *globules rouges* et les *globules blancs*, et que les globules blancs, se précipitant moins vite que les globules rouges, s'accumulent dans la partie supérieure du dépôt. Si l'on décante le plasma et qu'on l'abandonne à lui-même, il donne bientôt un coagulum semblable à une gelée transparente qui en se rétractant exprime le *sérum*. La partie du sang qui constitue le caillot est la *fibrine ;* le sérum représente donc le plasma moins la fibrine. Lorsqu'on bat le sang à sa sortie du vaisseau avec un balai, la fibrine se coagule sous forme de filaments blanchâtres dans les brindilles du balai et le sang ainsi défibriné n'est plus coagulable ; abandonné à lui-même, il se sépare en deux couches, les globules et le sérum. Si le caillot qui se forme dans le sang entier au moment de la coagulation est rouge, c'est que la fibrine en se concrétant constitue un réseau de fibrilles, une sorte de masse spongieuse qui emprisonne dans ses mailles les globules du sang. Mais que l'on malaxe ce caillot sous un filet d'eau, les globules seront entraînés par l'eau et il restera dans les doigts de l'opérateur un résidu blanchâtre de fibrine. Lorsque la coagulation se produit lentement dans le sang entier, la partie supérieure

du caillot peut avoir une coloration blanche ; on a désigné
cette partie sous le nom de *couenne* du sang ; d'après ce que
nous avons dit plus haut sur la précipitation des globules on
comprend facilement que la couenne est formée par le réseau
de fibrine emprisonnant les globules blancs. L'étude morphologique détaillée des globules sanguins se trouve dans les

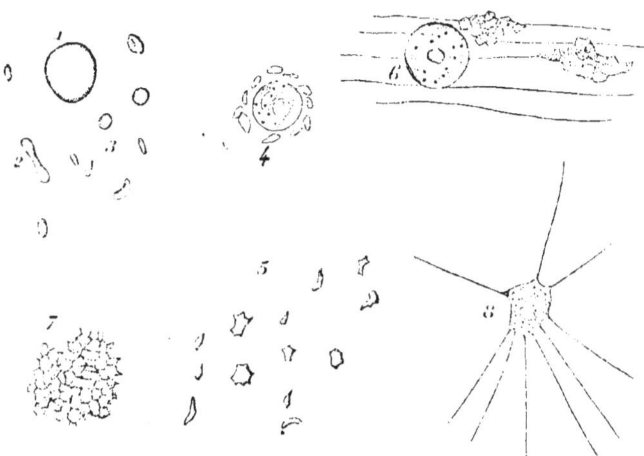

Fig. 13.

Eléments morphologiques du sang (LANDOIS, BIZZOZERO et LOEKER).

1, globule rouge vu de face. — 2, globule rouge vu de profil. — 3, plaquettes sanguines normales. — 4, cellule lymphatique entourée de plaquettes sanguines. — 5,
formes altérées des plaquettes sanguines. — 6, cellule lymphatique avec deux amas
de plaquettes sanguines accolées et des filaments de fibrine. — 7, amas de plaquettes
sanguines agglutinées. — 8, amas de plaquettes sanguines en partie dissoutes avec
des filaments de fibrine accolés.

traités d'histologie. Nous ne ferons qu'en indiquer les points
les plus importants.

a. *Globules rouges.* — Les globules rouges ou *hématies* ont la
forme de disques biconcaves à bords arrondis ; ces disques
sont circulaires chez l'homme et presque tous les mammifères,
elliptiques chez les oiseaux et les reptiles. Chez les reptiles ils
sont nucléés, mais chez tous les autres vertébrés ils ne contiennent point de noyau, sauf pendant la période embryonnaire. Chez l'homme ils ont 7 μ de diamètre. Leur nombre est

5.

approximativement de 5 millions par millimètre cube ; tel est
le chiffre moyen que l'on obtient par les méthodes de numéra-
tion de Malassez, de Hayem ; le principe de ces méthodes est
de faire subir au sang un degré de dilution connu, afin de
pouvoir compter facilement sous le microscope les globules
contenus dans un volume déterminé. Les globules sanguins
sont très élastiques et malléables ; aussi se déforment-ils très
facilement pour passer dans des vaisseaux de diamètre plus
petit que le leur. Leur substance est molle et formée d'une
matière homogène de couleur jaune pâle (les globules ne sont
rouges que lorsqu'ils sont vus en grande masse). Cette
matière comprend un *stroma* ou réseau de protoplasma incolore et un liquide coloré, l'*hémoglobine*, qui remplit les mailles
du stroma. L'hémoglobine se sépare du stroma sous l'action de
certains agents chimiques ou physiques. Ainsi l'eau enlève
l'hémoglobine au globule et le stroma décoloré persiste en
gardant la forme du globule. La congélation du sang suivi du
dégel produit le même effet.

b. *Globules blancs.* — Les globules blancs ou *leucocytes* ne
sont pas des éléments particuliers au sang ; on les trouve dans
la lymphe, le tissu adénoïde, dans les lacunes du tissu conjonctif. Les leucocytes que l'on trouve dans le sang peuvent
être divisés en trois sortes, d'après leurs dimensions : les premiers ou globulins sont plus petits que les globules rouges et
n'ont qu'une mince couche de protoplasma autour du noyau ;
les seconds ont la dimension des globules rouges ; les troi-
sièmes sont plus volumineux, à protoplasma abondant et granuleux, contenant plusieurs noyaux ou un noyau en bissac,
et présentent des mouvements amiboïdes très actifs. On compte
dans le sang un leucocyte pour 360 à 1.000 globules rouges.
L'étude des mouvements amiboïdes est des plus importantes.
Le leucocyte, véritable petit organisme unicellulaire, analogue
à une amibe, présente tous les caractères de la vie : il est irritable et contractile et se reproduit par scission ; par les pseudopodes qu'il émet il change de forme, se déplace, absorbe et
digère les particules solides qui viennent le toucher. A ce dernier point de vue les globules blancs constituent une armée

de défenseurs pour l'organisme dans certains cas ; ainsi, quand des corps étrangers solides ont pénétré dans l'organisme, les leucocytes s'en emparent et se chargent de les éliminer. Si ces corps étrangers sont des êtres vivants, des microbes, une véritable lutte s'engage entre eux et les leucocytes, et lorsque ceux-ci sont victorieux, c'est qu'ils ont pu englober les microbes dans leur protoplasme et les réduire à l'impuissance. Telle est en gros la théorie de la *phagocytose* édifiée par METCHENIKOFF. C'est grâce à leurs mouvements amiboïdes que les leucocytes peuvent traverser la paroi des capillaires (*diapédèse*) et pénétrer dans les lacunes du tissu conjonctif. Tandis que les globules rouges restent toujours dans l'intérieur des vaisseaux sanguins, les globules blancs au contraire peuvent en sortir, émigrer dans les interstices des tissus ; les leucocytes sont donc les intermédiaires morphologiques qui établissent les échanges nutritifs entre le sang et les tissus. Les mouvements amiboïdes des globules blancs sont activés par la chaleur jusqu'à un certain degré de température : à 40° les leucocytes sont tétanisés et ne peuvent plus émettre de pseudopodes ; à 50° ils sont tués. La présence de l'oxygène est indispensable à la production de leurs mouvements ; dans une préparation de lymphe recouverte d'une lamelle, les leucocytes se dirigent tous vers les bords de la lamelle où ils peuvent trouver de l'air. Les leucocytes sont paralysés par les anesthésiques et tués par les poisons qui sont toxiques pour l'organisme entier. Certains poisons (sécrétions bactériennes) paraissent aussi produire sur eux une action attractive ou répulsive ; cette action a été désignée sous le nom de *chimiotaxie*.

c. *Autres éléments morphologiques*. — Les autres éléments morphologiques que contient le sang sont les *plaquettes sanguines* de BIZZOZERO et des *granulations élémentaires*. Les plaquettes sanguines ont la forme de petits disques biconcaves, incolores, de 3 μ de diamètre en moyenne, très altérables dans le sang extrait des vaisseaux. BIZZOZERO pense qu'elles fournissent dans la coagulation les éléments de la fibrine. Ce sont ces mêmes éléments qu'HAYEM avait désignés sous le nom d'*hématoblastes*, croyant qu'ils étaient les formateurs des globules rouges. Les granulations élémentaires sont des fragments irréguliers de protoplasma détachés des cellules lymphatiques ou provenant de la destruction des éléments du sang.

2° Composition chimique du sang. — Nous passerons rapidement en revue les substances chimiques que contient le sang, en laissant toutefois de côté les gaz dont nous parlerons au chapitre de la respiration. Il faut étudier séparément la composition chimique des globules et du plasma. Les nombres suivants qui expriment cette composition sont schématisés pour qu'ils soient plus faciles à retenir ; ils sont empruntés au programme du cours de physiologie de Ch. RICHET.

1,000 grammes de sang contiennent environ 350 grammes de globules et 650 grammes de plasma.

A. COMPOSITION CHIMIQUE DES GLOBULES. — Les 350 grammes de globules contenus dans 1.000 grammes de sang renferment 230 grammes d'eau et 120 grammes de matières solides. Parmi ces 120 grammes de matières solides, nous trouvons 100 grammes d'*hémoglobine*, 10 grammes de *matières albuminoïdes*, 5 de *lécithine* et *cholestérine*, 5 de *sels minéraux*.

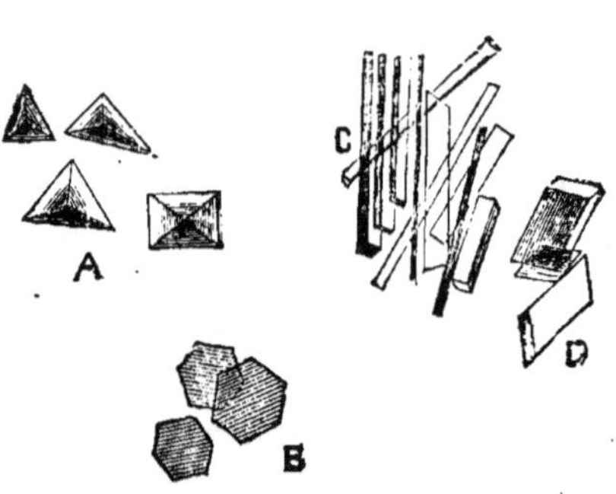

Fig. 14.
Cristaux d'hémoglobine.
A, du cobaye. — B, de l'écureuil. — C, D, de l'homme.

a. *Hémoglobine.* — L'hémoglobine représente par sa quantité, comme du reste par ses propriétés chimiques, la substance la plus importante des globules rouges. L'hémoglobine est la matière colorante du sang ; elle est cristallisable ; ses cristaux rouges ont une forme variable suivant les espèces animales, celle de prismes rhomboïdaux chez l'homme. Elle possède la remarquable propriété

d'absorber l'oxygène pour former avec ce gaz une combinaison, à la vérité très lâche et très instable, l'*oxyhémoglobine*:
100 grammes d'hémoglobine pure absorbent 140 grammes
d'oxygène.

A l'examen spectroscopique, les solutions d'oxyhémoglobine
donnent deux *bandes d'absorption* dans la zone jaune verte du
spectre, entre les raies D et E. Si l'on verse dans la solution un
agent réducteur, du sulfhydrate d'ammoniaque par exemple,

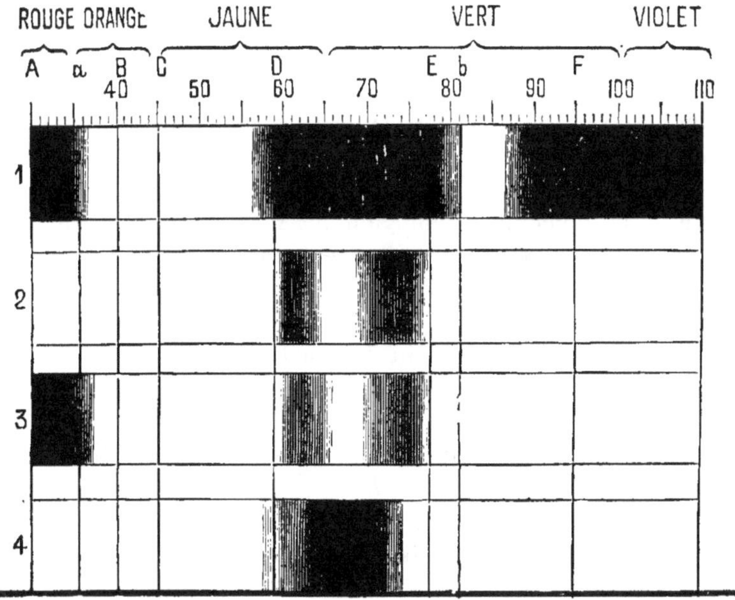

Fig. 15.
Spectres d'absorption du sang.

1, oxyhémoglobine (solution concentrée). — 2, oxyhémoglobine (solution diluée).
3, hémoglobine oxycarbonée. — 4, hémoglobine réduite.

les deux bandes d'absorption se confondent en une seule plus
large, occupant une position intermédiaire à chacune d'elles;
c'est la *bande de réduction* de STOKES caractéristique du spectre
de l'hémoglobine réduite. La réduction de l'oxyhémoglobine
s'opère dans les tissus, ainsi que l'a démontré l'analyse spec-
trale du sang de la pulpe des doigts. L'hémoglobine peut aussi

se combiner à l'oxyde de carbone (*carboxyhémoglobine*, qui donne un spectre presque semblable à celui de l'oxyhémoglobine) ; mais à l'inverse de ce qui existe pour celle-ci, cette combinaison de l'hémoglobine avec l'oxyde de carbone est fixe et n'est pas détruite par les agents réducteurs ; c'est ce qui lui donne précisément sa toxicité, ainsi que l'a démontré Cl. BERNARD. Aussi, quand un animal meurt d'asphyxie simple, tout son sang chargé d'hémoglobine réduite est noir ; tandis que lorsqu'il succombe à l'intoxication par l'oxyde de carbone, son sang est rouge vermeil, même son sang veineux.

L'hémoglobine a une structure chimique très complexe ; elle est dédoublée par les acides et les bases en une substance albuminoïde incolore, très voisine de la *globuline*, et en une matière colorante brune contenant du fer : l'*hématine*, dont la formule est $C^{32} H^{32} Az^4 Fe O^4$. Le fer fait donc partie constituante de la molécule d'hémoglobine ; il est peu abondant ; la totalité du sang ne renferme que 3 grammes de fer. Pour apprécier la quantité d'hémoglobine contenue dans le sang, la méthode la plus pratique est la méthode colorimétrique (comparaison du pouvoir colorant du sang avec celui d'une solution d'hémoglobine titrée, au moyen des appareils appelés colorimètres).

Parmi les dérivés les plus importants de l'hémoglobine et de l'hématine citons : la *méthémoglobine*, matière colorante brune (couleur des taches de sang desséchées sur le linge) qui est probablement un bioxyde d'hémoglobine ; l'*hémochromogène* ou *hématine réduite* qui prend naissance lorsqu'on fait agir des corps réducteurs sur l'hématine ; l'*hématoïdine* que l'on rencontre sous forme de cristaux orangés dans les anciens foyers hémorragiques et que l'on considère comme identique à la *bilirubine ;* sa composition se rapproche beaucoup de celle de l'hématine, mais elle ne contient pas de fer. L'hématine peut former des sels ; l'un d'eux, le chlorhydrate d'hématine ou *hémine*, se présente sous forme de cristaux microscopiques rhomboédriques, de couleur brune (cristaux de TEICHMANN), dont la constatation est très importante dans les recherches médico-légales.

b. *Matières albuminoïdes.* — Les substances albuminoïdes du stroma globulaire sont représentées par de la *globuline*, et une matière albuminoïde unie à de la nucléine. Les leucocytes contiennent aussi ces matières albuminoïdes; ils renferment en outre de la nucléine, du glycogène.

c. *Sels.* — Les sels contenus dans les globules sont des *sels de potasse* (phosphate de K), tandis que ceux du plasma sont des sels de soude.

B. COMPOSITION CHIMIQUE DU PLASMA. — Les 650 grammes de plasma contenus dans 1.000 grammes de sang contiennent 90 grammes de matières solides et 560 grammes d'eau. Les matières solides sont ainsi représentées : 80 grammes de matières albuminoïdes, 4 grammes de substances diverses et 6 grammes de sels.

a. *Matières albuminoïdes.* — La *fibrine* extraite du sang par le battage se présente sous forme de filaments blancs, élastiques; desséchée, elle devient translucide, semblable à de la corne et peut se regonfler dans l'eau. Bien que le caillot du sang coagulé forme une grande masse, la fibrine n'y entre cependant que pour une faible partie; le sang de l'homme ne fournit en effet que 2 à 4 p. 100 de fibrine sèche. Il faut bien remarquer que cette matière albuminoïde ne préexiste pas dans le sang et se forme seulement au moment de la coagulation. Dans le sang circulant, il n'y a donc pas de fibrine, mais seulement les éléments générateurs de la fibrine. Quels sont ces éléments? Ce sont deux substances albuminoïdes du groupe des globulines : la matière *fibrinogène* et la *paraglobuline* (ou matière *fibrinoplastique*). La fibrine se forme par la précipitation du fibrinogène uni à une petite partie de la paraglobuline et lorsque le sérum s'est séparé du caillot on y trouve encore la plus grande partie de la paraglobuline (20 à 40 p. 100) et une autre matière albuminoïde appelée *albumine du sérum* ou *sérine* (30 à 40 p. 100) voisine par ses propriétés de l'albumine d'œuf. Fibrinogène, paraglobuline et sérine, voilà donc les trois matières albuminoïdes du plasma; le sérum ne contient que les deux dernières.

b. *Substances diverses*. — On trouve dans le plasma en petite quantité du glycose, de l'urée, des matières grasses, des matières extractives, une substance colorante jaunâtre analogue à la lutéine.

c. *Sels minéraux*. — Les sels minéraux du plasma sont des *sels de soude* (carbonates et phosphates). Ce sont eux qui donnent au sang la réaction alcaline. Cette alcalinité répond à celle d'une solution de soude à 2 p. 1000 environ.

3° Coagulation du sang. — La coagulation est un phénomène de mort de sang. Dans l'intérieur des vaisseaux le sang ne se coagule pas, tant que les parois de ces vaisseaux sont intactes. HEWSON, BRÜCKE ont bien démontré ce fait ; le sang contenu dans la veine jugulaire d'un cheval isolée entre deux ligatures et séparée du corps de l'animal ne se coagule pas ; mais que l'on vienne à introduire dans ce tronçon veineux un corps étranger, une aiguille, à détruire la vitalité de sa paroi par un moyen quelconque, la coagulation apparaît. C'est du reste pour cette raison, parce qu'elles produisent l'écrasement de la tunique interne des parois vasculaires, que les ligatures chirurgicales des vaisseaux réalisent une hémostase définitive. La cause de la coagulation ne peut être trouvée ni dans le contact de l'air avec le sang, ni dans le refroidissement du sang. Son mécanisme a été élucidé par les travaux de DENIS (de Commercy) et de A. SCHMIDT. Le premier de ces expérimentateurs sépara du plasma par le chlorure de sodium une substance albuminoïde qu'il appela *plasmine*. Cette plasmine dissoute dans l'eau jouit de la propriété de donner un coagulum comme le plasma total. DENIS admit que la coagulation était due à la décomposition de la plasmine en deux substances : la fibrine concrète et la fibrine dissoute. Mais SCHMIDT montra que la plasmine de Denis n'est pas une substance simple, mais un composé de fibrinogène et de paraglobuline, que la formation de la fibrine concrète est due à la combinaison de ces deux substances et que la fibrine dissoute n'est pas autre chose que la paraglobuline. Ainsi le phénomène de la coagulation consiste dans la combinaison chimique du fibrinogène et de la paraglobuline ; mais pour que cette combinaison se fasse il faut de plus un ferment. Ce ferment soluble (*fibrin ferment*) est formé soit par les globules blancs, soit par les plaquettes sanguines ou hématoblastes, et sa production est le résultat d'une décomposition de ces éléments. Certains liquides de transsudation du sang, comme le liquide de l'hydrocèle, bien qu'ils contiennent les éléments générateurs de la fibrine ne se coagulent pas parce que le ferment fait défaut. Mais qu'on y ajoute le ferment et le coagulum apparaît. D'après les recherches d'ARTHUS, il est une autre condition indispensable pour que la coagulation ait lieu : c'est que le plasma contienne une certaine quantité de sels de chaux. La coagulation est donc le résultat d'une fermentation ; aussi est-elle activée par la chaleur, retardée au contraire par le froid. Elle s'opère avec dégagement de chaleur (élévation de quelques dixièmes de degré). D'autres causes activent ou empêchent la coagulation. Elle est activée par l'agitation du sang, la présence de l'oxygène, le contact des corps étrangers rugueux. Chez certains animaux, comme les oiseaux, le sang sorti des vaisseaux se coagule presque instantanément ; chez d'autres au contraire comme le cheval, la coagulation est lente à se produire. La coagulation est retardée ou empêchée par l'addition au sang de certaines substances, telles que solutions concentrées de certains sels : carbonate de soude, sulfate de soude, de magnésie, chlorure de sodium, etc. ; solutions de peptones, cytoglobine (matière albuminoïde retirée des ganglions lymphatiques par SCHMIDT), extrait de sangsues, d'après HAYCRAFT, extrait de muscles d'écrevisses, d'après HEIDENHAIN.

C) Rôle du sang

Le sang est le liquide nourricier de l'organisme. Il porte aux tissus les matériaux de réparation et l'oxygène, en rapporte les produits d'usure et de combustion (CO_2). Pour juger de son importance, il suffit d'examiner quels sont les effets de la saignée et de la transfusion.

1° Hémorragie. — Les pertes de sang un peu considérables amènent la pâleur des tissus, l'épuisement, la faiblesse musculaire, l'anhélation, la soif, la syncope. Lorsqu'on saigne un animal à blanc, à un certain moment apparaissent des convulsions ; l'anémie agit donc comme un excitant sur les centres nerveux. P. Bert a prouvé que si l'on pousse la saignée jusqu'à l'apparition de ces mouvements convulsifs, l'animal ne peut plus survivre. Si la perte du sang atteint environ le 1_20e de la quantité totale, la mort est immédiate chez le chien. En deçà, l'animal peut survivre, et, dans ce cas, la masse de son sang se reproduit avec une extraordinaire rapidité aux dépens du plasma interstitiel ; les tissus sont ainsi privés d'une partie de leurs liquides d'imbibition (d'où la soif ardente qu'éprouvent les blessés qui ont perdu beaucoup de sang). L'hémorragie rend le sang qui reste dans les vaisseaux plus coagulable : circonstance heureuse qui favorise la formation du caillot obturateur de la plaie du vaisseau.

2° Transfusion. — Si à un animal qui meurt d'hémorragie on injecte dans les vaisseaux soit son propre sang, soit celui d'un animal de même espèce, on voit réapparaître progressivement tous les phénomènes de la vie, et l'on assiste pour ainsi dire à une résurrection. Ce phénomène peut être provoqué dans une partie quelconque de l'organisme ; ainsi la ligature de l'aorte abolit presque immédiatement l'irritabilité de la moelle épinière et des nerfs, la contractilité des muscles, ce qui se traduit par la paralysie du train postérieur de l'animal (expérience de Stenon) ; qu'on enlève la ligature, le cours du sang se rétablit et la paralysie disparaît progressivement. L'action vivifiante du sang apparaît encore dans l'admirable méthode des circulations artificielles imaginée par Ludwig : on peut rappeler et entretenir la vie dans les organes séparés du corps d'un animal en faisant circuler du sang défibriné dans leurs vaisseaux et de la sorte étudier le fonctionnement de ces organes en dehors de l'organisme. Brown-Séquard a même pu ranimer la tête d'un chien séparée du tronc en injectant du sang par les carotides. On comprend par là que la transfusion puisse rendre de grands services en médecine dans les cas d'hémorragie abon-

dante chez l'homme. Elle a été pratiquée pour la première fois
chez l'homme par J. DENIS en 1667. Pour qu'elle produise de
bons effets, il est nécessaire que le sang transfusé soit du sang
d'homme. La transfusion à un animal du sang d'une espèce
différente amène des accidents (fièvre, hématurie, coagulations
intravasculaires). C'est que le sérum sanguin a la propriété de
dissoudre les globules du sang provenant d'une autre espèce
animale (*propriété globulicide*). Cette toxicité du sang est très
accusée chez quelques animaux. Ainsi le sang de certains poissons, l'anguille par exemple, est très venimeux pour les mammifères, comme l'a établi Mosso. Celui des oiseaux l'est moins.
Le sérum du sang de chien est particulièrement globulicide,
alors que ses globules se laissent difficilement dissoudre par le
sang des autres animaux. Le sérum du sang paraît être également toxique pour certains microbes (*propriété bactéricide*).
Les effets de la transfusion proviennent évidemment de la restitution à l'organisme des éléments indispensables à sa nutrition ; mais ils sont dus en partie aussi au rétablissement de la
tension sanguine abaissée par l'hémorragie au-dessous de la valeur qui est nécessaire pour que les échanges nutritifs s'opèrent
entre le sang et les tissus ; ce qui le prouve, c'est qu'on peut
ranimer un animal épuisé par une copieuse saignée, au moyen
d'une injection d'eau salée dans les veines.

D) FORMATION ET DESTRUCTION DES GLOBULES ROUGES

Pendant la période embryonnaire, les globules rouges se
forment aux dépens du feuillet moyen du blastoderme dans
des sortes de cordons cellulaires anastomosés ; les cellules
centrales forment les globules ; les cellules périphériques la
paroi du vaisseau. Dans le cours de la vie les hématies naissent,
suivant la plupart des auteurs, de cellules spéciales nucléées,
cellules de NEUMANN, qui se chargent peu à peu d'hémoglobine,
perdent leur noyau et prennent graduellement la forme et les
caractères du globule rouge. C'est dans la rate (voyez *Glandes
vasculaires sanguines*) et la moelle osseuse que se fait la genèse
des hématies. La moelle rouge des os (qui se trouve dans les os
courts et dans les épiphyses des os longs) contient d'après les

recherches de Neumann et de Bizzozero, des éléments de transition entre la cellule primaire et le globule rouge. On y trouve des cellules pâles, contractiles, analogues à des globules blancs, des cellules rouges nucléées et de vrais globules rouges. Les globules rouges se détruisent après un certain temps : la durée de leur vie peut dépasser, d'après Quincke, trois à quatre semaines. Pour être éliminés, ils sont transformés en albuminates de fer et englobés par les leucocytes des capillaires du foie, de la rate et de la moelle osseuse. L'hémoglobine détruite sert à former d'autres pigments. La bilirubine en dérive et sa formule représente l'hémoglobine moins le fer.

E) Altérations pathologiques du sang

Elles peuvent porter sur la quantité, soit que la masse du sang et des globules devienne supérieure (pléthore) ou inférieure (anémie) à la normale. Mais les altérations les plus importantes sont celles qui se rapportent à la qualité du sang. Dans la chlorose il y a diminution de l'hémoglobine (et par conséquent du fer) du sang; l'hémoglobine peut tomber à 6 et à 5 p. 100. Dans la leucémie le nombre des globules blancs augmente au point d'égaler le nombre des hématies et de donner au sang une couleur laiteuse. La fibrine augmente dans les maladies inflammatoires (rhumatisme, pneumonie, etc.) jusqu'à atteindre 9 à 10 p. 1.000, et, dans la coagulation d'un tel sang, il se forme à la partie supérieure du caillot une couenne épaisse (*couenne inflammatoire.*) Dans le *mal de Bright* l'albumine diminue dans le sang, par suite de la perte occasionnée par l'albuminurie ; l'urée, au contraire, augmente (urémie). L'acide urique augmente dans la goutte, le sucre dans le diabète. L'eau et les sels diminuent fortement dans certaines maladies, en particulier dans le choléra.

§ 2. — Lymphe

La lymphe recueillie par une fistule du canal thoracique chez un animal à jeun est un liquide transparent ou légèrement opalescent ; si l'animal est en digestion, sa couleur est blanc laiteux par suite de son mélange avec le chyle qui n'est pas autre chose que de la lymphe chargée de gouttelettes graisseuses. Par cette fistule du canal thoracique on peut obtenir des quantités considérables de lymphe. COLIN a pu de la sorte, chez une vache, recueillir plus de 95 kilogrammes de lymphe en vingt-quatre heures. Dans un cas de fistule lymphatique chez l'homme, cette quantité était de 6 kilogrammes en vingt-quatre heures. La quantité totale de la lymphe contenue dans le corps est cependant difficile à calculer d'après ces chiffres. LUDWIG l'estime au quart du poids du corps.

La lymphe est alcaline comme le sang ; elle a une saveur fade, un peu salée ; elle se coagule à la sortie des vaisseaux et donne un caillot blanc, mou, peu rétractile et moins volumineux que celui du sang par rapport au sérum restant. La composition de la lymphe est semblable à celle du sang, moins les hématies. Elle ne contient pas d'oxygène ; aussi les leucocytes, qui sont identiques à ceux du sang, ne présentent point de mouvements amiboïdes dans l'intérieur des vaisseaux lymphatiques. WÜRTZ a trouvé qu'elle est plus riche en urée que le sang.

La lymphe provient de la transsudation du sang et de la diapédèse des leucocytes à travers les parois des capillaires ; mais HEIDENHAIN soutient aussi qu'elle prend naissance par une sorte de sécrétion dont l'endothélium des vaisseaux lymphatiques est le siège. Cette sécrétion est augmentée par l'injection intraveineuse de certaines substances dites *lymphagogues* (peptones, extraits de sangsues, de muscles d'écrevisses, etc.). Les globules blancs se forment dans les ganglions lymphatiques et probablement aussi dans les organes dits lymphoïdes ; la lymphe qui sort des ganglions est plus riche en globules et en fibrine que celle qui y pénètre. Une fois formés, les leucocytes jouissent de la propriété de se reproduire par division de leur protoplasma, comme les amibes.

Quant au rôle physiologique de la lymphe, il est double, comme nous l'avons déjà fait remarquer ; la lymphe sert d'intermédiaire dans les échanges nutritifs entre le sang et les tissus ; de plus, le système lymphatique représente un véritable appareil de drainage.

ARTICLE II

MÉCANIQUE DE LA CIRCULATION

Le sang veineux qui arrive dans le cœur droit par les veines caves est lancé dans l'artère pulmonaire, traverse les capillaires du poumon et revient artérialisé au cœur gauche par les veines pulmonaires. Ce premier cycle représente ce qu'on appelle la *petite circulation :* c'est le moine MICHEL SERVET (1553) qui en eut le premier la conception nette. Du cœur gauche le sang est lancé dans l'aorte et les artères et revient au cœur droit par les veines. Ce mouvement du sang, toujours de même sens grâce à un système de valvules, constitue la *grande circulation ;* il fut démontré par les expériences de l'immortel HARVEY (1628). Le passage du sang des artères aux veines à travers les vaisseaux capillaires ne fut toutefois découvert que lorsqu'on employa le microscope ; l'honneur en revient à MALPIGHI (1661). Le sang accomplit donc une révolution complète dans le système circulatoire et si l'on sépare théoriquement les deux cœurs l'un de l'autre, on voit facilement qu'il n'y a en somme qu'un grand cycle circulatoire, sur le trajet duquel se trouvent deux systèmes capillaires : celui du poumon, et celui de tous les autres tissus et organes. De nos jours, l'étude de la circulation du sang a fait de grands progrès grâce à la méthode graphique inaugurée par LUDWIG, MAREY, etc. Un mot sur cette méthode : elle consiste essentiellement à exprimer par une courbe les diverses circonstances qui sont liées à la production d'un phénomène ; on peut obtenir cette courbe dans certains cas en forçant le phénomène à s'inscrire lui-même sur une bande de papier qui se meut d'un mouvement uniforme.

Je renvoie pour les détails aux applications de cette méthode que nous aurons bientôt à faire. Pour la transmission du mouvement à distance, on se sert des tambours enregistreurs dont voici le principe : si deux ampoules de caoutchouc pleines d'air sont reliées l'une à l'autre par un tube, toute variation du volume de l'air d'une des ampoules par compres-

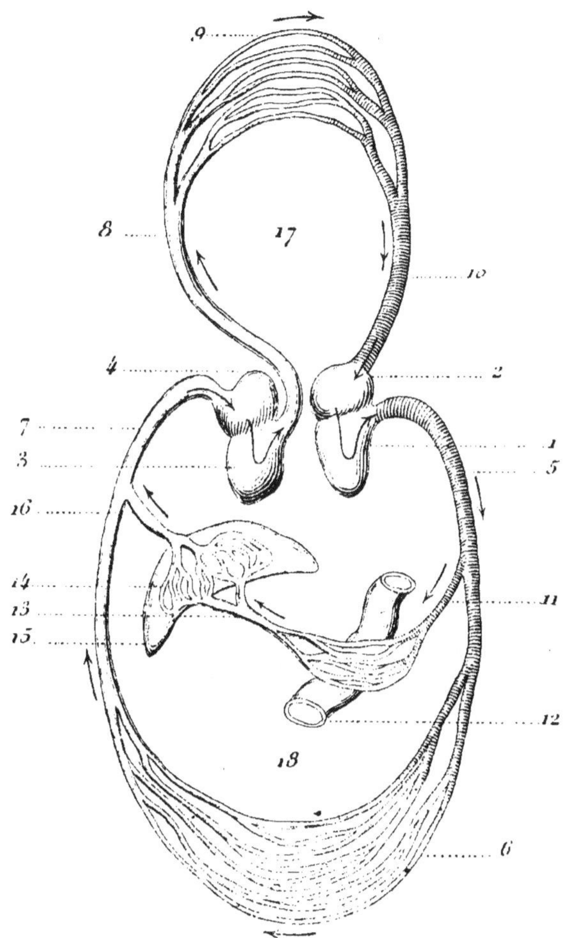

Fig. 16.
Schéma général de la circulation.

1, ventricule gauche. — 2, oreillette gauche. — 3, ventricule droit. — 4, oreillette droite. — 5, aorte. — 6, capillaires généraux. — 7, veine cave inférieure. — 8 artère pulmonaire. — 9, capillaires pulmonaires. — 10, veine pulmonaire. — 11, artère mésentérique. — 12, intestin et ses capillaires généraux. — 13, tronc de la veine porte. — 14, capillaires du foie 15. — 16, veine sus-hépatique. — 17, circuit de la petite circulation ou circulation pulmonaire. — 18, circuit de la grande circulation.

sion ou dilatation, se traduira par des variations inverses du volume de l'autre ampoule; et si l'on fait reposer sur cette dernière un levier léger dont une extrémité soit mobile autour d'un point fixe et l'autre extrémité terminée par une plume

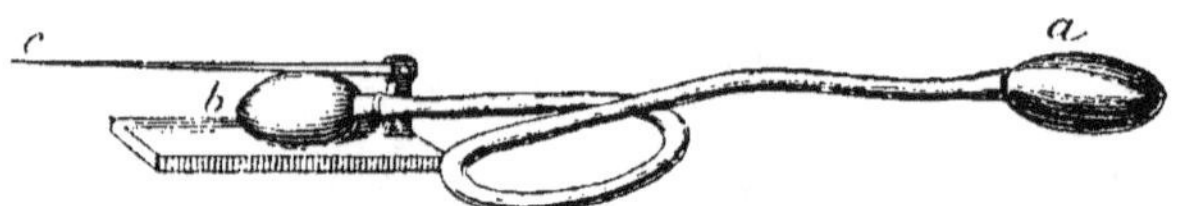

Fig. 17.
Schéma de la transmission par l'air (L. Frédéricq).
a, *b*, ampoules de caoutchouc conjuguées. — *c*, levier inscripteur.

écrivante, le levier oscillera et on pourra lui faire inscrire la courbe du mouvement.

On comprend par là qu'il est possible de transmettre un mouvement loin de son lieu de production afin de l'enregistrer plus facilement. Pour apprécier la durée d'un mouvement qui s'inscrit, on enregistre aussi le temps, soit avec un métronome, soit, pour les fractions de seconde, avec un diapason.

Nous divisons l'étude du mécanisme de la circulation en trois paragraphes : dans le premier, seront exposées quelques

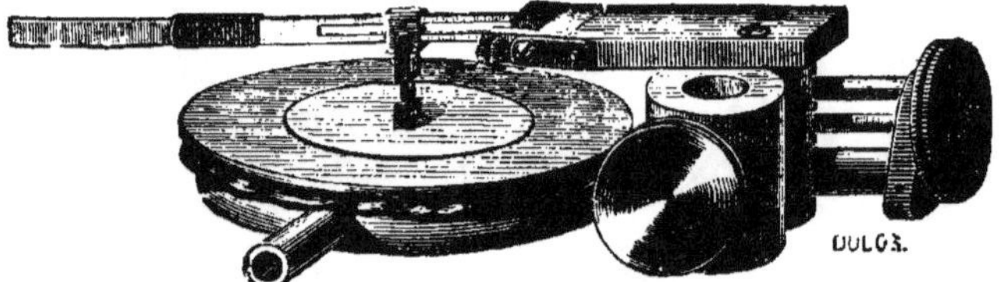

Fig. 18.
Tambour à levier inscripteur de Marey.

données d'ordre général indispensables à connaître avant d'aborder aucun détail; le second traitera de la circulation dans le cœur, et le troisième de la circulation dans les vaisseaux.

§ 1. — Considérations générales

Le sang circule dans un système de vaisseaux absolument clos et le cœur n'est en somme qu'un segment de l'arbre vasculaire renflé et spécialisé pour imprimer le mouvement à la masse sanguine. Comment est répartie cette masse sanguine dans l'arbre vasculaire et à quelles lois d'hydraulique se trouve soumis son mouvement?

1° Répartition du sang dans les vaisseaux. — La capacité totale du système circulatoire est, comme il a été dit, d'environ 5 à 6 litres chez l'homme adulte du poids moyen de 65 kilogrammes. Cette quantité de sang est inégalement répartie dans les artères et dans les veines; le système artériel a une capacité moins grande que celle du système veineux; le rapport est de 1 à 2 environ. Les notions anatomiques suffisent pour expliquer cette différence: ne sait-on pas que les veines surpassent les artères et par leur nombre et par leur calibre? Si l'on compare maintenant la quantité de sang de la petite circulation à celle de la grande, on voit d'après les expériences de JOLYET et TAUZIAC que le rapport est de 2 à 11: c'est-à-dire que si l'on compte cinq litres et demi de sang en circulation, il y en aura un litre dans la petite circulation et quatre litres et demi dans la grande. Pour la petite comme pour la grande circulation, la quantité de sang qui se trouve contenue dans chaque portion successive de l'arbre artériel ou veineux augmente avec la distance qui la sépare du cœur, et à ce point de vue, on peut exprimer schématiquement la répartition du sang dans les vaisseaux par un cône dont le sommet serait au cœur et la base au niveau des capillaires. En effet, la somme des calibres des branches de division d'un vaisseau étant supérieure au calibre de ce vaisseau, il en résulte que l'arbre vasculaire présente une capacité de plus en plus grande, au fur et à mesure qu'il se ramifie. Ainsi, d'après DONDERS, le calibre de tous les capillaires est à celui de l'aorte comme 500 est à 1. L'arbre artériel peut donc être comparé à un cône correspondant par son sommet au ventricule gauche et par sa base considérablement élargie aux capillaires. De même l'arbre veineux forme un cône dont la base s'adosse à la base du cône précédent et dont le sommet répond à l'oreillette droite. On peut figurer de la même façon l'arbre vasculaire de la circulation

pulmonaire et on obtient ainsi un *schème des cônes à bases capillaires* qui exprime l'augmentation de calibre et de surface des vaisseaux résultant de leur division.

2° Lois du mouvement du sang. — Le mouvement du sang dans les vaisseaux est soumis aux lois de l'hydrodynamique. Supposons le cœur arrêté ; le sang se répartira dans tout l'appareil vasculaire, comme dans un système de tubes communiquants, sous une pression uniforme. Cette pression, qui est de 1 centimètre de mercure environ, provient de la réaction des parois élastiques des vaisseaux sur leur contenu ; c'est-à-dire que la masse du sang ne trouve à se loger dans le système circulatoire qu'en distendant les vaisseaux. Faisons maintenant intervenir l'action du cœur que l'on peut comparer à celle d'une pompe foulante ; l'équilibre hydrostatique sera rompu et un courant s'établira en raison de ce principe d'hydrodynamique que toute molécule liquide qui éprouve sur une de ses faces une pression plus forte que sur l'autre se déplace dans le sens de la pression moindre. Le sang lancé dans les gros vaisseaux artériels va les distendre et s'y accumuler jusqu'à ce que sa tension soit devenue suffisante pour vaincre la résistance que les capillaires opposent à son passage et pour assurer un écoulement à débit régulier à travers ces capillaires. La résistance que les capillaires opposent à cet écoulement est très grande en raison de la petitesse de leur calibre et de leur nombre considérable, ce qui augmente d'autant les frottements du sang contre leurs parois. Aussi, de même qu'un barrage situé sur le trajet d'un cours d'eau produit une augmentation de tension du liquide en amont et une diminution au contraire en aval, de même pour l'appareil circulatoire, l'obstacle des capillaires produit une forte pression en amont, c'est-à-dire dans les artères et une pression faible en aval, c'est-à-dire dans les veines. Comme c'est au cœur que revient la charge de vaincre la résistance des capillaires, on comprend que sa musculature se développe en raison de la force à déployer ; voilà pourquoi le cœur gauche est bien plus musclé que le cœur droit ; car la résistance des capillaires généraux est évidemment bien plus grande que celle des capillaires pulmonaires.

Telles sont les considérations générales qui sont relatives à la pression du sang dans les vaisseaux. Voyons encore celles qui ont trait au débit et à la vitesse. Lorsqu'un régime régulier d'écoulement s'est établi, il faut de toute nécessité que la même quantité de sang passe au même instant par chaque section théorique du système circulatoire. Si par exemple, le ventricule gauche lance dans l'aorte 180 grammes de sang, le ventricule droit devra en envoyer la même quantité dans l'artère pulmonaire ; en même temps et avant qu'une autre systole se soit effectuée, 180 grammes de sang traverseront les capillaires généraux, et 180 grammes les capillaires du poumon. Il doit forcément en être ainsi, sans quoi tout l'équilibre circulatoire serait rompu et des stases sanguines se produiraient en différents points du système vasculaire. Or, puisque chaque section de l'arbre vasculaire laisse passer au même moment la même quantité de sang, il est clair que la vitesse imprimée aux molécules liquides dans les différents segments du système circulatoire sera très différente : rapide dans les parties étroites du cône vasculaire, lente au contraire, dans ses parties larges, de même que le courant d'un fleuve est rapide quand son lit se rétrécit et plus lent lorsqu'il s'élargit. Le sang aura donc son maximum de vitesse dans l'aorte et cette vitesse ira ensuite en diminuant jusqu'aux capillaires où elle sera minima, pour augmenter ensuite progressivement dans les veines, jusqu'à un maximum qu'elle atteindra dans les veines caves ; ce maximum sera néanmoins toujours inférieur à celui de l'aorte en raison de la capacité plus grande du système veineux. De plus, comme les capillaires du poumon ont une capacité bien inférieure à celle des capillaires généraux et que néanmoins ils laissent passer la même quantité de sang dans le même temps, la circulation pulmonaire doit être bien plus rapide que la circulation générale. La quantité de sang de la petite circulation étant à celle de la grande dans le rapport de 2 à 11, on peut en déduire que le renouvellement du sang dans le poumon se fait cinq fois plus vite que dans les autres organes.

§ 2. — CIRCULATION DANS LE CŒUR

Le cœur, muscle creux, est composé chez les mammifères et les oiseaux de quatre cavités, les deux oreillettes et les deux ventricules. Les oreillettes ne communiquent pas entre elles excepté chez le fœtus dont la cloison interauriculaire présente un orifice (trou de Botal). Les deux ventricules sont séparés par une cloison étanche (cloison interventriculaire qui n'existe pas chez les batraciens et les reptiles dont le cœur ne possède qu'un ventricule). L'oreillette droite communique avec le ventricule droit, l'oreillette gauche avec le ventricule gauche respectivement par les orifices auriculo-ventriculaires droit et gauche, et le mouvement du sang dans ces cavités se fait ainsi : déversé par les veines caves dans l'oreillette droite, le sang est chassé par les contractions de cette poche cardiaque dans le ventricule droit qui à son tour se contracte et le pousse dans l'artère pulmonaire ; après avoir traversé les capillaires du poumon, le sang revient par les veines pulmonaires dans l'oreillette gauche qui par sa contraction l'envoie dans le ventricule gauche ; et ce dernier le chasse dans l'aorte. Si pour se rendre compte de la manière dont s'effectuent ces diverses contractions et de l'ordre dans lequel elles apparaissent, on met le cœur à nu par l'ouverture de la cage thoracique chez un chien curarisé soumis à la respiration artificielle, on constate facilement que le cœur se contracte ou *bat* d'une façon rythmique, c'est-à-dire que chaque contraction est séparée de la suivante par un intervalle de repos. On voit en outre par une observation plus attentive que les deux oreillettes se contractent ensemble synergiquement et que les deux ventricules se contractent de même aussitôt que la contraction des oreillettes est terminée ; de telle sorte que la succession des phénomènes apparents est celle-ci : 1° contraction ou *systole auriculaire;* 2° contraction ou *systole ventriculare;* 3° repos général du cœur pendant lequel s'opère la dilatation ou *diastole*. La succession de ces trois temps constitue ce qu'on appelle une *révolution cardiaque*. L'analyse de cette révolution cardiaque, les signes

extérieurs par lesquels elle se manifeste, la façon dont elle est
interprétée en clinique, feront l'objet des détails qui vont suivre ; nous terminerons par quelques mots sur le travail du
cœur et sur les troubles pathologiques de la circulation intra-
cardiaque.

1° Analyse de la révolution cardiaque. — Cette analyse
peut être poussée déjà fort loin par la seule observation du
cœur mis à nu et par le raisonnement; mais pour la compléter
il faut employer la méthode graphique.

a. *Systole auriculaire.* — L'oreillette est distendue peu à peu
par le sang qui lui arrive des veines caves; lorsqu'elle est
pleine, elle se resserre brusquement: sa contraction est brève,
rapide et débute dans la portion voisine de l'embouchure des
grosses veines pour se propager comme une onde péristaltique
vers l'auricule et l'orifice ventriculaire. L'effet de la systole est
de chasser le sang dans le ventricule pour en achever la réplétion. Le ventricule reçoit en effet le sang pendant toute la
durée de la distension de l'oreillette et la systole auriculaire
peut manquer sans que le débit du ventricule soit beaucoup
diminué. L'oreillette peut donc être considérée comme une
dilatation des grosses veines tenant en réserve une certaine
quantité de sang pour le ventricule. En raison de la minceur
de sa paroi musculaire, elle ne développe que peu de force
dans sa contraction et ne se vide du reste pas complètement
de son contenu. Au moment de la systole auriculaire le sang
n'a pas de tendance à refluer dans les veines caves malgré l'absence de valvules à l'embouchure de ces veines, pour la seule
raison que la pression veineuse si faible qu'elle soit dans les
veines caves est encore supérieure à celle qui existe dans la
cavité du ventricule au moment de sa diastole ; le ventricule
n'oppose en effet qu'une résistance insignifiante à la distension
et le sens du mouvement du sang, ici comme dans le reste du
système circulatoire, est déterminé par les différences de pression.

b. *Systole ventriculaire.* — Elle succède immédiatement à la
systole auriculaire et se manifeste par une dureté et une rigi-

dité soudaines du ventricule se propageant rapidement de la pointe à la base du cœur. Le sang pressé par la contraction du ventricule n'a d'autre issue que les orifices artériels (aortique et pulmonaire), car les orifices auriculo-ventriculaires se trouvent fermés hermétiquement par le jeu des valvules mitrale et tricuspide. Ces valvules forment des voiles qui pendent dans l'intérieur du ventricule au moment de la diastole ; sous l'action de la pression sanguine développée par la systole, leurs

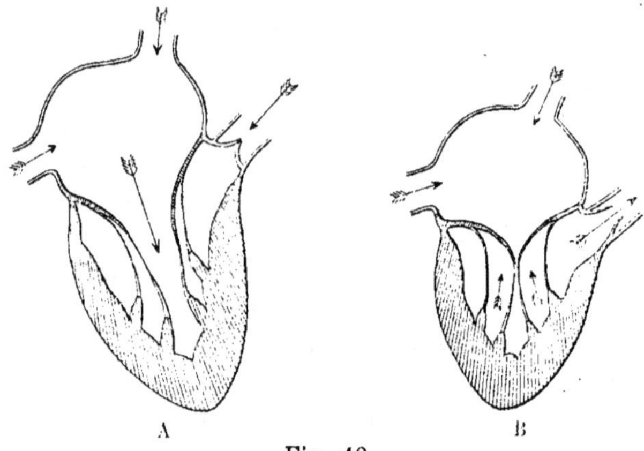

Fig. 19.

Schéma indiquant le jeu des valvules auriculo-ventriculaires et sigmoïdes : A, pendant la diastole ventriculaire ; B, pendant la systole ventriculaire.

bords flottants sont projetés les uns contre les autres et les parties de leurs faces auriculaires voisines des bords s'affrontent sur une certaine étendue ; la tension des cordages tendineux qui s'y insèrent et la contraction des muscles papillaires d'où émanent ces tendons, règlent le jeu de ces soupapes en les maintenant en place et en empêchant leur renversement dans la cavité de l'oreillette. De la sorte, l'augmentation de la pression sanguine intra-ventriculaire n'a d'autre effet que d'accoler plus intimement les bords des valvules et de faire bomber leurs faces du côté des oreillettes de façon à produire un dôme multiconvexe que l'on peut sentir facilement avec le doigt introduit dans l'oreillette du cœur des gros animaux, comme l'ont remarqué Chauveau et Faivre. Dès que la tension sanguine intraventriculaire a atteint une valeur suffisante (15 à 20 centimètres de Hg pour le ventricule gauche, 3 à 5 pour le ventricule droit), ce qui arrive quelques centièmes de seconde après le début de la systole (*retard essentiel* de Chauveau et Marey), le sang pénètre dans les artères ; lorsque le ventricule se relâche, le reflux du sang est empêché par le jeu purement mécanique des valvules sigmoïdes en forme de nid de pigeon, qui s'accolent par leurs bords sous l'action de la tension sanguine et opposent leurs faces concaves à la poussée artérielle. La systole ventriculaire ayant à vaincre une forte résistance a aussi une durée plus longue que la systole auriculaire. Le ventricule lance à chaque systole environ 180 grammes de sang (d'après Frédéricq seulement 60 à 100 grammes) et se vide complètement ; il resterait cependant, d'après Chauveau, une petite quantité de sang sous les dômes valvulaires.

c. Diastole. — L'oreillette entre déjà en diastole pendant la systole ventriculaire ; une fois celle-ci terminée, le ventricule se relâche à son tour et toutes les cavités sont alors en diastole et se remplissent de sang ; c'est le repos du cœur. Le sang est poussé dans les cavités cardiaques sous l'action de la pression veineuse développée par la réaction élastique des veines sur leur contenu. La diastole est donc passive. Cependant on peut admettre encore que le cœur est capable d'exercer une aspiration sur le sang par la dilatation de ses cavités. En effet, par suite de l'élasticité de leurs parois, les ventricules tendent à reprendre après la systole une certaine capacité ; de même qu'une poire en caoutchouc à parois épaisses pressée entre les doigts revient à sa forme primitive quand on cesse la compression. Il en résulte qu'il se produit dans les ventricules après chaque systole une *pression négative* (*vide postsystolique* de Marey) et une aspiration du sang. Le cœur, d'après certains physiologistes, agirait donc comme une pompe à la fois aspirante et foulante. Il faut remarquer de plus que le cœur est, comme tous les autres organes contenus dans le thorax, soumis à l'influence de l'aspiration thoracique. Lorsqu'il s'est contracté, cette aspiration doit donc contribuer à lui faire reprendre une *forme d'équilibre* correspondant à un certain degré de dilatation.

La simple inspection et la palpation du cœur mis à nu permettent encore de se rendre compte des changements de forme, de volume, de position et de consistance qui accompagnent chaque contraction. Pendant la diastole la poche ventriculaire est conique et sa section transversale figure une ellipse ; pendant la systole elle devient plus petite et globuleuse

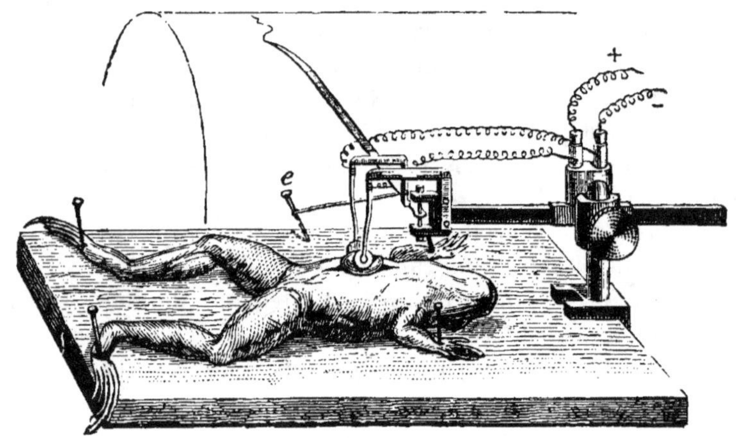

Fig. 20.

Pince cardiaque de MAREY.

Le cœur est saisi entre deux cuillers dont l'une est mobile et actionne le style inscripteur auquel elle est soudée. Au moment de la systole le myocarde repousse la cuiller mobile et le style trace un crochet sur le cylindre enregistreur. Pendant le repos du cœur le style inscripteur est ramené mécaniquement à une position d'équilibre par un fil élastique attaché à l'épingle e. Des fils + et — aboutissant à chaque cuiller permettent de porter des excitations électriques sur le myocarde.

par suite du raccourcissement de son diamètre vertical et de l'augmentation de son diamètre antéro-postérieur, et sa section prend une forme circulaire. On observe aussi pendant la systole la production d'un mouvement spiroïde ou de torsion du cœur ; cette torsion se fait autour de l'axe longitudinal de l'organe, de gauche à droite, et a pour effet de mettre en saillie le ventricule gauche ; en même temps la pointe du cœur se redresse légèrement en se portant à droite et en avant. Le mouvement de retrait de la pointe qui résulte nécessairement du raccourcissement de l'axe longitudinal est du reste peu accentué parce qu'il est compensé par la projection de la base du cœur provenant de la chasse brusque du sang dans les artères (*mouvement de recul* analogue au recul du fusil au moment où le coup part). Le muscle cardiaque est mou et dépressible pendant la diastole; pendant la systole il devient dur et ferme et repousse le doigt qui le palpe.

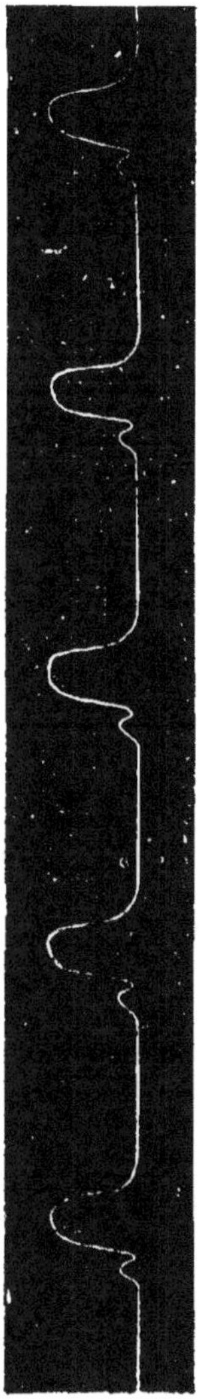

d. *Cardiographie.* — Pour enregistrer les battements du cœur on peut faire reposer directement sur les poches cardiaques des leviers inscripteurs *cardiographes* pour le cœur de grenouille, de tortue. Le tracé ci-contre (fig. 21) des pulsations du cœur de grenouille a été pris avec la pince cardiaque de MAREY (fig. 20). Mais pour obtenir des tracés permettant d'analyser en détail la révolution cardiaque, il faut avoir recours à la belle méthode imaginée par CHAUVEAU et MAREY. Ces physiologistes introduisirent des sondes dans les cavités du cœur du cheval, en les poussant par la jugulaire pour l'oreillette et le ventricule droit et par la carotide pour le ventricule gauche. Ces sondes cardiaques étaient munies à leur extrémité d'une ampoule de caoutchouc remplie d'air et reliées par un tube à un tambour inscripteur à levier. A l'aide du schéma suivant qui représente la sonde cardiaque droite munie de deux ampoules, dont l'une se trouve dans la cavité auriculaire et l'autre dans la cavité ventriculaire, il est facile

Fig. 21.

Tracé du cœur de grenouille : oreillettes et ventricule (VIALLET et JOLYET).

de comprendre que la compression de l'air des ampoules par
la pression du sang, au moment de la systole, produit une
élévation du levier des tambours inscripteurs et que sa dilatation pendant la diastole amène au contraire un abaissement
du levier. Les plumes écrivent sur un cylindre enregistreur,
tournant d'un mouvement uniforme, et tracent la courbe de la
contraction auriculaire et ventriculaire. On peut aussi recueillir
le tracé de la *pulsation cardiaque*, c'est-à-dire de ce choc que
perçoit la main appliquée sur la poitrine ; il n'y a pour cela
qu'à maintenir sur le thorax dans la région précordiale une
autre ampoule reliée aussi à un tambour inscripteur. Les tracés que l'on obtient ou *cardiogrammes* sont représentés ci-
dessous. Comment les interpréter ?

La ligne supérieure *o* représente le tracé de l'oreillette, celle

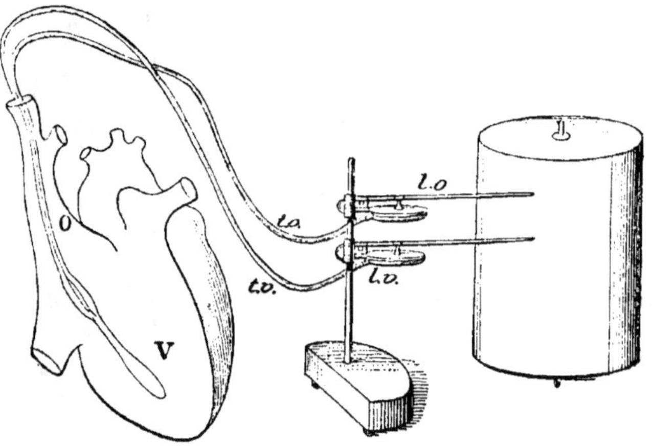

Fig. 22.

Schéma de l'expérience de cardiographie de CHAUVEAU et MAREY.

Sonde cardiaque droite munie de deux ampoules, l'une située dans le ventricule V
et reliée au tambour enregistreur *l.v.* par le tube *t.v.*, l'autre située dans l'oreillette O
et reliée au tambour *l.o.* par le tube *t.o.* (d'après L. FRÉDÉRICQ).

qui est au dessous V le tracé du ventricule, la troisième P le
tracé de la pulsation cardiaque. Comme les pointes des leviers
sont exactement de même longueur et superposées, il est clair
que les accidents qui se trouvent sur ces trois tracés selon la

même ligne verticale sont synchrones. Le quadrillage imprimé
dans la figure permet de s'en rendre compte ; les lignes verticales de ce quadrillage étant espacées par intervalles de un
dixième de seconde, on peut en outre apprécier la durée de
chacun des actes de la révolution cardiaque ; les lignes hozi-
zontales permettent de comparer plus facilement les différences
d'amplitude des oscillations du levier.

Le tracé de l'oreillette o présente tout d'abord une élévation A de courte durée qui correspond évidemment à la systole

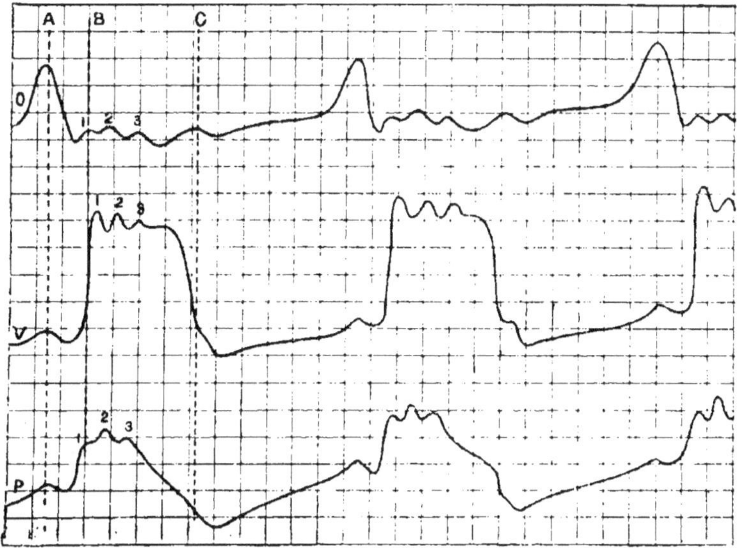

Fig. 23.

Cardiogramme (d'après Marey).

O, tracé de l'oreillette. — V, du ventricule. — P, de la pulsation cardiaque.

de l'oreillette ; après cet accident la ligne du tracé s'élève progressivement jusqu'à la production d'un nouveau soulèvement
systolique, traduisant ainsi le remplissage graduel de l'oreillette
par le sang.

Sur le tracé ventriculaire V on trouve d'abord une petite
oscillation synchrone avec la systole auriculaire et qui exprime
la légère augmentation de pression du sang dans le ventricule

au moment où il est chassé par la contraction de l'oreillette. Aussitôt après la ligne s'élève brusquement très haut en B, se maintient un certain temps à cette hauteur dans un sens à peu près horizontal en formant ce qu'on appelle un *plateau*, puis s'abaisse, mais moins rapidement qu'elle ne s'est élevée. L'ensemble de cette courbe répond à la systole ventriculaire ; son amplitude traduit l'énergie de la contraction, la distance qui sépare la ligne d'ascension de la ligne de descente mesure la durée de la systole qui, on le voit, est au moins trois fois plus grande que celle de la systole auriculaire. La brusquerie de la ligne d'ascension signifie que la pression sanguine atteint très vite son maximum au moment de la contraction ventriculaire et l'horizontalité du plateau témoigne d'une énergie soutenue pendant toute la durée de la systole. On voit de plus que le plateau présente de petites ondulations 1, 2, 3 ; on ne s'accorde pas sur leur cause ; elles sont dues, d'après Marey, au retentissement intraventriculaire des changements de la pression artérielle après l'ouverture des sigmoïdes ; pour d'autres, comme Frédéricq, à des saccades de la contraction du muscle cardiaque. Ces secousses se transmettent au contenu de l'oreillette, car on reconnaît les mêmes ondulations 1, 2, 3 sur le tracé *o*. La ligne de descente du tracé de la systole ventriculaire présente encore à sa partie inférieure en *c* un petit soulèvement. Chauveau et Marey l'ont attribué à la secousse de fermeture des valvules sigmoïdes ; mais Frédéricq pense que les valvules sigmoïdes s'accolent avant la production de ce soulèvement et que ce dernier est dû au *flot de l'oreillette* qui arrive dans le ventricule au moment où se produit le vide postsystolique. Aussitôt après ce ressaut, la ligne du tracé s'élève lentement jusqu'à la systole suivante, indiquant ainsi la réplétion graduelle du ventricule pendant la diastole. Notre figure ne donne que le cardiogramme du ventricule droit ; mais si on enregistre à la fois les tracés des deux ventricules, on constate qu'ils sont absolument synchrones et qu'ils présentent entre eux une grande similitude. Sur la troisième ligne P de la figure la pulsation cardiaque s'affirme par une courbe dans laquelle on peut reconnaître facilement les principaux détails de la révolution cardiaque. Le point culminant de cette courbe correspond à la systole ventriculaire.

Les cardiogrammes dont nous venons de donner l'analyse se rapportent au cœur du cheval; mais peuvent-ils s'appliquer au cœur de l'homme? Il n'y a pas à en douter d'après leur ressemblance avec les tracés que l'on a pris en appliquant des appareils inscripteurs à la surface de la saillie que le cœur formait à l'épigastre dans certains cas d'ectopie chez l'homme.

e. *Durée de la révolution cardiaque.* — Chez l'homme, le cœur battant 70 à 75 fois par minute, on voit de suite que chaque révolution a une durée de moins d'une seconde, soit huit dizièmes de seconde. On peut admettre sans grande erreur que sur ces 0″,8, le cœur en emploie la moitié 0″,4 pour sa systole et la moitié 0″,4 pour sa diastole, et exprimer ce fait d'une façon paradoxale en disant, par exemple, que le cœur se repose douze heures sur vingt-quatre. Sur les 0″,4 que dure la systole, l'oreillette emploie 0″,1 pour sa contraction et le ventricule 0″,3 (chez le cheval, le cœur battant moins fréquemment que chez l'homme, chacun des actes de la révolution cardiaque a aussi une durée plus longue, comme il est facile de le voir dans le tracé cardiographique reproduit plus haut).

Nous pouvons maintenant consigner dans le tableau suivant les différentes phases d'une révolution cardiaque.

RÉVOLUTION CARDIAQUE (0.8 seconde.)

1er TEMPS = 0″,1	2e TEMPS = 0″,3	3e TEMPS = 0″,4
Systole auriculaire. Achèvement de la réplétion ventriculaire.	Systole ventriculaire. Fermeture des valvules auriculo-ventriculaires. Ouverture des sigmoïdes. Entrée du sang dans les artères.	Fermeture des sigmoïdes. Diastole générale. Arrivée du sang dans les oreillettes et les ventricules.

2° Signes extérieurs de la Révolution cardiaque. —
Les signes physiques extérieurs par lesquels se manifeste
la révolution cardiaque et que le médecin utilise en clinique
sont : les *bruits du cœur* et le *choc cardiaque*.

a. *Bruits du cœur.* — L'oreille appliquée sur la poitrine
dans la région précordiale perçoit *deux bruits*, séparés par des
intervalles ou *silences*. Le premier bruit est fort, grave et prolongé ; le second bruit est clair, bref et nettement frappé. Ces
deux bruits sont séparés par un court intervalle appelé *petit
silence ;* un intervalle plus long ou *grand silence* sépare le
second bruit du premier de la révolution suivante, de telle
sorte que le rythme des bruits peut être représenté par la
notation suivante :

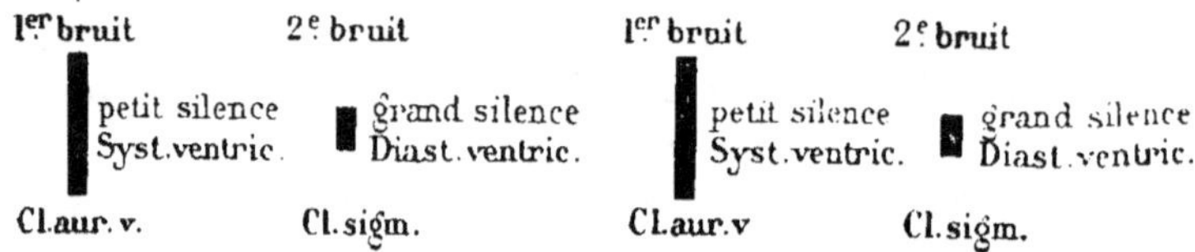

Les caractères propres et différentiels de ces bruits se rapportent à leur *moment*, à leur *timbre*, à leur *siège ;* ils sont
résumés dans le tableau :

CARACTÈRES DES BRUITS DU CŒUR	
1er BRUIT	2e BRUIT
Moment. — Se produit après le grand silence, au début de la systole ventriculaire ; est synchrone avec la pulsation cardiaque et presque synchrone avec le pouls carotidien.	*Moment.* — Se produit après le petit silence à la fin de la systole ventriculaire ou au début de la diastole.
Timbre. — Son timbre est sourd.	*Timbre.* — Son timbre est clair.
Siège. — Son maximum d'intensité se trouve à la pointe du cœur.	*Siège.* — Son maximum d'intensité se trouve à la base du cœur.

Pour savoir à quel moment de la révolution cardiaque correspondent les bruits du cœur, on n'a qu'à ausculter la poitrine de l'animal chez lequel on prend un tracé cardiographique ; on s'aperçoit facilement que le premier bruit coïncide avec l'élévation du levier qui trace la systole ventriculaire et le second bruit avec l'abaissement de la plume. De plus on sent le choc cardiaque au moment précis où l'on entend le premier bruit et si l'on place un doigt sur l'artère carotide on perçoit sensiblement au même instant le choc du pouls. Le petit silence répond d'après cela à la systole ventriculaire, le grand silence à la diastole, et la systole auriculaire se trouve comprise dans le grand silence.

La *cause* des bruits du cœur reçoit une interprétation satisfaisante dans la théorie de ROUANET ou théorie du *claquement valvulaire*. Il faut remarquer d'abord que le premier bruit est parfaitement synchrone à l'occlusion des valvules auriculoventriculaires et que le second bruit coïncide avec la fermeture des sigmoïdes. Or ces valvules doivent vibrer en s'appliquant les unes contre les autres et, par conséquent, produire un son. Telle est la cause des bruits du cœur. Il est possible de le démontrer expérimentalement pour le second bruit. ROUANET ayant détaché d'un cœur l'origine de l'aorte avec ses valvules ainsi qu'une portion du ventricule attenant à l'orifice aortique fixa dans l'aorte un tube vertical et ajusta, d'autre part, une vessie pleine d'eau au segment du ventricule. En comprimant cette vessie on projetait l'eau dans le tube et quand on cessait la compression, la colonne liquide tendait à refluer et fermait les valvules sigmoïdes en produisant un claquement sonore identique au second bruit du cœur. D'autre part si sur un animal dont le cœur a été mis à nu, on maintient les valvules sigmoïdes appliquées contre la paroi aortique en les retenant par de petits crochets enfoncés dans l'artère, on constate que le second bruit disparaît. En appliquant ces données au premier bruit on admet qu'il est dû au claquement des valvules auriculo-ventriculaires ; mais son timbre sourd et grave a fait penser aussi que la vibration des parois ventriculaires elles-mêmes n'était pas étrangère à sa production. De fait, WINTRICH

à l'aide de résonnateurs a pu isoler dans le premier bruit deux
sons dont l'un grave et long serait un son musculaire et l'autre
aigu et bref un son valvulaire.

b. *Choc du cœur.* — Le choc du cœur ou pulsation cardiaque
est cet ébranlement de la paroi thoracique que l'on sent avec
la main appliquée sur la région précordiale plus particulièrement au niveau du cinquième espace intercostal un peu en

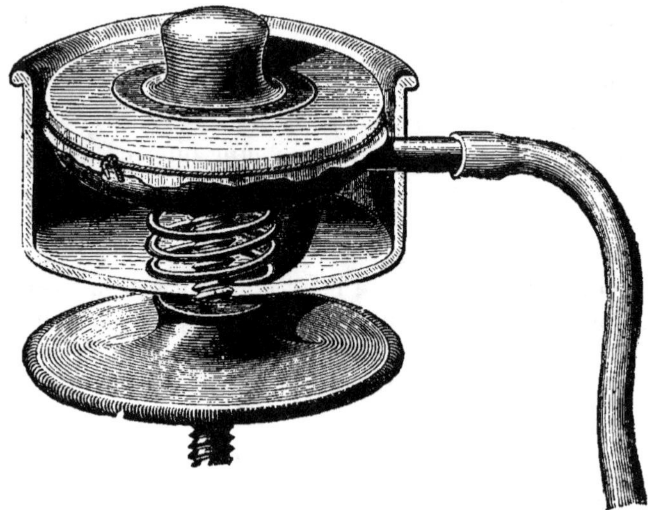

Fig. 24.
Cardiographe de MAREY pour enregistrer la pulsation cardiaque
chez l'homme.

dedans et en bas du mamelon gauche. Le choc du cœur ne doit
pas être rapporté à un mouvement de locomotion de la pointe
du cœur qui primitivement écartée de la paroi thoracique
viendrait frapper celle-ci au moment de la systole : il provient
simplement du durcissement brusque des ventricules pendant
leur contraction. On peut recueillir le tracé de la pulsation
cardiaque chez l'homme au moyen du *cardiographe* de MAREY.
Cet instrument se compose essentiellement d'une capsule à
air fermée sur une de ses faces par une membrane de caoutchouc ; cette membrane élastique est munie d'un bouton dont

la saillie doit être appliquée sur l'espace intercostal où bat la pointe du cœur ; les changements de volume de l'air sont transmis par un tube à un tambour inscripteur. La capsule est en outre logée dans une coquille de bois et une vis de réglage permet d'en faire saillir plus ou moins le bouton.

3° Révolution cardiaque pour le clinicien. — Il est facile de comprendre comment le clinicien interprète la révolution cardiaque maintenant que nous connaissons les signes exté-

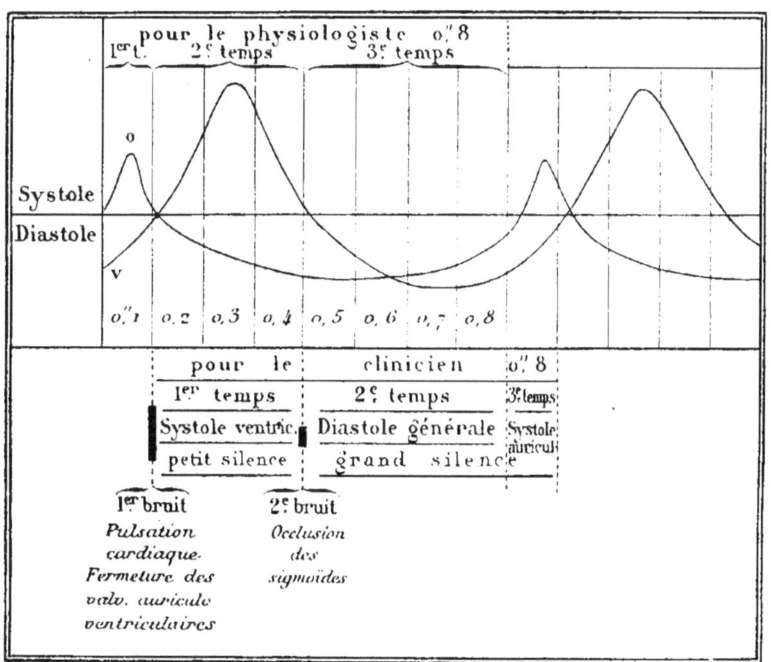

rieurs par lesquels elle se manifeste. Tandis que le physiologiste fait commencer cette révolution à la systole auriculaire, le clinicien la fait débuter au premier signe extérieur : au premier bruit ou à la pulsation, c'est-à-dire à la systole ventriculaire ; et le rythme cardiaque se décompose pour lui en deux phases: une phase systolique commençant au premier bruit et coprenant comme durée le petit silence et une phase diastolique qui débute au deuxième bruit et dure pendant tout le grand silence. La contraction de l'oreillette ou *présystole* est silencieuse, et si quelquefois on la comprend dans une troisième phase, c'est que dans certains cas pathologiques elle peut se traduire par un bruit de souffle surajouté. Le tableau page 143 fera saisir mieux que toute description les détails de la révolution cardiaque pour le physiologiste et pour le clinicien.

4º Travail du cœur. — La force déployée par le ventricule gauche dans la systole peut être évaluée, en tenant compte de la surface intérieure du ventricule et de la hauteur à laquelle s'élève le sang sous l'influence de la pression cardiaque. Si l'on fait communiquer une artère voisine de l'aorte, la carotide par exemple, avec un tube de verre vertical (expérience de HALES) on constate que le sang s'élève dans le tube à chaque systole jusqu'à la hauteur de $2^m,50$. Qu'on se rappelle le principe de la transmission des pressions par les liquides et l'expérience du tonneau de Pascal, et l'on comprendra immédiatement que le ventricule gauche supporte au moment de sa systole le poids d'une colonne de sang ayant pour hauteur $2^m,50$, et pour base la surface intérieure du ventricule. Cette colonne sanguine pèserait 23 kilogrammes chez le cheval. Telle est donc la mesure de la force du ventricule gauche chez cet animal.

Pour le travail utile effectué par le cœur, on l'évalue comme en mécanique $T = PH$. (Le produit du poids d'un corps par la hauteur de soulèvement donne le travail en kilogrammètres.) Si l'on admet que les ventricules lancent à chaque systole 180 grammes de sang, le travail effectué sera donc $180 \times 2^m,50$ $= 0,45$ kilogrammètre pour le ventricule gauche et pour chacune de ses contractions. Mais ce n'est là qu'un calcul approximatif, basé sur cette conception fictive que le cœur puise le sang dans un réservoir inférieur pour l'élever dans un réservoir supérieur. En réalité, dans une estimation rigoureuse du travail du cœur il faudrait encore tenir compte de la vitesse qui est communiquée à la masse de sang mise en mouvement et des résistances vasculaires.

5° Troubles de la Révolution cardiaque. — Ces troubles
fort nombreux ne peuvent évidemment pas faire l'objet d'une
étude détaillée dans ce livre. Nous nous bornerons à indiquer
les modifications de la circulation intracardiaque dans les cas
de rétrécissement ou d'insuffisance des orifices auriculo-ventriculaires et artériels. Il y a *rétrécissement* lorsque l'orifice
est diminué dans ses diamètres et *insuffisance* lorsque les valvules s'adaptent mal et permettent le reflux du sang en sens
inverse de son cours normal. L'un et l'autre trouble sont principalement caractérisés par l'altération des bruits normaux du
cœur et la production d'un bruit de *souffle*, dont l'intensité, le
timbre, le siège, le moment varient suivant l'orifice lésé et la
nature de la lésion. Le bruit de souffle, analogue à celui qu'on
produit en soufflant dans un tube, est dû aux vibrations des
molécules liquides passant d'une partie étroite dans une partie large. Il est facile de s'en rendre compte en auscultant un
tube de caoutchouc dans lequel on fait couler de l'eau ; si on
vient à presser le tube avec le stéthoscope, on entend un bruit
de souffle.

Cela étant, supposons qu'il existe un rétrécissement de l'orifice aortique ; le passage du sang du ventricule dans l'aorte
s'accompagnera d'un bruit de souffle et ce bruit s'entendra
précisément au moment de la révolution cardiaque où est
lancée l'ondée artérielle, c'est-à-dire pendant la systole ventriculaire ou le petit silence (*souffle systolique*). Soit au contraire
une insuffisance du même orifice par suite de la destruction
des valvules sigmoïdes, l'ondée artérielle refluera dans le ventricule quand celui-ci se relâchera, en produisant un bruit de
souffle pendant la diastole ou le grand silence (*souffle diastolique*). Supposons maintenant une insuffisance de l'orifice
mitral ; la valvule mitrale ne fermant plus exactement l'orifice, le sang refluera dans l'oreillette à chaque contraction du
ventricule, ce qui se traduira par un souffle systolique. S'il y
a au contraire rétrécissement de l'orifice mitral, c'est au
moment où le sang est chassé avec force de l'oreillette dans le
ventricule, c'est-à-dire dans la contraction de l'oreillette ou
présystole que se produira le souffle (*souffle présystolique*). Ces

données s'appliquent évidemment au cœur droit comme au cœur gauche. Tout bruit de souffle présente du commencement à la fin une décroissance graduelle d'intensité ; pour le timbre on peut dire d'une manière générale que les souffles systoliques sont rudes et les diastoliques doux ; quant au siège du maximum d'intensité à l'auscultation, il est à la base du cœur pour les souffles qui proviennent des lésions des orifices artériels et à la pointe pour ceux qui sont dus aux lésions des orifices auriculo-ventriculaires.

Il est une autre modification des bruits normaux qu'on entend fréquemment à l'auscultation : c'est le dédoublement du second bruit ; il prend naissance quand la fermeture des sigmoïdes n'est pas absolument synchrone pour l'orifice aortique et pour l'orifice pulmonaire. Dans ce cas le rythme du cœur peut être schématiquement figuré par le signe de prosodie appelé dactyle — ᴗᴗ. D'après POTAIN le dédoublement du second bruit s'entend chez un cinquième des sujets normaux.

§ 3. — CIRCULATION DANS LES VAISSEAUX

Cette étude doit être naturellement divisée en circulation dans les artères, dans les capillaires, dans les veines et dans les lymphatiques. Il faut y ajouter des considérations spéciales pour la circulation pulmonaire.

A) CIRCULATION DANS LES ARTÈRES

Les propriétés des artères dont le jeu intervient dans la circulation, la pression et la vitesse du sang dans le système artériel et les signes extérieurs par lesquels se manifestent leurs variations, tels sont les points fondamentaux autour desquels nous allons grouper les notions qui se rapportent à la circulation artérielle.

1º Propriétés des artères. — Les artères sont élastiques et contractiles, car leur tunique moyenne contient des. fibres élastiques et des fibres musculaires lisses. Ces deux sortes d'éléments ne sont pas répartis uniformément dans le système artériel ; le tissu élastique est plus développé dans les grosses artères, et l'aorte en est presque exclusivement composée, les fibres musculaires au contraire abondent dans les artères de moyen et petit calibre, et la tunique moyenne des artérioles est formée par une couche de fibres musculaires lisses circulaires. *Elasticité* et *contractilité*, telles sont donc les deux propriétés fondamentales des artères. L'étude de la contractilité artérielle sera faite à propos des vaso-moteurs ; l'élasticité seule nous importe pour l'instant.

Lorsqu'on ouvre un gros tronc artériel, le jet de sang qui s'en échappe est saccadé et chaque renforcement du jet répond à une systole ventriculaire ; par la section d'une artériole le sang jaillit au contraire sans saccades et sans intermittences. Pourquoi cette différence ? Elle est due à l'élasticité artérielle. Si les artères étaient des tubes rigides, l'ondée ventriculaire ne pourrait se loger dans les vaisseaux qu'en poussant devant elle une colonne de sang précisément égale ; comme les liquides sont incompressibles, cette poussée se ferait sentir dans tout l'arbre artériel, capillaire et veineux, et la progression du sang se ferait par saccades. Or s'il n'en est pas ainsi, c'est que les artères en raison de leur élasticité se laissent distendre par l'ondée ventriculaire, emmagasinant ainsi une partie de la force déployée par le ventricule dans sa contraction, puis reviennent sur elles-mêmes pendant la diastole, en pressant sur leur contenu et restituant par là l'énergie empruntée au muscle cardiaque. De la sorte l'élasticité artérielle fusionne les secousses et transforme le jet intermittent du cœur en jet continu ; et cet effet est naturellement de plus en plus accentué au fur et à mesure que le sang progresse dans les vaisseaux et s'éloigne du cœur. Il est facile de donner la démonstration physique de ce phénomène au moyen de l'expérience suivante de MAREY. Si deux tubes d'égal diamètre, mais dont l'un est rigide (tube de verre), et l'autre élastique (tube de caoutchouc) sont reliés au moyen d'un branchement en Y à un vase de Mariotte contenant de l'eau, on constate que l'écoulement se fait d'une façon uniforme pour chacun d'eux ; mais que l'on rende l'écoulement du vase intermittent,

7.

en comprimant rythmiquement le tuyau qui relie le vase aux tubes, on voit immédiatement que le jet donné par le tube rigide devient saccadé, tandis que celui qui est fourni par le tube élastique ne présente pas ces intermittences. Si de plus on recueille le liquide qui s'écoule des deux tubes dans ces dernières conditions pendant un temps donné, on s'aperçoit que le débit du tube élastique est plus considérable que celui du tube rigide. Il résulte de ce dernier fait que l'élasticité artérielle favorise aussi le travail du cœur, puisqu'elle accroît le débit. C'est pour ce motif que les lésions athéromateuses qui diminuent l'élasticité des artères sont accompagnées d'une hypertrophie du ventricule gauche ; car pour produire le même effet utile avec des artères rigides le cœur est astreint à un plus grand effort, et c'est pour ce motif que sa musculature se développe, de même que tout muscle soumis à un travail exagéré s'hypertrophie.

2° Pression du sang dans les artères. — La *Pression* ou *tension sanguine* résulte de la réaction élastique des vaisseaux sur leur contenu ; cette pression est très forte dans les artères en raison de la résistance qu'apportent les capillaires au passage du sang ; les systoles ventriculaires accumulent le sang dans les artères jusqu'à ce que sa pression ait acquis une valeur suffisante pour vaincre cette résistance à l'écoulement. Comment mesure-t-on cette pression et quelle en est la valeur ?

a. *Mesure de la pression sanguine.* — Pour mesurer la pression sanguine, on se sert des manomètres des physiciens. Soit un tube en U à moitié rempli de mercure ; si l'on fait communiquer une de ses branches avec la cavité d'une artère, le mercure s'abaissera dans cette branche, s'élèvera dans l'autre et la dénivellation représentera en colonne de mercure la pression artérielle. Tel est le manomètre en U qu'employa POISEUILLE. Pour empêcher le sang d'arriver dans le manomètre et de s'y coaguler, on remplit le tube qui communique avec l'artère d'une solution anticoagulante (carbonate ou oxalate de soude). Pour recueillir un tracé de la pression sanguine

on fait reposer à la surface du mercure dans la branche libre
du manomètre un petit flotteur qui supporte une tige légère
terminée par un style inscripteur. Ce
flotteur subit de la sorte toutes les oscillations du mercure et marque sur
un cylindre enregistreur la courbe de
la pression sanguine. Ainsi se trouve
réalisé l'appareil de Ludwig appelé *kymographion*.

On peut encore inscrire la courbe de
la pression avec les manomètres élastiques. Le plus simple de ces appareils
est le *sphygmoscope* de Chauveau et
Marey; il consiste en une ampoule de
caoutchouc remplie de la solution anticoagulante et reliée par un tube à

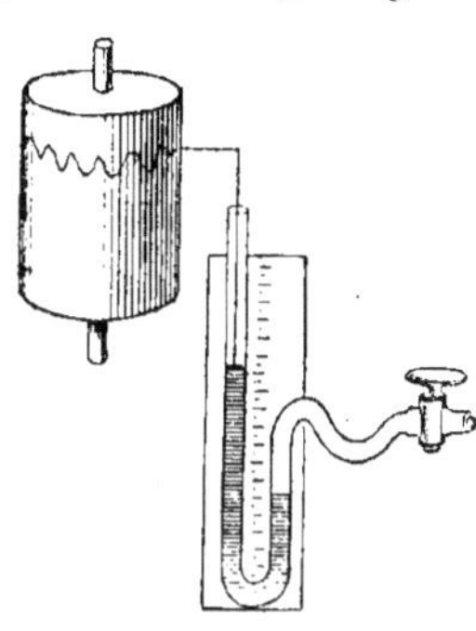

Fig. 25.

Schéma du kymogra-
phe de Ludwig.

l'artère; cette ampoule est logée dans un manchon de verre
dont la cavité bien close est remplie d'air et mise en communication avec un tambour inscripteur; les mouvements d'expansion et de retrait de l'ampoule produisent ainsi des déplacements d'air que l'on peut enregistrer. Le *manomètre métal-*

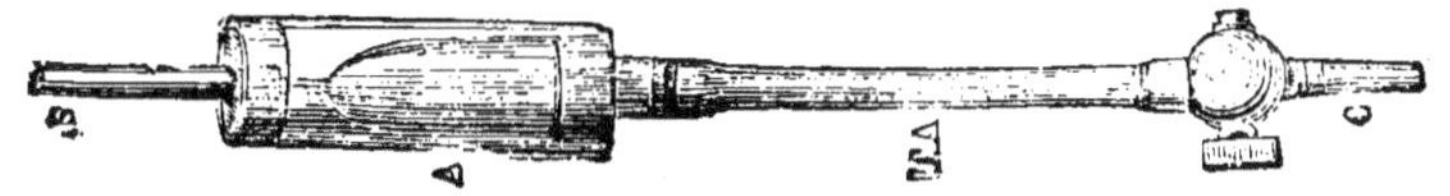

Fig. 26.
Sphygmoscope.

A, manchon de verre contenant l'ampoule de caoutchouc. — CA, tube mettant en
communication l'ampoule avec l'artère. — S, tube faisant communiquer la cavité du
manchon A avec un tambour enregistreur.

lique inscripteur de Marey n'est pas autre chose qu'un sphygmoscope dans lequel l'ampoule de caoutchouc est remplacée
par une capsule de baromètre anéroïde. Cette capsule est
contenue dans un récipient à parois inextensibles rempli
d'eau et relié à un tambour inscripteur.

b. *Analyse de la courbe de la tension artérielle.* — La pression dans les gros troncs artériels comme la carotide est de

15 à 16 centimètres de Hg chez le chien : de 5 à 9 chez le lapin,
de 28 chez le cheval ; chez l'homme on peut l'évaluer à environ
16 centimètres. Ce chiffre représente la *pression moyenne* entre
les maxima et les minima, car la courbe de la tension sanguine
prise avec le kymographe n'est pas une ligne droite, mais une
ligne ondulée ; ce qui signifie que la valeur de la pression n'est

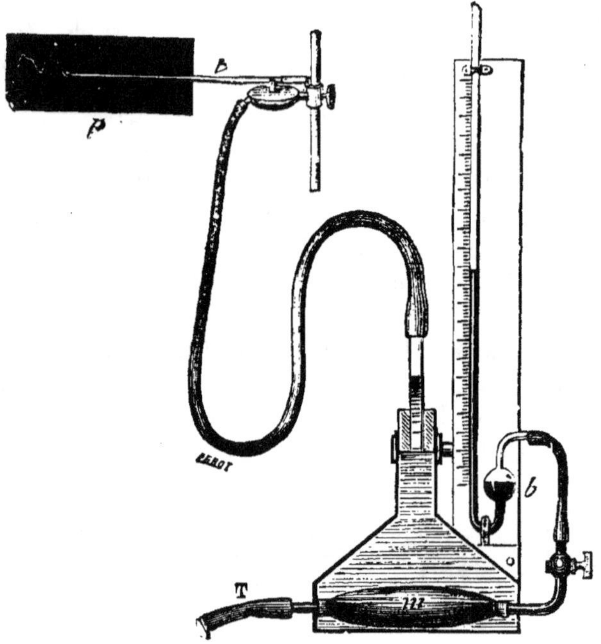

Fig. 27.
Manomètre métallique inscripteur.

T, tube qui sert à établir la communication avec l'artère. — *m*, ampoule métallique contenue dans un récipient plein d'eau et surmonté d'un tube de verre relié
par un tube de caoutchouc à un tambour enregistreur. L'ampoule *m*, communique
d'une part avec le tube T, d'autre part avec un manomètre à mercure *b*, indiquant
sur une tige graduée la valeur de la pression.

pas uniforme, mais varie constamment. Les ondulations de la
ligne sont de plusieurs ordres (voy. fig. 38, p. 145), les plus petites
de faible amplitude sont synchrones avec les pulsations du
cœur ; on comprend facilement que pendant la diastole cardiaque, les artères revenant sur elles-mêmes en chassant leur

contenu à travers les capillaires, la tension sanguine doit
baisser; puis la systole survenant, le sang qui est lancé dans
l'aorte fait hausser la pression. Il se produit ainsi une série
d'oscillations qui indiquent les maxima et les minima de la
pression et qui donnent à la ligne du tracé un aspect denté.
Les minima constituent la *pression constante*, les maxima la
pression variable; si par exemple le mercure du manomètre
oscille entre 16 et 17 centimètres de Hg, c'est 16 qui est la
pression constante et 17 la pression variable. La ligne de la
pression présente encore de grandes oscillations isochrones aux
mouvements respiratoires et qui proviennent des changements
de tension auxquels sont soumis les vaisseaux dans le thorax
et l'abdomen pendant l'inspiration et l'expiration; enfin on y
distingue encore des ondulations plus lentes que l'on peut
rapporter à des contractions et relâchements rythmiques des
petits vaisseaux (voyez *Vaso-moteurs*).

La pression sanguine n'a pas une valeur égale dans toute
l'étendue de l'arbre artériel, et de même que dans l'écoulement d'un liquide par un tuyau de conduite la pression va en
diminuant à mesure qu'on s'éloigne du point de pénétration
du liquide dans le tuyau (expérience de BERNOUILLI), de même
dans le système artériel la pression s'abaisse progressivement
des grosses aux petites artères. On peut le démontrer facilement à l'aide du manomètre différentiel de Cl. BERNARD qui
n'est pas autre chose qu'un manomètre en U dont les deux
branches peuvent être mises simultanément en communication avec deux artères. Si on relie les deux carotides aux
branches du manomètre, le niveau du mercure ne bouge
pas; mais si le calibre des artères est différent (crurale et
tibiale par exemple) le mercure s'abaisse dans la branche qui
communique avec l'artère dont la pression est plus forte
(crurale dans l'exemple choisi) et s'élève dans l'autre.

La pression artérielle étant soumise à deux facteurs : l'impulsion cardiaque d'une part et la résistance des capillaires de
l'autre, il est clair que les variations de sa valeur seront sou-
mises aux variations de ces deux facteurs. Ainsi elle augmen-
tera si le cœur accroît l'énergie de ses contractions ou si les

petits vaisseaux se resserrent; elle baissera au contraire si le
cœur faiblit ou si les capillaires se dilatent. Ces actions, cardiaque et vasculaire, sont régularisées par le système nerveux
de façon à ce que la pression n'oscille que dans certaines
limites : ainsi le cœur atténue la force de ses contractions et bat
moins vite lorsque la constriction des petits vaisseaux élève la
pression ; la tension sanguine vient-elle au contraire à diminuer, le cœur accélère ses battements. En somme, le cœur
règle ses mouvements d'après la résistance à vaincre, comme
l'a démontré MAREY. Il est évident encore que la valeur de la
pression varie suivant la quantité de sang contenue dans les
vaisseaux ; tout ce qui augmente cette quantité (absorption des
boissons par exemple) élève la pression ; tout ce qui diminue
la masse sanguine (hémorragie) l'abaisse.

3° Vitesse du sang dans les artères. — Le temps que
met le sang à parcourir complètement le circuit vasculaire ou
la durée de la circulation est essentiellement variable suivant
la distance des capillaires au cœur; un globule sanguin doit
évidemment mettre moins de temps pour parcourir le cycle
des coronaires que pour revenir au cœur après avoir passé par
les capillaires du pied. La vitesse moyenne de la circulation
pour un circuit de longueur moyenne a cependant pu être
évaluée assez exactement par le procédé d'HERING. On pose
une ligature sur une veine et l'on injecte dans son bout cardiaque une solution de prussiate de potasse, puis on recueille
de seconde en seconde le sang qui s'échappe par une incision
faite à son bout périphérique; dès que le prussiate de potasse
peut être décelé dans l'échantillon recueilli (coloration bleu de
Prusse avec perchlorure de fer), c'est que le sang a parcouru
un cycle circulatoire complet. On admet d'après les résultats
de cette expérience faite sur la veine jugulaire ou la veine
crurale du chien, que la durée de la circulation est approximativement de vingt-trois secondes chez l'homme.

Mais pour mesurer la vitesse du sang en un point donné du
système vasculaire, il faut avoir recours à des appareils spéciaux
que l'on interpose sur le trajet d'un vaisseau (*hemodromomètres*

ou *hémotachomètres*). L'hémodromomètre de Volkmann est un long tube en U dont on adapte chaque branche aux bouts du vaisseau sectionné ; le temps que met le sang à en parcourir la longueur indique la vitesse. Le compteur ou *stromuhr* de Ludwig repose sur le même principe, mais le tube en U est beaucoup plus court et ses branches sont en forme de boules dont la capacité est connue ; d'après la quantité de sang qui passe dans l'appareil dans un temps donné on déduit la vitesse. Tout autre est le principe de l'hémotachomètre de Vierordt ; la vitesse du sang est calculée d'après l'inclinaison que le courant sanguin fait subir à un pendule suspendu dans une petite caisse que l'on interpose sur le trajet d'un vaisseau. L'hémodromomètre de Chauveau est un appareil du même genre basé sur ce fait : si on enfonce une aiguille dans une artère, bien perpendiculairement à ses parois, la pointe de cette aiguille frappée par le courant sanguin s'inclinera et la partie extérieure au vaisseau formera un levier propre à accentuer la déviation ; l'intensité de cette déviation donnera la mesure de la vitesse. L'appareil de Chauveau est un tube de laiton (ES fig. 30) qu'on interpose sur le trajet d'un vaisseau et qui porte en un point de sa surface un orifice fermé par une membrane de caoutchouc. Une aiguille (CC') traverse cette membrane ; elle se termine en palette dans l'intérieur du tube et se meut à l'exté-

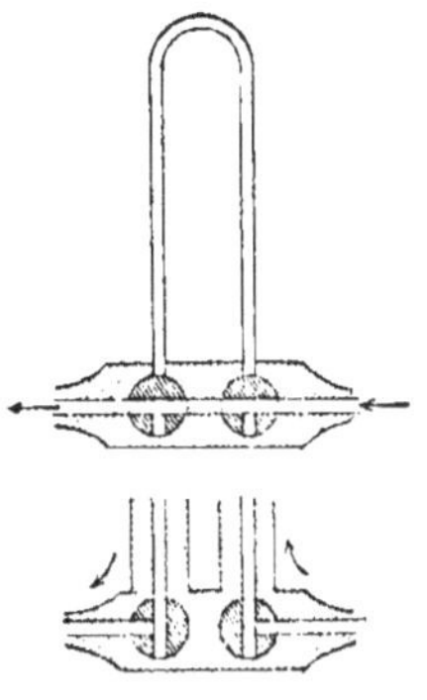

Fig. 28

Schéma de l'hémo-
dromomètre de
Volkmann.

A, disposition des ro-
binets de l'appareil dans
laquelle le sang ne passe
pas dans le tube en V.
— B, disposition des ro-
binets permettant le pas-
sage.

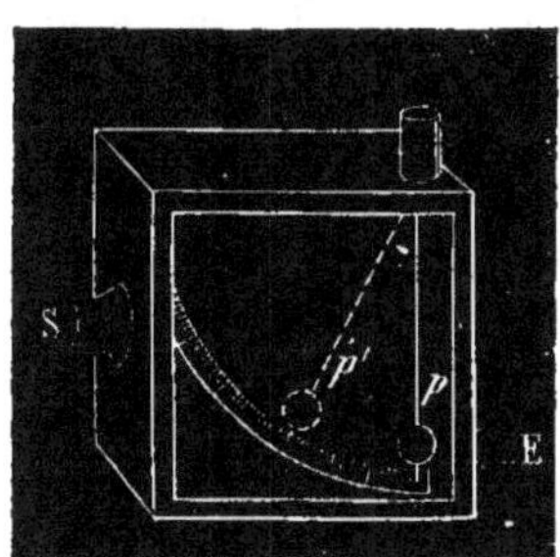

Fig. 29.
Hémotachomètre de Vie-
rordt.

E, S, tubes qui doivent être
mis en communication avec les
deux bouts du vaisseau sectionné.
— *p*, pendule. — *p'*, position que
prend le pendule sous l'impulsion
du jet sanguin arrivant par E.

rieur sur un cadran divisé : on peut la convertir en style inscripteur et l'appareil devient un *hémodromographe* ou enregistreur de vitesse.

Les résultats obtenus avec ces appareils montrent que la
vitesse du sang, de même que sa pression, diminue dans les
artères de l'aorte aux capillaires ; ainsi tandis qu'elle est chez
le cheval de 200 millimètres par seconde dans la carotide, elle

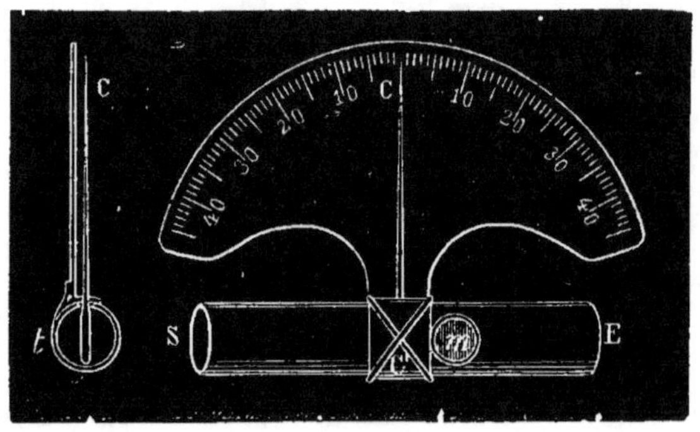

Fig. 30.

Hémodromomètre de Chauveau : à droite vu de face ; à gauche en
coupe.

n'est plus que de 165 millimètres dans la maxillaire et de
56 millimètres dans la métatarsienne. Nous en avons déjà donné
la raison en comparant l'évasement du cône artériel à l'élar-
gissement du lit d'une rivière ; lorsque le lit d'une rivière s'étale
en surface, le courant en devient moins rapide. La vitesse est
donc en raison inverse du calibre total des vaisseaux. Elle
dépend des différences de pression que subissent les molécules
liquides en amont et en aval du point exploré et se trouve
d'autant plus rapide que cette différence est plus grande, de
même que la vitesse d'écoulement d'une rivière devient d'autant
plus grande que la pente est plus forte. La vitesse du sang n'est
uniforme que dans les petites artères ; dans les grosses elle
présente comme la pression des oscillations et des renforce-
ments synchrones avec la systole cardiaque ; on obtient avec
l'hémodrographe de Chauveau une courbe de la vitesse dans

laquelle on voit l'aiguille de l'appareil tracer un brusque crochet
au moment où la pression s'élève dans l'artère sous l'effort
systolique du cœur.

4° Signes extérieurs de la circulation dans les artères.

— Ces signes sont : les mouvements de locomotion des artères,
le pouls et le changement de volume des organes.

a. *Locomotion des artères.* — Nous avons dit que les artères
en raison de leur élasticité se laissent distendre par l'ondée
ventriculaire. Cette dilatation répartie sur tout le système
artériel permet aux artères de loger la charge additionnelle
de sang lancée par le ventricule gauche à chaque systole;
mais pour une artère donnée la distension est tellement minime
qu'elle échappe à nos sens et qu'on ne peut la mettre en évidence qu'avec des appareils délicats. POISEUILLE démontra la

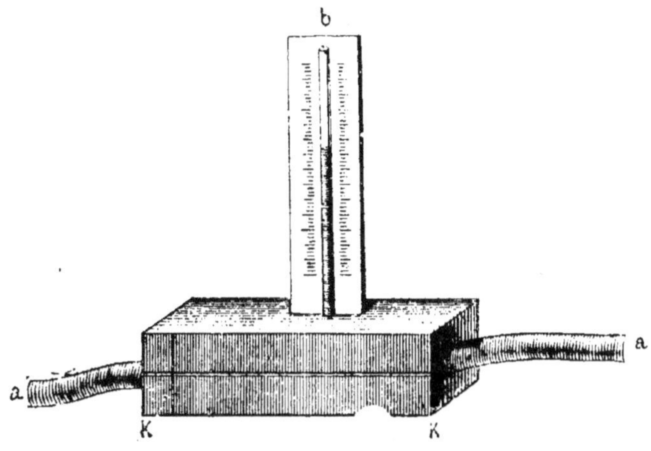

Fig. 31.

Appareil de POISEUILLE pour démontrer la dilatation des artères.

dilatation des artères en renfermant un de ces vaisseaux (aa)
dans une boîte étanche (KK) surmontée d'un tube capillaire b,
le tout rempli d'eau. Il vit alors l'eau s'élever dans le tube capillaire à chaque systole ventriculaire et s'abaisser à chaque diastole, traduisant ainsi les mouvements d'expansion et de retrait

de l'artère. Il y a donc une diastole et une systole artérielle correspondant respectivement à la systole et à la diastole ventriculaires. Il se produit aussi un mouvement de locomotion de l'artère dans le sens de l'axe; au moment de la systole ventriculaire, l'artère tend à s'allonger; si elle est coupée et liée comme dans le moignon d'un membre amputé, on voit son extrémité saillir hors des chairs à chaque systole; si elle est fixée à ses deux extrémités, elle devient sinueuse.

b. *Pouls*. — Le *pouls* est cette sensation de choc éprouvée par le doigt qui palpe une artère en la déprimant sur un plan résistant. Il est dû au changement brusque de la tension artérielle au moment du passage de l'onde qui prend naissance dans l'aorte sous l'impulsion du ventricule. Cette ondulation se propage jusqu'aux capillaires, où elle s'éteint, avec une vitesse de 9 mètres par seconde. Il ne faut par conséquent pas confondre cette vitesse de l'onde (*forma materiæ progrediens*) avec la vitesse de la masse liquide qui est, comme on se le rappelle, bien plus faible. Pour que le pouls soit senti il faut que le doigt déprime le vaisseau de façon à se substituer à la force élastique de ses parois, et pour que l'artère soit déprimée il est nécessaire qu'elle repose sur un plan résistant; aussi ne perçoit-on que très difficilement le pouls des artères qui se trouvent entourées de parties molles. Le pouls ayant pour cause le durcissement de l'artère au moment du passage de l'onde, il est clair qu'il ne doit pas être synchrone pour toutes les artères, puisque l'onde met un certain temps à parcourir l'arbre artériel. Presque synchrone avec la systole cardiaque pour les grosses artères voisines du cœur, la carotide par exemple, le pouls présente un retard de plus en plus considérable sur cette systole au fur et à mesure qu'on s'éloigne du cœur; ainsi le retard est de 0″159 pour la radiale, de 0″193 pour la pédieuse.

Le pouls peut présenter des différences de caractères qu'un doigt très exercé arrive à saisir; mais cette éducation spéciale du toucher à laquelle les anciens médecins attachaient tant d'importance, n'est plus aussi utile aujourd'hui que l'on peut à l'aide de la méthode graphique prendre la courbe du pouls.

Les appareils employés dans ce but sont les *sphygmographes*.
Le plus répandu est celui de MAREY. Le but de cet instrument
est d'amplifier considérablement au moyen d'un levier le

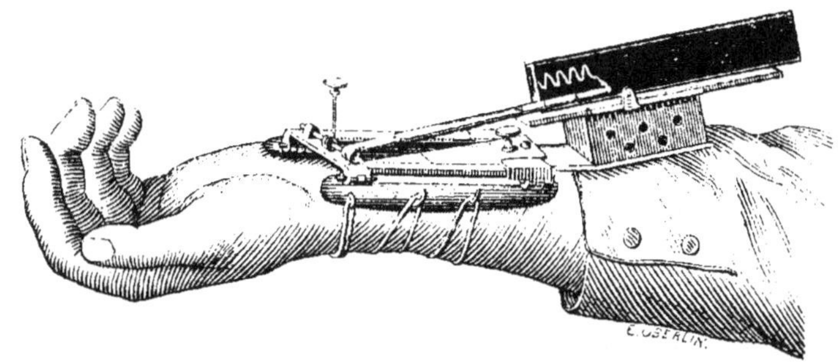

Fig. 32.
Sphygmographe de MAREY.

mouvement que subit sous le passage de l'onde la paroi artérielle déprimée. Pour cela un ressort terminé par un bouton
est maintenu sur l'artère de manière à la comprimer ; il fait
l'office du doigt ; une tige verticale implantée sur ce ressort
transmet les mouvements de la paroi du vaisseau à un levier ;

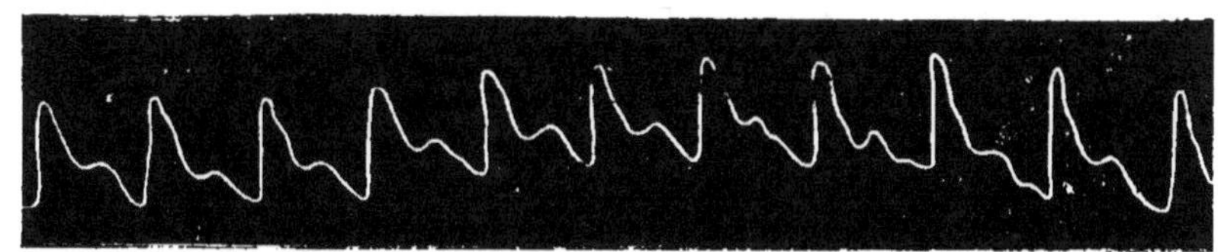

Fig. 33.
Sphygmogramme. Élévation de l'ensemble de la ligne du tracé du
pouls radial gauche sous l'influence de l'élévation du bras droit.
VIAULT et JOLYET.

ce levier est mobile autour d'un point fixe à une de ses extrémités, et terminé à l'autre extrémité par une pointe écrivante ;
une bande de papier enfumé, animée d'un mouvement uniforme par un mécanisme d'horlogerie se meut devant la
plume de façon à recueillir le tracé.

Le *sphygmogramme* ou tracé du pouls présente une série

de courbes qui se succèdent avec régularité et dont chacune
correspond à une pulsation et à un battement du cœur
(fig. 33.)

Dans l'analyse du tracé de la pulsation (fig. 34), on doit distinguer une période d'ascension AE, un sommet E, et une
période de descente EC. La distance AC mesure la durée de
la pulsation, la ligne verticale EB son amplitude. La ligne
d'ascension est droite et pres-
que verticale, ce qui signifie
que la diastole artérielle est
brève. Plus cette ligne se rapproche de la verticale plus la
distension de l'artère est brusque (par exemple dans l'insuffisance aortique). Le sommet de la pulsation forme un

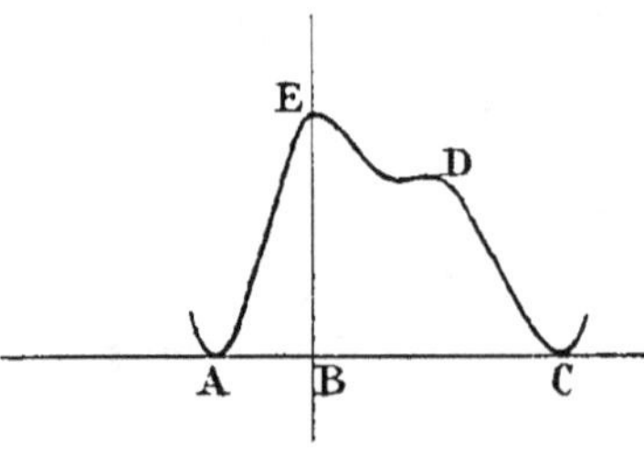

Fig. 34.
Analyse d'une courbe de la pulsation.

angle plus ou moins aigu et la ligne de descente succède
en général immédiatement à la ligne d'ascension. Ce sommet se modifie dans certaines conditions physiologiques ou
pathologiques ; il peut présenter un plateau lorsque la tension
sanguine est très forte ou bien encore lorsque les artères
ont perdu de leur élasticité (*athérome*). Il forme un crochet
très aigu dans l'insuffisance aortique, car dans ce cas le
retrait de l'artère succède instantanément à sa distension, à
cause de la chute brusque de pression qui se produit après
chaque systole par reflux du sang dans le ventricule. La
ligne de descente du sphygmogramme est beaucoup plus
inclinée que la ligne d'ascension parce que la systole artérielle
est plus lente que sa diastole. De plus au lieu d'être droite
cette ligne de descente présente un petit soulèvement en D,
ou *dicrotisme*. Le dicrotisme est dû à une onde secondaire
parcourant le système artériel à la suite de l'onde principale.
Il peut s'en former du reste plusieurs successives (pouls tri-
crote, polycrote). L'onde secondaire du dicrotisme doit prendre
naissance par réflexion de l'onde principale sur les valvules
sigmoïdes au moment de leur fermeture, car la destruction de

ces valvules fait disparaître le dicrotisme. Celui-ci se montre aussi parfaitement dans le tracé du pouls obtenu en faisant arriver directement un jet de sang artériel sur une bande de papier animée d'un mouvement de translation uniforme (*tracé hémautographique* de LANDOIS). Dans quelques cas où le dicrotisme est très accusé (fièvre typhoïde par exemple), on peut le sentir avec le doigt ; on dit alors que le pouls est *bis feriens*.

La fréquence des pulsations est de 65 à 75 par minute chez l'adulte, plus grande chez l'enfant ; elle diminue pendant le repos, le sommeil, augmente après les repas, par l'exercice musculaire, par le simple passage du décubitus horizontal à la station debout. Les pulsations s'accélèrent dans la fièvre et atteignent le chiffre de 80, 100, 120 par minute. L'amplitude de la pulsation dépend, l'amplification par le levier mise à part, de l'excursion du mouvement de la paroi artérielle. Cette amplitude est généralement en rapport inverse avec la pression sanguine ; ainsi quand la pression est forte, si les vaisseaux sont distendus par une grande masse de sang, le pouls est dur, mais sans grande amplitude ; que l'on pratique alors une saignée et l'artère devenant plus dépressible donnera un pouls plus mou, mais aussi plus ample. On voit par là que le sphygmographe ne peut pas donner d'indications précises sur la valeur absolue de la tension artérielle. Pour évaluer cette dernière en clinique, on se sert quelquefois d'appareils appelés *sphygmomètres* qui sont destinés à mesurer l'effort nécessaire pour écraser le pouls radial. Le sphygmographe peut cependant indiquer les variations de la pression. En effet la série des courbes de la pulsation se trouve ordinairement sur une même *ligne d'ensemble* horizontale ; mais cette ligne peut s'élever ou s'abaisser suivant les variations de la tension artérielle ; ainsi les efforts respiratoires la modifient, elle s'abaisse dans l'inspiration et s'élève dans l'expiration ; elle s'élève lorsque la tension sanguine s'accroît par compression d'une grosse artère, par l'élévation d'un bras (comme dans la figure ci-dessus), etc.

Si l'on enregistre en même temps que le pouls le tracé de la pulsation cardiaque, on peut se rendre un compte exact du retard du pouls sur la systole ventriculaire. Cette recherche est très importante en clinique dans certains cas ; lorsque le retard est plus considérable qu'à l'état normal, il peut indiquer la présence d'un anévrisme sur le trajet de l'artère explorée. En effet le sac anévrismal en raison de l'élasticité de ses parois absorbe une partie de l'onde en se dilatant. Il en résulte que le pouls est non seulement retardé au-dessous d'un anévrisme, mais encore déformé et représenté par une ligne onduleuse, l'impulsion intermittente du cœur étant transformée, du fait de cette élasticité, en impulsion continue, comme dans les artérioles.

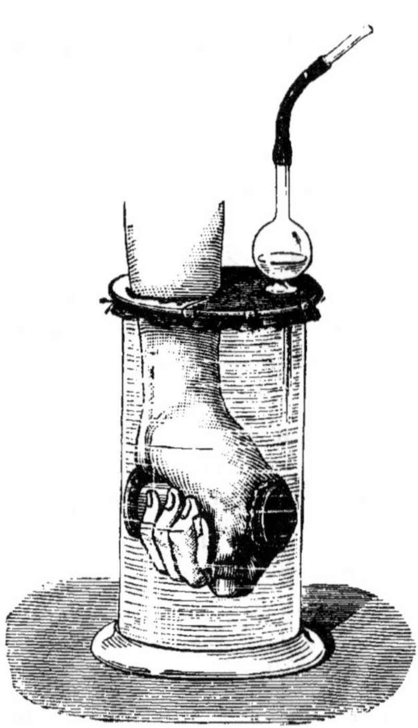

Fig. 35.
Appareil de Buisson modifié par Fr. Franck pour mesurer les variations de volume d'un membre.

c. Changement de volume des organes. — Les organes recevant un grand nombre d'artères doivent présenter évidemment des mouvements d'expansion et de retrait synchrones à la diastole et à la systole artérielles. Effectivement ils augmentent de volume au moment où la charge additionnelle de sang leur arrive et diminuent en exprimant le sang dans les veines à travers les capillaires. Il y a donc un pouls des organes, provenant de la totalisation des dilatations et retraits partiels de chaque artère. Il est facile de le mettre en évidence et de l'enregistrer au moyen des appareils nommés *pléthysmographes.* Ces appareils (de Piégu, Mosso, Buisson, etc.), reposent tous sur le même principe :

un membre ou l'extrémité d'un membre est enfermé dans
une boîte hermétiquement close, remplie d'eau et surmontée
d'un tube dans lequel l'eau s'élève à une certaine hauteur ;
les variations du niveau de l'eau dans ce tube indiquent
les mouvements d'expansion et de retrait du membre, et il est
possible de les enregistrer en reliant l'extrémité du tube à
un tambour inscripteur. Pour certains organes cette disposition expérimentale est en partie réalisée naturellement ; ainsi
pour avoir le pouls du cerveau qui est contenu dans une
boîte osseuse inextensible, il suffit de fixer un tube rempli
d'eau dans une ouverture faite à la paroi cranienne avec le
trépan. Pour d'autres organes comme le rein, la rate qui
reçoivent leurs vaisseaux par un pédicule, on peut recueillir
leurs variations de volume en les enfermant dans des boîtes
spéciales adaptées à leur forme et permettant de laisser passer
le pédicule par un orifice (*oncographes*). Par tous ces procédés
on obtient une courbe dans laquelle sont représentés non seulement les éléments du pouls, mais encore de grandes ondulations indiquant les variations de la quantité de sang qui se
trouve en circulation à un moment donné dans un organe.
La *pléthysmographie* ou *sphygmographie volumétrique* est donc
une méthode très importante pour l'étude des circulations
locales.

B) Circulation dans les capillaires

Les capillaires au point de vue histologique sont des tubes
simplement limités par un endothélium ; mais au point de vue
physiologique on peut comprendre aussi sous ce nom les dernières ramifications des artères et des veines douées de contractilité ; ce n'est pas à dire cependant que les vrais capillaires ne puissent pas modifier leur calibre ; car le protoplasme
des cellules endothéliales est évidemment irritable et contractile. Lorsqu'on examine au microscope la membrane interdi-
gitale d'une grenouille ou bien encore le mésentère, le poumon,
on assiste au magnifique spectacle de la circulation capillaire.
On voit les globules rouges filer à l'intérieur des vaisseaux
dans un sens différent suivant qu'ils sont contenus dans des

artérioles ou des veinules, et s'allonger pour passer dans des
capillaires de diamètre plus petit que le leur ; si l'on fixe son
attention sur un capillaire de moyen calibre on s'aperçoit que
les globules rouges forment dans l'axe du vaisseau une colonne
sombre séparée de la paroi par une couche transparente et
que ceux qui sont plus près de l'axe sont animés d'un mouvement de translation plus rapide que ceux qui sont voisins de
la paroi. De même que dans une rivière le courant est plus
rapide au milieu de la rivière que sur ses bords, de même
dans les vaisseaux capillaires l'observation démontre que la
vitesse du sang est plus grande au centre que près de la paroi.
La couche de plasma périphérique est peu mobile (*couche
adhésive*) et on y voit s'accumuler les globules blancs qui, en

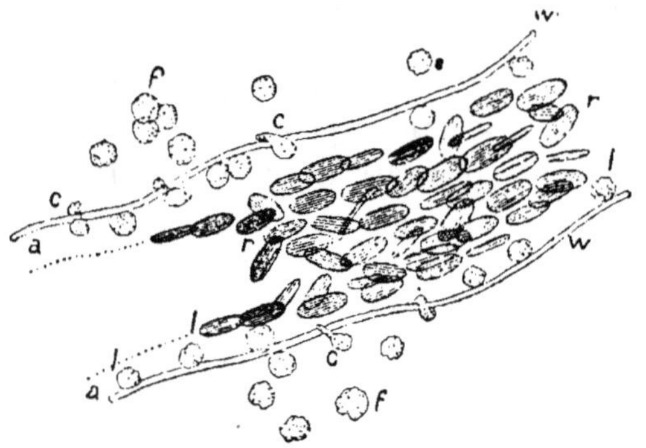

Fig. 36.

Diapédèse des leucocytes à travers la paroi d'un capillaire du
mésentère de la grenouille.

w, paroi du vaisseau. — *aa*, couche adhésive de Poiseuille. — *rr*, hématies. —
ll, leucocytes cheminant le long de la paroi vasculaire. — *cc*, leucocyte à un premier
stade de migration à travers la paroi. — *ff*, leucocytes qui ont traversé la paroi
(Viault et Jolyet).

raison de leur forme irrégulière et de leurs mouvements amiboïdes, adhèrent à la paroi et sont moins facilement entraînés
que les globules rouges par le torrent circulatoire ; ces leucocytes grâce à leurs pseudopodes s'engagent même à travers
l'endothélium et le traversent en le perforant sans cependant
laisser trace de leur passage, car le protoplasma de la cellule

endothéliale par sa tension élastique répare immédiatement la brèche. Les globules blancs émigrent de la sorte à l'extérieur des capillaires ; c'est le phénomène de la *diapédèse*, phénomène normal, physiologique, mais qui s'exagère considérablement dans l'inflammation.

La circulation dans les capillaires se fait sous l'action impulsive du cœur, par *vis a tergo* ; il est difficile d'évaluer la pression du sang dans ces petits vaisseaux ; on l'a mesurée approximativement en déterminant le poids qui est nécessaire pour arrêter par compression la circulation périphérique ; on a trouvé ainsi que pour la peau du doigt la pression intra-capillaire est de 37 millimètres de mercure. Quant à la vitesse du sang dans les capillaires elle doit être réduite au minimum, puisque l'ensemble de ces vaisseaux constitue la partie la plus élargie du cône vasculaire. Elle est de 0^{mm},50 par seconde, d'après VALENTIN, dans les capillaires de fin calibre.

C) CIRCULATION DANS LES VEINES

Les veines sont élastiques et très dilatables, et bien que leurs parois soient plus minces que celles des artères, elles sont cependant plus résistantes à la distension que ces dernières. La direction centripète du cours du sang dans les veines, démontrée par HARVEY, apparaît clairement quand on comprime un de ces vaisseaux ; le bout central de la veine se vide de sang, tandis que son segment périphérique se gonfle : si on cesse la compression, le sang se précipite dans la partie vide et la remplit aussitôt. Quand on pose sur la racine d'un membre une ligature modérément serrée de façon à ne pas comprimer l'artère, on voit les veines se distendre au-dessous de la ligature, et si l'on incise un de ces vaisseaux le sang en jaillit avec force : c'est de cette façon que se pratique la saignée. A l'état normal le sang n'est soumis dans le système veineux qu'à une faible pression et ne sort que lentement, en *bavant*, par l'ouverture d'une veine. Cette pression, reliquat de la force impulsive du cœur après la traversée des capillaires par le sang (*vis a tergo*), est la cause principale de la circulation veineuse. Elle est du reste très variable ; pour les grosses veines on peut l'estimer au 1/10 ou au 1/20 de la pression dans l'artère correspondante ; dans les veines voisines du cœur la pression peut même devenir négative ; c'est-à-dire que le sang peut y être soumis à une aspiration. D'une façon générale, la pression, de même que la vitesse du sang, augmente des capillaires au cœur en raison du rétrécissement progressif du cône veineux.

La *vis a tergo* serait cependant parfois insuffisante à faire progresser le sang, si des forces adjuvantes ne venaient l'y aider. Ces causes accessoires de la circulation veineuse sont : l'action de la pesanteur, les contractions musculaires, les battements artériels, l'aspiration thoracique. La pesanteur favorise la circulation dans les veines de la tête et aussi dans les veines des membres supérieurs, lorsqu'on élève les bras, mais par contre elle serait un grand obstacle à la circulation dans les veines de la partie inférieure du corps si une disposition spéciale ne venait en atténuer les inconvénients ; en effet les valvules des veines fragmentent la colonne sanguine de façon à la soutenir et à l'empêcher de peser de tout son poids sur les veines situées inférieurement ; de plus, par leur situation et leur forme, les valvules ne permettent le cours du sang que dans le sens centripète, ce qui fait que toute compression d'une veine tend à chasser le sang vers le cœur. Or cette compression des veines se produit à tout moment par la contraction musculaire ; c'est pour ce motif que dans la saignée pour accélérer l'écoulement du sang par la plaie veineuse, on ordonne à l'opéré de fermer et d'ouvrir alternativement la main afin de contracter les muscles de l'avant-bras. Cette compression des veines est encore réalisée par chaque expansion artérielle des organes contenus dans une enveloppe inextensible ou peu extensible ; dans le crâne, par exemple chaque systole cardiaque en augmentant le volume du cerveau chasse une certaine quantité de sang du système veineux ; il en résulte que le sang des sinus craniens est animé de pulsations ; un pareil phénomène peut se produire dans les organes contenus dans une capsule fibreuse. Remarquons encore que les grosses veines des membres étant renfermées avec l'artère

correspondante dans une même gaine, chaque diastole artérielle doit comprimer légèrement la veine ; cette circulation
par influence, comme on l'a appelée, est rendue encore plus
efficace, lorsque l'artère est complètement entourée par le
sang veineux (comme l'artère carotide interne dans le sinus
caverneux).

La plus importante des causes adjuvantes de la circulation
veineuse est sans contredit l'aspiration thoracique. En raison du
vide pleural une certaine masse de sang se trouve constamment
attirée et retenue dans les grosses veines intrathoraciques ; de
plus au moment de l'inspiration il y a renforcement de l'aspiration thoracique et le sang veineux se trouve attiré avec plus
de force vers le cœur. Cette aspiration se fait aussi sentir dans
les veines voisines du thorax ; l'expérience de BARRY le
démontre bien : si l'on adapte au bout central de la veine
jugulaire à la base du cou un tube recourbé en forme de siphon
dont l'extrémité inférieure plonge dans un vase rempli d'eau,
on voit l'eau s'élever dans le tube à chaque inspiration et
finalement passer dans la veine. La veine jugulaire peut
transmettre très loin l'aspiration thoracique parce qu'elle est
maintenue béante par les plans aponévrotiques qui l'entourent
et qu'elle ne s'affaisse pas sous l'influence de la pression
atmosphérique. C'est ainsi que cette aspiration pleurale inspi-
ratrice peut se faire sentir jusque dans les sinus crâniens dont
la lumière est aussi toujours béante. Cette disposition a ses
inconvénients au point de vue chirurgical ; la blessure d'une
veine dans la zone d'aspiration (*zone dangereuse* des chirurgiens) peut occasionner l'entrée de l'air dans les veines et la
mort immédiate par formation d'*embolies gazeuses* qui ne
peuvent traverser les capillaires du poumon. L'aspiration thoracique se transmet aussi du côté de la veine cave inférieure
jusque dans les veines sus-hépatiques, car ces veines sont
maintenues béantes par leur adhérence au tissu du foie. Dans
la cavité abdominale, le mouvement inspiratoire produit au
contraire une compression des veines ; en effet le diaphragme
en s'abaissant presse sur les viscères abdominaux et par conséquent sur la veine porte et sur la veine cave. Augmentation

de la pression veineuse dans l'abdomen, diminution dans le thorax, ces deux effets simultanés de l'inspiration s'ajoutent donc pour favoriser la circulation dans la veine cave inférieure.

Chaque contraction du cœur cause un ralentissement du courant sanguin dans les veines caves et dans leurs gros troncs d'origine comme la veine jugulaire ; il en résulte un léger soulèvement des parois de ces veines au moment de la systole. Il ne faut pas confondre ce *pouls veineux* physiologique avec le pouls veineux pathologique qui provient du reflux du sang dans les veines caves par suite de l'insuffisance de la valvule tricuspide

D) Circulation lymphatique

Le mouvement de la lymphe est soumis aux mêmes lois que celles qui président à la circulation du sang. C'est sous l'influence de la pression sanguine que la lymphe filtre à travers les parois des capillaires sanguins et c'est par la *vis a tergo* qu'elle chemine dans les vaisseaux lymphatiques. Ces derniers sont contractiles et chez certains animaux (batraciens, reptiles) ils forment par place des renflements animés de battements rythmiques (*cœurs lymphatiques*). Les lymphatiques sont pourvus de valvules et les mêmes causes qui viennent en aide à la circulation veineuse (contractions musculaires, aspiration thoracique) favorisent aussi la circulation lymphatique. La pression et la vitesse sont très faibles pour la lymphe : dans le canal thoracique la pression est de 11 millimètres de mercure et la vitesse de 4 millimètres par seconde d'après Weiss. Les leucocytes ne présentent pas de mouvements amiboïdes dans les vaisseaux lymphatiques ; ils gardent une forme arrondie, ce qui en facilite la translation ; cette immobilité provient de l'absence d'oxygène dans la lymphe.

E) Circulation pulmonaire

Le circuit de la petite circulation, moins étendu que celui de la grande et de plus logé tout entier dans le thorax doit être soumis à des conditions circulatoires spéciales. Il est évident tout d'abord que le ventricule droit ayant à pousser devant lui une masse de sang quatre fois moindre que celle de la grande circulation, n'a pas besoin de déployer la même énergie que le ventricule gauche ; aussi la pression dans l'artère pulmonaire est-elle bien plus faible que dans l'aorte : 10 à 30 millimètres de mercure, par conséquent quatre à cinq fois moindre que celle des grosses artères émanant de l'aorte. La vitesse du sang doit cependant être la même dans l'artère pulmonaire et dans l'aorte, car les calibres des deux vaisseaux sont à peu près égaux et la quantité de sang lancée par le ventricule droit et le ventricule gauche est la même; mais en se reportant à ce que nous avons dit dans nos considérations générales, on doit comprendre que la durée de la petite circulation est plus courte que celle de la grande et que par conséquent la vitesse du sang dans les capillaires du poumon est bien plus rapide que dans les capillaires généraux. Effectivement JOLYET et TAUZIAC en employant la méthode d'HERING, c'est-à-dire en recherchant le temps que met une solution de prussiate de potasse injectée dans le ventricule droit à paraître dans l'oreillette gauche, ont trouvé que la durée de la petite circulation ne dépassait pas six secondes ; cette durée est donc quatre fois moins grande que pour la grande circulation. Les mouvements d'expansion et de resserrement du poumon dans l'inspiration et l'expiration modifient du reste très notablement la circulation dans cet organe ; les capillaires du poumon contiennent plus de sang pendant l'inspiration que pendant l'expiration. (Voyez pour plus de détails *Respiration*, p. 178.)

ARTICLE III

INFLUENCE DU SYSTÈME NERVEUX SUR LA CIRCULATION

Le système nerveux intervient dans le mécanisme circulatoire par l'action qu'il exerce sur le cœur et sur les vaisseaux ; d'une part il tient sous sa dépendance le nombre et l'énergie des battements cardiaques, d'autre part il modifie le calibre des vaisseaux, et de cette double influence sur le moteur et sur les tubes d'écoulement résulte une régulation parfaite de a circulation générale et des circulations locales.

8.

§ 1. — INNERVATION DU CŒUR

Le cœur est un muscle strié, d'une texture un peu spéciale ; ses fibres ont conservé le caractère cellulaire ; elles sont formées de segments courts renfermant un noyau et soudés entre eux par un ciment ; de plus, elles sont anastomosées. Au point de vue de sa contraction, ce muscle a des propriétés particulières que nous décrirons tout d'abord ; mais le lecteur fera bien avant d'aborder ce chapitre d'étudier les propriétés générales des muscles et des nerfs qui sont exposées plus loin (p. 315 et 341). Le cœur contient dans ses parois des ganglions nerveux et il reçoit de plus des nerfs émanant des centres nerveux ; il possède donc une innervation intrinsèque et extrinsèque qu'il nous faudra séparer pour la commodité de la description.

1° Propriétés du muscle cardiaque. — Comme tous les muscles le cœur est irritable et contractile, mais la nature de sa contraction diffère de celle des autres muscles striés et la cause du rythme réside dans une propriété spéciale des fibres musculaires cardiaques.

a. *Irritabilité et contraction du muscle cardiaque.* — L'irritabilité de la fibre musculaire du cœur ne présente rien de particulier ; elle est mise en jeu par les excitants ordinaires du muscle. Ainsi que pour les autres muscles creux, la contraction du cœur est sollicitée par un certain degré de distension ; le sang en remplissant les poches cardiaques agit comme un excitant et provoque leur systole. Le cœur est très sensible à l'anémie et l'irritabilité de ses fibres disparaît bientôt lorsqu'on pose des ligatures sur l'origine des artères coronaires ; on voit d'abord le rythme s'altérer et les ventricules battre d'une façon tumultueuse ; puis leurs parois ne présentent plus que des contractions fibrillaires sans ordre et le cœur s'arrête ; les oreillettes continuent cependant à battre un certain temps après l'arrêt du ventricule et lorsqu'elles sont devenues immobiles à leur tour, on peut distinguer encore quelques contractions des auricules (*ultimum moriens*).

La systole cardiaque semble devoir être assimilée à la secousse élémentaire du muscle strié ordinaire, c'est-à-dire à cette contraction que l'on obtient en lançant dans le muscle une excitation unique d'une durée extrêmement courte (1/2000 de seconde), par exemple un choc d'induction. En effet la systole cardiaque est provoquée avec tous ses caractères, forme et durée, par un seul choc d'induction lancé dans le cœur, tandis que la contraction soutenue du muscle strié ordinaire (ou *tétanos physiologique*) exige pour se produire la fusion de plusieurs secousses simples sous l'influence d'excitations répétées.

b. *Cause du rythme cardiaque.* — Le cœur extirpé de la poitrine continue à battre quelque temps ; le cœur des mammifères s'arrête bientôt, mais celui des animaux à sang froid (tortue, grenouille, etc.) peut continuer à se contracter très longtemps si ses cavités contiennent du sang. Si sur un cœur de tortue extrait du corps de l'animal et battant encore, on sépare d'un coup de ciseaux la pointe de la base, on constate que les oreillettes et la base du ventricule continuent à se contracter rythmiquement, alors que la pointe au contraire reste définitivement immobile. Or comme les ganglions nerveux du cœur se trouvent dans les parois des oreillettes et à la base du ventricule tandis que la pointe de ce dernier en est absolument dépourvue, on serait tout d'abord enclin à penser que la cause du rythme se trouve précisément dans les ganglions nerveux. Mais il n'en est rien. En effet, excitons mécaniquement ou par un choc d'induction cette pointe du cœur immobile, nous la verrons se contracter et répondre par une systole à chaque excitation, si ces excitations sont suffisamment espacées. Excitons-la maintenant par un courant interrompu un très grand nombre de fois à la seconde ou par un simple courant continu, elle se mettra à battre *rythmiquement* pendant toute la durée du passage du courant, tout comme la portion du cœur encore en connexion avec ses ganglions. Que manquait-il donc à cette pointe du cœur pour qu'elle présentât ses systoles et diastoles normales ? Il lui manquait un excitant. Si la base du cœur continue à battre, c'est que ses fibres musculaires reçoivent des ganglions l'influx nerveux, c'est-à-dire l'excitant physiologique ; mais on voit que ces ganglions ne sont pour rien dans la cause du rythme, puisque la pointe du cœur qui n'en contient pas et qui pour cette raison demeure immobile après sa séparation, se contracte rythmiquement sous l'influence des excitants artificiels portés sur elle. La cause du rythme se trouve donc dans la fibre musculaire elle-même. On peut encore en donner la démonstration en soumettant la pointe du cœur isolée à l'action excitatrice du sang sous pression. Nous avons dit que la distension des cavités du cœur était un excitant de sa contraction. Si donc on lie le ventricule d'un cœur de tortue sur une canule communiquant par un tube de caoutchouc avec un vase à pression, le tout rempli de sang défibriné, ce ventricule distendu par le sang exécutera des pulsations rythmées. On peut revêtir l'expérience d'une forme pittoresque en reliant le ventricule à l'aorte d'un autre cœur de tortue : à chaque systole du cœur de tortue la pression augmente dans le ventricule isolé qui répond par une contraction, et de la sorte les deux cœurs battent synchroniquement. C'est l'expérience des *cœurs conjugués* de DASTRE.

Pourquoi maintenant le cœur répond-il par des contractions rythmées aux excitations continues ou interrompues auxquelles on le soumet, et pourquoi ne donne-t-il pas plutôt une contraction à chaque excitation, de façon par exemple à accélérer ses systoles, si ces excitations sont plus rapprochées et plus fréquentes que les systoles normales? C'est MAREY qui en a donné la raison en montrant que le cœur dans sa révolution passe par deux phases pendant lesquelles son excitabilité varie ; pendant sa phase systolique le myocarde est inexcitable et toute excitation qui est portée sur lui durant cette période reste *inefficace ;* pendant la phase diastolique au contraire, il devient excitable et les excitations qui lui parviennent sont alors *efficaces* et peuvent provoquer sa contraction. Telle est la loi de l'*inexcitabilité systolique périodique* du cœur, ou loi de la *variation périodique de l'excitabilité car-diaque* formulée par Marey. Il est facile de comprendre main-tenant pourquoi le cœur bat rythmiquement sous l'influence d'un courant interrompu (qui pour un muscle ordinaire amè-nerait le tétanos) ; toutes les excitations qui tombent sur le myocarde pendant la phase *réfractaire* systolique sont en effet comme non avenues, et ce n'est que lorsque la diastole se pro-duit que le muscle redevenu excitable peut réagir par une contraction. On comprend aussi qu'un courant continu (qui pour un muscle ordinaire ne provoque de contraction qu'à l'ouverture et à la fermeture du circuit) puisse produire sur le cœur le même effet qu'un courant interrompu, car alors c'est pour ainsi dire le myocarde lui-même qui pratique des inter-ruptions dans le courant.

Cette loi toutefois n'est vraie que pour les excitations d'in-tensité juste *suffisante* pour provoquer la contraction du myocarde ; car en augmentant la force de l'excitant la période réfractaire diminue jusqu'à disparaître complètement et l'exci-tation devient alors *infaillible*, comme dit Bowditch, c'est-à-dire qu'elle reste efficace pendant la systole comme pendant la diastole, et, si ces excitations infaillibles sont suffisamment répétées, elles font entrer le cœur en tétanos.

2⁰ Appareils nerveux intra-cardiaques. — Le cœur con-tient en lui-même le principe de son mouvement, c'est-à-dire des ganglions nerveux qui envoient à la fibre musculaire l'excitant nécessaire pour sa contraction. Ces ganglions sont au nombre de trois ; le premier, ganglion de Remak, est situé pour le cœur de grenouille dans les parois du sinus veineux (confluent des grosses veines dans l'oreillette droite) ; le second, ganglion de Ludwig, dans la cloison interauriculaire ; le troisième, ganglion de Bidder, à la base du ventricule près du sillon auriculo-ventri-culaire. Les deux premiers contiennent des cellules spéciales dites à *fibres spirales;* ces cellules émettent deux prolonge-ments : l'un, fibre droite, est considéré comme émanant du nerf pneumogastrique ; l'autre, fibre spirale, se dégage du corps cellulaire après l'avoir entouré d'un certain nombre de tours de spire et se termine vraisemblablement dans une fibre musculaire cardiaque. L'idée que ces divers ganglions jouent un rôle différent dans l'entretien du rythme cardiaque est basée sur les résultats des expériences de STANNIUS. Nous savons déjà par ce qui précède que si l'on sépare la pointe du cœur du reste de l'organe par une incision ou une ligature pratiquée au-dessous du sillon auriculo-ventriculaire et par conséquent au-dessous des ganglions de Bidder, cette pointe reste immobile, tandis que les oreillettes continuent à battre. Les ganglions sont donc indispensables pour l'entretien du rythme ; ils constituent les centres auto-moteurs du cœur. Parmi les nombreuses expériences faites en outre par STANNIUS au moyen de ligatures placées sur le cœur en différents points, deux surtout sont à retenir pour leur importance : la septième et la dixième expérience. La septième expérience de STANNIUS consiste à poser une ligature sur le sinus veineux ; son effet est d'arrêter

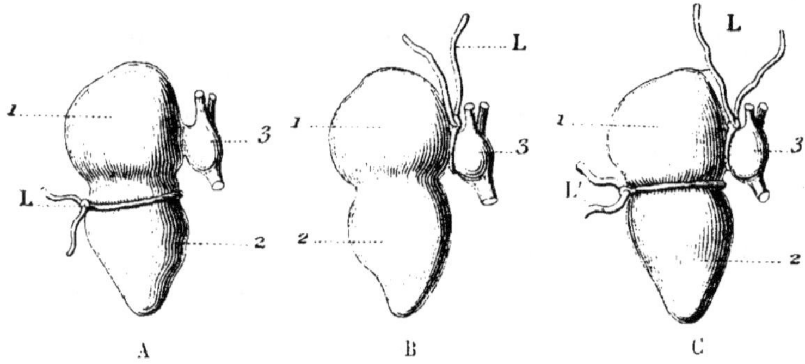

Fig. 37.

Schéma des ligatures de STANNIUS.

A, ligature au-dessous du sillon auriculo-ventriculaire L : le sinus veineux 3 et les oreillettes 1, continuent à battre, mais la pointe du ventricule isolée 2 s'arrête.

B, ligature L au sinus : 3 continue ses battements rythmiques ; 1 et 2 s'arrêtent en diastole (7ᵉ expérience de Stannius).

C, après la ligature L comme en B on pose une 2ᵉ ligature L' sur le sillon auriculo-ventriculaire : le ventricule primitivement arrêté exécute alors quelques contractions rythmiques, puis s'arrête de nouveau (10ᵉ expérience de Stannius).

immédiatement le cœur en diastole, comme le ferait l'excitation du pneumogastrique, ainsi que nous le dirons plus loin. Dans la dixième expérience, après avoir arrêté le cœur par la ligature du sinus veineux, on place une seconde ligature sur le sillon auriculo-ventriculaire ; on voit alors le ventricule exécuter un certain nombre de contractions rythmiques, puis s'arrêter, tandis que les oreillettes restent en repos. L'interprétation de ces expériences est difficile et diffère suivant que l'on considère les ligatures comme supprimant certains centres ou excitant au contraire les centres qu'elles étreignent. La théorie la plus plausible est celle qui admet que l'action excito-motrice des ganglions du cœur est contre-balancée pour certains d'entre eux par une action frénatrice. Le ganglion de Bidder est seulement excitateur : les excitations portées sur lui provoquent une série de contractions rythmées du ventricule qui persistent un certain temps après que l'excitant a cessé d'agir, comme si ce ganglion dépensait alors l'énergie qu'il aurait accumulée pendant l'excitation ; au contraire, les ganglions de REMAK et de LUDWIG possèdent une action excito-frénatrice prépondérante, car leur excitation amène l'arrêt du cœur tout comme l'irritation du bout périphérique du vague.

3° Nerfs extrinsèques du cœur. — Les mouvements du cœur sont soumis à l'action du système nerveux central par l'intermédiaire de nerfs des systèmes rachidien et sympathique agissant comme nerfs centrifuges ; de plus, les centres nerveux réagissent sur le cœur sous l'influence d'excitations périphériques venant par des nerfs centripètes, soit du cœur, soit d'autres parties du corps. Il nous faut donc distinguer dans l'innervation cardiaque : les nerfs centrifuges, les centres d'où ils émanent, les nerfs centripètes et les réflexes cardio-moteurs ; nous terminerons en indiquant l'action de certains poisons sur le cœur.

A. NERFS CARDIAQUES CENTRIFUGES. — On en distingue deux sortes : les uns exercent sur le cœur une *action frénatrice*, ce sont les pneumogastriques ou nerfs vagues ; les autres possèdent au contraire, une *action accélératrice :* ce sont les nerfs cardiaques venant du sympathique. (Voyez fig. 108, p. 464.)

a. *Nerfs modérateurs ou d'arrêt.* — L'excitation des nerfs

pneumogastriques au cou dans leur continuité ou l'irritation de leur *bout périphérique*, après section, produit un ralentissement remarquable des battements cardiaques et, si l'excitation est assez forte, un arrêt du cœur *en diastole*. Ce fait qu'un nerf peut enrayer la contraction d'un muscle, alors que l'excitation de tous les autres nerfs moteurs provoque, au contraire, la contraction musculaire, était à l'époque où il fut annoncé par Ed. Weber (1845) une étrangeté ; aussi, fut-il tout d'abord mal interprété par beaucoup de physiologistes. Aujourd'hui, nous sommes plus familiarisés avec ce phénomène, et nous savons que le système nerveux peut être le siège non seulement d'actions excito-motrices positives, mais encore d'actions *d'arrêt* ou *d'inhibition*. Le pneumogastrique transmet l'excitation portée sur ses fibres aux ganglions intra-cardiaques pour en suspendre momentanément l'action excito-motrice ; la nature intime du phénomène nous est inconnue, car ce n'est pas une explication que de dire que le pneumogastrique développe dans les ganglions cardiaques une action inhibitoire ; c'est seulement une manière d'exprimer que le phénomène rentre dans la catégorie des autres actions inhibitoires connues ; ce n'est pas non plus en donner la raison que de parler d'*interférence nerveuse*, et cette expression employée par Cl. Bernard n'est qu'une comparaison ingénieuse entre l'action inhibitoire et les phénomènes physiques d'interférence des rayons lumineux.

L'arrêt du cœur par l'excitation du pneumogastrique n'a qu'une durée limitée et au bout d'un certain temps les battements cardiaques reprennent, bien que l'on continue à exciter le nerf. C'est que l'action modératrice développée dans les ganglions cardiaques s'épuise et que les cellules ganglionnaires se fatiguent ; et comme les fibres des deux vagues chez les mammifères aboutissent aux mêmes centres intra-cardiaques, il en résulte que, lorsqu'on a excité l'un des vagues jusqu'à production de la fatigue, l'excitation portée immédiatement sur l'autre nerf n'est plus suivie d'aucun effet inhibitoire.

L'effet de l'excitation du pneumogastrique sur la mécanique circulatoire est une baisse considérable de la pression arté-

rielle en raison de l'arrêt des battements du cœur, comme le
montre la figure ci-dessous. Après que l'excitation a cessé, les

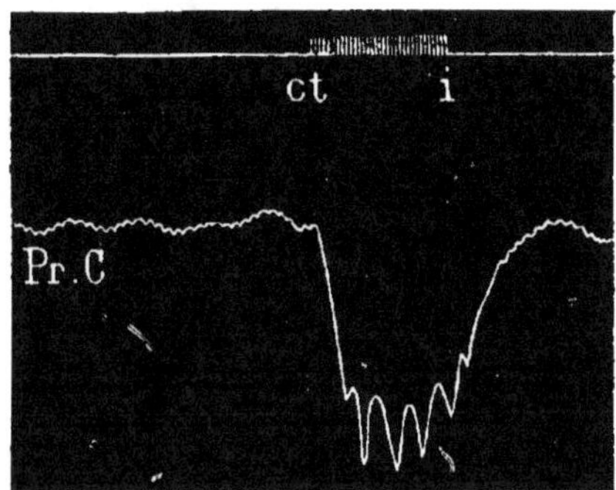

Fig. 38.

Ralentissement des battements du cœur et chute de pression sanguine par excitation de *ct* à *i* du bout périphérique du pneumogastrique chez le lapin. — Pr C, pression carotidienne, tracé pris
avec le kymographion.

battements reprennent leur rythme normal non immédiatement, mais progressivement, comme si l'effet inhibitoire continuait à se faire sentir encore un certain temps.

Les fibres des pneumogastriques transmettent au cœur
d'une façon continue des excitations modératrices émanant du
bulbe ; de la sorte, elles représentent un frein qui règle le
rythme des battements cardiaques ; mais supprimons cette
action frénatrice par la section des deux vagues au cou, nous
verrons alors le cœur accélérer considérablement son rythme,
de telle sorte que la fréquence de ses battements dépassera de
plus de moitié la fréquence normale, et comme conséquence,
la pression sanguine s'élever notablement. En effet, l'action
frénatrice ne contre-balançant plus l'action accélératrice des
autres nerfs cardiaques, cette dernière l'emporte et donne au
cœur ce rythme précipité.

Les fibres cardiaques modératrices du pneumogastrique
n'appartiennent pas en propre à ce nerf, mais lui viennent de
son anastomose avec la branche interne du spinal ; effectivement, ainsi que l'a montré A. WALLER, après l'arrachement

des spinaux, ces fibres dégénèrent, et au bout de
quelques jours le pneumo-
gastrique a perdu son ac-
tion inhibitoire sur le cœur.

Ajoutons qu'il résulte des
expériences d'ARLOING et
TRIPIER que le pneumogas-
trique droit possède une action inhibitoire plus marquée que le gauche ; c'est-
à-dire contient la plus
grande partie des fibres
cardiaques modératrices.

b. *Nerfs accélérateurs.* —
Ils sont contenus dans les
nerfs cardiaques qui pro-
viennent du sympathique,
principalement du premier
ganglion thoracique et de
l'anneau de Vieussens. L'excitation du bout périphé-
rique de ces nerfs provoque
l'accélération des batte-
ments du cœur et l'éléva-
tion, de la pression san-
guine ainsi que l'indique le
tracé ci-contre.

Cet effet n'apparaît qu'une
seconde environ après le
début de l'excitation ; ce
temps perdu considérable
provient, d'après Fr. FRANCK,
de ce que les nerfs accélérateurs doivent, pour produire leur action, surmon-

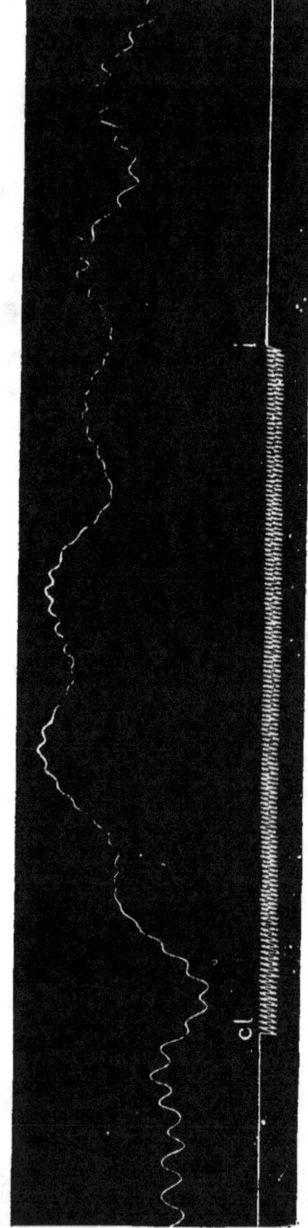

Fig. 39.

Accélération des pulsations du cœur produite par l'excitation faradique de cl à i des nerfs accélérateurs chez le chien. (VIAULT et JOLYET.)

ter d'abord la résistance excito-frénatrice des pneumogastriques.

Il y a prédominance de l'action frénatrice sur l'action accélératrice, quand on excite simultanément le pneumogastrique
et les nerfs cardiaques sympathiques ; c'est en effet toujours un
arrêt du cœur que l'on obtient dans ces conditions.

En même temps que le cœur augmente le nombre de ses
battements sous l'influence des nerfs accélérateurs, il diminue
la capacité de ses cavités ; il y a en d'autres termes une tendance au resserrement systolique.

B. CENTRES MODÉRATEURS ET ACCÉLÉRATEURS CARDIAQUES. — Dans
le bulbe, se trouve, au niveau de l'origine des nerfs vagues, un
centre modérateur des battements cardiaques ; ainsi que
BUDGE l'a constaté, l'électrisation du bulbe peut amener le
ralentissement et l'arrêt du cœur. Le centre accélérateur
siège dans la région cervico-dorsale de la moelle épinière ; les
expériences déjà anciennes de LEGALLOIS, celles plus récentes
de V. BEZOLD, LUDWIG, etc., ont montré que la moelle exerce
une action excito-motrice sur le cœur. Le centre accélérateur
paraît occuper une région très étendue de la moelle ; l'expérimentation nous apprend du moins que les rameaux communicants qui relient les racines rachidiennes à la chaîne sympathique, contiennent des fibres accélératrices cardiaques depuis la
quatrième ou cinquième racine cervicale jusqu'à la cinquième
racine dorsale. Ces fibres gagnent ensuite par l'intermédiaire
de la chaîne sympathique et du nerf vertébral le ganglion
cervical inférieur, l'anse de Vieussens et le premier ganglion
thoracique, c'est-à-dire la région de la chaîne sympathique
d'où émanent les nerfs cardiaques. (Voy. fig. 40.)

C. RÉFLEXES CARDIO-MOTEURS ET NERFS CARDIAQUES CENTRIPÈTES.
— Les centres modérateurs et accélérateurs cardiaques sont
influencés directement par l'état de la circulation des centres
nerveux ; ainsi l'augmentation de CO_2 dans le sang par l'asphyxie détermine le ralentissement du cœur. Le centre accélérateur est particulièrement influencé par l'anémie ; c'est pour
ce motif que la simple compression des carotides amène l'accé-

lération des battements cardiaques. Mais à l'état ordinaire, ces centres fonctionnent par action réflexe. Toute excitation des

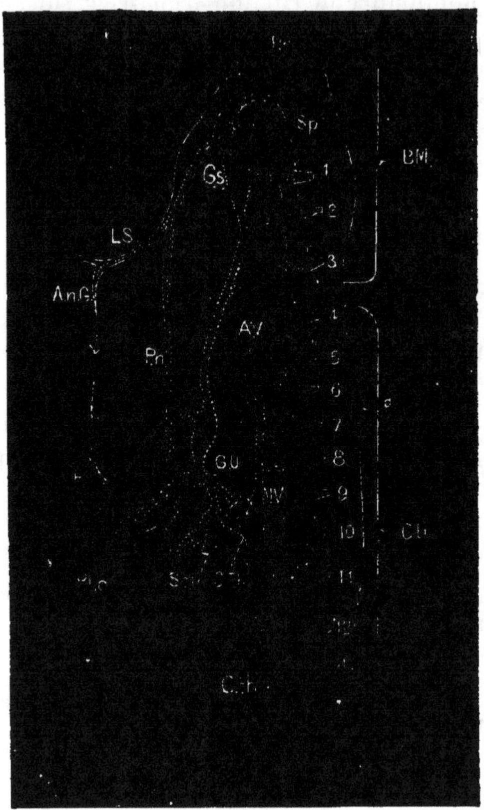

Fig. 40.

Schéma des nerfs du cœur (F. FRANCK).

BM, bulbe et moelle. — CD, moelle cervico-dorsale. — 1, 2, 3, etc., racines rachidiennes et rameaux communicants. — Pn, pneumogastrique. — Sp, spinal. — LS, laryngé supérieur. — R, récurrent. — AnG, anastomose de Galien. — Gs, ganglion cervical supérieur du sympathique. — GU, ganglion cervical inférieur. — G.Th, ganglion premier thoracique. — C.th, cordon du sympathique thoracique. — Nv, nerf vertébral. — Pl.c, plexus cardiaque. — Scl, artère sous-clavière traversant l'anneau de Vieussens. — AV, artère vertébrale.

nerfs sensibles retentit sur le cœur pour en modifier le rythme ; d'une façon générale, les excitations qui ne sont ni trop fortes ni trop soudaines provoquent plutôt l'accélération du cœur ;

celles qui sont très intenses et douloureuses, le ralentissement et même l'arrêt des battements cardiaques (d'où la syncope). Ainsi, l'excitation de nerfs très sensibles comme le trijumeau, la brusque compression du nerf sous-orbitaire, chez le lapin, dans l'expérience de Schiff, font naître un réflexe modérateur cardiaque. Les nerfs sympathiques peuvent aussi représenter la voie centripète d'un tel réflexe : en frappant de petits coups sur l'intestin mis à nu chez la grenouille, ou en appliquant un coup sec sur le ventre avec le manche d'un scalpel, on détermine l'arrêt du cœur en diastole (expérience de Goltz). Ce résultat est à rapprocher de la syncope qui peut se produire chez l'homme à la suite d'un coup violent à l'épigastre, de la compression des testicules, de la douleur de la colique hépatique, etc.

Le point de départ du réflexe cardiaque peut être dans les centres nerveux supérieurs, dans le cerveau. Ne savons-nous pas que, sous l'influence des émotions, le cœur accélère ou ralentit ses battements ?

Il n'est point nécessaire du reste que les impressions transmises aux centres nerveux soient conscientes pour qu'elles réagissent sur les centres cardiaques. Le cœur lui-même ne possède qu'une sensibilité obscure ; à l'état normal nous n'avons point conscience de ses contractions ; nous ne le sentons battre que dans certains cas pathologiques (palpitations). Pourtant le cœur contient des nerfs sensibles et la régulation de ses mouvements résulte principalement de l'influence que ces nerfs exercent sur les centres accélérateur et modérateur ; le cœur est donc lui-même un point de départ des réflexes cardio-moteurs. Nous avons déjà eu l'occasion de remarquer qu'il est sensible aux variations de la pression sanguine et à la distension de ses cavités par le sang et qu'il règle ses efforts d'après la résistance à surmonter. C'est dans le nerf pneumogastrique que sont contenues les fibres sensibles du cœur : ainsi l'excitation du *bout central* d'un pneumogastrique coupé, l'autre étant intact, produit le réflexe modérateur. Mais chez un certain nombre d'animaux un filet spécial détaché du pneumogastrique représente le principal nerf sensible du cœur : ce filet est le *nerf dépresseur* sur lequel nous reviendrons plus loin.

D. ACTION DES POISONS SUR LE CŒUR. — Certains poisons en raison de l'action marquée qu'ils exercent sur le cœur peuvent mériter le nom de poisons cardiaques. L'atropine produit l'accélération des battements du cœur par paralysie des centres modérateurs; chez un animal empoisonné par l'atropine, l'excitation du vague n'arrête plus le cœur. La muscarine a une action contraire : elle arrête le cœur en diastole. Le cœur de grenouille empoisonné par la muscarine se remet à battre quand on le soumet à l'action de l'atropine. L'atropine est donc un poison antagoniste de la muscarine. D'autres poisons arrêtent le cœur en systole, par exemple l'upas antiar. Les poisons peuvent agir aussi directement sur la fibre musculaire du cœur; les sels de potasse sont toxiques pour le muscle cardiaque; on n'ignore pas que la digitale possède une action très énergique utilisée en thérapeutique; à dose médicamenteuse elle relève la force du cœur. Beaucoup de toxines microbiennes sont des poisons pour le cœur.

§ 2. — INNERVATION DES VAISSEAUX

Nous avons dit en parlant des propriétés des artères que ces vaisseaux en outre de l'élasticité possédaient encore la contractilité. Cette propriété contractile, surtout développée dans les petites artères, est facile à démontrer expérimentalement; si, comme l'a fait le premier VERSCHUIR, on gratte avec la pointe d'un scalpel la surface d'une petite artère mise à nu, on voit le calibre de ce vaisseau se resserrer au point irrité. C'est cette contraction des artérioles qui produit tout d'abord une raie blanche sur la peau quand on gratte sa surface avec une pointe mousse; la raie rouge qui prend ensuite la place de la raie blanche tient à la paralysie consécutive des capillaires qui se laissent alors distendre par le sang. Le froid exerce une action semblable sur les petits vaisseaux; il en est de même de l'électricité. La contractilité vasculaire est donc mise en jeu par les excitants habituels des fibres musculaires. On peut observer facilement la contraction spontanée de certaines artères à l'état physiologique; ainsi en fixant son attention sur l'artère médiane

de l'oreille du lapin qu'il est facile de voir par transparence
surtout chez un animal albinos, on remarque que cette artère
présente des alternatives de resserrement et de dilatation,
sortes de pulsations rythmées, mais très lentes et complètement
indépendantes de l'action cardiaque.

Cette contractilité, les petits vaisseaux la doivent à la
couche de fibres musculaires lisses qui constitue leur tunique
moyenne; ces fibres étant disposées circulairement, l'unique
effet de leur contraction est de resserrer le calibre des vaisseaux; et pour qu'il y ait dilatation des vaisseaux, il faut nécessairement que ces fibres se relâchent et que la pression sanguine exerce une poussée excentrique sur les parois vasculaires. Les changements de calibre des vaisseaux se font avec
la lenteur particulière à la contraction des fibres lisses et toutes
les particularités que nous signalerons plus tard dans la contraction des muscles lisses sont applicables aux *actions vaso-motrices*.

La contractilité des vaisseaux est soumise à l'influence du
système nerveux. Dans la tunique moyenne des petits vaisseaux se terminent les nerfs que l'on nomme vaso-moteurs;
nous étudierons tout d'abord leur action, puis nous rechercherons quels sont les centres nerveux d'où ils émanent et les
réflexes auxquels ils donnent lieu; nous indiquerons en terminant le rôle que jouent les actions vaso-motrices dans l'organisme.

1° Nerfs vaso-moteurs. — L'excitation de ces nerfs peut
produire deux effets complètement inverses : soit un resserrement vasculaire, soit au contraire une dilatation; aussi a-t-on
distingué deux sortes de nerfs vaso-moteurs : les vaso-constricteurs et les vaso-dilatateurs.

a. *Vaso-constricteurs.* — L'existence de tels nerfs est démontrée par la célèbre expérience de la *section du grand sympathique au cou.* Cette expérience avait déjà fait découvrir à
Pourfour du Petit que le sympathique exerce une action sur
l'œil et sur la pupille; mais l'action vaso-motrice fut démontrée
et analysée par Cl. Bernard et Brown-Séquard. Après la section
du cordon sympathique au cou ou mieux après l'arrachement

du ganglion cervical supérieur qui supprime un plus grand
nombre de filets vaso-moteurs, on voit tous les vaisseaux de la
moitié correspondante de la tête se dilater. Chez le lapin albinos ce phénomène est d'une constatation très facile : l'oreille
devient rouge et chaude; l'artère centrale est beaucoup plus
grosse qu'à l'état normal et en la comprimant on y perçoit le
pouls; tous les autres petits vaisseaux qui en naissent sont
dilatés et ceux qui sont ordinairement invisibles à l'œil nu
deviennent très apparents. Les veines s'élargissent aussi et le
sang qu'elles contiennent est plus rouge que ne l'est habi-
tuellement le sang veineux; cela tient à l'augmentation de la
rapidité de la circulation et à la répartition sur une plus
grande masse de sang de la réduction de l'oxyhémoglobine par
les tissus; en effet le sang veineux contient plus d'oxygène et
moins de CO^2 qu'à l'état normal. Si l'on fait une petite plaie à
l'oreille le sang coule abondamment. La rougeur des tissus se
montre aussi sur les muqueuses conjonctivale, buccale, nasale, sur la surface du cerveau mis à nu, sur la rétine. A
l'aide d'un thermomètre on constate en outre que la température de l'oreille congestionnée dépasse celle du côté sain
de 5°, 10° et plus.

Si après avoir coupé le cordon cervical sympathique on
excite par un courant faradique son bout céphalique, on provoque des phénomènes inverses à ceux de la section; les vaisseaux se resserrent fortement, l'artère centrale de l'oreille du
lapin diminue son calibre au point de devenir invisible; l'hémorragie procurée par une plaie s'arrête; les tissus pâlissent,
leur température s'abaisse.

L'action vaso-motrice du sympathique est clairement établie
par cette expérience; la section de ce nerf détermine la vaso-
dilatation, parce qu'elle entraîne la paralysie des parois vasculaires; celles-ci n'opposant plus la tonicité de leurs fibres musculaires à la pression sanguine se laissent distendre; cette
vaso-dilatation est donc passive. L'excitation du nerf, au contraire, met en jeu la contractilité artérielle et provoque une
vaso-constriction active. Le sympathique est donc un nerf
vaso-constricteur pour les vaisseaux de la tête.

Les vaso-constricteurs pour les autres vaisseaux du corps viennent aussi du sympathique : les nerfs splanchniques contiennent la plupart des filets vaso-constricteurs pour les organes abdominaux. Pour les membres les nerfs vaso-constricteurs émanés de la moelle épinière passent directement par les racines rachidiennes ou indirectement, par l'intermédiaire de la chaîne sympathique, dans les gros troncs nerveux et s'y mêlent avec les autres fibres. La section du nerf sciatique, par exemple, paralyse les vaisseaux de la jambe et du pied, et l'excitation de son bout périphérique produit au contraire un effet vaso-constricteur; si, comme dans une expérience de Vulpian, on incise la pulpe des orteils chez un chien de façon que le sang coule de la plaie goutte à goutte, on constate que par l'excitation du nerf sciatique le rythme de la chute des gouttes de sang est ralenti, et que l'hémorragie peut même être complètement arrêtée, par suite du resserrement des capillaires.

b. *Vaso-dilatateurs.* — Certains nerfs, lorsqu'on les excite, au lieu d'amener la vaso-constriction, produisent au contraire la dilatation des vaisseaux. C'est Cl. Bernard qui découvrit le premier ce phénomène pour la corde du tympan. Ce nerf qui tient sous sa dépendance la sécrétion de la glande sous-maxillaire, comme nous l'avons déjà dit, possède de plus une action vaso-dilatatrice remarquable; l'excitation de son bout périphérique fait dilater les petits vaisseaux de la glande sous-maxillaire, de telle sorte que le tissu de cette glande devient rouge et que sa température s'élève notablement. En même temps ses veines se gonflent et le sang qui s'en échappe est rouge et animé de pulsations.

L'action vaso-dilatatrice de la corde se fait aussi sentir sur la langue. Vulpian a montré en effet que par l'excitation du bout périphérique du lingual toute la moitié correspondante de la langue devient rouge et présente sur sa face inférieure des vaisseaux très dilatés; or cette action appartient en réalité à la corde dont certains filets accompagnent le lingual jusqu'à ses terminaisons dans la muqueuse de la langue (voy. fig. 106, p. 461); car après section et dégénérescence de la corde, l'excitation du lingual n'a plus d'effet vaso-dilatateur. Le glosso-pharyngien est aussi un nerf vaso-dilatateur pour la muqueuse de la base de la langue. L'excitation du bout périphérique de l'hypoglosse produit au contraire une vaso-constriction.

Nous connaissons encore d'autres nerfs vaso-dilatateurs. Jolyet et Laffont ont découvert que l'excitation du bout périphérique du nerf maxillaire supérieur provoque du côté correspondant une rubéfaction très intense des muqueuses des fosses nasales, de la voûte palatine, de la lèvre supérieure, ainsi que de la gencive. En même temps la température s'élève dans ces parties et les petites glandes muqueuses sécrètent abondamment. Ces physiologistes ont également montré que le nerf buccal contient des filets vaso-dilatateurs et sécrétoires pour la glande de Nück et la muqueuse de la lèvre inférieure chez le chien. Le trijumeau renferme donc manifestement des fibres vaso-dilatatrices. D'autre part Eckardt, en excitant le bout périphérique des *nerfs érecteurs* qui proviennent du plexus sacré et se rendent aux corps caverneux, a déterminé le gonflement des tissus érectiles de la verge, l'érection en un mot. Or l'érection est due à une vaso-dilatation qui permet au sang d'affluer dans les mailles des corps caverneux et du corps spongieux de l'urèthre. Les nerfs érecteurs sont donc de vrais nerfs vaso-dilatateurs.

Nous voyons par ces exemples que les nerfs vaso-dilatateurs sont contenus dans les branches des nerfs du système céphalo-rachidien : mais ce n'est pas à dire par là qu'ils ne puissent tirer leur origine du sympathique, tout comme les nerfs vaso-constricteurs, et il n'y a pas, au point de vue de la voie suivie, d'opposition formelle entre les vaso-constricteurs et les vaso-dilatateurs. Effectivement Dastre et Morat ont trouvé que l'excitation du bout céphalique du sympathique cervical (qui, d'après ce qui a été dit plus haut, contient les filets vaso-constricteurs pour la tête) produit la vaso-dilatation bucco-faciale, tout comme l'excitation du maxillaire supérieur. Il en résulte que les filets vaso-dilatateurs bucco-faciaux du nerf maxillaire supérieur viennent de la moelle cervico-dorsale par l'intermédiaire des anastomoses qui unissent le sympathique cervical au trijumeau. Cette expérience démontre aussi qu'un même tronc nerveux, comme le cordon cervical du sympathique, peut contenir tout à la fois des filets vaso-constricteurs et des filets vaso-dilatateurs.

Par quel mécanisme se produit la dilatation vasculaire sous l'influence des nerfs vaso-dilatateurs ? La structure des vaisseaux ne permet pas de penser que cette vaso-dilatation soit active, car la disposition des fibres musculaires est telle que leur contraction ne peut que déterminer le resserrement vasculaire. Force est donc d'admettre que la dilatation est passive et due à la paralysie momentanée des fibres musculaires. Mais comment se fait-il que l'excitation de certains nerfs puisse amener cette paralysie ? Il n'y a qu'une interprétation plausible, c'est que ces nerfs agissent sur les vaisseaux par inhibition de la même manière que le pneumogastrique agit sur le cœur. En fait, on trouve sur le trajet des nerfs vaso-moteurs, de petits ganglions microscopiques qui doivent jouer pour les vaisseaux le même rôle que les ganglions intra-cardiaques pour le cœur. A l'état normal, les petits vaisseaux sont dans un état d'équilibre ou de *tonus* qui leur fait conserver un certain calibre. Ce tonus vasculaire, dû à la tonicité des fibres musculaires lisses (voy. *Tonicité des muscles*, p. 317) est entretenu par les excitations qui émanent constamment des centres nerveux du bulbe et de la moelle, et aussi des ganglions du sympathique et des petits ganglions disséminés à la périphérie sur le trajet des nerfs vaso-moteurs. Or, l'effet de l'excitation des nerfs vaso-dilatateurs est de rompre ce tonus en développant dans ces centres nerveux une action inhibitoire ou d'interférence, d'où la dilatation des vaisseaux sous l'influence de la pression sanguine qui n'est plus contre-balancée par la réaction des parois vasculaires. Le fait que la vaso-dilatation obtenue par l'excitation des nerfs vaso-dilatateurs est plus considérable que celle qui suit la section des vaso-constricteurs n'est pas un argument valable contre cette théorie ; car la section des vaso-constricteurs n'abolit pas complètement le tonus vasculaire qui reste encore soumis à l'influence des ganglions périphériques ; on conçoit donc que son action soit moins marquée que celle qui résulte de l'action inhibitoire des vaso-dilatateurs.

L'innervation vaso-motrice que nous venons d'étudier se rapporte aux vaisseaux sanguins. Mais les lymphatiques n'en présentent-ils pas une semblable? C'est plus que probable ; toutefois l'étude de l'innervation des vaisseaux lymphatiques est à peine ébauchée. P. BERT et LAFFONT ont vu les vaisseaux chylifères se resserrer sous l'influence de l'excitation des nerfs mésentériques, se dilater au contraire à la suite de l'irritation du splanchnique. Plus récemment CAMUS et GLEY ont corroboré ce dernier résultat en montrant que l'excitation du bout périphérique du splanchnique exerce une action vaso-dilatatrice sur la *citerne* de PECQUET.

2° Centres nerveux vaso-moteurs. — La section transversale de la moelle dans la région dorsale paralyse les vaisseaux dans la partie du corps située au-dessous de la section, en particulier dans les membres inférieurs qui, en raison de la dilatation vasculaire, s'échauffent de quelques degrés. La section de la moelle a donc séparé un certain nombre de nerfs vaso-moteurs de leurs centres ; la dilatation vasculaire est d'autant plus considérable et d'autant plus étendue que les sections de la moelle sont faites plus haut, et elle se généralise à tous les vaisseaux du corps lorsqu'on sectionne le bulbe. Si l'on prend en même temps la pression sanguine dans une grosse artère, on constate qu'elle baisse progressivement à la suite de ces sections jusqu'à un minimum qu'elle atteint par la section sous-bulbaire ; c'est qu'en effet, le relâchement des petits vaisseaux, en diminuant la résistance à l'écoulement du sang, a pour conséquence une diminution de pression en amont des capillaires, d'après les conditions d'hydraulique circulatoire que nous avons précédemment exposées. Inversement, en excitant le bout périphérique de la moelle coupée, on détermine une constriction énergique des petits vaisseaux et la pression sanguine tend à se rétablir à son niveau primitif.

Il découle de ces expériences que le bulbe tient sous sa dépendance le tonus vasculaire et qu'il renferme le centre vaso-moteur. Toutefois l'hypothèse de LUDWIG, SCHIFF, etc., d'un centre vaso-moteur unique siégeant dans le bulbe, paraît être trop exclusive ; en effet, les expériences de VULPIAN et de GOLTZ montrent que si, après avoir pratiqué la section sous-bulbaire et noté la chute de pression sanguine et l'élévation de température des membres occasionnées par cette lésion, on vient à sectionner la moelle au-dessous, il survient encore une légère baisse de pression artérielle et une nouvelle élévation de la température des membres. C'est donc que la moelle contient aussi des centres vaso-moteurs, car si ces centres siégeaient seulement dans le bulbe, il est clair que le maximum d'effet sur la pression et la température serait obtenu d'emblée par la section sous-bulbaire. Il y a donc dans tout l'axe bulbo-médullaire des centres vaso-moteurs échelonnés ; toutefois le centre principal se trouve dans le bulbe.

Les nerfs vaso-moteurs sortent de la moelle par les racines antérieures, par conséquent avec les autres fibres motrices.

Les ganglions du sympathique peuvent aussi jouer le rôle de centres vaso-moteurs : chez la grenouille après la destruction du myélencéphale, l'ablation du ganglion cervical supérieur détermine encore la rubéfaction de la moitié correspondante de la langue.

3° Réflexes vaso-moteurs. — A l'état physiologique l'appareil vaso-moteur fonctionne par le mécanisme des actions réflexes. Pour en être convaincu, il suffit d'observer que nos tissus rougissent ou pâlissent à chaque instant sous l'influence de diverses excitations du système nerveux. Il y a des réflexes vaso-constricteurs et des réflexes vaso-dilatateurs.

a. *Réflexes vaso-constricteurs.* — L'excitation d'un nerf sensible, par exemple du bout central du nerf sciatique, détermine une élévation considérable de la pression sanguine par suite de la constriction plus ou moins généralisée des petits vaisseaux. Voilà donc un exemple de réflexe vaso-constricteur. Le même effet est obtenu par l'application du froid sur la peau. Une expérience facile à répéter de BROWN-SÉQUARD et THOLOZAN montre bien ce réflexe vaso-constricteur localisé à une région sous l'influence du froid : si l'on tient l'ampoule d'un thermomètre dans la paume de la main fermée jusqu'à ce que le niveau de la colonne de mercure demeure stationnaire et si on plonge alors l'autre main dans l'eau glacée, le thermomètre accuse aussitôt une légère baisse de température ; la main qui tient le thermomètre s'est donc un peu refroidie ; ce n'est évidemment pas parce que la masse du sang s'est refroidie en passant dans la main immergée, car la baisse de la colonne mercurielle apparaît trop rapidement pour que cette explication soit plausible : la contraction réflexe des petits vaisseaux de la main qui tient le thermomètre doit donc être la cause du phénomène.

Le point de départ des réflexes vaso-constricteurs peut être aussi dans les centres nerveux : on n'ignore pas que, sous l'influence d'émotions violentes, le visage pâlit. D'autres émotions comme la honte, provoquent au contraire la rougeur du visage en déterminant un réflexe vaso-dilatateur.

b. *Réflexes vaso-dilatateurs.* — Lorsque les glandes fonctionnent, nous savons qu'elles deviennent rouges et que la cir-

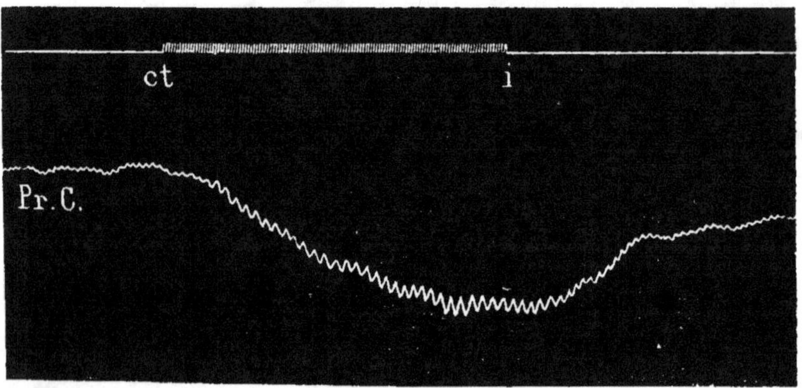

Fig. 41.
Chute de la pression sanguine et ralentissement des battements du cœur par l'excitation du nerf dépresseur de *ct* à *i*.

culation y est plus active ; cette dilatation vasculaire se produit par action réflexe tout comme la sécrétion. La rougeur des

muqueuses qui apparaît dans les différentes parties du tube
digestif au moment où les aliments arrivent à leur contact est
aussi le résultat de réflexes vaso-dilatateurs. Mais le type de
ces réflexes se trouve dans la vaso-dilatation obtenue par l'excitation du *nerf dépresseur* ou nerf de Cyon. Ce nerf confondu
avec le pneumogastrique chez la plupart des animaux en est
distinct chez d'autres (lapin, chat) et forme un petit filet qui
cotoie le sympathique au cou et se rattache par deux racines
au pneumogastrique et au laryngé supérieur. C'est un nerf sensitif du cœur ; l'excitation de son bout périphérique ou cardiaque ne produit rien, mais, ainsi que Cyon l'a découvert,
l'irritation de son bout central est suivie d'une chute considé-

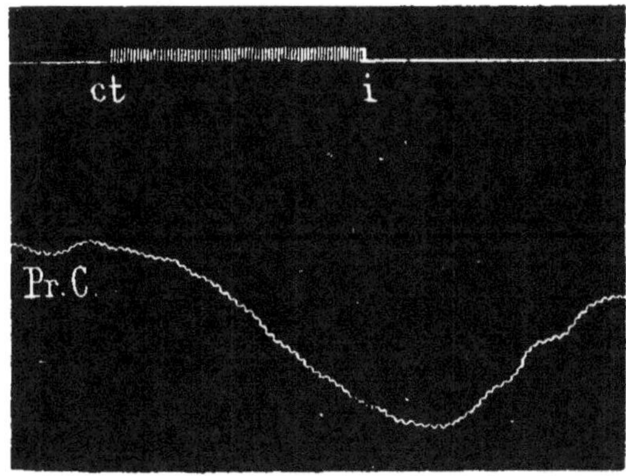

Fig. 42.
Chute de pression sanguine sans ralentissement des battements du
cœur par l'excitation du nerf dépresseur, les pneumogastriques
ayant été coupés au préalable.

rable de la pression sanguine (atteignant 5 à 6 centimètres de
Hg, fig. 41). Cette dépression sanguine est due principalement à
la vaso-dilatation réflexe des vaisseaux abdominaux : elle est
empêchée en effet par la section préalable des nerfs splanchniques. Le nerf dépresseur à l'état physiologique transmet
donc au centre vaso-moteur bulbaire des impressions venant
du cœur et exerce sur ce centre une action inhibitoire. Lorsque
le cœur est soumis à une réplétion sanguine trop forte, sa sensibilité mise en jeu réagit, pour dilater par action réflexe les

petits vaisseaux et diminuer la résistance des capillaires ; le
nerf de Cyon remplit de la sorte un rôle très important dans la
régulation de la pression sanguine. En même temps que la
pression s'abaisse sous l'action du nerf dépresseur, le cœur
ralentit aussi ses battements : il y a donc en outre excitation
des centres frénateurs cardiaques ; mais ce second phénomène,
bien qu'il concoure au même résultat que le premier, en est
indépendant et on peut l'éliminer par la section des nerfs
pneumogastriques sans empêcher l'abaissement de la tension
sanguine à la suite de l'excitation du dépresseur (fig. 42).

Nous pouvons citer encore d'autres exemples de réflexes
vaso-dilatateurs à effet local : la dilatation des vaisseaux de
l'oreille sous l'influence de l'excitation du bout central du nerf
auriculaire, branche du plexus cervical ; la dilatation de l'artère saphène par l'excitation du bout central du nerf péronier,
chez le lapin (réflexe de Loven) ; et à l'état pathologique, les
rougeurs de la peau avec inflammation (érythème) qui s'observent à la suite d'excitations de nature diverse (coup de
soleil, action de la lumière électrique, etc.).

4º Rôle des vaso-moteurs. — Les vaso-moteurs règlent les
circulations locales ; de même que les robinets placés sur différents points d'une canalisation permettent de régler l'écoulement d'un liquide, de même les vaso-moteurs ont pour fonction de rétrécir ou élargir le calibre des vaisseaux de façon à
fournir à chaque organe la quantité de sang qui lui est nécessaire suivant ses besoins. Lorsqu'un organe fonctionne, il doit
recevoir plus de sang ; alors ses capillaires se dilatent, la pression sanguine augmente dans les artérioles et les veinules relâ-
chées, tandis qu'elle baisse au contraire dans les grosses
artères afférentes ; c'est ce qui se produit quand on lève la
vanne d'une écluse barrant un cours d'eau. Inversement
lorsque l'organe est au repos, le calibre de ses vaisseaux se
rétrécit, et la pression sanguine augmente dans les artères
afférentes et diminue dans les veines.

Or, les organes ne fonctionnent pas tous à la fois avec la
même activité, et tandis que les uns sont richement vasculari-

sés, les autres sont plus ou moins anémiés ; il en résulte qu'il
existe un continuel balancement entre les circulations locales
et que la répartition de la masse du sang dans l'ensemble du
système circulatoire varie constamment. C'est ce que Mosso
démontre d'une façon très saisissante en plaçant un homme
étendu sur une planche faisant l'office d'un fléau de balance ;
l'équilibre une fois obtenu, on constate qu'il est rompu très
fréquemment et que c'est tantôt la tête, tantôt les pieds qui
l'emportent. Ce phénomène provient du déplacement du centre
de gravité par suite des variations dans la répartition de la
masse sanguine, sous l'influence de divers états de l'organisme
(veille, sommeil entre autres) ou sous l'action de diverses excitations morales ou physiques.

Ce balancement entre les circulations locales est aussi évident quand on envisage les rapports qui relient la circulation
des organes profonds à celle de la peau. Tantôt le sang afflue à
la périphérie dans les capillaires de la peau diminuant d'autant
la masse sanguine des gros vaisseaux et organes splanchniques,
tantôt il reflue par suite du resserrement des vaisseaux cutanés
dans les organes internes en les congestionnant. C'est précisément par ce procédé que les vaso-moteurs constituent, comme
nous le verrons plus loin, un important appareil de régulation
thermique. Le dicton populaire, « main froide, cœur chaud »,
pris au sens absolu, a du vrai.

Les vaso-moteurs jouent aussi un rôle important dans les
phénomènes pathologiques. La rougeur, la chaleur, le gonflement des tissus dans l'inflammation, ne sont-ils pas le résultat
d'actions vaso-motrices? Les congestions des différents organes,
l'œdème peuvent être liés aussi à des troubles vaso-moteurs.
Ranvier a montré l'influence que la paralysie des vaisseaux
exerce sur la production de l'œdème. Si on lie la veine fémorale chez un animal, la stase veineuse occasionne l'œdème de
la patte ; mais cet œdème est beaucoup plus accentué si l'on
coupe de plus le nerf sciatique. Dans d'autres cas, il se produit
au contraire un resserrement anormal des petits vaisseaux sous
l'action exagérée des vaso-constricteurs, d'où l'anémie des tissus
pouvant aller jusqu'à troubler leur nutrition (asphyxie locale).

CHAPITRE IV

RESPIRATION

Tous les êtres vivants respirent, c'est-à-dire consomment de l'oxygène et exhalent de l'acide carbonique. Chez les animaux inférieurs les tissus puisent directement l'oxygène dans le milieu ambiant, mais chez les êtres plus élevés en organisation les échanges gazeux se font par l'intermédiaire du milieu intérieur, par le sang qui porte l'oxygène aux éléments anatomiques et reçoit les produits de combustion. L'absorption de l'oxygène par le sang et l'exhalation de CO_2 se font au niveau des organes qui constituent l'appareil respiratoire : branchies chez les animaux aquatiques, trachées et poumons chez les animaux aériens. On distingue ainsi trois sortes de respirations : la respiration branchiale dans laquelle les échanges gazeux se font au moyen d'expansions vasculaires flottant dans l'eau, comme chez les poissons, la respiration trachéale dans laquelle l'air est distribué dans tout le corps de l'animal par des tubes ramifiés ou trachées, comme chez les insectes, et la respiration pulmonaire dans laquelle l'air est introduit par un mécanisme spécial dans des sacs membraneux richement vascularisés ou poumons. Cette dernière, qui est propre aux animaux supérieurs et à l'homme, est la seule qui nous intéresse.

Le poumon peut être comparé à un sac en communication avec l'air extérieur par un tube (bronche et trachée). La cavité de ce sac est plus ou moins divisée par des cloisons qui en augmentent notablement la surface intérieure. Tel est le poumon très simple des reptiles, de la grenouille. Mais chez les mammifères et les oiseaux, animaux à respiration plus active, le poumon est plus compliqué et constitué par une infinité de petits sacs ou *lobules pulmonaires* dont chacun est analogue au poumon entier de la grenouille ; ce lobule pulmonaire communique avec une division bronchique ; sa cavité est divisée par des cloisons en petits compartiments ou *alvéoles* et sa surface interne est tapissée par un épithélium plat et mince au-dessous duquel se trouve un riche réseau de capillaires sanguins. De la sorte le poumon réalise une vaste surface où l'air extérieur vient se mettre en contact avec une nappe sanguine très mince, mais très étendue. On a évalué approximativement le développement de la surface respiratoire à 200 mètres carrés ; la nappe sanguine en occuperait les 3 4, soit 150 mètres carrés. Malgré le peu d'épaisseur de cette couche de sang qui ne dépasse guère celle d'un globule rouge, sa surface est telle que les poumons contiennent plus d'un litre de sang, et en raison de la vitesse de la circulation pulmonaire on a calculé que la masse de sang qui traverse l'appareil respiratoire s'élève à peu près à 20.000 litres en vingt-quatre heures.

Nous passerons successivement en revue : 1° le mécanisme par lequel l'air est mis en rapport avec la surface pulmonaire ; 2° les phénomènes chimiques de la respiration ; 3° l'influence que le système nerveux exerce sur cette fonction ; 4° les troubles respiratoires et plus spécialement l'asphyxie.

ARTICLE I

PHÉNOMÈNES MÉCANIQUES DE LA RESPIRATION

L'air est alternativement attiré dans les poumons, puis refoulé à l'extérieur par un mouvement de dilatation et de resserrement du thorax, analogue au mouvement d'un soufflet. Pour que ce mouvement se communique au poumon, il faut que le tissu de cet organe jouisse de certaines propriétés qui en permettent l'expansion et le retrait ; nous les indiquerons tout d'abord ; puis nous analyserons les mouvements de la cage thoracique et des parties annexes de l'appareil respiratoire, ainsi que les modifications qu'ils peuvent subir ; enfin nous rechercherons quels sont les résultats physiques des mouvements respiratoires sur le poumon et les autres organes.

§ 1. — Propriétés du tissu pulmonaire

Le tissu pulmonaire est élastique et contractile. Les poumons extraits du corps de l'animal se laissent très facilement distendre et remplir d'air lorsqu'on les insuffle par la trachée ; lorsqu'on cesse l'insufflation, ils reviennent exactement à leur volume primitif en expulsant l'air ; ils présentent donc une élasticité parfaite, propriété due à leur richesse en fibres élastiques qui par leur feutrage constituent pour la plus grande part la paroi des alvéoles pulmonaires et des bronches. C'est grâce à cette élasticité que le poumon peut suivre tous les mouvements d'amplification et de resserrement du thorax. En outre, les poumons sont contractiles. Si, après les avoir insufflés et avoir lié la trachée sur une des branches d'un manomètre en U à mercure, on excite par un courant faradique le tissu pulmonaire, on constate une dénivellation du mercure dans le manomètre qui indique une pression de quelques millimètres ; celle-ci résulte évidemment de la compression de l'air intra-pulmonaire par la contraction de l'appareil musculaire de l'organe. Cette expérience de WILLIAMS a été répétée par P. BERT, qui a de plus inscrit la courbe de la contraction ; cette courbe ressemble à celle que donne l'excitation des muscles lisses. C'est en effet aux fibres musculaires lisses disposées annulairement autour des petites bronches (*muscles de* REISSESSEN) que le poumon doit sa contractilité.

§ 2. — Mouvements du thorax

Le mouvement par lequel le thorax se dilate et aspire l'air dans le poumon porte le nom d'*inspiration*, le mouvement inverse de resserrement qui refoule l'air à l'extérieur est l'*expiration*. Analysons d'abord le mécanisme de ces mouvements, puis leur rythme et leur forme par la méthode graphique.

1° Inspiration. — La dilatation de la cage thoracique est le résultat d'un agrandissement suivant tous ses diamètres. Considérons pour l'analyse l'agrandissement de trois diamètres : le vertical, l'antéro-postérieur et le transversal.

a. *Augmentation du diamètre vertical.* — Elle se fait par l'abaissement du diaphragme. Ce muscle, qui cloisonne la cavité du corps en deux parties, le thorax et l'abdomen, forme une voûte saillante dans la cavité thoracique ; ses fibres s'insèrent sur tout le pourtour de l'ouverture inférieure du thorax et de là rayonnent vers un centre tendineux (centre phrénique) qui occupe la partie culminante du dôme ; par leur contraction ces fibres redressent leur courbure, abaissent le centre phrénique et diminuent la voussure de l'ensemble du dôme ; il en résulte que le diaphragme augmente le diamètre vertical du thorax à la façon d'un piston qu'on tire dans un corps de pompe.

b. *Augmentation du diamètre antéro-postérieur.* — Le diamètre antéro-postérieur ou vertébro-sternal ne peut être accru que par la projection du sternum en avant, car la colonne vertébrale est fixe. Cette projection du sternum est réalisée par l'élévation des côtes. Pour le comprendre, il suffit de remarquer que sur le thorax en expiration les côtes descendent très obliquement en bas et en avant et qu'elles forment avec la colonne vertébrale un angle très aigu ouvert en bas. Lorsqu'elles s'élèvent, leur obliquité diminue et elles tendent à devenir horizontales, et dans ce mouvement comme leur extrémité postérieure articulée avec les vertèbres tourne autour d'un axe fixe, c'est leur extrémité antérieure articulée avec le sternum qui s'éloigne de la colonne vertébrale, ainsi que le fait comprendre le schéma ci-joint dans lequel deux côtes supposées rectilignes AC, BD et formant avec la colonne vertébrale AB un angle très aigu sont ensuite représentées en situation horizontale de manière à montrer l'accroissement *mn* du diamètre qui résulte de cette nouvelle position. Le sternum est ainsi poussé en avant, mais comme les côtes n'ont pas toutes la même longueur, le sternum ne se déplace pas parallèlement à lui-même : en effet, l'augmentation du diamètre antéro-postérieur est naturellement d'autant plus grande que les côtes sont plus longues et plus obliques ; le thorax subit donc un agrandissement plus considérable à sa base (surtout

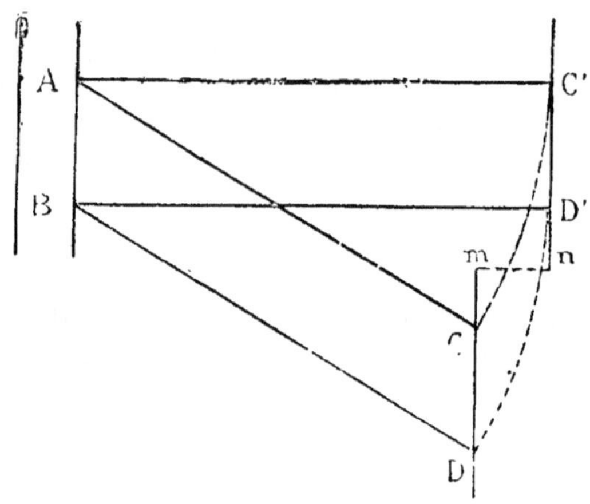

Fig. 43.
Schéma de l'agrandissement du diamètre antéro-postérieur
du thorax dans l'inspiration (VIAULT et JOLYET).

au niveau des 6ᵉ, 7ᵉ et 8ᵉ côtes) qu'à son sommet ; il en résulte que le sternum présente une excursion en avant plus étendue dans sa partie inférieure que dans sa partie supérieure et qu'il subit un mouvement de bascule.

c. *Augmentation du diamètre transversal.* — Il provient aussi de l'élévation des côtes. En effet, toute côte qui s'élève se porte en dehors, en exécutant un mouvement de torsion autour d'un axe passant par ses extrémités antérieure et postérieure et en tournant complètement en dehors la convexité de sa courbure primitivement dirigée vers le bas. Pour mieux le comprendre, qu'on jette un coup d'œil sur la figure 44.

Les lignes OA, OB représentent la distance qui sépare un

point O pris sur le plan médian antéro-postérieur du thorax
(OV) des points A et B les plus saillants des courbures de deux
côtes symétriques, ou bien encore chacune de ces lignes figure
la section d'un plan qui passerait par l'extrémité antérieure,
l'extrémité postérieure et le point de courbure maxima de la
côte. Dans la position oblique OA, OB de ces plans, la ligne AB

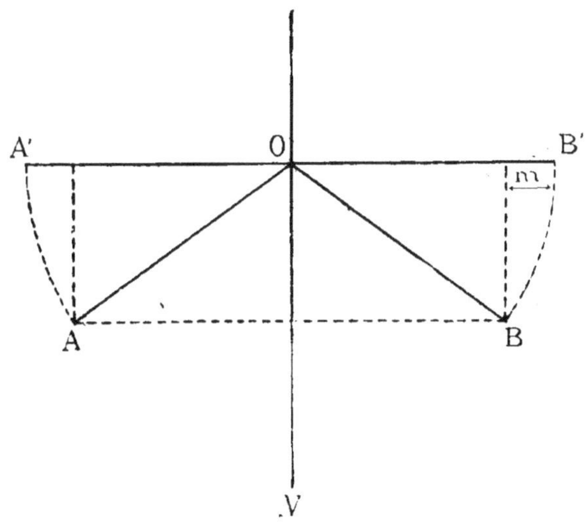

Fig. 44.

Schéma de l'agrandissement du diamètre transversal du thorax
dans l'inspiration (VIAULT et JOLYET).

mesure la distance qui sépare les points culminants de la courbure des deux côtes ; elle exprime aussi la largeur du thorax à
ce niveau. Supposons maintenant que le plan des côtes se relève
jusqu'à devenir horizontal et à occuper les positions OA', OB',
la distance A'B' mesurera la largeur du thorax dans cette nouvelle position et on voit que la distance qui sépare maintenant
le point O de la partie culminante de la courbure des côtes
s'est accrue de chaque côté de la quantité *m*.

L'accroissement des diamètres antéro-postérieur et transversal du thorax résultant, d'après ce qui vient d'être dit, de
l'élévation des côtes, les muscles qui produiront cette action

ou *muscles inspirateurs* seront ceux qui auront leurs insertions mobiles sur les côtes et leurs insertions fixes sur des points situés plus hauts que les côtes à mouvoir; tels sont les scalènes, le petit dentelé postérieur et supérieur, le cervical descendant, les sur-costaux, muscles qui prennent leurs insertions fixes sur la colonne vertébrale et qui agissent dans l'inspiration calme. D'autres muscles, qui à l'état habituel prennent au contraire leurs insertions fixes sur la cage thoracique et leurs insertions mobiles sur le scapulum, la clavicule et l'humérus (grand pectoral, grand dorsal) peuvent cependant entrer en jeu dans les grands efforts inspiratoires. Mais il faut alors, pour qu'ils exercent une action inspiratoire, que l'épaule et le bras soient fixés; c'est dans ce but que les muscles sterno-cléido-mastoïdien et trapèze se contractent; c'est aussi pour ce motif que l'on voit des gens souffrant d'une forte dyspnée, pendant un accès d'asthme par exemple, saisir vigoureusement un point d'appui solide afin d'immobiliser les bras.

Certains physiologistes pensent aussi que le diaphragme peut élever les dernières côtes sur lesquelles il s'insère. Dans ce cas ses fibres prendraient leur point fixe sur le centre phrénique; or ce dernier est essentiellement mobile et s'abaisse dans la contraction du diaphragme de manière à augmenter le diamètre vertical du thorax, comme nous l'avons dit; mais en s'abaissant il presse sur les viscères abdominaux qui offrent une certaine résistance élastique à la compression, et cette résistance donne au centre phrénique une fixité relative qui permet alors aux fibres musculaires d'agir sur les côtes. En un mot, les fibres musculaires du diaphragme s'attachant à deux points mobiles, le centre phrénique et les côtes, l'effet de leur contraction serait de rapprocher ces deux points en opérant tout à la fois l'abaissement du centre phrénique et l'élévation des côtes. Le diaphragme représenterait de la sorte le muscle inspirateur par excellence, car il contribuerait à augmenter tous les diamètres du thorax.

Quant à l'action des muscles intercostaux, elle a donné lieu à des controverses interminables. L'hypothèse la plus vrai-

semblable est que les intercostaux externes élèvent les côtes
par leur contraction et sont par conséquent des muscles inspirateurs et que les inter-
costaux internes abaissent
les côtes et sont expira-
teurs. Il est facile en effet
de se convaincre en cons-
truisant le schéma de HAM-
BERGER (fig. 45) que les
points d'attache des intes-
costaux externes (E, E') se
rapprochent lorsque les côtes s'élèvent, car les fibres
de ces muscles sont obli-
ques de haut en bas et
d'arrière en avant; et que
inversement les intercos-
taux internes (I, I') dont
les fibres sont obliques de

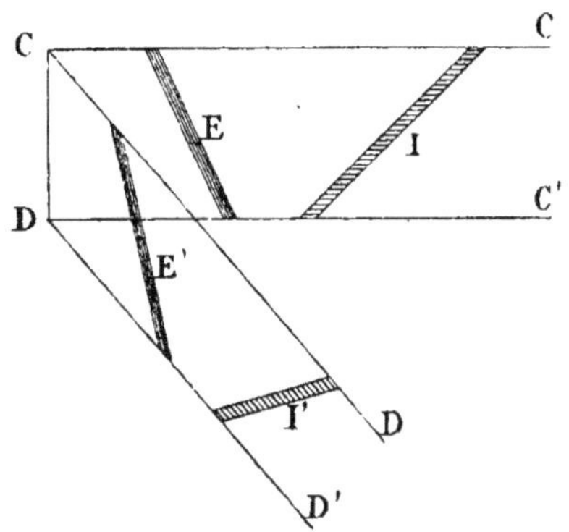

Fig. 45.

Schéma de HAMBERGER pour expliquer l'action des intercostaux.

EE', intercostaux externes. — II', intercostaux internes (Küss et Duval).

haut en bas et d'avant en arrière rapprochent leurs points
d'insertion lorsque les côtes s'abaissent. Les intercostaux ont
également pour fonction de soutenir les espaces intercostaux
qui tendent à s'enfoncer sous l'influence de la pression atmosphérique à chaque dilatation du thorax et à faire saillie au
dehors à chaque expiration.

2° Expiration. — A l'inverse de l'inspiration qui est active et
exige l'intervention de forces musculaires puissantes, l'expiration dans la respiration calme est purement passive et résulte
du retour du thorax et du poumon à leur état d'équilibre. La
cage thoracique est en effet violentée dans sa forme par le
mouvement inspiratoire ; mais quand les muscles inspirateurs
se relâchent elle tend à reprendre sa position primitive de
repos, grâce à l'élasticité de ses différentes parties, ligaments
et cartilages costaux. De même le poumon suit le mouvement
de dilatation du thorax dans l'inspiration, car en raison du
vide pleural la pression atmosphérique s'exerce dans l'inté-

rieur des bronches et des alvéoles et les distend ; puis au moment de l'expiration le poumon revient sur lui-même en vertu de son élasticité, entraînant les parois thoraciques, grâce au vide pleural. Toutefois le retrait de la cage thoracique n'est pas suffisant pour que le poumon prenne la forme d'équilibre qu'il aurait s'il se trouvait hors de la poitrine. En d'autres termes à la fin de l'expiration le poumon conserve encore un reliquat de force élastique qui n'est pas employée. Ce qui le prouve c'est que l'ouverture du thorax en expiration (sur le cadavre) produit un resserrement du poumon très appréciable et dont on peut mesurer la force en adaptant un manomètre à la trachée (6 millimètres de mercure sur le cadavre humain d'après Donders). Si donc le poumon ne revient pas complètement sur lui-même à la fin de l'expiration, c'est que le thorax ne s'y prête pas et qu'il oppose sa force élastique à la force élastique pulmonaire. Mais lorsqu'on ouvre un espace intercostal l'air entrant dans la cavité pleurale, la pression atmosphérique s'exerce d'une façon égale à l'extérieur comme à l'intérieur du poumon et cet organe revient alors sur lui-même, jusqu'à ce que son élasticité soit complètement satisfaite ; d'autre part le diaphragme qui formait une voussure très accentuée du côté de la cavité thoracique où il était refoulé par la pression atmosphérique, se relâche et devient flasque au moment où l'air entre dans la cavité pleurale. Chez le fœtus qui n'a pas encore respiré, la déformation de la cage thoracique et le retrait du poumon sont au maximum ; mais après que la première inspiration s'est effectuée et que l'air a déplissé les alvéoles pulmonaires, le poumon ne revient jamais plus à son état de resserrement primitif.

Le mouvement d'expiration provient donc du retrait élastique du thorax et du poumon. Mais dans l'expiration forcée les puissances musculaires interviennent soit pour accélérer la sortie de l'air du poumon, soit pour augmenter le resserrement du thorax. Les muscles qui entrent alors en jeu ou *muscles expirateurs* sont ceux qui peuvent abaisser les côtes et refouler le diaphragme en haut en comprimant les organes abdominaux : carré des lombes, triangulaire du sternum, petit dentelé postérieur et inférieur et muscles de l'abdomen (grand oblique, petit oblique, transverse, grand droit).

La contractilité des bronches dont nous avons parlé plus haut n'exerce pas un rôle actif dans la respiration à l'état ordinaire, car la contraction du poumon se fait avec la lenteur particulière à la contraction des muscles lisses et ne se prête pas à la rapidité du mouvement respiratoire.

3° **Pneumographie, rythme et types respiratoires.** — Dif-
férents appareils ont été imaginés pour mesurer les variations de longueur des diamètres du thorax. Les plus pratiques sont les *pneumographes* qui permettent de mesurer et d'enregistrer l'expansion circonférentielle de la cage thoracique. P. BERT avait construit un pneumographe très simple consistant en un manchon métallique fermé à ses deux extrémités par une membrane de caoutchouc et mis en communication avec un tambour inscripteur. Un ruban passé autour du thorax était fixé aux membranes de caoutchouc de l'appareil et de la sorte les mouvements de la cage thoracique se traduisaient par des variations de volume de l'air du manchon qui étaient transmises au tambour enregistreur. Le pneumographe de MAREY employé généralement en clinique repose sur le même principe. Il consiste en une plaque mince d'acier que l'on pose à plat sur la poitrine ; aux extrémités de cette plaque sont fixées deux tiges à crochet auxquelles, on attache le ruban qui entoure le thorax ; de la sorte la plaque métallique se déforme et de plane devient courbe lorsque le thorax se dilate ; elle revient à sa forme primitive grâce à son élasticité, lorsque le thorax se resserre. Pour rendre appréciable ce mouvement de déformation un levier qui est soudé à la plaque actionne la membrane élastique d'un tambour à air adapté à l'appareil ; on n'a qu'à faire communiquer la cavité de ce tambour avec celle d'un autre tambour inscripteur au moyen d'un tube de caout-chouc pour inscrire la courbe de la respiration. Dans l'inspi-ration la torsion de la plaque agit par l'intermédiaire du levier sur la membrane du tambour de façon à accroître la capacité de ce dernier et à y raréfier l'air ; ce mouvement transmis au

tambour enregistreur se traduit donc par l'abaissement du
levier inscripteur et la partie de la courbe qui représente l'inspiration est une ligne descendante ; inversement dans l'expiration, les parties élastiques de l'appareil reprennent leur

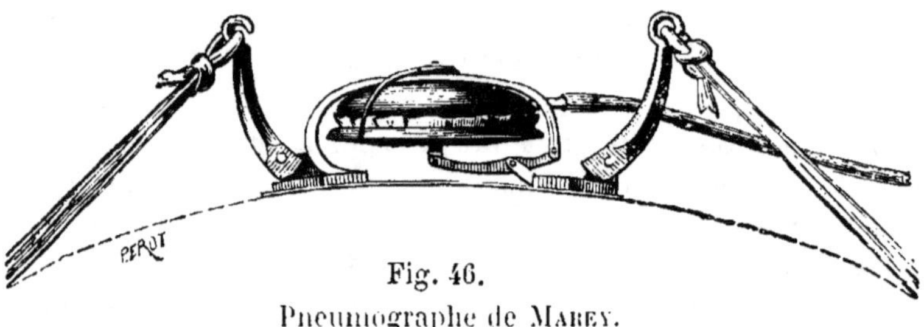

Fig. 46.
Pneumographe de MAREY.

forme et le levier inscripteur s'élève : la courbe de l'expiration
est donc une ligne ascendante.

On peut encore prendre le tracé de la respiration chez les
animaux en enregistrant les variations de pression de l'air
dans les voies aériennes ; en adaptant selon le procédé de
P. BERT une canule à la trachée pour la faire communiquer
avec un tambour inscripteur.

Le tracé respiratoire obtenu avec le pneumographe de
MAREY est représenté ci-dessous. La ligne d'inspiration est
comme on le voit presque verticalement descendante, toute
droite et sans accidents ; interprétation : le mouvement inspiratoire est rapide et d'une vitesse sensiblement uniforme
pendant toute sa durée ; la ligne d'expiration succède immédiatement à la précédente, sans temps d'arrêt ; il n'y a donc
pas de pause inspiratoire et aussitôt qu'est terminé le mouvement de dilatation du thorax, les muscles inspirateurs se
relâchent brusquement. La ligne de l'expiration est notablement
plus longue que la ligne d'inspiration ; de plus elle présente
deux parties très différentes ; la première partie est presque
verticalement ascendante, la seconde voisine du sommet de la
courbe monte très obliquement en se rapprochant de l'horizontalité, jusqu'au point où elle se continue avec la ligne
d'inspiration ; interprétation : le mouvement de resserrement

du thorax dans l'expiration est d'abord brusque, rapide, puis
il se ralentit considérablement jusqu'à devenir presque
insensible vers la fin de l'expiration. Il semblerait même en
s'en tenant à l'observation directe du thorax que la fin de
l'expiration est marquée par un temps d'arrêt dans le mouvement des parois thoraciques ; qu'il y a en un mot une pause

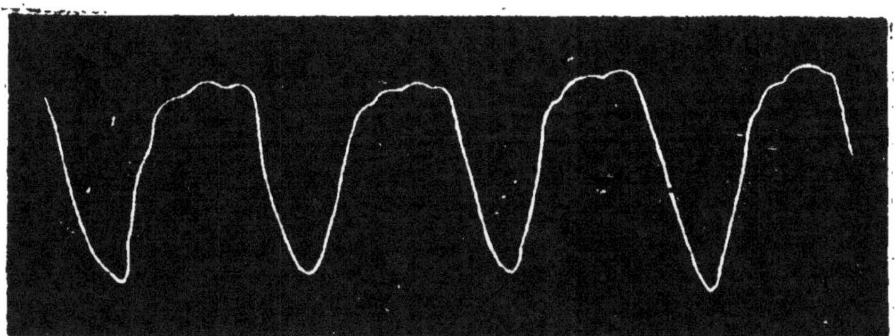

Fig. 47.
Tracé des mouvements respiratoires.

expiratoire séparant l'expiration de l'inspiration suivante. Mais
s'il en était ainsi, la dernière partie du tracé de l'expiration
devrait former un plateau horizontal ; or, dans les tracés bien
pris, on constate qu'il n'en est rien et que la ligne s'élève en
réalité constamment jusqu'à la fin de l'expiration, quoique, à
la vérité, d'une façon très lente dans la partie culminante de
la courbe. Il n'y a donc pas de pause expiratoire et les mouvements respiratoires se succèdent rythmiquement sans temps
d'arrêt.

Le nombre des mouvements respiratoires est de 16 par
minute chez l'homme adulte au repos ; leur fréquence s'accroît
dans diverses circonstances, à la suite de l'exercice musculaire
principalement (essoufflement) ; elle tombe au minimum
pendant le sommeil. Le rythme respiratoire est beaucoup plus
rapide chez l'enfant ; le nouveau-né respire en moyenne 44 fois
par minute. D'une façon générale le nombre des respirations,
comme celui des battements cardiaques est en raison inverse

de la taille des animaux ; ainsi tandis qu'une souris respire 150 fois par minute, le cheval ne respire que 11 fois.

Le mode d'après lequel se dilate et se resserre le thorax, ou type respiratoire varie suivant l'âge et le sexe. Si on applique trois pneumographes autour du tronc, à des hauteurs différentes, le premier à la partie supérieure du thorax, le second au niveau des côtes inférieures, le troisième au niveau de l'ombilic, on observe que l'amplitude des tracés donnés par ces trois appareils est différente pour un même individu, et différente aussi chez l'homme, la femme et l'enfant. Chez l'homme adulte les plus grandes amplitudes sont fournies par le pneumographe intermédiaire, situé à la base du thorax ; chez la femme elles sont données par le pneumographe supérieur ; enfin chez l'enfant c'est le pneumographe inférieur entourant l'abdomen qui inscrit les courbes les plus amples. On distingue donc trois types respiratoires : le *type costal supérieur* qui est le mode respiratoire de la femme, le *type costal inférieur* plus spécial à l'homme adulte, et le *type abdominal* ou *diaphragmatique* qu'on observe surtout chez l'enfant.

Il faut ajouter cependant que, d'après des recherches récentes de Marey exécutées au moyen de la chromo-photographie, le mode respiratoire de la femme ne serait pas, à l'état physiologique, différent de celui de l'homme, et que le type dit costal supérieur proviendrait de la compression de la base du thorax par le corset.

§ 3. — Mouvements des parties annexes de l'appareil respiratoire

La dilatation et le resserrement du thorax sont accompagnés de différents mouvements des parties annexes de l'appareil respiratoire. Pendant l'inspiration les narines se dilatent sous l'action des muscles releveurs et dilatateurs des ailes du nez ; ce mouvement est peu appréciable dans la respiration calme chez l'homme ; mais il s'accentue dans les inspirations profondes et dans la dyspnée, car alors la contraction musculaire doit intervenir pour empêcher l'aplatissement des narines par la pression atmosphérique. Le larynx, la trachée et les bronches restent continuellement béants pour le passage de l'air en raison de leur texture cartilagineuse ; mais ils présentent certains mouvements accessoires dans la respiration. Au moment de l'inspiration le larynx s'abaisse, ainsi que la trachée qui en même temps se dilate : un mouvement inverse a lieu pendant l'expiration. La glotte dans l'inspiration calme est modérément ouverte et a la forme d'un triangle élargi dans sa partie inter-aryténoïdienne ; elle se dilate beaucoup plus dans l'inspiration profonde et les cordes vocales s'écartent alors fortement par la contraction des muscles dilatateurs de la glotte ; pendant l'expiration les cordes vocales se rapprochent au contraire et interceptent une fente étroite.

§ 4. — MOUVEMENTS RESPIRATOIRES MODIFIÉS

Les mouvements respiratoires peuvent se modifier de diverses manières pour concourir à l'accomplissement de certains actes physiologiques spéciaux. La production de la voix et de la parole représente la principale de ces modifications, mais en raison de son importance nous l'étudierons dans un chapitre à part. Les mouvements respiratoires présentent aussi différents troubles à l'état pathologique.

1° Modifications physiologiques. — Dans *l'effort* on ferme la glotte après avoir exécuté une profonde inspiration et l'on contracte fortement les muscles expirateurs ; l'air ne pouvant sortir est comprimé dans le poumon, et le thorax acquiert une certaine fixité qui permet aux muscles qui s'y insèrent de prendre un point d'appui solide au moment de leur contraction ; il se produit en même temps une augmentation de pression dans l'abdomen ; les viscères peuvent alors faire hernie au dehors, si les parois du ventre présentent une solution de continuité. Avant que l'effort soit complètement terminé on peut relâcher les cordes vocales et alors l'air s'échappe brusquement de la poitrine en produisant un son.

Les autres modifications de la respiration portent soit sur les actes inspirateurs, soit sur les actes expirateurs. Le *bâillement* consiste en une inspiration profonde par la bouche, maintenue largement ouverte par la contraction spasmodique des muscles abaisseurs de la mâchoire. Le *hoquet* est dû à des contractions involontaires et convulsives du diaphragme produisant un brusque appel d'air dans le thorax avec son glottique. Il en est de même du *sanglot*. L'expiration est modifiée dans le *rire* qui est caractérisé par une expiration sonore, saccadée, accompagnée de la contraction de certains muscles de la face. Dans l'*éternuement* l'expiration se fait brusquement par les fosses nasales en produisant un bruit spécial. Dans la *toux* la glotte est d'abord fermée comme dans l'effort, puis quand l'air intrapulmonaire se trouve soumis à une pression suffisante, les cordes vocales se relâchent et l'air s'échappe brusquement en produisant un son et en balayant les mucosités des voies respiratoires.

2° Modifications pathologiques. — Les mouvements respiratoires peuvent être altérés dans leur fréquence, leur amplitude et leur rythme sous l'influence de différentes causes morbides. Le nombre des respirations est augmenté dans les maladies fébriles ; il peut s'élever à 25, 30 par minute et même encore plus si des lésions pulmonaires apportent un obstacle à l'hématose. Il se produit au contraire une diminution du nombre des mouvements respiratoires dans d'autres maladies, dans certaines affections cérébrales. L'augmentation d'amplitude des mouvements respiratoires accompagne souvent l'accroissement du nombre, mais elle ne lui est pas forcément liée. Quand il existe une gêne au passage de l'air dans le larynx, le nombre des respirations diminue, mais l'inspiration devient très profonde et prolongée, l'expiration s'allonge et se ralentit; comme l'air ne vient pas combler assez rapidement le vide intra-thoracique, les parties dépressibles de la cage thoracique, les creux sus-claviculaires s'excavent sous l'influence de la pression atmosphérique. Parmi les altérations du rythme respiratoire la principale à mentionner est celle que l'on désigne sous le nom de *rythme de Cheyne-Stokes*, et qui s'observe dans diverses affections cérébrales, dans l'urémie. Elle consiste dans des respirations coupées périodiquement par des arrêts ; après chaque arrêt les mouvements respiratoires présentent une amplitude d'abord croissante, puis graduellement décroissante jusqu'à l'arrêt suivant. Ce phénomène résulte d'une inhibition incomplète des centres respiratoires.

§ 5. — RÉSULTATS PHYSIQUES ET MÉCANIQUES DE LA RESPIRATION

Les mouvements de la cage thoracique se traduisent par certaines modifications portant sur le poumon et sur d'autres organes contenus dans le thorax et dans l'abdomen.

1° Effets mécaniques produits au niveau du poumon. — Les poumons présentent des mouvements d'expansion et de retrait dépendant de l'inspiration et de l'expiration ; sous l'influence de ces mouvements la circulation du parenchyme pulmonaire subit certains changements et, phénomène capital, l'air est alternativement attiré dans les alvéoles pulmonaires et repoussé au dehors.

A. MOUVEMENTS DU POUMON. — Pour comprendre comment les poumons suivent tous les mouvements des parois du thorax, il faut se les représenter comme occupant tout l'espace laissé libre dans la cavité thoracique par les autres organes. Entre leur surface externe et la face interne du thorax il n'y a rien ; c'est-à-dire que l'accolement est parfait entre la plèvre pulmonaire et la plèvre pariétale, et que l'interstice qui les sépare n'est que virtuel ; lors donc qu'on parle du vide pleural, on exprime seulement ce fait que si le thorax pouvait se dilater sans que le poumon suivît ce mouvement, le vide se produirait dans la cavité pleurale. Mais en réalité ce vide ne saurait exister, car lorsque la cage thoracique se dilate dans l'inspiration, la tendance au vide est aussitôt compensée par la dilatation du poumon qui, sous l'influence de la pression atmosphérique, se remplit d'air. La cavité thoracique est donc complètement remplie par les organes qu'elle renferme tant en inspiration qu'en expiration et l'espace virtuel situé entre la surface du poumon et les parois thoraciques ne devient réel que si une blessure du poumon ou du thorax permet l'entrée de l'air dans la poitrine ou s'il se produit un épanchement de liquide dans la cavité pleurale.

Dans les mouvements de dilatation et de resserrement du poumon la plèvre pulmonaire glisse à la surface des plèvres costale et diaphragmatique ; c'est à la base du poumon que ce mouvement de locomotion est le plus accentué ; pendant l'expiration la plèvre diaphragmatique qui tapisse la périphérie du diaphragme s'applique contre la plèvre costale correspondante et le bord tranchant de la base du poumon remonte jusqu'à la sixième ou cinquième côte ; dans l'inspiration le poumon s'insinue entre les deux plèvres de ce sinus costo-diaphragmatique en les écartant, et dans les inspirations profondes son bord inférieur peut arriver jusqu'aux insertions du diaphragme. Il en résulte qu'un instrument piquant enfoncé dans les derniers espaces intercostaux n'atteint le poumon que sur le thorax en inspiration.

B. Circulation pulmonaire. — Certains physiologistes ayant remarqué que le poumon pâlit lorsqu'on l'insuffle et rougit au contraire lorsqu'on le laisse revenir sur lui-même, en avaient conclu que la circulation est ralentie dans cet organe pendant l'inspiration et favorisée pendant l'expiration. Mais les conditions de la respiration artificielle (insufflation de l'air par la trachée) sont tout à fait différentes de celles de la respiration normale. La distension des poumons par insufflation, le thorax étant ouvert, exige en effet que l'air soit introduit sous une pression assez forte pour vaincre la résistance élastique du parenchyme pulmonaire. Cette pression est suffisante pour gêner la circulation capillaire et on comprend alors qu'un poumon ainsi gonflé pâlisse. Mais il n'en est point de même à l'état normal ; en observant la couleur du poumon, sans ouvrir le thorax, par transparence à travers la plèvre, on voit au contraire que c'est pendant l'inspiration que le poumon rougit et contient plus de sang. Il est facile de se rendre compte qu'il doit en être ainsi en réfléchissant que la dilatation du thorax exerce en vertu du vide pleural une aspiration sur le sang tout comme sur l'air ; la même force qui aspire l'air dans les alvéoles pulmonaires attire donc aussi le sang dans les capillaires du poumon ; l'air et le sang se précipitent ainsi au-devant l'un de l'autre pour combler le vide.

C. Mouvement de l'air dans le poumon. — Ce mouvement est en dernière analyse tout comme le mouvement du sang dans les vaisseaux le résultat de l'inégalité des pressions. Recherchons les conditions qui se rapportent à l'établissement du courant d'air intra-pulmonaire, puis la quantité d'air qui est mise en mouvement dans l'inspiration et l'expiration, enfin la cause du bruit ou murmure vésiculaire, qui prend naissance dans le poumon pendant le passage de l'air.

a. *Pression et vitesse de l'air dans le poumon.* — L'entrée et la sortie de l'air proviennent de la différence qui existe entre la pression atmosphérique et la pression de l'air intra-pulmonaire ; pendant toute la durée de l'inspiration la pression intra-pulmonaire en raison du mouvement de dilatation du thorax est inférieure à la pression atmosphérique, et la différence est d'autant plus grande que l'inspiration est plus énergique : ainsi un manomètre en communication avec la trachée indique une dépression (ou *pression négative*) qui, en vérité, ne dépasse pas — 1 millimètre de Hg dans une inspiration calme, mais qui dans une inspiration profonde peut s'élever à — 57 millimètres de Hg. Cette différence de pression fait naître un courant d'air de l'extérieur à l'intérieur du poumon d'autant plus fort et plus rapide que l'inégalité des pressions est elle-même plus grande. Inversement dans l'expiration, le resserrement du thorax et du poumon élève la pression de l'air intra-pulmonaire à un chiffre supérieur à celui de la pression atmosphérique et fait naître ainsi un courant allant de l'intérieur du poumon à l'extérieur. Pendant l'expiration le manomètre adapté à la trachée accuse une pression positive de 2 à 3 millimètres de Hg qui peut monter à 87 millimètres dans l'expira-

tion forcée. La pression expiratoire est donc supérieure à la
dépression inspiratoire ; du reste il est facile de vérifier en
aspirant et soufflant avec la bouche dans un manomètre que
l'effort d'expiration est plus puissant que l'effort d'inspiration.

La pression et la vitesse du courant d'air ne sont pas les
mêmes dans tout l'arbre aérien ; elles diminuent de la trachée
aux petites bronches de même qu'elles diminuent pour le
sang de l'aorte aux capillaires. A ce point de vue la division
des bronches dans le parenchyme pulmonaire entraîne les
mêmes résultats physiques que la division successive des
vaisseaux ; et on peut représenter schématiquement cette
division des bronches par un cône dont le sommet serait à la
trachée et la base aux alvéoles pulmonaires : cône pulmonaire absolument semblable au cône vasculaire dont il a déjà
été question et qui donne lieu pour le mouvement des gaz
aux mêmes considérations que celles que nous avons exposées
pour le mouvement du sang.

b. *Quantité de l'air inspiré et expiré.* — La mesure de cette
quantité ou *spirométrie* peut se faire à l'aide d'une simple
cloche graduée renversée sur une cuve à eau et maintenue en
équilibre par un contrepoids ; on y conduit l'air par un tube
portant à une de ses extrémités un embout qui peut s'appliquer sur la bouche. Cet appareil, qui n'est pas autre chose
qu'un gazomètre, constitue le *spiromètre* de Hutchinson.
Si après avoir fait une inspiration maxima, on expire dans la
cloche tout l'air qu'il est possible d'expulser du poumon, on
mesure ce que Hutchinson a dénommé la *capacité vitale;*
cette capacité vitale exprime donc le volume d'air mis en mouvement par le jeu de l'inspiration et de l'expiration forcées.
On comprend qu'elle soit éminemment variable suivant les
dimensions du thorax et la taille de l'individu ; elle s'élève
en moyenne à 3 litres et demi chez l'adulte sain bien constitué.
Mais cette quantité ne représente qu'une partie de la *capacité
totale* du poumon ; car après l'expiration la plus forcée, il reste
encore dans le poumon un certain volume d'air qui ne peut en
être expulsée par le jeu normal du thorax, de même que dans
un corps de pompe il existe ce qu'on appelle l'espace nuisible

d'où le piston ne parvient pas à chasser l'air. Cet air ne peut
sortir du poumon que lorsqu'on ouvre la cage thoracique, de
manière à permettre au poumon de revenir complètement sur
lui-même ; encore reste-t-il, même dans ce cas, une certaine
quantité d'air qu'on ne saurait chasser qu'en pétrissant et
malaxant entre les doigts le parenchyme pulmonaire de façon
à en faire un tissu compact analogue au poumon du fœtus qui
n'a pas encore respiré. On appelle *résidu pulmonaire* ou *air
résidual* cette quantité d'air qui reste dans le poumon et ne
peut en être expulsée même par les plus grands efforts expiratoires. La capacité totale du poumon comprend donc la capacité vitale de Hutchinson plus l'air résidual.

Dans la respiration ordinaire la capacité vitale n'est pas complètement utilisée, en d'autres termes nous ne respirons pas en
donnant aux mouvements thoraciques leur plus grande amplitude ; dans la respiration calme nous n'inspirons et n'expirons
qu'un demi-litre d'air en moyenne ; cette quantité représente
ce qu'on appelle *l'air courant.* Mais après une inspiration
ordinaire, on peut continuer à introduire l'air dans le poumon
en mettant en jeu toutes les forces inspiratoires ; la quantité
d'air qui vient s'ajouter de la sorte à l'air courant est de 1 litre
et demi environ : c'est *l'air complémentaire.* De même après
une expiration ordinaire on peut expulser encore une certaine
quantité d'air en employant toutes les forces expiratoires :
cette quantité est appelée *air de réserve ;* elle s'élève aussi
à 1 litre et demi. Tous ces volumes d'air, air courant, air complémentaire, air de réserve, qui constituent la capacité vitale de
Hutchinson peuvent être mesurés directement avec le spiromètre. Mais il n'en est plus de même pour l'air résidual, puisque
cet air ne peut être chassé du poumon et pour en connaître la
quantité on a dû recourir à une méthode indirecte, à la
méthode des mélanges. Après avoir exécuté une expiration à
l'air libre, on respire une certaine quantité d'hydrogène contenu dans un ballon jaugé ; ce gaz qui n'est pas absorbé par le
poumon se mélange avec l'air renfermé dans les alvéoles pulmonaires et après quelques mouvements respiratoires le
mélange d'hydrogène et d'air est homogène dans le ballon et

dans le poumon. Il suffit alors de faire l'analyse du mélange pour savoir quelle est la quantité d'air qu'il renferme dans l'unité de volume ; si l'on a mesuré la quantité d'hydrogène employée, il devient facile par un simple calcul de proportion de connaître la quantité d'air qui restait dans le poumon après l'expiration à l'air libre. Cette méthode très rigoureuse imaginée par GRÉHANT donne pour le volume de l'air résidual la valeur d'un litre environ. GRÉHANT appelle *capacité pulmonaire* la quantité d'air qui reste dans le poumon après une expiration ordinaire non forcée (air de réserve plus air résidual) ; cette dénomination nous paraît superflue et en tout cas mieux s'appliquer à la capacité totale du poumon. Voici donc maintenant de quoi se compose la capacité totale du poumon :

```
                       ( Capacité
Capacité     (           vitale     ( Air complément. 1l,500
totale       {           de         { Air courant     0l,500
du poumon.   {         Hutchinson.  ( Air de réserve  1l,500  ) Capacité
4l,500       (           3l,500                               ( pulmonaire
             (                                                { de Gréhant.
             ( Air résidual 1 litre.                          )   2l,500
```

La méthode du mélange de l'air intra-pulmonaire avec l'hydrogène a permis d'étudier la *ventilation* du poumon, c'est-à-dire la façon dont se renouvelle l'air dans sa cavité. Il faut bien remarquer que l'air intra-pulmonaire n'est pas de l'air pur, mais qu'il contient, tant pendant l'inspiration que pendant l'expiration, une notable quantité de CO_2 (en moyenne 8 p. 100). La quantité d'air pur qui pénètre dans le poumon pendant l'inspiration n'est pas utilisée tout entière ; une partie est perdue et rejetée par l'expiration suivante, l'autre partie reste dans le poumon et se mélange à la masse gazeuse intra-pulmonaire par diffusion. GRÉHANT a nommé *coefficient de ventilation* le rapport de la quantité d'air pur qui reste dans le poumon après l'expiration, à la masse gazeuse qui s'y trouve alors et qu'il appelle capacité pulmonaire. Pour déterminer la quantité d'air pur demeurée dans le poumon après l'expiration, GRÉHANT remplaça l'air par l'hydrogène. Il inspira 500 cc. d'hydrogène c'est-à-dire une quantité égale à celle de l'air courant et expira le même volume. Ce dernier était composé d'un mélange d'hydrogène et d'air venant du poumon ; l'analyse démontra qu'il renfermait 170 cc. d'hydrogène. La différence représentait l'hydrogène resté dans le poumon. L'air se comportant comme l'hydrogène, il en résulte qu'après chaque mouvement respiratoire, sur les 500 cc. de l'air courant, 170 cc. sont rejetés et 330 cc. restent dans le poumon et se mélangent par diffusion avec la masse gazeuse intra-pulmonaire. En divisant donc 330 cc. par le volume de la capacité pulmonaire, on aura le coefficient de ventilation : $\dfrac{330}{2500} = 0{,}13$. Ce coefficient varie naturellement avec la capacité pulmonaire et le volume de l'air inspiré. A ce dernier point de vue Gréhant a remarqué qu'une forte inspiration produit une ventilation plus efficace que deux inspirations plus petites apportant cependant le même volume d'air.

c. *Murmure vésiculaire.* — En appliquant l'oreille contre les parois thoraciques on perçoit pendant toute la durée de l'inspiration et au début de l'expiration un souffle doux, moelleux, appelé *bruit* ou *murmure vésiculaire.* Au niveau de la trachée et de la bifurcation des grosses bronches ce bruit est plus fort et plus rude (*souffle bronchique*). Le murmure vésiculaire ne provient pas seulement de la propagation des bruits laryngiens et trachéaux à la masse gazeuse des poumons ; mais il doit être attribué au frottement de l'air contre les parois des petites bronches et au déplissement des alvéoles. Chauveau et Bondet ont observé qu'après la section transversale de la trachée faite de manière à permettre la libre entrée et sortie de l'air, le bruit bronchique disparaît tandis que le murmure vésiculaire persiste ; et que, par contre, la section des pneumogastriques (qui paralyse les petits muscles des bronches et dilate leurs anneaux) abolit le murmure vésiculaire et laisse intact le bruit trachéal.

2° Effets produits par les mouvements respiratoires sur les organes autres que le poumon. — Les mouvements d'inspiration et d'expiration, font sentir leurs effets sur tous les organes contenus dans le thorax et l'abdomen. Nous avons déjà fait remarquer qu'ils exercent leur influence sur la circulation intra-cardiaque et sur la circulation des veines voisines du cœur et du thorax. L'effet de l'aspiration thoracique est non seulement d'attirer l'air dans le poumon, mais aussi le sang dans les cavités cardiaques. Si après avoir fait une expiration forcée on dilate le thorax en maintenant la bouche et le nez fermés (*expérience de* Müller), l'air ne pouvant entrer dans le poumon, le vide intra-thoracique est comblé seulement par l'afflux du sang dans le cœur et les gros vaisseaux qui se distendent ; la circulation veineuse est ainsi favorisée, mais la circulation artérielle est au contraire gênée et la pression sanguine baisse dans les artères périphériques. Inversement, si après une profonde inspiration on fait une forte expiration en fermant la glotte comme dans l'effort ou en se bouchant les narines (*expérience* de Valsalva), la masse gazeuse comprimée dans le poumon transmet cette compression au cœur et aux vaisseaux intra-thoraciques ; ceux-ci se vident alors plus ou moins du sang qu'ils contiennent, une stase veineuse se produit et la pression sanguine augmente dans les vaisseaux périphériques. Si la compression du thorax est très forte et se prolonge, le cœur peut même s'arrêter et le pouls disparaître, d'où syncope.

Les mouvements respiratoires font sentir aussi leur influence sur les organes abdominaux. Pendant l'inspiration calme le diaphragme en diminuant sa voussure abaisse le foie et comprime la masse intestinale, d'où projection en avant de la paroi antérieure de l'abdomen. L'augmentation de pression intra-abdominale favorise la circulation dans les branches de la veine porte et dans la veine cave. Lorsque le diaphragme remonte dans l'expiration calme, le foie suit ce mouvement d'ascension et les autres viscères subissent une décompression. Dans l'expiration forcée, dans l'effort, les viscères abdominaux sont par contre fortement comprimés par suite de la contraction énergique des muscles expirateurs qui entrent dans la composition des parois du ventre.

ARTICLE II

PHÉNOMÈNES CHIMIQUES DE LA RESPIRATION

Les phénomènes chimiques de la respiration envisagés dans leurs rapports avec la fonction pulmonaire consistent dans l'absorption de l'oxygène de l'air et l'exhalation d'acide carbonique et de vapeur d'eau. C'est LAVOISIER qui établit le premier la vraie théorie de la respiration ; il découvrit le rôle de l'oxygène et montra que la respiration est une combustion qui résulte principalement de la combinaison de l'oxygène avec le carbone, de telle sorte que l'animal est comparable à une bougie qui brûle. Mais le siège de cette combustion n'est pas comme il le pensait dans le poumon. La respiration pulmonaire n'est qu'une partie de la fonction respiratoire ; elle a pour but de fournir au sang l'oxygène et d'en éliminer l'acide carbonique. Le véritable siège des combustions est dans les tissus ; ce sont les éléments anatomiques qui consomment l'oxygène et produisent CO^2 ; ce sont eux qui respirent par conséquent et le sang n'est que le véhicule chargé de leur porter l'oxygène et d'en rapporter l'acide carbonique. L'oxydation des tissus se fait avec dégagement de chaleur (réaction exothermique) et parmi les produits de combustion, les uns, l'acide carbonique et l'eau, sont éliminés en partie par le poumon, en partie par la peau, les autres (urée, acide urique, etc.) sont rejetés hors de l'organisme par les reins.

De ce que nous venons de dire découle une division toute naturelle dans l'exposé des phénomènes chimiques de la respiration ; nous étudierons d'abord les échanges gazeux dans le poumon, puis le rôle du sang et des tissus dans la respiration. Un troisième paragraphe sera consacré aux variations que subissent les échanges gazeux dans diverses conditions.

§ 1. — ÉCHANGES GAZEUX DANS LE POUMON

L'air que nous respirons subit des modifications dans le poumon. Il ne suffit pas de le constater ; il faut encore se rendre compte de l'activité des échanges gazeux et pour cela les mesurer à l'aide d'appareils spéciaux.

1° Modifications de l'air respiré. — En comparant l'air inspiré à l'air expiré on s'aperçoit qu'il subit dans le poumon certaines modifications d'ordre physique et d'ordre chimique.

A. MODIFICATIONS PHYSIQUES. — Elles se rapportent au volume de l'air, à sa température et à son état hygrométrique.

a. *Volume*. — Le volume de l'air expiré paraît plus grand que celui de l'air inspiré ; mais cela tient à ce qu'il est plus chaud et par conséquent plus dilaté ; si on le ramène à la température et à la pression de l'air atmosphérique, on constate au contraire que l'air qui sort du poumon occupe un volume moindre que celui de l'air inspiré. Ce fait remarquable tient à ce que l'oxygène absorbé ne reparaît pas tout entier dans les produits d'oxydation exhalés par le poumon, comme nous le démontrerons plus loin.

b. *Température*. — L'air s'échauffe dans les voies respiratoires au contact des muqueuses richement vascularisées des fosses nasales, de la trachée, des bronches et des alvéoles pulmonaires ; aussi la température de l'air expiré se maintient-elle toujours à peu près au même chiffre, 35 à 36° quelle que soit celle de l'air ambiant (lorsque du moins celle-ci n'oscille qu'entre 10 et 25°).

c. *État hygrométrique*. — Tandis que l'état hygrométrique de l'air atmosphérique peut varier du point de sécheresse absolue au point de saturation, celui de l'air expiré est invariable : l'air sort du poumon saturé de vapeur d'eau à la température qui lui est propre parce qu'il a été en contact avec une vaste surface continuellement humectée. Il est facile dès lors, connaissant l'état hygrométrique et la température de l'air inspiré et de l'air expiré, de calculer la quantité d'eau qui est éliminée par le poumon. Cette quantité subira évidemment de grandes variations suivant les différences de l'état hygrométrique de l'air atmosphérique. Mais on peut admettre, en se basant sur des calculs exécutés par DALTON, qu'un homme adulte exhale en moyenne par la surface pulmonaire 500 grammes d'eau en vingt-quatre heures.

B. Modifications chimiques. — L'air atmosphérique a une composition remarquablement fixe ; il contient 20,8 d'oxygène et 79,2 d'azote pour 100 volumes. Quant à l'acide carbonique on n'en trouve que des traces dans un air pur. L'air expiré ne contient plus que 16 d'oxygène, et il renferme 4,4 d'acide carbonique pour 100 volumes. On se rend facilement compte de la présence de CO_2 dans l'air expiré en soufflant à l'aide d'un tube dans de l'eau de chaux ; cette eau se trouble immédiatement par formation de carbonate de chaux.

2° Mesure de l'activité des échanges gazeux. — Cette mesure consiste dans le dosage de l'oxygène consommé et de l'acide carbonique produit par un animal pendant un temps donné. Pour effectuer ce dosage on se sert d'appareils assez compliqués que nous décrirons tout d'abord.

a. *Méthodes et appareils.* — Dans l'appareil D'Andral et Gavarret on se borne à recueillir l'air expiré dans trois grands ballons où l'on a préalablement fait le vide. Mais la composition de l'air expiré ne peut nous renseigner sur la valeur des échanges gazeux qu'autant que l'on connaît aussi la quantité d'air qui passe dans le poumon. Aussi est-ce la méthode de Lavoisier perfectionnée par Regnault et Reiset qui donne les résultats les plus importants. Elle repose sur ce principe : si un animal respire dans un espace clos de volume connu la composition de l'air de cet espace confiné va être modifiée et par une analyse il sera facile de connaître la quantité d'oxygène qui aura disparu et la quantité de CO_2 qui aura été produite. Mais un animal ne peut pas respirer longtemps d'une façon normale dans un espace confiné étroit ; car l'air s'y trouve rapidement vicié et impropre aux combustions. Pour que l'expérience soit prolongée pendant un certain temps il faut donc pouvoir maintenir normale la composition de l'air de l'espace confiné et pour cela absorber l'acide carbonique au fur et à mesure qu'il est produit et restituer l'oxygène consommé. C'est là le perfectionnement qu'apportèrent à la méthode REGNAULT et REISET. Dans ce but ils firent communiquer d'une part la cloche A où respire l'animal avec un système de deux pipettes *cc'* reliées entre elles par un tube de caoutchouc et contenant de la potasse; ces deux pipettes étaient animées d'un mouvement alternatif d'abaissement et d'élévation, destiné à aspirer l'air de la cloche et à l'y refouler

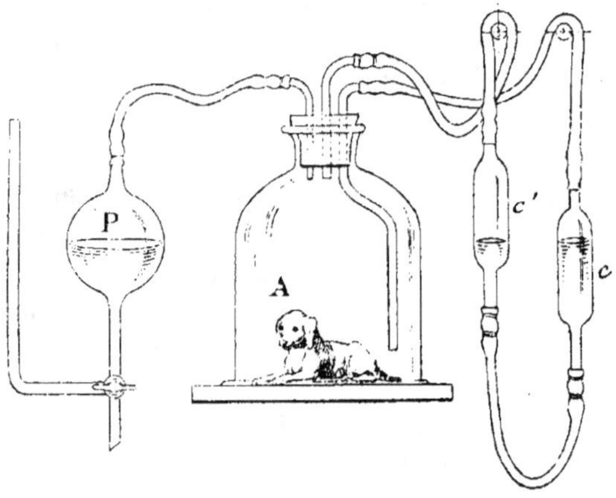

Fig. 48.

Schéma de l'appareil de REGNAULT et REISET. (D'après L. FRÉDÉRICQ.)

après l'avoir débarrassé de son acide carbonique par le contact avec la potasse. D'autre part la cloche A fut aussi mise en communication par un tube avec un ballon jaugé **P** contenant de l'oxygène de manière à remplacer l'oxygène absorbé par l'animal. De la sorte la quantité d'oxygène consommée pendant la durée de l'expérience était évaluée directement, la quantité de CO_2 produite était déterminée par le titrage de la potasse; enfin l'analyse de l'air de la cloche indiquait les variations qu'avait pu subir l'azote.

Cet appareil présentait cependant certaines imperfections; la principale était que les pipettes à potasse n'absorbaient pas assez activement l'acide carbonique et que l'air de la cloche pouvait contenir à la fin d'une expérience jusqu'à 2 p. 100 de

CO^2, de sorte que l'animal ne respirait pas un air de composition normale. Aussi les modifications que Jolyet et Regnard apportèrent à cet appareil sont-elles d'une grande importance. Ces auteurs évitèrent d'abord de loger l'animal dans l'espace confiné et se bornèrent à lui faire respirer l'air de la cloche au moyen d'une muselière hermétique, afin d'être sûrs de ne recueillir que les gaz provenant de la respiration pulmonaire; en second lieu ils augmentèrent considérablement l'absorption de CO^2 par la potasse en annexant à l'appareil un manchon à deux tubulures à demi rempli de potasse dans lequel ils firent circuler l'air de la cloche. Ce manchon fut animé d'un mouvement de va-et-vient rapide et saccadé de manière à brasser et pulvériser la solution de potasse et à multiplier ses points de contact avec l'air; de cette façon l'absorption de CO^2 fut rendue beaucoup plus rapide.

Pettenkofer et Voit ont fait construire un appareil de très grandes dimensions pour étudier les échanges gazeux chez l'homme. Dans cet appareil l'espace confiné est représenté par une chambre spacieuse dans laquelle un homme peut se loger et se livrer même à certaines occupations. Cette chambre est ventilée par aspiration de l'air au moyen d'une pompe à vapeur et la quantité d'air qui la traverse est mesurée par un compteur à gaz. Tout l'air qui sort de l'appareil n'est pas soumis à l'analyse; on en prélève seulement un échantillon pour le dosage de CO^2 et de la vapeur d'eau; c'est là le point faible de la méthode; car les erreurs de l'analyse insignifiantes pour la quantité d'air prélevée deviennent considérables quand elles sont multipliées par la masse d'air qui a traversé l'appareil. De plus cette méthode ne permet pas de doser directement l'oxygène consommé.

b. *Résultats, quotient respiratoire.* — L'intensité des échanges gazeux varie suivant un grand nombre de conditions que nous exposons plus loin. Pour l'instant nous rechercherons seulement quelle est la moyenne de l'oxygène consommé et du CO^2 produit par un homme adulte dans l'état ordinaire. Pour la calculer d'une façon approximative point n'est besoin de retenir une foule de chiffres. Il suffit de connaître la composition de l'air expiré. Comme nous l'avons dit quelques lignes plus haut l'air expiré contient, pour 100 centimètres cubes, 16 centimètres cubes d'oxygène (par conséquent 4,8 de moins que l'air inspiré) et 4,4 de CO_2 (par conséquent 4,4 de plus que l'air inspiré, car nous pouvons négliger la quantité minime de CO_2 contenu dans l'air atmosphérique). Or nous savons que la quantité d'air introduite dans le poumon par l'inspiration et rejetée par l'expiration est de 500 centimètres cubes (c'est l'air courant). Pour connaître la quantité d'oxygène qui est absorbée à chaque mouvement respiratoire, il suffit donc de multiplier $4^{cc},8$ par 5; de même la quantité de CO_2 contenue dans l'air rejeté par une expiration est de $4,4 \times 5$. Le nombre des mouvements respiratoires étant de 16 par minute, il suffira de multiplier les produits obtenus par 16, puis par 60, puis par 24 pour connaître la quantité d'O consommée et de CO_2 exhalée par minute, par heure et par jour. On trouve ainsi que le volume de l'oxygène absorbé s'élève à 23 litres et celui du CO_2 rejeté à 21 litres *par heure*. Ces chiffres représentent à peu de chose près la valeur des échanges respiratoires que l'on obtient par le dosage direct des gaz au moyen des appareils que nous avons décrits. Quant à l'azote il ne paraît subir aucune modification dans la respiration ; le volume de ce gaz est le même dans l'air expiré et dans l'air inspiré. Cependant d'après REGNAULT et REISET l'air expiré contiendrait un excès d'azote, mais cette quantité d'azote, ainsi exhalée, est dans tous les cas extrêmement minime.

On trouve en outre dans l'air expiré des traces d'hydrogène, de gaz des marais, d'ammoniaque qui pour la plus grande part paraissent émaner d'autres voies que la voie pulmonaire. Certaines substances volatiles absorbées par le sang peuvent être aussi éliminées par la voie pulmonaire (telles que éther, chloroforme, musc, essence d'ail, etc.).

Il résulte de ce qui vient d'être exposé que la quantité de l'air expiré est moins grande que celle de l'air inspiré, car l'azote ne varie pas sensiblement et la quantité de CO_2 exhalée est moins grande que la quantité d'oxygène consommée. En d'autres termes tout l'oxygène consommé ne reparaît pas dans l'acide carbonique expiré; d'où il découle qu'une partie de l'oxygène doit être employée à d'autres combustions que celles qui donnent naissance au CO_2 de la respiration.

Le rapport de l'acide carbonique produit à l'oxygène disparu est ce que PFLÜGER a nommé le *quotient respiratoire;* ce quotient est plus petit que l'unité puisque la valeur de CO_2 est moins grande que celle de O. On l'exprime ainsi : $\frac{CO_2}{O} < 1$. Si nous remplaçons CO_2 et O par leurs valeurs données plus haut nous avons $\frac{21}{23} = 0,9$. En admettant donc que 23 litres d'oxygène aient été consommés et 21 litres de CO_2 exhalés pendant une heure, le quotient respiratoire sera égal à 0,9. La valeur du quotient respiratoire varie du reste suivant diverses circonstances, mais en particulier suivant l'alimentation. Après une alimentation riche en hydrates de carbone (féculents et sucres) le quotient respiratoire s'élève et se rapproche de l'unité, c'est-à-dire que les quantités d'oxygène consommé et d'oxygène contenu dans CO_2 tendent à s'égaliser ; au contraire après l'ingestion de corps gras le quotient respiratoire s'abaisse; après une nourriture exclusivement animale il descend jusqu'à 0,62. Pour comprendre ces faits il faut admettre que l'oxygène qui ne reparaît pas dans la respiration sous forme de CO_2 est employé à brûler d'autres corps, en particulier l'hydrogène pour former de l'eau; ainsi le quotient respiratoire s'abaisse ou s'élève suivant la plus ou moins grande quantité d'oxygène qui sert à la combustion de l'hydrogène. Or, les hydrates de carbone contiennent par eux-mêmes assez d'oxygène pour brûler tout leur hydrogène, comme le montre leur formule (fécule = $C_6 H_{10} O_5$) ; il en résulte que lorsqu'ils brûlent à l'air libre, tout l'oxygène qu'ils consomment est employé à oxyder leur carbone et reparaît sous forme de CO_2. Leur quotient de combustion, comme on peut l'appeler, est égal à 1. (L'acide carbonique renfermant, on le sait, son propre volume d'oxygène.) Il en est de même dans l'organisme et voilà pourquoi $\frac{CO_2}{O}$ tend vers l'unité après l'ingestion d'hydrates de carbone. Au contraire, les graisses ne contiennent que peu d'oxygène à côté d'une quantité énorme d'hydrogène (par exemple : oléine $= C^{57} H^{104} O^2$) ; pour les brûler il faudra donc une quantité d'oxygène bien supérieure à celle qui est nécessaire pour l'oxydation de leur carbone : aussi leur quotient de combustion (ou de respiration) s'abaisse-t-il notablement au-dessous de l'unité $\frac{CO^2}{O} = 0,55$.

§ 2. — RÔLE DU SANG ET DES TISSUS
DANS LES ÉCHANGES GAZEUX

Dans le poumon le sang se charge d'oxygène et se débarrasse de son acide carbonique. Un phénomène inverse se passe au niveau des capillaires généraux ; le sang cède aux tissus son oxygène et se charge de CO^2.

1° Rôle du sang. — Le sang est l'intermédiaire entre l'air extérieur et les éléments anatomiques. Son rôle ne put être bien compris que lorsque MAGNUS en 1838 en eut extrait les gaz qu'il renferme. Étudions d'abord les gaz du sang ; nous analyserons ensuite le mécanisme par lequel se font les échanges gazeux entre l'air et le sang dans le poumon.

A. GAZ DU SANG. — On extrait les gaz du sang par le vide barométrique, au moyen de la pompe à mercure. À l'aide de cet appareil pour la description duquel je renvoie aux traités de physique, on fait le vide dans un ballon. Puis, quand le vide est parfait on introduit dans ce ballon une certaine quantité du sang dont on veut recueillir les gaz ; sous l'influence du vide, les gaz se séparent du sang ; mais pour les obtenir en totalité il faut de plus chauffer légèrement le sang ; par le jeu de la pompe on fait ensuite passer les gaz du ballon dans une éprouvette graduée ; celle-ci étant alors portée sur la cuve à mercure on y dose les gaz en absorbant CO^2 par la potasse, O par l'acide pyrogallique ou le phosphore ; Az est estimé par différence.

En opérant de la sorte on retire de 100 centimètres cubes de sang environ 60 centimètres cubes de gaz à 0° et 760 millimètres de pression. Ces gaz se répartissent de la façon suivante pour le sang artériel et le sang veineux :

	O	CO²	Az
100 cc de sang artériel contiennent	20 à 24 cc	39 cc	1 cc,5
100 cc veineux	8 à 12 cc	46 cc	1 cc,5

On voit par là que les deux sortes de sang, artériel et veineux, contiennent de l'oxygène et de l'acide carbonique ; mais le premier de ces gaz prédomine dans le sang artériel, tandis que CO_2 est plus abondant pour le sang veineux. Quant à l'azote il se trouve en faible quantité et dans les mêmes proportions pour les deux espèces de sang.

On a extrait aussi les gaz de la lymphe. Ce liquide est remarquable en ce qu'il ne renferme pas d'oxygène ou seulement des traces de ce gaz. 100 centimètres cubes de lymphe ont donné 0cc,1 d'oxygène, 40cc de CO_2 et 1cc,5 d'azote.

B. MÉCANISME DES ÉCHANGES GAZEUX ENTRE L'AIR ET LE SANG. — Le sang veineux arrivé dans les capillaires du poumon est mis en présence de l'air atmosphérique sur une large surface que nous avons précédemment évaluée à 150 mètres carrés. Les échanges gazeux se font entre l'air et le sang à travers une mince paroi et principalement suivant les lois de la diffusion des gaz ; l'oxygène et l'acide carbonique se trouvent dans le sang en partie à l'état de dissolution, en partie à l'état de combinaisons très instables prêtes à se dissocier : le départ de l'acide carbonique et l'absorption de l'oxygène sont dus principalement aux différences de tension de ces gaz dans l'air atmosphérique et dans le sang. Examinons ce fait de plus près.

a. *Absorption de l'oxygène.* — Une petite partie de l'oxygène (1/5) est à l'état de dissolution dans le plasma, le reste est combiné à l'hémoglobine des globules rouges pour former un composé très instable (puisqu'il se dissocie dans le vide), l'*oxyhémoglobine*. L'oxygène passe de l'air dans le sang en raison de sa différence de tension. Dans l'air atmosphérique la tension partielle de l'oxygène est, d'après la loi de DALTON, de 20,95 p. 100 d'une atmosphère, et dans l'air des alvéoles pulmonaires la tension partielle de l'oxygène peut être évaluée d'après la composition de cet air à 18 p. 100 d'une atmosphère. Dans le sang veineux, au contraire, la tension de l'oxygène est beaucoup plus faible ; pour l'évaluer on fait couler le sang sur la face interne d'un tube renfermant un mélange gazeux de composition connue (*aérotonomètre*) jusqu'à ce que l'équilibre de tension gazeuse se soit établi entre le sang et l'atmosphère du tube. On trouve ainsi que la tension de l'oxygène dans le sang veineux n'est que de 2,9 p. 100 d'une atmosphère.

L'excès de tension de l'oxygène est donc amplement suffisant pour faire passer ce gaz de l'air dans le sang ; il est en effet démontré qu'une tension d'O de moins de 4 p. 100 d'une atmosphère suffit pour saturer à peu près complètement l'hémoglobine d'oxygène. En d'autres termes dans l'absorption de l'oxygène par le sang il faut tenir compte d'un autre facteur, l'affinité de l'hémoglobine pour ce gaz. La tension de l'oxygène dans le sang n'arrive cependant pas à égaler sa tension dans l'air des alvéoles ; elle ne dépasse pas en effet 15 p. 100 d'une atmosphère dans le sang artériel, ce qui prouve que l'équilibre de tension de l'oxygène entre l'air et le sang n'est pas complètement atteint dans le poumon.

b. *Exhalation de* CO^2. — L'acide carbonique est contenu pour la plus grande part dans le plasma du sang et pour une faible part dans les globules. Fernet a montré qu'il se trouve sous différents états : 1° à l'état de liberté, dissous dans le plasma (en petite quantité) ; 2° sous forme de bicarbonate et de phosphocarbonate de soude, et 3° de carbonate neutre de soude. La plus grande partie de l'acide carbonique est donc combinée.

Par quel mécanisme le sang se débarrasse-t-il de son acide carbonique ? La différence de tension de l'acide carbonique dans le sang et dans l'air intervient ici comme pour l'absorption de l'oxygène. En effet on a trouvé avec l'aérotonomètre que la tension de l'acide carbonique dans le sang veineux est de 3,84 p. 100 à 5,4 p. 100 d'une atmosphère. Or dans l'air atmosphérique la tension de l'acide carbonique est nulle, puisqu'il n'y en a que des traces, et dans l'air des alvéoles plus chargé en acide carbonique, la tension de ce gaz ne dépasse cependant pas 2,8 p. 100 d'une atmosphère (chez le chien). L'acide carbonique doit donc passer du sang où sa tension est plus forte dans l'air intra-pulmonaire où sa tension est plus faible et ce passage sera évidemment plus actif au moment de l'inspiration en raison de l'introduction de l'air pur dans le poumon. Contrairement à ce qui a lieu pour l'oxygène, il se produit un équilibre de tension parfait entre l'acide carbonique de l'air des alvéoles et l'acide carbonique du sang. En effet dans le sang qui revient du poumon (sang artériel) la tension de l'acide carbonique est de 2,8 p. 100 d'une atmosphère, précisément égale par conséquent à la tension de l'acide carbonique dans les alvéoles pulmonaires.

Une différence de tension de l'acide carbonique dans le sang veineux et dans l'air suffit pour amener le départ de l'acide carbonique simplement dissous ; mais en est-il de même pour l'acide carbonique combiné ? On peut l'admettre à la rigueur pour une partie de l'acide carbonique qui est faiblement combinée sous forme de bicarbonate ; ainsi, sous la seule influence du vide le bicarbonate de soude cède une partie de son acide carbonique et passe à l'état de carbonate de soude. Mais pour expliquer la décomposition du carbonate neutre, il faut admettre l'intervention d'une autre force que la tension de dissociation. Il semble que l'action d'un acide soit nécessaire. C'est pourquoi Robin et Verdeil avaient cru que le tissu pulmonaire renferme un acide particulier, l'*acide pneumique* ; mais l'existence d'un tel acide n'a pas été confirmée. Des expériences précises paraissent démontrer que c'est dans le sang lui-même que se trouve l'agent de décomposition des carbonates. En effet, dans l'opération de l'extraction des gaz du sang par le vide aidé de la chaleur, on n'obtient la totalité de l'acide carbonique qu'autant que l'on opère sur le sang complet, plasma et globules ; que si l'on cherche à extraire dans les mêmes conditions les gaz du plasma seul, l'acide carbonique obtenu est loin de représenter tout celui des carbonates. Bien plus, si après avoir extrait tous les gaz du sang on ajoute dans le ballon une solution de carbonate de soude, on voit ce sel se décomposer et fournir de grandes quantités d'acide carbonique. Il se trouve donc dans la partie solide du sang, dans les globules, des substances qui sont capables de décomposer les carbonates ; ces substances qui agissent comme des acides faibles seraient des matières albuminoïdes contenues dans le stroma globulaire.

Il est possible encore que l'exhalation de l'acide carbonique ne relève pas seulement des causes physico-chimiques que nous avons signalées et que ce phénomène soit aussi sous la dépendance d'une action spécifique de l'épithélium pulmonaire, de même que l'excrétion de certains produits par les glandes doit être attribuée à l'activité propre des cellules glandulaires. Dans cette hypothèse le poumon devrait être assimilé à une glande et l'exhalation de l'acide carbonique serait une véritable sécrétion.

2° Respiration des tissus. — C'est au niveau des tissus que l'oxygène du sang artériel trouve son emploi ; c'est là que se produit l'oxydation du carbone et de l'hydrogène. La respiration des tissus fut démontrée par les expériences de SPALLANZANI qui ont été répétées depuis par un grand nombre de physiologistes, en particulier par P. BERT. Pour exécuter ces expériences on place des fragments de divers tissus (muscles, nerfs, etc.) dans une éprouvette contenant de l'air et renversée sur la cuve à mercure. Au bout d'un certain temps on analyse l'air et on constate qu'une partie de l'oxygène a disparu et qu'une notable quantité de CO_2 a été produite. Le tissu qui consomme le plus d'oxygène est le tissu musculaire ; après lui, vient le tissu nerveux, puis les glandes, en dernière ligne les os. Les tissus des animaux à sang chaud consomment dans le même temps plus d'oxygène que ceux des animaux à sang froid. Les tissus absorbent aussi d'autant plus d'oxygène que la tension de ce gaz dans l'atmosphère qui les entoure est plus grande ; ainsi en plaçant des fragments de muscle dans de l'oxygène pur on constate qu'ils en consomment 3 et 4 fois plus que dans l'air. Un autre fait très remarquable et sur lequel nous reviendrons c'est que les tissus continuent à exhaler de l'acide carbonique dans une atmosphère ne renfermant pas d'oxygène, lorsqu'ils sont placés par exemple dans un gaz inerte (hydrogène ou azote). Cela prouve qu'ils contiennent en eux-mêmes des réserves d'oxygène.

Nous devons étudier maintenant la respiration des tissus dans l'organisme vivant : où se font les combustions et par quel mécanisme s'opèrent les échanges gazeux entre le sang et les tissus et les oxydations interstitielles ?

a. *Siège des combustions.* — Nous avons laissé supposer que les oxydations se passent dans l'intimité même des tissus ; mais nous ne l'avons pas démontré ; il se pourrait en effet que le siège des combustions se trouvât dans le sang au niveau des capillaires et que les éléments anatomiques baignés par le sang fournissent à ce liquide les corps qui doivent subir l'oxydation ; dans ce cas l'oxygène n'aurait pas à traverser la paroi des capillaires. Cette dernière hypothèse a été admise par LUDWIG et ses élèves ; mais bien qu'ils aient fourni nombre de raisons et d'expériences pour l'appuyer, elle n'a pas été adoptée par la majorité des physiologistes. Il y a en effet beaucoup de probabilités en faveur de l'hypothèse contraire qui place le siège des combustions dans l'intérieur des tissus et admet le passage de l'oxygène et de l'acide carbonique par osmose à travers les parois des capillaires.

Il faut remarquer en effet tout d'abord que le sang ne consomme pour sa part que fort peu d'oxygène ; l'analyse y découvre très approximativement la même quantité de ce gaz dans l'aorte et dans les artérioles ; le sang est donc un dépositaire fidèle de l'oxygène. Si dans une artère isolée entre deux ligatures le sang ne tarde pas à devenir noir, c'est que l'oxyhémoglobine a été réduite par la paroi vasculaire ; mais le sang extrait du corps et mis à l'abri des tissus n'est pas le siège d'oxydations bien énergiques. Que si on y ajoute des fragments de tissus, des morceaux de muscles par exemple, il devient rapidement noir et son oxygène est consommé. Cette réduction de l'hémoglobine par les tissus peut être démontrée sur le vivant par une élégante expérience de Vierordt ; lorsqu'on examine au spectroscope la pulpe rosée d'un doigt vivement éclairé, on distingue les deux bandes d'absorption de l'oxyhémoglobine ; que l'on pose alors une ligature serrée à la racine du doigt de façon à arrêter la circulation et l'on voit bientôt apparaître la bande unique de l'hémoglobine réduite.

Non seulement le sang conserve pendant longtemps son oxygène lorsqu'il est extrait des vaisseaux, mais encore il ne brûle que lentement les substances facilement oxydables (glycose, urate de soude) qu'on y ajoute. Schmiedeberg a montré que l'alcool benzylique et l'aldéhyde salicylique ne sont pas oxydés d'une façon bien appréciable par le sang, mais que si l'on fait circuler le sang contenant ces substances dans les vaisseaux d'un organe séparé du corps, comme le rein, il se forme par oxydation de notables quantités d'acide benzoïque et d'acide salicylique.

Toutes ces expériences tendent donc à prouver que les combustions se passent bien dans les tissus et non dans le sang. Une curieuse expérience d'Œrtmann démontre même que le sang n'est pas absolument nécessaire pour la production des échanges gazeux au niveau des tissus ; on remplace chez une grenouille tout le sang par de l'eau additionnée de chlorure de sodium ; or cette grenouille « *salée* » continue à vivre un certain temps en consommant de l'oxygène et exhalant de l'acide carbonique presque dans les mêmes proportions qu'à l'état normal.

b. *Mécanisme des échanges gazeux entre le sang et les tissus. Théories de la combustion respiratoire.* — Pour expliquer le passage de l'oxygène du sang dans les tissus et le passage inverse de l'acide carbonique des tissus vers le sang, nous invoquerons les mêmes raisons que celles que nous avons déjà exposées pour les échanges gazeux au niveau du poumon, c'est-à-dire les différences de tension de ces gaz. Nous savons par des expériences faites avec l'aérotonomètre que dans le sang artériel arrivant au niveau des capillaires la tension de l'oxygène est de 14 à 15 p. 100, tandis que la tension de CO_2 n'est que de 2,8 p. 100 d'une atmosphère. Mais pour les tissus on ne saurait en évaluer directement la tension gazeuse. Pflüger a pensé qu'on pouvait arriver à la connaître en la recherchant dans les liquides qui reviennent directement des tissus, comme la lymphe et les différents produits de sécrétions. Or on trouve qu'il n'y a point d'oxygène dans la lymphe et qu'il n'en existe que de minimes quantités dans les sécrétions ; d'où l'on conclut que la tension de l'oxygène dans les tissus doit être nulle ou du moins très faible et que l'oxygène du sang doit par conséquent être attiré vers les tissus. Mais on retire par contre de grandes quantités de CO^2 de la lymphe et des produits de sécrétions : la tension de ce gaz dans la lymphe peut atteindre 5 p. 100 et dans l'urine 9 p. 100 d'une atmosphère : il est donc vraisemblable que dans les tissus la tension de CO^2 est relativement élevée et doit tendre à faire passer ce gaz dans le sang.

Il est facile de comprendre maintenant que, d'une façon générale, la circulation des gaz de l'air atmosphérique vers les tissus et des tissus vers l'air atmosphérique est le résultat des différences de tension de ces gaz, et nous pouvons les synthétiser de la sorte :

$$\text{Oxyg.} \longrightarrow \underset{\text{(tension 20,9\%/}_0\text{ A)}}{\text{Air extérieur}} > \underset{\text{(18\%/}_0\text{ A)}}{\text{Air des alvéoles}} > \underset{\text{(14\%/}_0\text{ A)}}{\text{Sang artériel}} > \underset{\text{(tension O)}}{\text{Tissus}}$$

$$\underset{\text{Tension O}}{\text{Air extérieur}} < \underset{\text{(2,8\%/}_0\text{ A)}}{\text{Air des alvéoles}} < \underset{\text{3,8 à 5,4\%/}_0\text{ A}}{\text{Sang veineux}} < \underset{\text{5 à 9\%/}_0\text{ A}}{\text{Tissus}} \longrightarrow CO^2$$

L'oxygène qui est absorbé par les tissus ne paraît pas servir immédiatement à la combustion : il semble qu'il doive d'abord être emmagasiné et mis en réserve dans les tissus avant d'être consommé. Il y a en effet une certaine indépendance entre les quantités d'oxygène consommé et d'acide carbonique produit ; et la quantité d'acide carbonique exhalée n'est pas forcément accrue par l'augmentation d'absorption d'oxygène. De plus lorsqu'on prive les tissus d'oxygène, ils n'en continuent pas moins à brûler leur carbone ; il se passe à ce point de vue pour l'animal entier le même phénomène que nous avons signalé pour les tissus séparés du corps ; une grenouille placée dans une atmosphère d'hydrogène ou d'azote, continue à vivre quelques heures et à exhaler de l'acide carbonique ; on ne saurait comprendre ce fait qu'en admettant que les tissus renferment des réserves d'oxygène.

Les animaux à sang froid et les mammifères en hibernation ne consomment que lentement cette réserve d'oxygène ; c'est ce qui explique la durée de leur survie lorsqu'on les prive d'air ; mais dans les mêmes conditions les animaux à sang chaud ne tardent pas à périr par asphyxie, parce que leurs tissus ont une vitalité plus grande et épuisent rapidement la réserve d'oxygène.

Comment expliquer maintenant les phénomènes de combustion à la température du corps lorsque en dehors de l'organisme les mêmes oxydations ne peuvent être produites qu'à des températures très élevées ? Les physiologistes se sont trouvés très embarrassés en face de ce problème. Les uns ont fait valoir que l'oxydation des matières albuminoïdes peut avoir lieu à de basses températures, dans un milieu alcalin ; d'autres ont supposé que l'oxygène se trouve dans les tissus à l'état d'ozone dont le pouvoir oxydant est beaucoup plus énergique que l'oxygène ordinaire. Mais aujourd'hui tout le monde s'accorde pour rejeter la théorie de la combustion directe. On ne peut plus comparer actuellement l'oxydation des éléments de nos tissus à celle qui se passe par exemple dans la combustion d'un morceau de bois jeté au feu. S'il s'agissait d'une simple oxydation, il serait incompréhensible que des substances aussi avides d'oxygène que l'acide pyrogallique, le phosphore, puissent traverser l'organisme et reparaître intactes dans l'urine sans avoir été oxydées. Les phénomènes de combustion dans l'organisme sont plus complexes, et il faut bien remarquer que l'acide carbonique et l'eau ne représentent que les produits ultimes de l'oxydation intraorganique et qu'ils sont précédés le plus souvent, par exemple dans la combustion de l'albumine, par la formation de toute une série de corps intermédiaires. On doit assimiler les phénomènes d'oxydation qui se passent dans les tissus aux processus des fermentations. Ce n'est pas, dit Cl. Bernard, à une machine à feu, comme on le fait depuis Lavoisier, qu'il convient de comparer un être vivant, mais bien plutôt à la cuve en ébullition du brasseur. JACQUET, ayant étudié récemment à la suite de SCHMIEDEBERG, l'oxydation de l'alcool benzylique et de l'aldéhyde salicylique par les tissus, a démontré que la formation d'acide benzoïque et d'acide salicylique n'est pas liée à la vie ou à l'intégrité des éléments anatomiques ; car l'extrait aqueux des tissus, même après coagulation par l'alcool, possède aussi le pouvoir oxydant ; par contre les phénomènes d'oxydation sont abolis par la température de l'ébullition. Ces faits ont une haute portée ; ils montrent que les oxydations intra-organiques dépendent de l'action de certains produits qui se comportent comme des ferments solubles et sont fabriqués par les tissus vivants.

§ 3. — VARIATIONS DANS L'ACTIVITÉ DES ÉCHANGES GAZEUX

La quantité d'oxygène consommée et de CO_2 produite par un animal est essentiellement variable suivant une foule de circonstances ; on peut distinguer les causes de ces variations en causes physiques, physiologiques et pathologiques.

1° Causes physiques. — Les différences de température du milieu ambiant sont les plus importantes de ces causes ; l'action de la lumière est aussi à considérer.

a. *Influence de la température.* — Chez les animaux à température invariable, le froid active les échanges gazeux, et en hiver par conséquent la consommation d'oxygène et l'exhalation de CO_2 sont plus considérables qu'en été. On comprend qu'il doive en être ainsi, car la régulation de la chaleur implique nécessairement une augmentation ou un ralentissement des combustions suivant les variations de la température ambiante. Mais chez les animaux à sang froid et les animaux hibernants il n'en va plus de même, et le froid qui les plonge dans l'engourdissement ralentit aussi leurs combustions, tandis que la chaleur qui les réveille de leur léthargie active au contraire leurs échanges gazeux.

b. *Influence de la lumière.* — MOLESCHOTT, ayant étudié chez les grenouilles l'action de la lumière sur les phénomènes respiratoires, trouva que dans l'obscurité ces animaux consomment moins d'oxygène et exhalent moins de CO_2 qu'à la lumière. Ayant recherché de plus l'influence des divers rayons du spectre, il observa que les rayons jaunes sont ceux qui produisent le maximum d'effet sur les échanges respiratoires.

2° Causes physiologiques. — Ces causes se rapportent soit à des différences individuelles (âge, sexe, taille, etc.), soit pour un même individu aux divers états de l'organisme (veille, sommeil, digestion, etc.).

a. *Influence de l'âge.* — L'activité des échanges gazeux augmente chez l'homme avec l'âge jusqu'à un maximum qui est atteint vers trente-deux ans, puis diminue jusqu'à la mort.

b. *Sexe.* — Toutes choses égales, les échanges respiratoires chez la femme sont moins actifs que chez l'homme; ils subissent de plus au moment de l'apparition des règles une diminution qui dure jusqu'à la ménopause. Toutefois pendant la grossesse la consommation d'oxygène est notablement accrue.

c. *Influence de l'espèce animale et de la taille.* — Les échanges gazeux sont plus intenses chez les animaux à sang chaud que chez les animaux à sang froid, et parmi les animaux à sang chaud ce sont les oiseaux qui présentent les phénomènes respiratoires les plus actifs. Ainsi en rapportant la quantité d'oxygène consommé au kilogramme de matière vivante comme unité de poids et à l'heure comme unité de temps, on trouve que l'homme consomme 300 centimètres cubes d'oxygène, le poulet 1,000, le lézard 130, la grenouille 50 seulement par kilo-heure. On remarque aussi qu'il existe un rapport inverse entre la quantité d'oxygène consommé et la taille, pour une même classe d'animaux; ainsi chez les mammifères, tandis que pour les gros animaux (veau, porc, mouton, etc.) la quantité d'oxygène consommé est d'environ 300-350 centimètres cubes par kilo-heure, cette quantité s'élève pour le lapin à 700 et pour le cobaye à 1,100, et chez les oiseaux, pour les plus petits d'entre eux, jusqu'à 9 à 10,000. Cela tient, comme nous le dirons dans le chapitre de la *Chaleur animale*, à ce que les petits animaux perdent proportionnellement beaucoup plus de chaleur que les gros et doivent avoir par conséquent des combustions beaucoup plus actives.

d. *Influence du sommeil et de l'activité musculaire.* — Pendant le sommeil les échanges gazeux se ralentissent ; mais la diminution de la consommation d'oxygène n'est pas aussi grande que la diminution de l'exhalation de CO_2. Aussi le quotient $\frac{CO_2}{O}$ s'abaisse-t-il notablement ; en d'autres termes l'organisme semble faire provision d'oxygène pendant le sommeil et l'expression proverbiale « qui dort dîne » comporte quelque chose de vrai. Au contraire l'activité de l'organisme et principalement l'exercice musculaire stimulent les échanges respiratoires et élèvent le quotient $\frac{CO_2}{O}$. Ce fait peut être constaté pour un muscle isolé : CL. BERNARD a démontré que le sang veineux qui revient du muscle couturier contient moins de CO_2 lorsque le muscle est au repos que lorsqu'il est en contraction et moins encore lorsque ce muscle a été paralysé par la section de son nerf.

Chez les animaux hibernants, pendant le sommeil hibernal, l'activité respiratoire diminue considérablement : ainsi REGNAULT et REISET trouvèrent que la consommation d'oxygène s'abaissait à 30 centimètres cubes par kilo-heure chez la marmotte en hibernation.

e. *Influence de l'alimentation.* — Le travail de la digestion active les échanges gazeux ; quant à l'action des différentes espèces d'aliments nous l'avons signalée plus haut à propos du quotient respiratoire.

3° Causes pathologiques. — Dans les maladies fébriles où la température s'élève au-dessus de la normale, les combustions sont augmentées. Il y a donc accroissement notable de la consommation de O et de l'exhalation de CO_2. Mais il faut remarquer que le surplus d'oxygène consommé ne reparaît pas tout entier dans le CO_2 exhalé et qu'il est employé en grande partie à brûler certains matériaux, réserves des tissus, dont les produits d'oxydation sont excrétés par d'autres voies (reins) que la voie respiratoire.

ARTICLE III

INNERVATION RESPIRATOIRE

Les mouvements respiratoires sont automatiques et si la volonté a prise sur eux, elle est toutefois impuissante à les suspendre complètement ; nous ne pouvons retenir volontairement notre respiration que pendant un court espace de temps, car cette sensation particulière que l'on appelle *besoin de respirer* devient alors tellement intense que l'effort de volonté le plus énergique est incapable d'y résister. La volonté n'intervient donc dans le mécanisme des mouvements respiratoires que pour en modifier le rythme, la fréquence, l'amplitude. A l'état ordinaire la fonction respiratoire s'exécute comme tous les actes réflexes, sans intervention d'aucun élément psychique, sans participation du cerveau ; elle persiste dans le sommeil naturel, l'anesthésie, le coma, par conséquent dans certains états de l'organisme où la conscience est abolie ; on a aussi observé que les mouvements respiratoires s'exécutent chez les fœtus anencéphales. Recherchons donc d'abord où se trouvent les centres nerveux qui commandent les mouvements respiratoires, nous analyserons ensuite le mode suivant lequel ces centres sont mis en action.

§ 1. — Centres respiratoires

Legallois, dès 1812, démontra que les mouvements rythmés de la respiration dépendent de l'action d'un centre nerveux situé dans le bulbe vers l'origine des nerfs pneumogastriques ; en coupant l'encéphale par tranches d'avant en arrière, il vit que la respiration n'était abolie que par la section du bulbe. Plus tard Flourens étudiant la même question localisa d'une façon encore plus précise la situation de ce centre respiratoire. Il trouva que la piqûre du plancher du quatrième ventricule en un point très limité siégeant au sommet du V du calamus arrête instantanément les mouvements respiratoires et amène

la mort subite de l'animal. Il est facile de détruire ce point du
bulbe chez l'animal vivant en enfonçant un stylet dans la
nuque entre l'occipital et l'atlas ; c'est ainsi qu'on abat les animaux de boucherie dans certains cas. Le coup sec que l'on
donne sur la nuque du lapin dans le « coup du lapin » produit
la mort par déchirure du bulbe ; c'est de cette façon aussi
qu'agit la pendaison dans beaucoup de cas. FLOURENS désigna
cette région circonscrite du bulbe, grosse comme une tête
d'épingle, dont la lésion est subitement mortelle, sous le nom
de *nœud vital*. Cette expression est impropre, car elle pourrait
laisser supposer que l'on admet l'existence d'un principe spécial, d'une force vitale, siégeant en ce point particulier du
bulbe. Or pour éliminer d'emblée toute hypothèse vitaliste,
nous n'avons qu'à faire observer que l'animal qui vient de
tomber comme foudroyé à la suite de la piqûre du bulbe
n'est point mort en réalité ; car son cœur continue à battre et
la circulation n'est point interrompue dans ses vaisseaux ;
l'arrêt du cœur qui survient au bout de quelques instants est
subordonné à l'arrêt des mouvements respiratoires ; mais que
l'on pratique la respiration artificielle de façon à assurer la
persistance de l'hématose et l'on verra l'animal survivre un
certain temps. Par conséquent la mort rapide (et non subite)
à la suite de la section du nœud vital a pour cause primordiale
l'arrêt de la respiration. C'est donc en cet endroit précis du
bulbe que se trouve le centre de coordination de toutes les
contractions synergiques des muscles respirateurs. C'est de là
que partent les fibres nerveuses qui commandent les mouvements respiratoires du tronc et de la face ; aussi après une
section du bulbe faite immédiatement au-dessus du nœud
vital, les mouvements respiratoires du tronc persistent, tandis
que ceux des narines sont arrêtés ; au contraire la section du
bulbe pratiquée au-dessous du centre respiratoire abolit les
mouvements respiratoires du tronc et laisse subsister ceux de
la face. Le centre respiratoire bulbaire est formé de deux moitiés symétriques situées de chaque côté de la ligne médiane ;
on peut admettre de plus, comme nous le ferons comprendre
plus loin, qu'il est double au point de vue fonctionnel et

composé d'un centre inspirateur et d'un centre expirateur.

Quelques physiologistes ont émis récemment l'opinion que la moelle épinière contient aussi des centres respiratoires accessoires. Remarquons tout d'abord que les nerfs qui se rendent aux muscles respirateurs ont leurs centres d'origine dans la colonne grise centrale de la moelle. Le centre respiratoire bulbaire agit donc sur tous les centres médullaires pour les mettre en jeu et en coordonner l'action. La question est de savoir maintenant si ces centres médullaires séparés du bulbe par la section sous-bulbaire peuvent cependant encore donner lieu à des contractions synergiques des muscles inspirateurs, c'est-à-dire à de vrais mouvements respiratoires. Or on peut observer quelques efforts spontanés de respiration après la destruction du bulbe chez les jeunes animaux dont on a au préalable augmenté l'excitabilité de la moelle épinière par la strychnine. La moelle paraît donc pouvoir intervenir dans la production du rythme respiratoire ; mais il faut bien reconnaître que cette action est d'une importance tout à fait secondaire.

§ 2. — Fonctionnement des centres respiratoires

Les centres respiratoires sont mis en action par les excitations qui leur parviennent de la périphérie par l'intermédiaire de différents nerfs sensibles ; ils fonctionnent donc suivant le mécanisme réflexe. De plus ils paraissent recevoir des excitations directes de la part du sang qui les irrigue ; c'est dans ce sens que l'on doit comprendre leur soi-disant automatisme. Car à proprement parler, il n'y a point de centres nerveux automatiques ; c'est-à-dire que l'activité des cellules nerveuses est toujours subordonnée à l'influence des excitations qu'elles reçoivent.

1° Influences excito-réflexes sur les centres respiratoires. Examinons quelles sont les voies centripètes et les voies centrifuges du réflexe respiratoire.

A. Voies centripètes du réflexe respiratoire. — Tous les

nerfs sensibles y compris les nerfs sensoriels réagissent, lorsqu'on les excite, sur les centres respiratoires ; mais il n'en est aucun qui possède une action aussi marquée que le nerf pneumogastrique.

a. *Influence des nerfs sensibles en général.* — Pour prouver que les nerfs de sensibilité générale sont le point de départ de réflexes excito-respiratoires, il suffit de rappeler les effets respiratoires bien connus de l'application du froid à la surface de la peau (par exemple dans la douche), des frictions, de la flagellation de la peau pratiquées dans le but de rappeler les mouvements respiratoires chez les individus en état de syncope, ou de faire naître la première inspiration chez le nouveau-né. Le nerf trijumeau présente à ce point de vue une action plus marquée ; aussi les excitations de la peau de la face sont-elles plus efficaces pour mettre en jeu le centre respiratoire que celles des autres nerfs sensibles. Par contre le rameau nasal du trijumeau qui donne la sensibilité générale à la muqueuse des fosses nasales peut être le point de départ d'un réflexe d'arrêt de la respiration en expiration. Par exemple il suffit de présenter devant les narines d'un animal qui respire tranquillement une éponge imbibée de chloroforme, pour provoquer instantanément l'arrêt des mouvements respiratoires.

Le cerveau représente aussi une des sources des impressions qui peuvent agir sur la respiration. Ne savons-nous pas que les émotions modifient profondément le rythme respiratoire ?

b. *Influence des nerfs pneumogastriques.* — Le pneumogastrique est le nerf sensible du poumon ; il donne aussi la sensibilité à la trachée et au larynx. Cette sensibilité n'a pas la même qualité dans les diverses parties des voies respiratoires ; au-dessus de la glotte elle est exquise et toute irritation de la muqueuse du vestibule du larynx provoque un réflexe expirateur violent, la toux, réflexe dont la voie centripète est le nerf laryngé supérieur, branche du pneumogastrique ; au-dessous de la glotte, dans la trachée, les bronches et le poumon, la sensibilité s'émousse : ces parties ne deviennent le siège de phénomènes douloureux, à la suite des excitations portées sur elles, que lorsque des lésions inflammatoires en ont exalté la sensibilité. Est-ce à dire que le poumon soit dénué de toute sensibilité ? Non, mais sa sensibilité à l'état normal est vague et analogue à celle des autres organes splanchniques. Les impressions dont le poumon est le siège et qui sont transmises par les nerfs pneumogastriques aux centres nerveux, ne sont pas conscientes ou n'éveillent que la conscience vague d'une gène intra thoracique lorsque le besoin de respirer se fait sentir. Mais ces sensations qui ont pour point de départ le tissu pulmonaire, bien qu'elles ne soient par perçues par la conscience, n'en représentent pas moins l'agent essentiel de la régulation des mouvements respiratoires. On le démontre par la section des pneumogastriques et l'excitation de leur bout central.

1° A la suite de la *section des deux nerfs pneumogastriques* au cou les mouvements respiratoires se trouvent profondément modifiés dans leur fréquence, leur forme et leur rythme. Ils se ralentissent jusqu'à tomber à la moitié ou au quart du chiffre normal ; en même temps ils deviennent plus amples, l'inspiration est prolongée, profonde et semble exécutée avec peine ; l'expiration est séparée de l'inspiration suivante par une longue pause. Le tracé ci-joint représente cette altération

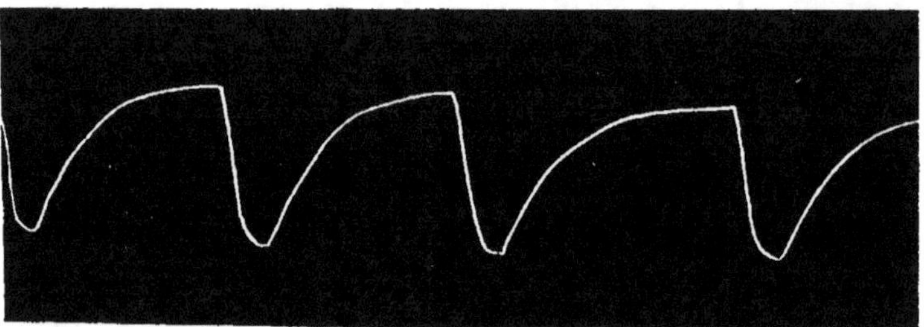

Fig. 49.
Altération du rythme respiratoire après double vagotomie chez le lapin.

du rythme respiratoire, chez le lapin, le lendemain de la double section des vagues.

Les animaux succombent dans un délai variable suivant les espèces à la suite de la double vagotomie (la section d'un seul pneumogastrique n'amène pas la mort). Les lapins et cobayes meurent au bout de quelques heures, le chien, le cheval survivent plusieurs jours. Quelle est la cause de la mort? On remarquera tout d'abord que la section des deux vagues au cou entraîne 1 paralysie des muscles du larynx, puisque le récurrent qui innerve ces muscles naît du pneumogastrique au-dessous de la section. Cette paralysie du larynx amène rapidement la mort des jeunes animaux, parce que, chez eux, les cartilages du larynx n'ont pas une rigidité suffisante pour maintenir la béance de la glotte et que les cordes vocales paralysées se dépriment sous l'influence du courant d'air et forment bouchon : d'où asphyxie. Mais chez les animaux adultes cette cause de mort n'existe pas et du reste on peut y obvier par la trachéotomie. A l'autopsie des animaux qui succombent à la double vagotomie, on voit que les poumons sont rouges, hyperhémiés et qu'ils présentent les lésions de la bronchopneumonie. Ces lésions jointes aux troubles circulatoires provenant de l'accélération des battements cardiaques et aux troubles de l'hématose qui résultent forcément du ralentissement des mouvements respiratoires, sont amplement suffisantes pour expliquer la mort. Mais d'où vient que la section des pneumogastriques produise des lésions inflammatoires dans le poumon ? Là apparaissent diverses hypothèses. Il est probable que le pneumogastrique tient sous sa dépendance la nutrition du tissu pulmonaire ; la suppression de cette *action trophique* (voyez *Nerfs trophiques*, page 359) serait la cause occasionnelle de l'inflammation du poumon. Celle-ci peut être aussi favorisée par l'introduction de corps étrangers dans les bronches, si la muqueuse du larynx est anesthésiée.

2° *L'excitation du bout central* du pneumogastrique produit des résultats différents suivant son intensité. Une excitation de faible intensité provoque l'accélération des mouvements respiratoires et tend à rétablir à son état normal le rythme respiratoire ralenti par la double vagotomie, comme nous l'avons inscrit dans le tracé suivant (fig. 50). Une excitation de forte intensité produit l'arrêt de la respiration soit en inspiration, soit le plus souvent en expiration. D'après la théorie de TRAUBE et de ROSENTHAL, l'effet serait différent suivant que l'excitation est portée sur le nerf au-dessus ou au-dessous de l'origine du nerf laryngé supérieur. Le résultat de l'excitation du vague au-dessous de l'origine du laryngé supérieur serait un arrêt en inspiration avec tétanisation du diaphragme; au contraire l'excitation portée au-dessus de l'origine du laryngé ou sur le laryngé supérieur lui-même provoquerait un réflexe expirateur, la toux et un arrêt en expiration. Cette différence tranchée n'existe pas; l'excitation du pneumogastrique au-dessous du laryngé peut amener aussi l'arrêt en expiration; c'est toujours ce qui se produit lorsque l'animal est anesthésié par le chloroforme ou l'hydrate de chloral. Dans ce cas l'effet de l'excitation est de couper le mouvement inspiratoire à quelque moment de son excursion que ce soit; le thorax revient passivement

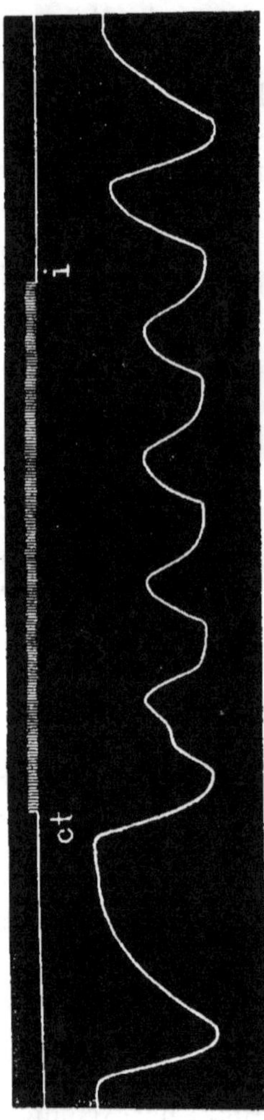

Fig. 50.

Effet de l'excitation du bout central d'un pneumogastrique sur un lapin dont les deux vagues ont été coupés depuis 24 heures.

à son état de repos en expiration comme si l'irritation du vague développait dans les centres nerveux respiratoires un phénomène d'inhibition (fig. 51).

En se basant sur ces faits on admet que les filets pulmo-

naires du pneumogastrique comprennent deux ordres de
fibres centripètes : des fibres inspiratrices et des fibres expiratrices. Les impressions parties du poumon et transmises par
ces fibres règlent le rythme respiratoire ; le pneumogastrique
est le nerf régulateur de la respiration. Mais ces impressions
qui prennent naissance dans les terminaisons nerveuses intra-
pulmonaires, par quoi sont-elles produites ? Par l'action du
sang des capillaires et de l'air des alvéoles plus ou moins
chargés d'oxygène ou d'acide carbonique, et surtout par l'exci-

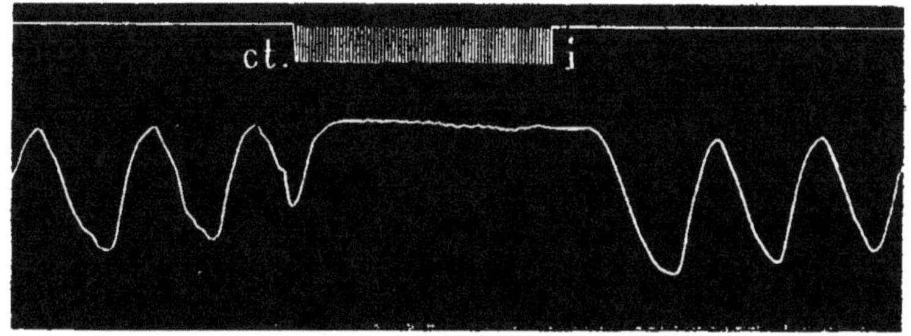

Fig. 51.

Arrêt de la respiration en expiration à la suite de l'excitation du
bout central d'un pneumogastrique chez un chien anesthésié par
hydrate de chloral.

tation mécanique qui provient des mouvements d'expansion
et de resserrement du poumon. En effet HERING et BREUER
ont démontré que lorsqu'on distend mécaniquement le poumon en insufflant de l'air dans la trachée, l'animal réagit par
une expiration ; que lorsqu'on aspire au contraire l'air du
poumon on provoque de la part de l'animal un réflexe inspiratoire ; que ces effets persistent lorsqu'au lieu d'air on emploie
un gaz inerte comme l'azote, et qu'ils sont abolis par la section
des pneumogastriques. Ainsi le resserrement du poumon excite
les fibres inspiratrices et la dilatation des alvéoles met en jeu
les fibres expiratrices du vague. On peut donc dire qu'à l'état
physiologique l'inspiration appelle l'expiration et vice versa.

B. Voies centrifuges du réflexe respiratoire. — Elles sont
représentées par tous les nerfs moteurs des muscles inspira-

teurs et expirateurs dont l'anatomie nous enseigne la provenance. Parmi ces nerfs le plus important est le nerf phrénique, branche du plexus cervical qui innerve le diaphragme. La section de la moelle cervicale au-dessous de l'origine du phrénique n'entrave pas complètement la ventilation pulmonaire, parce que le diaphragme à lui seul peut suffire à la production du mouvement inspiratoire. Mais une mort immédiate est nécessairement la conséquence d'une destruction de la moelle au-dessus de la naissance du nerf phrénique.

En outre des fibres sensibles pulmonaires, le pneumogastrique contient encore des filets moteurs pour les petits muscles des bronches. La section de ce nerf paralyse donc ces muscles ; l'excitation de son bout périphérique provoque au contraire leur contraction et fait resserrer les petites bronches.

2° Automatisme des centres respiratoires. — Les centres respiratoires paraissent pouvoir commander les mouvements de la respiration, en dehors de toute influence excito-réflexe. C'est-à-dire qu'ils peuvent agir alors que l'on supprime toutes les impressions qui leur parviennent de la périphérie, en enlevant le cerveau et en coupant les pneumogastriques et les racines postérieures des nerfs rachidiens. Dans ces conditions le seul excitant qui puisse les mettre en jeu est le sang. Les centres respiratoires sont en effet directement influencés par la composition chimique du sang, ainsi qu'il résulte des expériences de Rosenthal ; ils sont excités par l'acide carbonique et lorsque ce gaz s'accumule dans le sang, il se produit de la *dyspnée*, c'est-à-dire une accélération convulsive de la respiration ; au contraire l'excès d'oxygène dans le sang supprime temporairement le besoin de respirer et suspend les mouvements respiratoires ; il y a *apnée*. L. Frédéricq a démontré l'action excitante du sang chargé de CO_2 sur le bulbe d'une façon originale : Sur deux lapins A et B on sectionne les carotides et on relie au moyen de tubes de verre les bouts centraux des carotides de A aux bouts périphériques des carotides de

B et inversement les bouts centraux des carotides de B aux bouts périphériques des carotides de A. De cette façon la circulation de la tête de ces deux lapins est croisée et la tête de B par exemple reçoit le sang venant du corps de A. Or, l'expérience étant ainsi disposée, si on vient à produire l'asphyxie chez le lapin A en lui comprimant la trachée, c'est le lapin B qui présente les signes de l'asphyxie, c'est-à-dire de la dyspnée. Comment interpréter ce résultat sinon par l'action excitante du sang asphyxique sur les centres bulbaires ?

En résumé les centres respiratoires sont mis en action par des impressions venant de la périphérie et surtout du poumon et par le sang plus ou moins chargé de CO^2 ou d'oxygène. Le besoin de respirer paraît lié à l'accumulation de CO^2 dans le sang ; bien qu'il se traduise par une sensation vague de gêne intra-thoracique, il n'est pas exclusivement localisé dans le poumon, puisqu'il n'est pas aboli par la section des pneumo-gastriques. Le rythme respiratoire est entretenu par les excitations des centres respiratoires qui sont elles-mêmes rythmées et qui à l'état physiologique proviennent principalement du poumon et sont transmises par les nerfs vagues.

ARTICLE IV

TROUBLES DE LA RESPIRATION

Nous réduisons ces troubles à deux grandes catégories : 1° troubles asphyxiques par défaut ou viciation de l'air respirable ; 2° troubles dus aux changements de pression de l'air respiré. Quant aux troubles qui reconnaissent pour causes les phénomènes pathologiques, nous renvoyons le lecteur à ce que nous en avons dit à propos des modifications du rythme respiratoire et des échanges gazeux.

§ 1. — ASPHYXIE

Lorsque l'acide carbonique s'accumule dans le sang pour quelque cause que ce soit, les mouvements respiratoires s'accélèrent et deviennent plus profonds de façon à produire une ventilation pulmonaire plus énergique. Il y a *polypnée* pour employer l'expression de Ch. RICHET. Si le sang continue à se charger de CO^2 le besoin de respirer s'exalte jusqu'à l'angoisse et les mouvements respiratoires deviennent convulsifs ; c'est la *dyspnée*. Si l'obstacle à l'hématose persiste, les troubles qui en résultent s'accentuent et aboutissent à la mort : la dyspnée fait place à l'*asphyxie*. Dans les conditions ordinaires l'asphyxie provient à la fois et du manque d'oxygène et de l'accumulation de CO^2 dans le sang ; on peut toutefois séparer ces deux causes pour l'analyse. On distingue encore un troisième mode d'asphyxie par mélange de gaz ou de vapeurs toxiques avec l'air.

1º Asphyxie par privation d'oxygène. — Ce genre d'asphyxie se produit dans la submersion, la strangulation, l'obstruction du larynx ou de la trachée, la compression du thorax, dans la respiration d'un gaz inerte (H ou Az). Pour en observer les symptômes sur un animal, il suffit de lier la trachée. Au bout de quelques instants, après la période de dyspnée, apparaissent les signes de l'asphyxie caractérisés par les contractions convulsives de tous les muscles respirateurs. Ces convulsions sont dues à l'excitation du bulbe par l'acide carbonique, car elles manquent si la moelle a été coupée au-dessous du bulbe. L'action excitante de l'acide carbonique ne s'exerce pas seulement sur le centre respiratoire, mais encore sur les autres centres nerveux bulbo-médullaires. Ce stade de l'asphyxie est en effet accompagné d'un ralentissement notable des battements cardiaques, de l'élévation de la pression sanguine, d'une sécrétion abondante de la salive et de la sueur, de la dilatation pupillaire, tous symptômes qui prouvent que l'acide carbonique excite les centres modérateur du cœur, vaso-moteurs, sudoripares, salivaires et dilatateur de la pupille. A cette période de convulsions succède brusquement le stade de paralysie de l'asphyxie, caractérisé par la perte de connaissance et l'arrêt des mouvements respiratoires. L'acide carbonique exerce maintenant une action narcotique sur les centres nerveux ; la pression sanguine baisse, les réflexes s'émoussent et disparaissent ; l'animal exécute encore quelques rares inspirations et des bâillements spasmodiques qui vont en s'affaiblissant jusqu'à la mort. Les battements cardiaques s'accélèrent considérablement et persistent un certain temps après l'arrêt de la respiration ; mais leur force diminue de plus en plus et la pression sanguine s'abaisse progressivement jusqu'à l'arrêt complet du cœur. Tout le sang de l'animal mort d'asphyxie est noir, il ne contient plus que des traces d'oxygène et la quantité de CO_2 y est un peu plus grande que dans le sang veineux normal.

La durée de l'asphyxie est très variable suivant les animaux et dépend évidemment de l'intensité des échanges gazeux dans les tissus. Elle est très courte chez les mammifères et les oiseaux : la privation d'air pendant trois à cinq minutes suffit pour les tuer. On peut en effet facilement constater chez le chien qu'une demi-minute après la ligature de la trachée presque tout l'oxygène a disparu du sang et qu'une minute et demie suffit pour équilibrer la tension de CO_2 dans le sang et dans l'air des alvéoles. La résistance à l'asphyxie est beaucoup plus considérable chez certains mammifères et oiseaux plongeurs (cétacés, canard, etc.) ; cela tient à ce que chez ces animaux la masse du sang et la quantité d'hémoglobine qu'elle renferme sont plus grandes que chez les autres espèces ; d'où il découle que ces animaux possèdent dans leur sang une plus grande réserve d'oxygène. Cette résistance est notablement accrue chez l'homme par l'habitude : ainsi les plongeurs de profession, les pêcheurs de perles, peuvent rester plus de deux minutes sous l'eau. Les animaux nouveau-nés présentent aussi une très grande résistance à l'asphyxie par submersion ; Buffon observa une survie d'une demi-heure à une heure chez de jeunes chats dans ces conditions. La raison de cette résistance est différente de celle que nous avons invoquée pour les animaux plongeurs ; elle provient de la lenteur avec laquelle s'opèrent, chez les animaux nouveau-nés, les échanges gazeux des tissus ; la nutrition de leurs tissus étant moins active que chez l'adulte, la consommation de l'oxygène du sang est aussi moins rapide. C'est pour la même cause que les animaux hibernants résistent d'une façon remarquable à la privation d'oxygène pendant le sommeil hibernal : car alors, comme le dit GRATIOLET, la flamme s'étant faite plus petite peut durer plus longtemps. On doit invoquer les mêmes raisons pour expliquer chez l'homme le retour à la vie après une submersion d'une durée particulièrement longue (dix minutes ou plus) : probablement que dans ces cas, est survenue, dès le début de l'asphyxie, une syncope qui, en ralentissant la circulation, a restreint notablement la consommation de l'oxygène. Inversement la durée de l'asphyxie est abrégée, si l'animal se débat et se livre à de violents mouvements musculaires, car alors la consommation d'oxygène par les tissus est augmentée.

Tant que le cœur n'est pas arrêté, il est possible de rappeler l'animal asphyxié à la vie par la respiration artificielle (compression et décompression rythmées du thorax, élévation et abaissement des bras, insufflation d'air dans le poumon). D'après LABORDE le meilleur moyen de ranimer un animal asphyxié est d'exécuter des tractions rythmées sur la langue. Le centre respiratoire serait ainsi excité par action réflexe.

2° Asphyxie par accumulation de CO² dans l'air respiré.

— Ce mode d'asphyxie que nous séparons du précédent n'en est pas absolument distinct, car il est clair qu'un animal dont on a lié la trachée se trouve dans les mêmes conditions que celui que l'on placerait dans un espace confiné extrêmement restreint. Si nous conservons pourtant la distinction, c'est que nous supposons que l'animal respire dans une enceinte d'une certaine capacité dont il vicie l'air progressivement, de manière que son asphyxie au lieu d'être rapide comme dans le premier cas soit au contraire lente et graduelle : or l'asphyxie lente présente des symptômes un peu différents de ceux que nous avons décrits plus haut. En effet dans l'asphyxie par occlusion de la trachée ou par respiration d'un gaz impropre à l'hématose, la mort résulte de la privation absolue d'oxygène et de l'accumulation rapide du CO²

dans le sang ; dans l'asphyxie lente produite par la respiration
d'un mélange d'oxygène et de CO_2 les mêmes causes interviennent, mais les symptômes qui relèvent de l'action narcotique de l'acide carbonique sont prédominants. Un animal
enfermé sous une cloche hermétiquement close, manifeste
au bout de quelques instants une certaine inquiétude ; ses
mouvements respiratoires s'accélèrent ; mais cette période
d'agitation ne va pas jusqu'à la production de convulsions ;
les centres nerveux s'habituant peu à peu à l'empoisonnement par l'acide carbonique, sont progressivement engourdis ;
l'anesthésie apparaît et l'animal reste plongé dans un sommeil
tranquille jusqu'à la mort. L'air de la cloche devient impropre
à la combustion d'une bougie, bien avant que l'animal ait suc-
combé. La quantité d'oxygène qu'il contient à la fin de l'expérience est cependant encore suffisante à entretenir la vie
lorsque l'acide carbonique en est séparé. On constate en effet
que si l'on enlève CO_2 au fur et à mesure de sa production,
les animaux survivent beaucoup plus longtemps dans l'espace
confiné et ne meurent qu'après avoir épuisé la plus grande
partie de l'oxygène ; les reptiles ne meurent qu'après avoir consommé tout l'oxygène ; les mammifères succombent lorsque
l'air de la cloche ne renferme plus que 2 p. 100 d'oxygène,
d'après P. BERT.

L'air expiré est impropre aux échanges respiratoires non
seulement parce qu'il contient de l'acide carbonique, mais
aussi parce qu'il est saturé de vapeur d'eau et que de plus il
est vicié par des principes volatiles odorants et d'après quelques physiologistes par des substances organiques toxiques.
BROWN-SÉQUARD et D'ARSONVAL ont admis la toxicité de l'haleine
après avoir déterminé divers accidents chez des animaux auxquels ils injectaient le liquide provenant de la condensation
des vapeurs de l'air expiré. Pour éviter les effets toxiques de
l'air confiné dans les locaux qui reçoivent un grand nombre
de personnes, il faut donc que chaque individu ait à sa disposition un cube d'air suffisant. On sait qu'une proportion de
4 p. 100 de CO_2 dans l'air respiré est déjà nuisible. On peut
donc calculer, d'après la quantité de CO_2 qu'un homme adulte

exhale en une heure, quelle est la quantité d'air pur qui lui est nécessaire pour le même temps. Cette quantité s'élève à 4 mètres cubes au minimum. Si l'on tient compte des diverses combustions étrangères à l'organisme qui s'opèrent ordinairement dans les milieux où nous vivons, on comprendra que les hygiénistes aient estimé à 10 mètres cubes la quantité d'air pur dont un adulte doit disposer par heure.

3° Asphyxie par mélange de gaz ou de vapeurs toxiques à l'air respirable. — Des différents gaz qui peuvent agir sur l'organisme par leur toxicité, les uns possèdent en outre de leur action toxique, des propriétés irritantes sur les muqueuses des voies respiratoires ; tels que Cl, HCl, SO^2, AzH^3, etc. ; les autres sont vénéneux, mais peu ou point irritants, comme CO, H^2S. AsH^3, gaz d'éclairage, vapeurs de sulfure de carbone, etc. Parmi ces derniers l'oxyde de carbone est celui dont l'action délétère a été le mieux élucidée ; on sait par les travaux de Cl. Bernard que ce gaz agit en formant avec l'hémoglobine une combinaison fixe que les agents réducteurs et les tissus par conséquent ne peuvent plus dissocier. L'oxyde de carbone n'est pas précisément un agent toxique pour les tissus : P. Bert a montré que des fragments de tissus absorbaient encore l'oxygène en présence de CO. Mais l'oxyde de carbone est toxique pour les globules rouges, parce qu'il prend la place de l'oxygène et qu'il rend l'hémoglobine impropre à se combiner avec ce gaz. La toxicité de l'oxyde de carbone est considérable : 1 p. 100 de CO dans l'air exerce une action aussi toxique que 30 à 40 p. 100 de CO^2.

§ 2. — TROUBLES DUS AUX CHANGEMENTS DE PRESSION DE L'AIR RESPIRÉ

Ces troubles se divisent naturellement en deux catégories suivant que la pression de l'air est augmentée ou diminuée.

1° Augmentation de pression. — L'augmentation de la pression atmosphérique, lorsqu'elle s'effectue graduellement,

est très bien supportée par l'homme et les animaux jusqu'à
une certaine limite. C'est ainsi que les ouvriers qui travaillent
sous l'eau à une grande profondeur (scaphandriers) ou dans les
caissons pneumatiques qui servent à la construction des piles
de pont, n'éprouvent aucune gêne malgré une augmentation
de pression de l'air poussée jusqu'à 5 atmosphères. Expérimentalement on peut même comprimer l'air d'une enceinte
jusqu'à 10 atmosphères, sans tuer l'animal qui s'y trouve.
Mais au-dessus surviennent des accidents. P. Bert a prouvé
qu'une compression de 20 atmosphères fait périr les animaux
dans des convulsions violentes analogues à celles que produit
la strychnine. Il a fait voir aussi que ce résultat n'est pas dû à
une action mécanique, mais à une action chimique ; que
l'oxygène devient sous forte tension un violent poison pour les
organismes animaux, plantes, ferments figurés , parce qu'il
ralentit ou supprime les combustions, de telle sorte qu'une
trop forte oxygénation des tissus en empêche l'oxydation.
L'effet nuisible de l'air comprimé dépend donc de la tension
partielle de l'oxygène ; aussi dans l'oxygène pur un animal
périt sous une pression de 5 1/2 atmosphères, tandis que pour
obtenir ce résultat avec l'air il faut que la compression soit
poussée à 17 atmosphères.

Si les animaux supportent bien des pressions de l'air très
supérieures à la pression atmosphérique, leur vie est menacée
lorsque la décompression est opérée trop rapidement. Si cette
décompression est brusque, la mort est instantanée ; car alors
les gaz et principalement l'azote qui se trouvaient dissous dans
le sang sous forte pression s'échappent au moment de la
décompression sous forme de bulles ; ces bulles obstruent les
capillaires (embolies gazeuses) ; et la circulation est de ce fait
arrêtée tout comme si on avait injecté de l'air dans les veines.
Les organismes marins qui vivent à de grandes profondeurs
meurent lorsqu'on les ramène à la surface et leurs tissus sont
dilacérés par les bulles de gaz qui se sont formées dans toute
leur masse. La conséquence pratique qui se dégage de ces faits
pour l'homme, c'est que le passage d'une forte pression à la
pression atmosphérique doit être effectuée graduellement ; et

c'est faute d'observer ces précautions que les ouvriers qui travaillent dans l'air comprimé éprouvent après la décompression divers troubles, ce qui leur fait dire « qu'on ne paye qu'en sortant! ».

2° Diminution de pression. — La diminution graduelle de pression de l'air fait périr les animaux par asphyxie, lorsque la tension partielle de l'oxygène s'abaisse au-dessous de la valeur qui est nécessaire pour que ce gaz passe dans le sang. Lorsqu'on s'élève sur une haute montagne, on éprouve entre 3,000 et 4,000 mètres certains troubles désignés sous le nom de mal des montagnes ; ces troubles qui présentent quelque analogie avec les symptômes du mal de mer consistent en faiblesse musculaire, essoufflement, accélération des battements du cœur, tintement d'oreilles, vertiges, nausées, vomissements ; à une altitude encore plus élevée on voit même survenir des hémorragies des muqueuses. Tous ces accidents apparaissent aussi dans les ascensions en ballon, mais ils n'acquièrent alors la même intensité que vers 6,000 mètres par suite de l'absence de fatigue musculaire. Aux altitudes plus considérables la vie est en danger. Dans une ascension du ballon *le Zénith* à 8,600 mètres Crocé Spinelli et Sivel succombèrent par suite de la diminution de pression atmosphérique ; Tissandier seul survécut. La mort qui résulte de la diminution lente et graduelle de la pression n'est pas causée par le même mécanisme que celle qui suit la décompression brusque. Il n'y a point dégagement des gaz du sang ; mais la mort est due à l'*anoxyhémie*, c'est-à-dire à la diminution de l'oxygène du sang par suite de la baisse de la tension partielle de ce gaz dans l'atmosphère. En effet, P. Bert a démontré que les accidents qui proviennent de la diminution de pression de l'air sont retardés ou empêchés si l'on fait respirer à l'animal de l'oxygène pur. C'est pour ce motif qu'il conseilla aux aéronautes de se munir de sacs d'oxygène dans leurs ascensions.

De même que les organismes s'accoutument aux augmentations de pression atmosphérique et peuvent adapter leur genre de vie à cet excès de pression, de même ils s'accoutument aux diminutions de pression et peuvent vivre d'une façon habituelle à des altitudes très élevées. Sur les hauts plateaux du Thibet, du Pérou des populations entières vivent à 4,000 mètres et plus au-dessus du niveau de la mer. Or, malgré la diminution de tension de l'air à cette altitude, le sang des animaux qui y vivent contient l'oxygène dans la proportion normale. Les recherches de RÉGNARD, de MÜNTZ, de VIAULT ont prouvé que ce fait est dû à une richesse plus grande du sang de ces animaux en hémoglobine, d'où résulte une augmentation de sa capacité d'absorption pour l'oxygène. Dans un voyage aux Andes péruviennes VIAULT a observé que cet accroissement de la quantité d'hémoglobine du sang, dans l'adaptation et l'acclimatation à la vie sur les hauts plateaux, est lié à une augmentation considérable du nombre des globules rouges du sang. Par ce procédé le sang devient non seulement plus riche en hémoglobine, mais encore sa surface d'absorption pour l'oxygène est très augmentée.

CHAPITRE V

NUTRITION

La nutrition proprement dite consiste dans les échanges de matières qui s'établissent entre le milieu intérieur et les éléments anatomiques. Les matériaux nutritifs provenant des aliments sont fixés dans les tissus qui les utilisent pour leur fonctionnement et leur accroissement ; d'autre part, les produits d'usure des éléments anatomiques, leurs matériaux de déchet sont rejetés dans le milieu intérieur pour être éliminés. Il se produit donc dans l'organisme un double mouvement de composition et de décomposition, et la nutrition intime des tissus comprend deux actes : l'un de construction organique qui est l'*assimilation*, l'autre de destruction organique, diamétralement opposé au premier et que l'on nomme *désassimilation*. Nous analyserons d'abord ces deux processus, puis dans un second article, nous étudierons les phénomènes de développement et de croissance que présente l'organisme.

ARTICLE I

ASSIMILATION ET DÉSASSIMILATION

Les processus chimiques suivant lesquels s'opèrent les transformations de matières dans l'organisme ne consistent pas seulement dans les oxydations (sur la nature desquelles nous nous sommes expliqués dans le chapitre précédent), mais encore en dédoublements, hydratations et déshydratations, réductions, et BERTHELOT a insisté sur ce fait que ces réactions ne s'opèrent pas toutes avec dégagement de chaleur (réactions exothermiques), mais qu'il en est aussi qui se font avec absorption de chaleur (réactions endothermiques). Mais les lois physico-chimiques sont actuellement impuissantes à nous donner l'explication des phénomènes intimes de la nutrition. Pourquoi l'élément anatomique, la cellule vivante, attire-t-elle ici telle substance, là telle autre; nous en sommes réduits à invoquer des propriétés spéciales inhérentes au protoplasma, c'est-à-dire en réalité à confesser notre ignorance. Car, bien que nous concevions les propriétés vitales des tissus comme les résultantes de la structure et de la composition chimique de la matière vivante, il nous est impossible actuellement d'indiquer à quelles différences physico-chimiques du protoplasma, correspondent les différences de ses propriétés. Quoi qu'il en soit, les physiologistes, depuis les grandes découvertes de PASTEUR, tendent à comparer les phénomènes de nutrition des éléments anatomiques aux processus des fermentations accomplies par certains organismes inférieurs. La vie est une pourriture, a dit MITSCHERLICH. Cette expression pittoresque traduit cette idée que les phénomènes chimiques qui se passent dans l'intimité des tissus des organismes supérieurs, sont assimilables à ceux qui accompagnent les fermentations produites par les micro-organismes.

Après avoir étudié les phénomènes d'assimilation et de désassimilation, nous chercherons à établir le bilan de la nutrition, c'est-à-dire l'équilibre entre les recettes et les dépenses.

§ 1. — ASSIMILATION

Envisageons cet acte de nutrition successivement pour les différents matériaux mis en œuvre par l'organisme, pour l'eau et les sels minéraux, les hydrates de carbone, les graisses et les albuminoïdes.

1° Eau et sels. — L'eau et les sels solubles paraissent servir directement à la nutrition sans modifications préalables. Cependant il faut bien admettre que l'organisme fait subir certaines mutations à plusieurs substances minérales. Ainsi le phosphate de chaux des os doit se former en grande partie aux dépens des sels de chaux (principalement carbonates) provenant de l'alimentation. D'autre part, Dastre a montré que pendant la période fœtale il se forme dans les enveloppes de l'œuf, chez les ruminants, des plaques calcaires, composées de phosphate de chaux. Ces plaques constituent de véritables réserves de sels calcaires en attendant le moment où l'organisme les utilisera pour le travail de l'ossification. Nous voyons donc d'ores et déjà par ces deux ordres de faits : 1° que les matières absorbées par l'organisme subissent des transformations avant d'être assimilées ; 2° qu'après avoir subi ces transformations, elles peuvent être emmagasinées, mises en réserve, afin que l'organisme puise plus tard dans ces réserves suivant ses besoins. Ces deux faits sont d'une importance capitale et nous allons les retrouver pour l'assimilation des autres matériaux de nutrition.

2° Hydrates de carbone. — Les hydrates de carbone de l'alimentation arrivent dans le torrent circulatoire sous forme de glycose. Ce glycose n'est pas immédiatement utilisé par les tissus ; il est d'abord transformé en *glycogène* ou amidon animal ; le glycogène déposé dans différents organes est ensuite retransformé en glycose selon les besoins de l'organisme. C'est le foie, comme on le verra plus loin, qui joue le rôle le plus important dans cette mutation et cet emmagasinement des hydrates de carbone. Cependant la formation du glycogène est une fonction plus générale; cette matière ne se dépose pas seulement dans les cellules hépatiques, mais aussi dans les muscles, les épithéliums et beaucoup d'autres tissus, et, pendant la période fœtale dans certaines cellules du placenta, dans la membrane de l'amnios chez les ruminants. La manière dont s'opère l'assimilation des hydrates de carbone confirme donc ce que nous disions précédemment; on voit que la nutrition n'est pas directe, comme l'a fait ressortir Cl. Bernard, et qu'elle est précédée par un stade de mise en réserve. De même l'amidon est mis en réserve dans les racines ou tubercules de certains végétaux, comme la pomme de terre, avant de servir à la nutrition de la plante.

3° Graisses. — Les graisses neutres sont des éthers triacides de la glycérine, se dédoublant par la saponification en glycérine (alcool triatomique) et acides gras (stéarique, palmitique, oléique). Les graisses qui se trouvent dans le corps des animaux sont formées par un mélange en proportions variables des trois graisses neutres appelées stéarine, palmitine et oléine. Lorsque la stéarine prédomine, les graisses sont solides comme chez les ruminants et les rongeurs ; elles sont molles, si la palmitine est plus abondante, comme dans le lard, la graisse des carnivores, celle de l'homme ; elles deviennent liquides par leur richesse en oléine, comme chez les poissons. La graisse se trouve dans tous les tissus et humeurs de l'organisme et fait partie intégrante de la molécule du protoplasma. Elle se présente soit à l'état libre, sous forme de fines gouttelettes comme dans le lait, le chyle ; soit à l'état de tissu sous forme de gouttes emprisonnées dans le protoplasma des cellules.

Aux dépens de quels matériaux alimentaires se forme la graisse et dans quels tissus se dépose-t-elle de préférence ?

a. *Origine de la graisse.* — Les graisses paraissent pouvoir se former aux dépens de toutes les catégories d'aliments, graisses, hydrates de carbone, albuminoïdes, mais le mécanisme intime de leur synthèse reste inconnu.

La graisse de l'organisme se forme indubitablement aux dépens des aliments gras. Un animal qui reçoit dans sa nourriture une grande quantité de corps gras engraisse rapidement. Un fait remarquable c'est que cet engraissement ne se fait pas par un simple dépôt dans les tissus de la graisse alimentaire. Ainsi chez un chien nourri avec du suif de mouton, la graisse qui se forme est de la graisse de chien et non de la graisse de mouton. Chaque organisme forme donc une graisse qui lui est propre aux dépens des diverses sortes de graisses dont il peut se nourrir. Toutefois dans certaines conditions expérimentales (amaigrissement préalable des animaux par un long jeûne avant de les soumettre à un régime gras particulier) on est parvenu à fixer dans les tissus de l'organisme une graisse ayant beaucoup de rapports avec la graisse étrangère donnée dans les aliments. Ce fait plaide bien en faveur de la formation directe de la graisse des tissus aux dépens de la graisse alimentaire.

Il n'est pas douteux non plus que les animaux puissent opérer la synthèse des graisses aux dépens des hydrates de carbone (féculents et sucres) des aliments. Comme l'a fait remarquer Liebig, une vache laitière sécrète journellement plus de graisse dans son lait que n'en contient le foin qu'elle consomme. Cette graisse ne peut donc provenir que des hydrates de carbone ou des albuminoïdes de l'alimentation. Des expériences récentes d'un grand nombre d'auteurs dans lesquelles on a dosé exactement les aliments ingérés, ont prouvé qu'une grande partie de la graisse emmagasinée par l'organisme ne peut provenir que de la transformation des hydrates de carbone. L'expérience vulgaire faisait prévoir ce résultat : on sait que l'on engraisse rapidement les animaux en les nourrissant avec des aliments très riches en féculents.

La formation de la graisse aux dépens des albuminoïdes est admise par Voit et Pettenkofer. Ils ont pu engraisser des animaux en les nourrissant exclusivement avec de la viande maigre. Dans ces conditions tout l'azote des albuminoïdes reparaissait bien dans les excrétions, mais non tout le carbone. Cet excédent de carbone qui n'était pas brûlé aurait servi, d'après ces auteurs, à la formation de la graisse. On sait au reste que les cellules de la glande mammaire forment la graisse par l'activité propre de leur protoplasma et que le beurre du lait augmente par une nourriture azotée.

b. *Dépôt de la graisse.* — Soit que la graisse provienne directement de la graisse des aliments absorbée dans le tube digestif, soit qu'elle se forme aux dépens d'autres matériaux, on doit admettre qu'elle n'est pas consommée immédiatement, mais qu'elle se dépose d'abord dans les tissus. Cette mise en réserve est effectuée principalement par certains tissus et organes (tissu cellulaire, foie).

Dans le tissu cellulaire la graisse se dépose dans les cellules adipeuses ; elle forme non seulement une réserve importante de combustible, mais elle sert encore de matière de remplissage et joue le rôle d'un corps mauvais conducteur pour s'opposer à la déperdition du calorique. Dans le foie la graisse s'accumule sous forme de fines granulations dans le protoplasma des cellules hépatiques ; le foie s'hypertrophie et devient très riche en graisse par la suralimentation (foie gras des oies, canards, etc., obtenu artificiellement par le gavage des animaux).

4° Albuminoïdes. — Les matières albuminoïdes de l'organisme se forment aux dépens de celles qui lui sont fournies par l'alimentation ; le protoplasma de la cellule animale à l'inverse de celui de la cellule végétale, ne peut pas composer de toutes pièces la molécule d'albumine, il faut donc qu'elle lui soit offerte toute formée. Mais avec les albumines originelles représentées par les peptones après le travail digestif, l'organisme fabrique les différentes sortes d'albumines dont il est composé. C'est ainsi, comme nous l'avons fait observer, que la peptone est transformée en albumine du sang ou albumine circulante dans l'acte de l'absorption intestinale. Puis les différents tissus forment aux dépens des matières albuminoïdes du sang les diverses albumines qui leur sont spéciales : myosine (dans le muscle) osséine, chondrine (os, cartilage), gélatine (tissu cellulaire), etc. On pense qu'il se fait pour les albumines comme pour les autres substances des dépôts de réserve dans certains organes (peut-être la rate et quelques autres organes) ; mais cette question n'est pas très avancée.

§ 2. — DÉSASSIMILATION

Après avoir pendant un certain temps fait partie intégrante des tissus, les matériaux assimilés sont transformés en d'autres combinaisons inutiles à l'organisme et destinées à être éliminées. Tel est l'acte de la désassimilation qui est intimement lié au fonctionnement des organes et au dégagement de force vive.

1° Hydrates de carbone. — Le glycogène et le glycose sont oxydés dans les tissus et principalement dans les muscles et leurs produits ultimes de combustion sont CO_2 et H_2O. Mais il est probable que l'acide carbonique et l'eau sont précédés par la formation de certains corps intermédiaires comme l'acide lactique. (Voy. *Glycogénie hépatique*, p. 278.)

2° Graisses. — Une petite partie des graisses du corps peut être éliminée en nature par diverses sécrétions (glande sébacée, glande mammaire), mais la plus grande partie est brûlée dans l'organisme et forme CO_2 et H_2O, peut-être après s'être dédoublée préalablement en glycérine et acides gras. En s'oxydant les graisses dégagent beaucoup de chaleur ; 100 grammes de graisses dégagent autant de chaleur que 211 grammes d'albuminoïdes et 240 grammes de fécule : ce qui explique pourquoi sous les climats froids l'homme recherche les corps gras pour son alimentation.

3° Albuminoïdes. — La présence de l'azote et du soufre dans divers produits d'excrétion et principalement dans l'urine indique qu'il y a continuellement destruction d'albumine dans le corps. A jeun la destruction de l'albumine et l'excrétion de l'azote persistent quoique réduits à un minimum. Pour compenser cette perte, il ne suffit pas de fournir à l'animal une quantité d'albumine correspondant au minimum détruit ; il faut que cette quantité soit au moins deux fois et demi supérieure à celle qui est détruite à jeun. C'est à cette seule condition qu'on obtiendra un équilibre de l'azote dans le corps de l'animal. Il y a donc dans l'organisme un gaspillage de l'albumine, une *consommation de luxe*.

Les produits de la désassimilation des albuminoïdes sont très nombreux ; en outre de CO_2 et H_2O, ils consistent en divers produits azotés. Ces derniers comprennent : les uréides (urée et acide urique principalement), les acides amidés (leucine, tyrosine, glycocolle, acide hippurique) et les leucomaïnes distinguées par GAUTIER en leucomaïnes xanthiques (sarcine, xanthine, etc.), leucomaïnes créatiniques (créatine, créatinine,

etc.) et bases animales (choline, névrine, lécithine, alcaloïdes
de l'urine etc.). De toutes ces matières, l'urée est la plus importante et avec l'acide urique elle représente la plus grande partie des produits de décomposition des albuminoïdes. L'urée ne
se forme pas de toutes pièces aux dépens des albuminoïdes;
elle est précédée par des produits intermédiaires comme nous
l'exposerons plus loin en traitant de la sécrétion urinaire.

Dans certaines maladies les actes intimes de la nutrition sont
troublés comme s'il se produisait un ralentissement de la désassimilation ou une insuffisance des combustions. Ainsi la formation de la graisse devient surabondante dans l'obésité; dans
le diabète la combustion des hydrates de carbone est plus ou
moins entravée; dans la goutte l'acide urique s'accumule dans
l'organisme.

§ 3. — BILAN DE LA NUTRITION

On peut établir une balance exacte entre les recettes et les
dépenses d'un organisme en dosant méthodiquement tous les
ingesta et tous les excreta, et il est possible de régler l'alimentation d'un animal de telle façon que le poids de son corps
ne varie pas. Avant de fixer ce que doit être la *ration d'entretien*, voyons quels sont les effets de la privation d'aliments sur
l'organisme.

1° Inanition. — L'inanition est l'état dans lequel, les aliments faisant défaut, l'organisme vit en empruntant à sa
propre substance ses matériaux de combustion. L'inanition
peut résulter soit de la privation absolue d'aliments, soit seulement de la privation de certains d'entre eux.

a. *Inanition totale.* — Le temps pendant lequel les animaux
peuvent résister à la privation absolue d'aliments est très
variable suivant les espèces et la taille et d'une façon plus
générale suivant l'intensité des combustions et l'état des
réserves nutritives de l'animal au moment où commence le
jeûne. Tandis que le cobaye ne résiste pas plus de six jours
à un jeûne complet, un chien peut vivre jusqu'à trente-cinq

jours sans aliments. Les animaux à sang froid présentent une résistance bien plus considérable ; ils peuvent vivre plusieurs mois sans manger et certains d'entre eux pendant deux ou trois années. On admet que l'homme peut supporter l'abstinence pendant une vingtaine de jours ; mais ce temps est singulièrement abrégé ou accru suivant diverses circonstances ; il est abrégé par l'activité du système musculaire ou nerveux qui augmente l'usure des tissus, par l'abaissement ou l'élévation de la température, comme c'est le cas pour les mineurs ensevelis dans un puits par un éboulement, pour les naufragés, etc.; il est accru au contraire quand le corps est soumis à un repos complet et dans certains états du système nerveux (hystérie) qui permettent un ralentissement considérable des combustions, de la même façon que chez les animaux hibernants : c'est ainsi que l'on doit expliquer la longue durée du jeûne chez ces hystériques qui présentent des *crises d'abstinence*, chez les fakirs indiens qui demeurent *enterrés* pendant plusieurs semaines. Dans ces cas en effet les quantités de CO_2 exhalé par le poumon et d'urée excrétée par le rein tombent à un chiffre extraordinairement faible, ce qui prouve que les combustions sont réduites à un minimum. C'étaient probablement des hystériques que ces jeûneurs exhibitionnistes, Tanner et Merlatti, qui se sont privés volontairement d'aliments (sauf d'eau) pendant quarante et cinquante jours. Les animaux auxquels on permet de boire de l'eau peuvent aussi supporter un plus long jeûne.

Les effets de l'inanition consistent principalement dans la perte de poids, la diminution de la température du corps et différents troubles nerveux. La diminution du poids du corps résulte nécessairement des pertes que fait incessamment l'organisme, car les sécrétions (bile, urine, etc.) ne sont point abolies et l'animal continue à exhaler CO_2 et H_2O. La perte de poids est d'abord brusque et assez forte au début du jeûne, l'organisme se débarrassant des produits excrémentitiels qui proviennent de l'alimentation antérieure ; puis elle suit une courbe régulière et progressivement décroissante jusqu'aux derniers moments qui précèdent la mort où elle présente de nouveau une chute plus rapide. Les mammifères succombent lorsqu'ils ont perdu 40 p. 100 de leur poids d'après les recherches de CHOSSAT. Tous les tissus et organes ne participent pas pour une part égale à cette perte de poids. C'est le tissu adipeux qui perd le plus ; 97 p. 100 de la graisse ont disparu au moment de la mort ; autant vaut dire qu'il n'en existe plus. On s'expliquera facilement cette disparition de la graisse si on réfléchit que l'organisme puise dans cette réserve pour entretenir sa chaleur. Parmi les organes le foie et la rate perdent beaucoup (50 p. 100 de leur poids) ; le système musculaire 30 p. 100. Mais le cœur de même que le système nerveux ne perdent pour ainsi dire rien ; c'est grâce au maintien de leur intégrité que la vie se soutient ; lorsqu'ils commencent à participer à la déchéance des autres tissus, l'animal meurt.

La température du corps s'abaisse pendant l'inanition d'abord rapidement de 0°,3 à 1°, puis lentement et d'une façon progressive jusqu'à l'approche de la mort, où se manifeste une nouvelle chute brusque. La courbe de l'abaissement de température est en un mot superposable à celle de la diminution de poids. Le système nerveux semble lutter pendant toute la durée de l'inanition contre la dénutrition et le refroidissement et ne perdre son pouvoir de régulateur de la nutrition que dans les derniers moments. En outre de l'amaigrissement et du refroidissement signalons encore, comme symptômes de l'inanition, la perte des forces, les syncopes et différents troubles nerveux consistant en vertiges, hallucinations, délire, aberrations de l'intelligence allant jusqu'à la folie.

b. *Inanition partielle.* — La privation de certains aliments ou l'alimentation exclusive avec une seule catégorie d'aliments amène la mort des animaux tout comme le jeûne complet. Dans des expériences de M. FOSTER des animaux nourris avec des aliments artificiellement dépouillés de leurs sels dépérissaient rapidement et finissaient par mourir. Les matières minérales contenues normalement dans les aliments sont donc indispensables à l'entretien de la vie : tels sont les sels de chaux dont le rôle est si important chez l'enfant au moment du travail de l'ossification, le chlorure de sodium dont la plupart des animaux, surtout les herbivores, sont, par instinct, si friands, etc. La vie ne pourrait être maintenue par un régime alimentaire exclusif composé d'albuminoïdes, comme la fibrine ; de même les graisses ou les féculents employés à l'exclusion des aliments azotés ne sont pas nutritifs. Un animal ainsi nourri ne tarde pas à succomber à l'inanition.

2º Ration d'entretien. — Pour que l'animal puisse tirer le meilleur parti des aliments, il est nécessaire que ceux-ci soient mélangés dans des proportions déterminées. Ainsi, il est reconnu que l'addition d'hydrates de carbone (sucre ou amidon) à un régime de viande favorise la fixation de l'azote et de la graisse dans les tissus, en d'autres termes *épargne* les albuminoïdes du corps. Au contraire dans un régime exclusif de viande tout l'azote absorbé reparaît dans l'urine ; pour qu'il en soit fixé une petite partie dans ces conditions, il faudrait pouvoir ingérer des quantités considérables de viande. L'addition de graisse à la viande favorise aussi le dépôt de graisse dans les tissus. La gélatine qui à elle seule ou mélangée à la graisse et aux féculents serait insuffisante pour la nutrition, devient très utile quand on l'associe à la viande et constitue, d'après Voit, un important aliment d'épargne.

Les proportions dans lesquelles doivent être mélangées les différentes espèces d'aliments pour que le budget entre les recettes et les dépenses soit équilibré représentent ce qu'on appelle la ration d'entretien. Le régime établi par les différents expérimentateurs pour arriver à ce résultat chez l'homme adulte est le suivant (pour vingt-quatre heures) :

	D'après : VIERORDT	RANKE	MOLESCHOTT
Albuminoïdes.	120 gr.	100 gr.	130 gr.
Graisse.	90 —	100 —	84 —
Amylacés	330 —	240 —	404 —
Eau	2.800 —	2.600 —	2.800 —
Sels	32 —	25 —	30 —

Il en résulte qu'il faut à un adulte environ par jour 18 à 20 grammes d'azote et 280 grammes de carbone. Certains auteurs pensent que cette ration est beaucoup trop élevée et qu'en réalité l'homme mange trop. De fait la ration d'entretien chez certains peuples est beaucoup moins considérable que celle des Européens. Du reste elle doit varier nécessairement suivant certaines circonstances relatives à l'âge, la taille de l'individu, à la somme de travail effectué, etc.

ARTICLE II

DÉVELOPPEMENT ET CROISSANCE

Si l'assimilation et la désassimilation se balancent exactement chez l'adulte, il n'en est plus de même pour un organisme qui se développe et s'accroît. Dans ce dernier cas l'assimilation l'emporte nécessairement sur la désassimilation, les recettes sur les dépenses. Le développement progressif du corps, surtout en hauteur (d'où résulte la taille) se fait d'une façon très inégale suivant les différents âges; d'abord très rapide il va ensuite en diminuant jusqu'à l'âge adulte. Dans la première année la croissance est d'environ 20 centimètres, c'est-à-dire 1/6 de l'accroissement total; dans la deuxième année elle est moitié moins rapide et de quatre à cinq ans juqu'à la puberté elle ne représente plus par année que le 1/21 de l'accroissement total. Par contre le développement du corps humain suivant les autres dimensions (largeur et épaisseur) est plus lent dans les premières années qu'à la puberté; c'est vers quarante à cinquante ans qu'il atteint son maximum.

Les tissus ou organes peuvent augmenter de masse de deux façons, soit par accroissement de volume des éléments déjà existants, soit par adjonction à ceux-ci d'éléments de nouvelle formation, par multiplication cellulaire en d'autres termes. C'est ce dernier mode d'accroissement qui est le plus important. A ce point de vue le développement des os présente certaines particularités physiologiques d'un haut intérêt. Pour ce motif nous le décrirons brièvement. Considérons l'accroissement d'un os long suivant deux dimensions, la longueur et l'épaisseur. L'accroissement en longueur se fait à chaque extrémité de l'os, à la jonction de la diaphyse et de l'épiphyse, aux dépens du cartilage épiphysaire. Cette notion, que l'on trouvera amplement développée dans les traités d'histologie, a été établie expérimentalement par DUHAMEL; ayant pratiqué des trous dans l'épaisseur de la diaphyse d'un os long chez le poulet et enfoncé dans ces trous des chevilles métalliques comme points de repère, cet expérimentateur vit, après avoir sacrifié l'animal au bout d'un certain temps, que la distance qui séparait les chevilles était restée la même. Au contraire des chevilles enfoncées d'une part dans l'épiphyse, d'autre part dans la diaphyse, se trouvaient après quelques jours séparées par un intervalle plus considérable. Cette expérience prouvait donc que le corps de l'os ne s'accroît pas en longueur par une augmentation interstitielle de sa masse, comme les autres organes, mais bien par une édification ayant pour siège les deux extrémités de la diaphyse, c'est-à-dire le cartilage épiphysaire. Ce travail d'ossification dure juqu'à ce que l'os ait atteint sa longueur définitive; alors le cartilage épiphysaire disparait et la diaphyse se soude à l'épiphyse. L'accroissement en épaisseur se fait au moyen du périoste par additions successives à la surface de l'os de nouvelles couches osseuses. DUHAMEL ayant enserré transversalement le corps d'un os long au moyen d'un fil métallique passé sous le périoste, constata après un certain temps que le fil était logé dans l'épaisseur de l'os et plus tard encore se trouvait dans le canal médullaire. FLOURENS pour étudier la même question mit à profit ce fait que la garance introduite dans les aliments d'un animal a la propriété de colorer le tissu osseux en rouge. Après avoir nourri pendant plusieurs jours un animal avec de la garance, il vit que les lames externes de l'os, voisines du périoste étaient colorées en rouge; si l'on sacrifiait l'animal un certain temps après la cessation du régime garancé, les lames osseuses colorées en rouge étaient voisines du canal médullaire. On concluait de ces expériences que l'accroissement en épaisseur de l'os, de même que son accroissement en longueur, ne s'opère pas par une prolifération interstitielle de ses éléments, mais bien par une formation au moyen du périoste de lames osseuses

s'emboîtant de la périphérie au centre; de plus on démontrait
que les lames osseuses les plus anciennement formées sont résor-
bées du côté de la cavité médullaire. Ainsi le double travail
de l'assimilation et de la désassimilation de l'os était nettement élucidé. FLOURENS eut le grand mérite de démontrer le
rôle du périoste et de prévoir que l'on pourrait créer à volonté
du tissu osseux en mettant à profit la propriété ostéogénique
de cette membrane. Cette vue théorique fut mise à profit par
OLLIER qui montra dans de célèbres expériences qu'un lambeau
de périoste détaché de l'os et greffé dans d'autres tissus régé-
nérait de l'os; de plus cet expérimentateur fit voir que la partie
du périoste qui forme de l'os est la couche profonde de cette
membrane (couche ostéogène) formée de petites cellules; en
raclant cette couche ostéogène et en semant ses cellules dans
un tissu richement vascularisé comme la crête du coq, il y fit
apparaître du tissu osseux. La chirurgie tira un grand parti
de ces expériences pour les résections osseuses (résections
sous-périostées). Cette propriété du périoste n'est du reste
qu'un cas particulier d'une propriété plus générale des tissus,
celle de régénérer des parties plus ou moins considérables
enlevées à l'organisme. Cette puissance réparatrice est poussée
à un degré extrême chez certains animaux inférieurs (reproduction d'un membre amputé chez le triton, de la queue
sectionnée chez le lézard, etc.). A cette propriété se rattache
encore celle que possèdent les tissus de pouvoir vivre de leur
vie propre lorsqu'ils sont transplantés dans certaines conditions d'un point à un autre de l'organisme, d'où la possibilité
de pratiquer des greffes animales de la même manière que
l'on réalise des greffes végétales.

CHAPITRE VI

SÉCRÉTIONS

Certains organes appelés *glandes* ont pour fonction de séparer du sang ou de former de toutes pièces aux dépens des matériaux du sang différentes substances destinées à être éliminées ou déversées de nouveau dans le torrent circulatoire. Telle est la sécrétion. Nous étudierons d'abord cette fonction d'une façon générale, puis nous décrirons les différentes sécrétions en particulier.

ARTICLE I

SÉCRÉTIONS EN GÉNÉRAL

Le terme de sécrétion doit impliquer non seulement le fait d'une séparation par la glande des substances tenues en dissolution dans le milieu intérieur, mais encore l'idée de choix opéré par les cellules glandulaires parmi toutes les substances qui leur sont présentées : ainsi le rein choisit l'urée. Il y a non seulement séparation et sélection dans le phénomène de la sécrétion, mais encore le plus souvent création de principes nouveaux : ainsi le mucus, les ferments (pepsine, trypsine, etc.) n'existent point dans le sang; leur formation résulte de l'activité propre du protoplasma des cellules glandulaires. Ce sont ces faits qui caractérisent essentiellement la sécrétion. Les cellules glandulaires sont donc des éléments à protoplasma hautement différencié; elles dérivent des épithéliums de surface, mais elles s'en sont séparées physiologiquement par l'acquisition de propriétés spéciales.

Les substances extraites du sang ou élaborées par l'activité glandulaire sont rejetées hors de l'organisme ou livrées au torrent circulatoire ; dans le premier cas le produit de sécrétion est déversé à l'extérieur soit qu'il représente un déchet inutile ou nuisible, comme l'urine, soit qu'il concoure à l'accomplissement de certaines fonctions, comme les sucs digestifs : telle est la classe des *sécrétions externes ;* dans le second cas le produit sécrété doit faire partie du milieu intérieur ; la sécrétion est dite *sécrétion interne :* la fonction glycogénique du foie en est un exemple.

On nomme *excrétion* l'acte d'expulsion du produit sécrété hors de la glande ou plus rigoureusement hors de la cellule glandulaire, le terme de sécrétion devant être réservé à l'activité protoplasmique de la cellule sécrétante. Considérons la sécrétion du mucus par une cellule caliciforme de la muqueuse intestinale, véritable glande muqueuse unicellulaire ; le mucus élaboré par le protoplasma remplit le corps cellulaire et finit par refouler le protoplasma avec son noyau à un des pôles de la cellule, tandis qu'il fait hernie à l'autre pôle. Dans ce cas l'acte sécréteur et l'acte excréteur semblent se confondre. Il en est de même pour les glandes composées ; mais dans le langage courant, on réserve le nom d'excrétion à la sortie des produits sécrétés par les canaux excréteurs de la glande et l'on ne distingue pas l'excrétion cellulaire de la sécrétion proprement dite.

Dans cette étude d'ensemble sur les sécrétions, nous envisagerons seulement leur mécanisme, leur rôle et la façon dont on doit les classer.

1° Mécanisme des sécrétions. — Dans l'acte de la sécrétion trois phénomènes physiologiques interviennent simultanément. Dissocions-les pour les analyser et étudions séparément l'influence de la circulation, le rôle de l'épithélium glandulaire et l'influence du système nerveux.

a. *Influence de la circulation.* — Tout produit de sécrétion renferme une certaine proportion d'eau. Cette eau vient du sang et passe par filtration à travers les parois des vaisseaux capillaires de la glande. Dans cet acte d'ordre simplement mécanique en apparence, les conditions qui interviennent pour favoriser la transsudation de l'eau dans les acini glandulaires sont l'augmentation de la vascularisation de la glande et de la pression du sang dans ses capillaires. Aussi, quand une glande fonctionne, voit-on ses capillaires se dilater et son tissu rougir : de plus, le sang qui sort des veines d'une glande en activité n'est plus noir, mais rouge, parce qu'il conserve en partie ses caractères de sang artériel en raison de l'accroissement de vitesse du courant sanguin dans les capillaires. Pour les glandes qui fonctionnent continuellement, comme les reins, le sang veineux sort toujours rouge.

b. *Rôle de l'épithélium glandulaire.* — Le rôle principal dans la sécrétion revient aux cellules glandulaires. Ce sont elles qui ont par l'activité spécifique de leur protoplasma, la propriété de séparer et de créer les produits qui caractérisent chaque sécrétion en particulier. Il n'est pas jusqu'à la simple filtration de l'eau qui ne soit sous la dépendance de l'activité vitale de l'épithélium glandulaire. Cette expérience d'Overbeck le prouve : si l'on pose une ligature sur l'artère rénale, la sécrétion de l'urine est immédiatement arrêtée, puisqu'on interrompt la circulation dans le rein ; mais si, au bout d'un quart d'heure, on enlève la ligature de façon à rétablir la circulation rénale, la sécrétion ne reprend pas immédiatement après, mais seulement au bout d'un temps plus ou moins long. Or, il n'en serait pas de la sorte si la séparation de l'eau du sang par le rein était un simple phénomène physique de filtration ; car les conditions de la filtration, c'est-à-dire la circulation et la pression sanguine dans les capillaires du rein, se trouvent de nouveau réalisées aussitôt que la ligature est enlevée. Si donc la sécrétion de l'eau est momentanément suspendue après l'ablation de la ligature, c'est que les cellules glandulaires ne la permettent pas, parce que leur protoplasma a été engourdi par l'anémie résultant de la suspension temporaire de la circulation rénale.

Pour certaines glandes, les cellules sécrétantes préparent les matériaux de la sécrétion pendant les intervalles de repos. C'est de cette façon, comme nous l'avons vu pour les glandes à pepsine et le pancréas, que se forment les granulations de matière zymogène qui engendrent certains ferments digestifs.

Au moment de la sécrétion, les cellules glandulaires se vident des produits qu'elles ont élaborés ; mais leur protoplasma ne se détruit pas et continue à former les matériaux d'une nouvelle sécrétion. Tel est, du moins, le mode de sécrétion de la plupart des glandes (*glandes mérocrines*) ; mais pour d'autres, les glandes sébacées, par exemple, la cellule glandulaire remplie de ses produits de sécrétion se détache et meurt, et la sécrétion se fait par fonte cellulaire (*glandes holocrines*).

c. *Influence du système nerveux*. — Le système nerveux exerce une double influence sur les glandes dans la sécrétion ; il agit à la fois sur les vaisseaux et sur les cellules glandulaires. La démonstration en est donnée par l'action du nerf lingual sur la glande sous-maxillaire. Ludwig, en 1851, découvrit que l'excitation du bout périphérique du nerf lingual fait sécréter abondamment la glande sous-maxillaire. Cette action appartient à la corde du tympan, ainsi que le démontra peu après Cl. Bernard. Mais ce dernier expérimentateur vit de plus que l'excitation de la corde produit une vaso-dilatation très accusée et une circulation très active dans le tissu de la glande qui laisse alors échapper par ses veines un sang rouge, animé de pulsations. Frappé par ces phénomènes, il crut devoir leur subordonner celui de la sécrétion et il admit que la sécrétion est la conséquence d'une circulation sanguine plus active dans la glande. Cette interprétation est trop exclusive. A côté des fibres nerveuses vaso-dilatatrices dans la corde existent d'autres fibres que l'on doit nommer sécrétoires, parce qu'elles agissent directement sur les éléments sécrétoires de la glande. En effet, Ludwig fit remarquer que la pression de la salive mesurée avec un manomètre appliqué au canal de Warthon, pendant qu'on excite la corde, arrive à dépasser la valeur de la pression sanguine dans l'artère carotide ; ce fait prouve d'abord qu'il y a plus qu'une simple filtration dans l'acte sécrétoire provoqué par l'excitation d'un nerf glandulaire. De plus, le même expérimentateur démontra que l'excitation de la corde provoque encore la sécrétion salivaire lorsqu'on a lié préalablement tous les vaisseaux de la glande et même sur une tête que l'on vient de couper. On peut donc éliminer le phénomène vasculaire sans supprimer le phénomène sécrétoire. Inversement, HEIDENHAIN prouva que, malgré l'état de vaso-dilatation des vaisseaux de la glande, la sécrétion peut être abolie quand on excite la corde chez un animal empoisonné par l'atropine ; dans ces conditions, en effet, les vaisseaux glandulaires se dilatent, tout comme chez l'animal normal, mais l'irritation la plus intense de la corde ne fait pas suinter une goutte de salive. Par conséquent, les deux phénomènes vasculaire et sécrétoire provoqués par l'excitation de la corde du tympan, bien qu'ils soient à l'état physiologique intimement associés, se montrent indépendants l'un de l'autre, et l'on doit admettre que le système nerveux exerce une action propre sur les cellules sécrétantes des glandes (bien que l'histologie soit impuissante à démontrer les relations des fibres nerveuses avec ces cellules). Nous en donnerons encore des preuves lorsque nous décrirons le mécanisme de la sécrétion sudorale.

Certains poisons agissent d'une façon remarquable sur les sécrétions. Il en est surtout deux qu'il est important de signaler pour leur action antagoniste : l'atropine, alcaloïde de la belladone qui tarit les sécrétions et la pilocarpine, alcaloïde du jaborandi qui, au contraire, les excite.

2° Classification et rôle des sécrétions. — On peut classer les sécrétions en prenant pour base le rôle qu'elles jouent dans l'organisme. C'est ainsi que l'on a distingué les sécrétions *excrémentitielles* destinées à éliminer de l'organisme des produits de déchet (sécrétion urinaire, sudorale, par exemple) ; les sécrétions *récrémentitielles* dont le produit est réabsorbé par les vaisseaux (sécrétion des glandes vasculaires sanguines) ; et les sécrétions *excrémento-récrémentitielles* (sécrétion biliaire par exemple). Dans le même ordre d'idées, GLEY a proposé

une classification physiologique des glandes en deux grands groupes : les glandes à rôle nutritif et les glandes à rôle défensif. On peut aussi classer les sécrétions d'après leur mécanisme et les diviser d'une façon très générale en sécrétions externes et sécrétions internes. Certaines glandes présentent les deux sortes de sécrétion, comme le foie, qui est à la fois glande à sécrétion externe par sa fonction biliaire et glande à sécrétion interne par sa fonction glycogénique.

ARTICLE II

SÉCRÉTIONS EXTERNES

Plusieurs des sécrétions qui rentrent dans cette catégorie, ont été étudiées dans le chapitre de la *Digestion;* nous n'y reviendrons pas. Il ne sera donc question dans les paragraphes suivants que des sécrétions urinaire, biliaire, sudorale et lactée. Quant aux sécrétions liées au fonctionnement des organes des sens et de l'appareil de la génération, il en sera fait mention plus loin.

§ 1. — SÉCRÉTION URINAIRE

Les reins représentent avec les poumons, les principaux organes chargés de débarrasser l'économie de ses produits de désassimilation. Ils séparent du sang divers matériaux de rebut, en particulier les corps azotés qui dérivent de la désassimilation des albuminoïdes. Envisageons successivement les caractères de l'urine, le mécanisme de la sécrétion urinaire et son rôle, et enfin l'excrétion urinaire.

1° **Urine**. — L'étude de l'urine, en raison de son importance, doit être faite dans les traités de chimie physiologique. Nous ne pouvons en indiquer ici que les traits dominants. La quantité d'urine émise par un homme adulte est d'environ 1 500 grammes en vingt-quatre heures. La réaction de ce liquide est acide (d'une façon générale, toutes les humeurs de l'organisme sont alcalines sauf l'urine, le suc gastrique et la sueur qui sont acides). L'acidité de l'urine est due aux phosphates minéraux acides. Toutefois, l'urine peut devenir alcaline à la suite d'une alimentation exclusivement végétale. Celle des animaux herbivores est normalement alcaline. L'urine devient aussi alcaline lorsqu'elle s'altère (formation de carbonate d'ammoniaque par fermentation de l'urée). Sa densité est variable suivant la plus ou moins grande quantité d'eau qu'elle renferme : en moyenne 1,020 pour le mélange des différentes portions rendues en vingt-quatre heures. Le rein est la principale voie de l'excrétion de l'eau ; en évaluant à 3 litres par jour, la quantité d'eau qui pénètre dans le corps par les aliments et les boissons, on peut estimer en nombres ronds que 1500 grammes sont éliminés par les reins, 1000 grammes par la peau et 500 grammes par les poumons. Il y a, du reste, un balancement entre l'excrétion de l'eau par le rein et par la peau, l'activité de l'un s'exerçant en sens inverse de celle de l'autre.

Les matériaux solides que contient l'urine s'élèvent au chiffre moyen de 60 à 65 grammes en vingt-quatre heures, c'est-à-dire que pour un adulte du poids moyen de 65 kilogrammes, il y a environ 1 gramme de produits urinaires solides excrété par kilogramme de poids vif. Sur ces 60 grammes de matériaux solides, la moitié (30 grammes en vingt-quatre heures) est représentée par l'urée. L'urée est une substance azotée dérivant de la destruction des albuminoïdes dans le corps. Presque tout l'azote éliminé par l'organisme est dans l'urée. Les autres matériaux azotés de l'urine ne se trouvent qu'en petite quantité ; ce sont l'acide urique et les urates qui, à l'état normal, n'atteignent pas 1 gramme, mais qui, dans certains états pathologiques (diathèse urique, goutte), s'accumulent dans l'organisme (chez les oiseaux et les reptiles, c'est l'acide urique et non l'urée qui prédomine dans l'urine) ; l'acide hippurique, qui se trouve surtout dans l'urine des herbivores ; la créatinine (1 gramme en vingt-quatre heures), et, en faible proportion, les substances dites xanthiques (xanthine, hypoxantine, guanine, etc.). La quantité de matériaux azotés de l'urine et principalement l'urée, varie suivant diverses conditions et en particulier suivant l'alimentation ; elle est augmentée par une nourriture animale et diminuée par un régime végétal. L'inanition fait baisser considérablement l'excrétion de l'urée, mais ne l'abolit pas complètement, car, dans ce cas, l'organisme emprunte à sa propre substance les aliments azotés dont il a besoin.

Les autres matériaux les plus importants de l'urine sont les sels (20 grammes environ en vingt-quatre heures). On en distingue trois espèces principales : les chlorures, les phosphates et les sulfates. Les chlorures sont représentés surtout par le chlorure de sodium plus ou moins abondant suivant la quantité ingérée avec les aliments (en moyenne 10 à 12 grammes). Les phosphates alcalins (phosphate de soude) et surtout terreux (phosphate de chaux et de magnésie), atteignent le chiffre de 3 grammes en vingt-quatre heures et les sulfates 4 grammes.

On trouve enfin dans l'urine des sels d'acides sulfo-conjugués (phénylsulfate, indoxylsulfate, scatoxylsulfate de potasse), et des matières colorantes (urochrôme, urobiline).

2° Mécanisme de la sécrétion urinaire. — La connaissance de la structure du tube urinifère est indispensable pour comprendre le mécanisme de la sécrétion. On sait que ce tube commence dans la substance corticale du rein par un cæcum renflé en ampoule (*ampoule de* BOWMANN), contenant un peloton vasculaire, le *glomérule de* MALPIGHI. Le glomérule est formé par le pelotonnement d'un petit vaisseau artériel provenant de l'artère rénale (*vaisseau afférent* du glomérule), se continuant ensuite avec un autre vaisseau également artériel (*vaisseau efférent*) qui, plus loin, va former autour des tubes urinifères les capillaires généraux du rein auxquels font suite les veines. Il en résulte que le peloton glomérulaire n'est pas constitué en réalité par des capillaires, mais par une disposition artérielle analogue à celle que l'on nomme en anatomie générale *réseau admirable*. La conséquence physiologique de cette disposition est que la pression sanguine doit être plus élevée dans les vaisseaux du glomérule que dans les capillaires généraux, ce qui favorise la transsudation de l'eau à travers les parois vasculaires. A l'ampoule de Bowmann font suite successivement

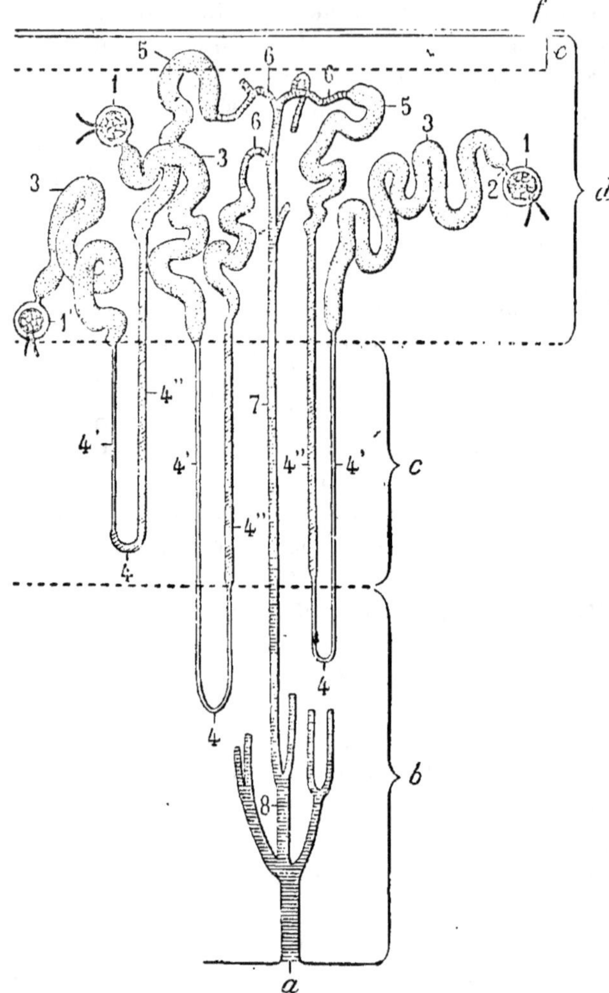

Fig. 52.

Schéma du tube urinifère (Testut).

a, papille. — *b*, zone papillaire. — *c*, zone limitante. — *d*, zone corticale. — *e*, couche sous-capsulaire. — *f*, capsule fibreuse du rein. — 1, glomérule de Malpighi. — 2, col du tube urinifère. — 3, tube contourné. — 4, anse de Henle (4' branche descendante ; 4", branche ascendante de l'anse). — 5, pièce intermédiaire. — 6, canal d'union. — 7, tube collecteur de premier ordre. — 8, tube collecteur de second ordre.

le tube contourné, l'anse de HENLE, le canal d'union et le tube
collecteur. La notion la plus importante pour la physiologie
dans la structure du tube urinifère se rapporte à l'épithélium
glandulaire. Cet épithélium n'a pas les mêmes caractères dans
les différentes portions du tube ; aplati dans l'ampoule de
Bowmann et dans la portion descendante de l'anse de Henle,
il est constitué dans les tubes contournés et la portion
ascendante de l'anse par des cellules cylindriques, volumi-

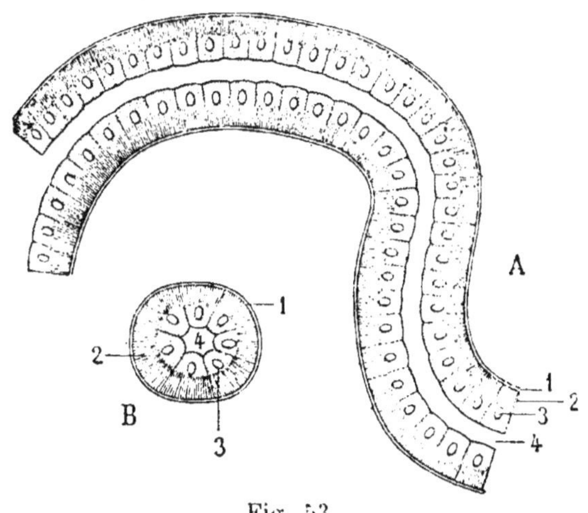

Fig. 53.
Structure du tube contourné : A en coupe longitudinale,
B en coupe transversale (TESTUT).

1, paroi propre hyaline. — 2, épithélium trouble en bâtonnets, strié dans sa portion profonde et finement granuleux dans sa portion superficielle. — 3, noyau. —
4, lumière du conduit.

neuses, ne laissant au centre du tube qu'une étroite lumière
et possédant un protoplasma trouble, granuleux et d'aspect
strié.

Plusieurs théories ont été proposées pour expliquer le mécanisme de la sécrétion urinaire ; ne leur accordons pas trop
d'importance et cherchons plutôt à analyser les différentes
conditions auxquelles est soumise cette sécrétion.

A. THÉORIES DE LA SÉCRÉTION URINAIRE. — On a séparé dans

14.

les phénomènes de la sécrétion urinaire deux actes distincts ; l'un en grande partie soumis à des conditions physiques, la filtration de l'eau du sang et l'autre essentiellement vital et revenant à l'activité propre de l'épithélium glandulaire. Bowmann admit que les glomérules laissent filtrer seulement l'eau et les sels de l'urine, et que les autres matériaux solides sont sécrétés par les tubes contournés. Pour Ludwig le glomérule laisse transsuder non seulement l'eau, mais les autres principes de l'urine ; l'urine déjà toute constituée par conséquent dès l'origine du tube urinifère, ne subirait dans les autres parties de ce tube qu'une concentration par absorption d'eau. Quant à la théorie de Küss qui prétendait que le sérum sanguin filtre en nature au niveau du glomérule et perd ensuite son albumine par absorption dans les tubes urinifères, elle est inadmissible. C'est la théorie de Bowmann qui contient la plus grande part de vérité comme on va le voir.

B. Conditions de la sécrétion. — Recherchons pour la sécrétion rénale les différentes conditions qui se rapportent à la circulation sanguine, à l'activité épithéliale et à l'influence du système nerveux.

a. *Rôle de la circulation sanguine.* — Il existe une relation étroite entre la circulation du rein et la sécrétion de l'urine. Plus les artères du rein reçoivent de sang, plus la pression sanguine y est élevée, plus aussi la sécrétion de l'urine est active. Toutes les causes qui élèvent la pression sanguine générale dans les artères, accroissement de la masse du sang après l'ingestion des boissons, augmentation de l'énergie des battements cardiaques, augmentent en même temps la sécrétion urinaire. Après les repas l'urine est moins colorée, moins dense, ce qui tient à une filtration aqueuse plus abondante sous l'influence de l'élévation de la tension sanguine. Le rein est aussi très sensible aux variations de la composition chimique du sang. C'est lui qui se charge d'éliminer la plupart des substances qui se trouvent dans le sang au-dessus du taux normal (urée, sucre, NaCl par exemple) ou qui s'y rencontrent accidentellement comme certains sels ou certains

poisons (sulfate de soude, alcaloïdes végétaux, toxines diverses,
etc.). Une expérience classique de Cl. Bernard montre bien
l'action élective de certaines glandes dans l'élimination des
substances étrangères introduites accidentellement dans l'organisme : après avoir injecté dans les veines d'un animal un
mélange de glycose, de ferrocyanure de potassium et d'iodure
de potassium, on retrouve bientôt le glycose et le ferrocyanure
dans l'urine, l'iodure dans la salive.

b. *Rôle de l'épithélium glandulaire.* — La sécrétion urinaire
ne consiste pas seulement dans la filtration, sous l'influence de
la pression sanguine de l'eau du sang tenant en dissolution
certains principes caractéristiques de l'urine. Même dans cet
acte en apparence d'ordre physique, on doit faire intervenir
l'action spécifique des cellules glandulaires, car s'il en était
autrement ce ne serait pas seulement l'eau du sang qui trans-
suderait dans le glomérule, mais bien le plasma sanguin. Or
nous savons que l'albumine ne passe dans l'urine (*albuminurie*)
que lorsque l'épithélium rénal est altéré. Nous avons cité plus
haut une expérience démontrant que même la transsudation
de l'eau doit être envisagée comme un véritable phénomène
sécrétoire auquel les cellules glandulaires prennent part. Mais
il existe d'autres expériences qui mettent clairement en évidence le rôle de l'épithélium du tube urinifère dans la sécrétion. Heidenhain après avoir chez un animal arrêté la sécrétion
urinaire en abaissant fortement la tension sanguine par la section de la moelle épinière, injecta dans les vaisseaux de l'in-
digo-sulfate de soude; au bout d'un certain temps il sacrifia
l'animal et constata que la matière colorante bleue se trouvait
dans les cellules épithéliales des tubes contournés et de la
branche montante de l'anse de Henle, ainsi que dans la cavité
de ces tubes, mais non dans les autres parties du tube urinifère. Résultat identique en injectant de l'urate de soude.
Cette expérience prouve donc que malgré l'arrêt de la filtration de l'eau, le rein continue à exercer son action sécrétoire
et que cette action est localisée dans l'épithélium trouble granuleux des canaux contournés et de l'anse de Henle. A l'état
normal le courant de l'eau qui a filtré dans le glomérule

entraîne donc les produits solides sécrétés par les tubes urinifères. Aussi après une cautérisation superficielle du rein dé-
truisant les glomérules, dans une zone limitée, HEIDENHAIN vit
que les produits de sécrétion s'accumulaient dans les tubes
urinifères émanant des glomérules détruits. Une autre expérience montre encore la différence fonctionnelle qui existe
entre le glomérule et les autres segments du tube urinifère.
Chez les batraciens il existe une indépendance particulière
entre la vascularisation des glomérules et celle du tube urinifère, les glomérules recevant le sang de l'artère rénale et les
tubes celui d'une veine spéciale dite *veine porte rénale*. On
peut donc chez ces animaux supprimer à volonté la circulation
des glomérules ou celle des tubes en liant soit l'artère rénale,
soit la veine porte rénale. En opérant de la sorte NÜSSBAUM a
vu que certaines substances, comme le sucre, les peptones qui,
injectées dans le sang, sont rapidement éliminées par le rein
intact, ne passent plus après la ligature de l'artère rénale : ces
substances sont par conséquent excrétées par le glomérule ;
au contraire l'urée continue à être sécrétée, elle est donc
éliminée par l'épithélium des tubes. Tous ces faits viennent à
l'appui de la théorie de BOWMANN. Il est très vraisemblable :
1° que l'eau et les sels sont séparés du sang par le glomérule
et que dans cet acte sécrétoire le phénomène de la filtration
joue un rôle très important; 2° que la formation de l'urine
s'achève dans les autres parties du tube urinifère, par addition
des autres matériaux solides, comme l'urée.

Les principes de l'urine existent tout formés dans le sang, et
le rein ne fait que les en extraire. Ainsi l'urée existe normalement dans le sang, quoiqu'en faible quantité (0,02 p. 100) et
le sang de la veine rénale en contient moins que celui de l'artère. A ce point de vue on peut considérer le rein comme un
filtre, réserve faite sur le caractère vital et non simplement
physique de la filtration. Cependant les cellules glandulaires
du rein sont aussi capables d'opérer la synthèse de certaines
substances, lorsqu'on leur en fournit les éléments de formation. Ainsi BUNGE et SCHMIEDEBERG ont découvert que si l'on fait
circuler dans les vaisseaux du rein du sang chargé de glyco-

colle et d'acide benzoïque, l'urine qui s'écoule contient de l'acide hippurique. Le rein opère donc la synthèse de l'acide hippurique.

c. *Influence du système nerveux.* — L'influence exercée par le système nerveux sur la sécrétion urinaire paraît se rapporter exclusivement à la vaso-motricité; on ne connaît pas de nerfs véritablement sécrétoires pour le rein. Le plexus rénal contient les filets vaso-moteurs constricteurs du rein, leur section produit la congestion de la glande et l'augmentation de la sécrétion (polyurie); on constate en même temps une augmentation de volume du rein que l'on peut enregistrer par la méthode plethysmographique en enfermant le rein dans un appareil à déplacement (oncographe de Roy). La section du nerf splanchnique produit les mêmes effets. L'excitation de ces nerfs fait au contraire resserrer les vaisseaux du rein et diminue la sécrétion. Ces actions vaso-motrices se produisent par action réflexe. Ainsi l'excitation des nerfs sensibles, l'application du froid sur la peau (d'après les expériences récentes de Wertheimer et Delezenne) font resserrer les vaisseaux du rein. Les actions nerveuses qui augmentent ou diminuent la pression sanguine générale agissent dans le même sens sur la sécrétion urinaire, mais à la condition expresse que les variations de calibre des vaisseaux du rein s'y prêtent. La section de la moelle en abaissant la pression sanguine par paralysie vaso-motrice, diminue ou arrête complètement la sécrétion; l'excitation du bout périphérique de la moelle coupée, en relevant la pression sanguine par constriction des petits vaisseaux, augmente au contraire la sécrétion, mais seulement si les nerfs du rein ont été préalablement coupés, car autrement les vaisseaux du rein participent à la vaso-constriction générale. On sait encore que la piqûre du plancher du quatrième ventricule en un point particulier fixé par Cl. Bernard produit la polyurie (fig. 59, p. 283), mais le mode d'action de cette lésion nerveuse n'est point déterminé.

Certaines substances introduites dans la circulation augmentent la sécrétion urinaire (*diurétiques*), les unes en agissant sur le rein lui-même comme la pilocarpine, l'urée, l'azotale de potasse, les autres en élevant la tension sanguine générale comme la digitale qui est un diurétique si efficace dans les affections du cœur.

3° Rôle de la sécrétion urinaire.

— Le rein en débarrassant l'économie de ses produits de désassimilation maintient l'intégrité de composition du milieu intérieur. Il exerce de la sorte un rôle protecteur des plus importants pour l'organisme, car parmi les substances éliminées plusieurs sont toxiques. D'où viennent les différents éléments de l'urine et quelle part prennent-ils dans la toxicité générale de l'urine ?

a. *Origine des éléments de l'urine.* — Les produits azotés de l'urine, urée, acide urique, dérivent comme nous l'avons dit de la désassimilation des albuminoïdes; mais par quels processus chimiques ? Quelles sont les substances intermédiaires entre l'albumine et l'urée ? On a pensé que les acides amidés (glycocolle, leucine) représentent ces substances intermédiaires, non pas que l'on puisse en dehors de l'organisme obtenir de l'urée en partant des acides amidés, mais parce que l'injection intra-veineuse de leucine ou de glycocolle chez un animal produit une augmentation de la sécrétion de l'urée. Mais ce n'est là qu'une hypothèse, car on ne rencontre point d'acides amidés libres dans les tissus. De même en injectant dans les veines du carbonate d'ammoniaque on a vu l'excrétion de l'urée augmenter et l'on a reconnu que c'est le foie qui a la propriété de transformer le sel ammoniacal en urée. Le foie est en effet, comme nous le verrons, le principal organe formateur de l'urée. Il est donc possible que les sels ammoniacaux soient les précurseurs de l'urée dans le processus de décomposition des albuminoïdes. Enfin on a pensé encore que l'urée pourrait bien dériver de la créatine; car on peut obtenir de l'urée par décomposition de ce corps et la créatine existe dans les muscles que l'on considère généralement comme des foyers de production de l'urée. La question est donc encore très obscure. Elle ne l'est pas moins pour l'acide urique. L'acide urique a été considéré comme un produit incomplètement oxydé de la désassimilation des albuminoïdes, l'urée étant le produit le plus oxydé. De fait on obtient de l'urée en traitant l'acide urique par les oxydants énergiques, et l'injection intra-veineuse d'acide urique chez un mammifère augmente l'excrétion de l'urée. Pourtant cette conception s'accorde difficilement avec les deux faits suivants : 1° chez les oiseaux dont les oxydations organiques sont pour le moins aussi intenses que chez les mammifères, c'est l'acide urique et non l'urée qui prédomine dans l'urine ; 2° dans les maladies où les oxydations organiques sont ralenties par obstacle à l'hématose l'acide urique n'augmente pas dans l'urine. Quoi qu'il en soit on sait que le foie joue un rôle très important dans la formation de l'acide urique et l'on suppose que les sels ammoniacaux sont les précurseurs de l'acide urique.

Les phosphates de l'urine ne proviennent que pour une part des phosphates des aliments ; l'autre partie résulte de l'oxydation des substances phosphorées de l'organisme, lécithine, nucléo-albumines, qui sont surtout abondantes dans le système nerveux. Les sulfates dérivent presque totalement de l'oxydation des substances sulfurées de l'économie, c'est-à-dire des albuminoïdes.

Les acides sulfo-conjugués de l'urine ont leur origine dans la production de phénol, indol et scatol dans l'intestin par fermentation microbienne des albuminoïdes ; ces substances sont absorbées et se combinent avec l'acide sulfurique provenant de l'oxydation de l'albumine. L'augmentation des acides sulfo-conjugués dans l'urine est donc l'indice de fermentations intestinales plus actives, comme c'est le cas lorsqu'il y a stagnation de matières fécales dans le tube digestif.

Quant aux matières colorantes, urochrôme, urobiline, elles dérivent par réduction de la bilirubine, pigment de la bile.

b. *Toxicité de l'urine.* — Après l'ablation des deux reins ou après la ligature des uretères, l'animal doit fatalement succomber à l'*urémie*, c'est-à-dire à l'accumulation des produits urinaires dans le sang et à l'intoxication qui en résulte. L'ablation d'un seul rein n'est pas nécessairement mortelle ; l'autre rein subit alors une hypertrophie compensatrice. A l'état pathologique l'urémie reconnaît pour cause, de même que l'albuminurie, l'altération des épithéliums du rein (néphrites). Lorsque, pour se rendre compte de la toxicité de l'urine, on injecte ce liquide lentement dans les veines d'un animal, dans la veine marginale de l'oreille du lapin selon la méthode classique, on observe les principaux phénomènes suivants : d'abord la pupille se rétrécit fortement (myosis); la sécrétion urinaire est activée, ce qui se traduit par des mictions fréquentes et abondantes; puis avec une plus forte dose d'urine surviennent des troubles nerveux très graves, consistant en affaiblissement graduel de l'excitabilité du système nerveux aboutissant au coma ou inversement en une augmentation de l'excitabilité réflexe se traduisant par des attaques convulsives, épileptiformes. Cette toxicité de l'urine déjà connue de VAU-QUELIN et SÉGALAS a été bien étudiée par différents expérimentateurs en particulier par CH. BOUCHARD. On appelle *urotoxie* la quantité d'urine qu'il est nécessaire d'injecter pour tuer 1 kilogramme de matière vivante. Pour le lapin cette unité de toxicité est d'environ 50 centimètres cubes d'urine humaine. L'organisme est une source continuelle de poisons urinaires; on peut en évaluer la quantité par la méthode des injections intra-veineuses chez les animaux. On entend par *coefficient urotoxique* la quantité d'urotoxies fabriquées dans l'unité de temps par l'unité de poids du corps. Or un homme adulte élimine en vingt-quatre heures et par chaque kilogramme de son poids, une quantité de poison urinaire capable de tuer 465 grammes de matière vivante. 0,465 est donc le coefficient urotoxique. Il est par là facile de calculer que l'organisme d'un homme du poids moyen de 65 kilogrammes mettrait environ deux jours et quatre heures à fabriquer la quantité de poison nécessaire pour l'intoxiquer lui-même.

La toxicité urinaire n'est du reste pas la même pour les différentes portions de l'urine de vingt-quatre heures; les urines du jour sont plus toxiques que celles de la nuit; de plus elles n'ont pas les mêmes qualités toxiques; celles du jour sont surtout narcotiques, celles de la nuit convulsivantes.

A quelles substances revient cette toxicité ? Il est reconnu que l'urée n'est pas toxique; injectée à forte dose à un animal, elle ne produit qu'un effet diurétique. Les sels de potasse et surtout KCl interviennent pour une part dans la toxicité totale ; cependant l'urine décolorée, bien qu'elle contienne encore presque tous les sels de potasse, est beaucoup moins toxique. Pour MAIRET et BOSC les matières colorantes sont les agents essentiels de la toxicité urinaire. Mais il est probable qu'il existe de plus dans l'urine des matières organiques spéciales, non encore isolées, dont l'action est analogue à celles des alcaloïdes, ainsi que l'ont admis BOUCHARD et GAUTIER.

4° Excrétion urinaire. — L'urine est conduite du rein à la vessie par les uretères ; elle accomplit ce trajet poussée par la *vis a tergo* et aussi par les contractions péristaltiques rythmées de l'uretère. Elle s'écoule goutte à goutte par les orifices des uretères (une goutte tous les quarts de minute environ) comme il est facile de s'en assurer après avoir ouvert la vessie ou dans les cas d'extrophie vésicale. Nous devons maintenant nous demander par quel mécanisme l'urine parvenue dans la vessie se trouve maintenue dans ce réservoir et comment elle en est expulsée.

a. *Réplétion de la vessie.* — La vessie est progressivement distendue par l'accumulation de l'urine dans sa cavité sous une certaine pression ; cette pression détermine l'accolement des parois de l'uretère à son embouchure (grâce à la disposition en sifflet bien connue de cette ouverture) et le reflux de l'urine est ainsi empêché d'une façon toute mécanique. Quelles sont les forces qui mettent obstacle à la sortie de l'urine par l'urèthre ? La principale, dans l'état ordinaire où la volonté n'intervient pas, est la tonicité du sphincter à fibres lisses du col de la vessie. Dans le cathétérisme de la vessie, l'urine ne commence à couler que lorsque le bec de la sonde a franchi le col, et après la mort, si l'urine est maintenue dans la vessie, c'est aussi grâce à l'élasticité du sphincter vésical. On peut encore admettre comme force adjuvante la rigidité du tissu prostatique qui entoure le col ; chez la femme, sans doute en raison de l'absence de la prostate et de la brièveté du canal de l'urèthre, l'urine est moins facilement retenue dans la vessie que chez l'homme. Lorsque le besoin d'uriner se fait sentir et que l'on y résiste, la volonté intervient alors pour maintenir l'urine dans la vessie en commandant la contraction énergique de certains muscles striés : sphincter prostatique et fibres musculaires de la portion membraneuse de l'urèthre.

L'urine ne subit pas de modifications pendant son séjour intra-vésical. Il est généralement admis que la muqueuse de la vessie n'absorbe pas lorsque son épithélium est sain. Küss et Susini ont maintenu pendant longtemps dans la vessie une solution de belladone sans déterminer les symptômes de l'empoisonnement par l'atropine ; même résultat négatif en employant d'autres poisons ou des sels métalliques ; mais si l'on éraillait l'épithélium, l'absorption se produisait immédiatement. De même Cazeneuve et Livon ont constaté que la dialyse de l'urée ne s'opère pas à travers une vessie saine fraîchement extirpée.

b. *Miction.* — Quand la vessie est distendue par une certaine quantité d'urine (très variable, en moyenne 5 à 600 centimètres cubes) ses fibres musculaires sont incitées à se contracter. Quelques gouttes d'urine peuvent alors franchir le col de la vessie en raison de l'augmentation de la pression intravésicale et pénétrer dans la portion prostatique de l'urèthre ; le contact de l'urine avec la muqueuse prostatique très sensible fait naître la sensation particulière qui est le besoin d'uriner et que nous rapportons à l'autre extrémité du canal de l'urèthre. Cette sensation est très vivement ressentie dans le cathétérisme lorsque le bec du cathéter arrive au contact de la muqueuse prostatique, et les besoins d'uriner deviennent très fréquents et fort pénibles si la sensibilité de cette muqueuse est exaltée par l'inflammation, comme dans la cystite du col. Si nous résistons à ce besoin d'uriner, les fibres striées du sphincter prostatique se contractent et s'opposent à la sortie de l'urine en même temps qu'elles font refluer dans la vessie les quelques gouttes qui ont franchi le col. Mais si l'on cède au besoin, les sphincters se relâchent et la vessie revenant sur elle-même par la contraction de ses fibres lisses expulse son contenu. A la fin de la miction on exerce un certain effort afin de comprimer les viscères abdominaux et de vider plus parfaitement le bas-fond de la vessie ; enfin les contractions du bulbo-caverneux expulsent par saccades les dernières portions d'urine contenues dans le canal de l'urèthre (coup de piston). On ressent

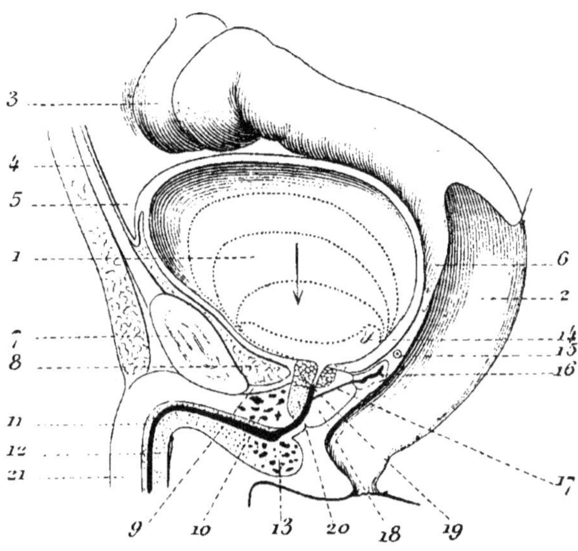

Fig. 54.
Schéma de la miction.

1, vessie. — 2, rectum. — 3, anses intestinales. — 4, paroi abdominale antérieure. — 5, cul-de-sac péritonéal vésical antérieur. — 6, cul-de-sac recto-vésical. — 7, pubis. — 8, tissu cellulaire pré-vésical. — 9, ligaments antérieurs de la vessie. — 10, plexus de Santorini. — 11, urèthre. — 12, corps spongieux de l'urèthre. — 13, bulbe de l'urèthre. — 14, orifice de l'uretère. — 15, coupe du canal déférent. — 16, vésicule séminale. — 17, canal éjaculateur. — 18, prostate. — 19, sphincter vésical; à fibres lisses. — 20, sphincter prostatique, à fibres striées.

généralement un léger frisson quand la déplétion vésicale est achevée.

L'expulsion de l'urine résulte donc de la contraction de la vessie excitée par la distension. Aussi, lorsqu'on résiste trop longtemps au besoin d'uriner, il peut se faire que les fibres musculaires vésicales perdent leur excitabilité et qu'il se produise une rétention d'urine par paralysie vésicale. La sortie de l'urine est cependant encore possible si la pression intra-vésicale arrive à vaincre la tonicité du sphincter (miction par regorgement).

c. *Influence du système nerveux dans la miction.* — La vessie reçoit ses nerfs du système sympathique (hypogastriques sympathiques) et du système cérébro-rachidien par les nerfs sacrés (hypogastriques sacrés). L'excitation de l'une ou l'autre sorte de nerfs détermine la contraction de la vessie dans sa totalité, sans que l'on puisse reconnaître de différence dans l'action motrice des fibres sympathiques ou sacrées. La section des hypogastriques sacrés est suivie, d'après les recherches de LANNEGRACE, d'une rétention d'urine passagère et de troubles trophiques de la muqueuse vésicale.

La contraction de la vessie n'est pas exclusivement due à l'excitation directe de ses fibres musculaires par la distension ; elle est aussi à l'état physiologique le résultat d'un réflexe qui peut avoir son point de départ non seulement dans la sensibilité de la muqueuse vésicale ou prostatique, mais aussi dans la sensibilité générale des autres parties du corps. Toute irritation périphérique mettant en jeu la sensibilité générale ou spéciale se traduit, entre autres phénomènes, par une contraction vésicale facilement appréciable par la méthode graphique. Les excitations cérébrales mettent aussi facilement en jeu cette contractilité ; personne n'ignore l'influence des émotions sur la vessie. La vessie est donc un *esthésiomètre* des plus délicats, suivant l'expression employée par Mosso et PELLACANI dans leur travail sur ce sujet. On comprend dès lors que le besoin d'uriner ne soit pas nécessairement en rapport avec la quantité d'urine contenue dans la vessie et qu'il puisse se faire sentir d'une façon impérieuse, malgré une médiocre distension vésicale.

Le centre réflexe de la miction se trouve dans la partie inférieure de la moelle (voy. *Moelle épinière*, p. 403); après section de la moelle au-dessus, la miction réflexe est encore possible, et la destruction de ce centre *vésico-spinal* amène l'incontinence d'urine par suppression de la tonicité du sphincter vésical.

Il est vraisemblable que dans l'acte de la miction normale il n'y a pas seulement contraction des fibres musculaires du corps de la vessie, mais encore simultanément relâchement du sphincter du col. Cette suppression momentanée de la tonicité du sphincter serait le résultat d'une action inhibitoire émanant aussi des centres nerveux.

§ 2. — SÉCRÉTION BILIAIRE

En étudiant la digestion nous avons dû parler de la bile et de son rôle digestif. Mais la bile est aussi un liquide excrémentitiel, et pour ce motif l'étude de sa sécrétion fait naturellement suite à celle de la sécrétion urinaire. Nous ne reviendrons pas sur les caractères de la bile, et nous ne décrirons ici que le mécanisme de la sécrétion, son rôle et l'excrétion biliaire.

1° Mécanisme de la sécrétion biliaire. — Parmi les nombreuses fonctions du foie, la fonction biliaire est la plus évidente; pourtant son mécanisme n'est pas des mieux connus. Toutefois, afin de suivre le plan que nous nous sommes tracé pour l'étude du mécanisme des sécrétions en général, envisageons successivement le rôle de la circulation, des cellules sécrétantes et du système nerveux dans la sécrétion biliaire.

Les capillaires du lobule hépatique sont formés par les ramifications de deux ordres de vaisseaux : la veine porte et l'artère hépatique. Ces deux vaisseaux ne doivent pas avoir le même rôle physiologique, en raison de la différence de composition du sang qu'ils renferment; l'artère hépatique porte au foie le sang artériel dont tout organe a besoin pour sa nutrition; la veine porte représente un système particulier chargé de faire passer à travers le foie le sang veineux qui vient des capillaires du tube digestif, de la rate et du pancréas, et qui possède par conséquent une composition très spéciale. Ces deux vaisseaux présentent encore des différences importantes dans leur calibre et leur distribution intra-hépatique. Le diamètre de l'artère hépatique est beaucoup moindre que celui de la veine porte (comme 1 à 5); l'artère irrigue les parois des conduits biliaires, la capsule de Glisson et ne prend

qu'une faible part à la formation du réseau capillaire du lobule
hépatique ; la veine porte, au contraire, ne donne que le réseau

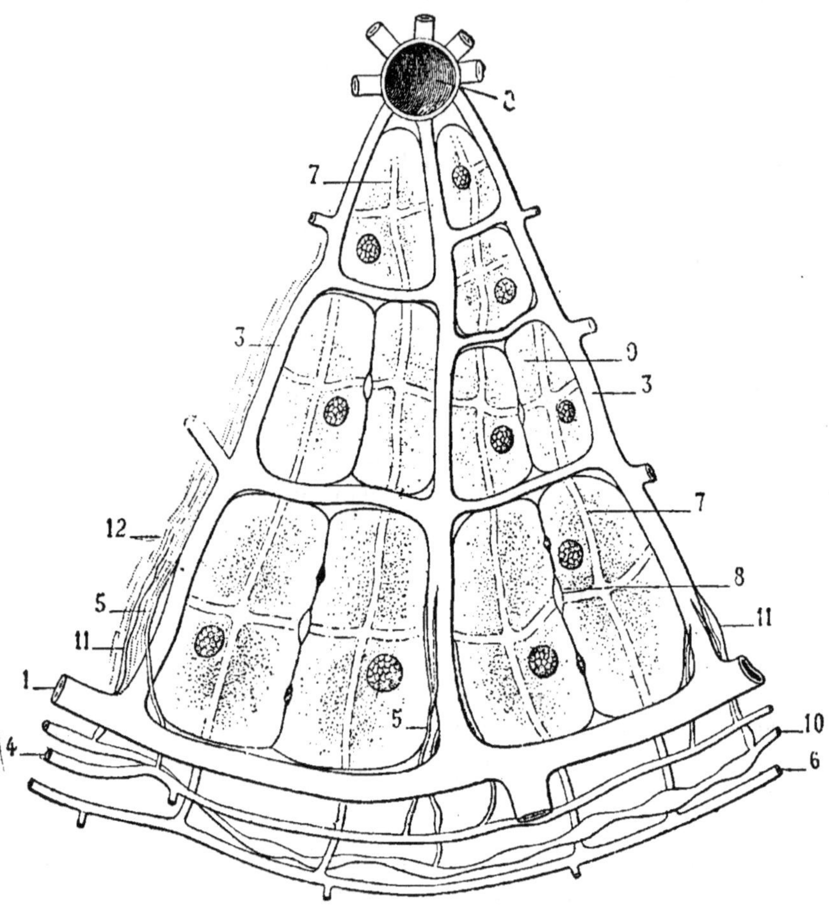

Fig. 55.
Schéma d'un segment d'un lobule hépatique (Testut).

1, veine porte interlobulaire. — 2, veine sus-hépatique. — 3, 3, capillaires intralobulaires. — 4, 4, artère hépatique interlobulaire. — 5, 5, ramification de l'artère
hépatique. — 6, 6, canaux biliaires interlobulaires. — 7, 7, ses ramifications dans le
lobule formant les canalicules intercellulaires en réseau. — 8, 8, coupe dans le plan
de la figure des canalicules biliaires avec leurs capillicules intercellulaires. — 9, 9,
cellules hépatiques. — 10, 10, lymphatiques interlobulaires recevant les lymphatiques
intralobulaires. — 11, 12, tissu conjonctif intralobulaire.

capillaire du lobule et le constitue presque entièrement. La pression sanguine est aussi bien différente dans les deux vaisseaux, plus forte dans l'artère et au contraire très faible dans la veine porte ; aussi la circulation lobulaire est-elle très lente. On s'est demandé auquel de ces deux vaisseaux revient la part prépondérante dans la sécrétion biliaire, et on a voulu répondre à cette question en recherchant ce que devient la sécrétion biliaire après la ligature de l'artère hépatique ou de la veine porte. Les résultats de ces expériences ne sont pas très instructifs. La ligature de l'artère hépatique n'arrête pas la sécrétion biliaire, d'après Schiff. D'autre part, après la ligature de la veine porte, les animaux meurent très vite par suite de la stase veineuse et de l'accumulation d'une grande masse de sang dans les branches du système portal. Aussi cette expérience ne permet-elle aucune observation relativement à la sécrétion biliaire. Si on interrompt la circulation porte d'une façon lente et graduelle, d'après un procédé de *ligature lente* imaginé par Oré, les animaux peuvent survivre : dans ces conditions la sécrétion du foie n'est pas abolie, mais la bile devient moins abondante, plus dense et moins aqueuse. La ligature lente ainsi pratiquée permet le développement de circulations portes collatérales dans le foie, ce qui explique la survie de l'animal ; mais précisément en raison de la formation de cette circulation collatérale l'expérience, n'a plus grande valeur pour la solution du problème cherché. Néanmoins il est probable que c'est surtout la veine porte qui fournit au foie les éléments de formation de la bile.

La sécrétion biliaire augmente avec l'élévation de la pression sanguine ; au moment de la digestion, la circulation hépatique devient plus active, la pression et la vitesse du sang augmentent dans le système porte.

Ce sont les cellules du lobule hépatique qui sécrètent la bile ; leur protoplasma renferme des pigments biliaires et les fins canalicules intercellulaires, qui représentent l'origine intra-lobulaire des canaux biliaires, contiennent déjà la bile toute formée. Il ne faut donc pas, comme l'ont fait certains anatomistes, déposséder la cellule hépatique de la fonction biliaire et attribuer la sécrétion de la bile aux petites glandes qui se trouvent annexées aux canaux biliaires interlobulaires. La théorie qui représentait le foie comme deux glandes enchevêtrées, l'une biliaire, l'autre glycogénique, n'est plus soutenable, et la vérité est que la cellule hépatique cumule un grand nombre de fonctions.

La sécrétion biliaire est continue; lorsqu'elle ne coule pas dans le duodénum, la bile s'accumule dans la vésicule biliaire. Le jeûne diminue la production de la bile; l'alimentation active au contraire la sécrétion et ce sont les albuminoïdes qui ont le plus d'influence. Après chaque repas la bile est sécrétée en plus grande abondance; mais on n'est pas bien fixé sur le moment auquel se produit le maximum de la sécrétion; d'après DASTRE, il y a deux maxima, le premier le matin vers neuf heures, le deuxième le soir entre neuf et onze. Pendant le jeûne, les cellules hépatiques sont polygonales et leurs lignes de séparation sont peu marquées; après le repas elles deviennent volumineuses, bien limitées. Certaines substances absorbées par les vaisseaux ont la propriété d'activer la sécrétion biliaire : ce sont les *cholagogues*. Le plus actif des cholagogues n'est autre que la bile elle-même, de même que l'urée est un des diurétiques les plus puissants. Parmi les substances médicamenteuses cholagogues, citons : le salicylate de soude, l'ipéca, la coloquinte, l'aloès, le podophyllin.

L'influence qu'exerce le système nerveux sur la sécrétion biliaire est peu connue. On n'a pas jusqu'ici découvert d'action directe des nerfs sur la sécrétion hépatique. L'excitation du plexus hépatique, des splanchniques détermine une constriction des vaisseaux du foie, mais n'exerce aucune action sur la sécrétion biliaire, si ce n'est une accélération passagère de l'écoulement due à la contraction des voies biliaires qui expriment leur contenu.

2° Rôle de la sécrétion biliaire. — Les éléments de la bile ne préexistent pas dans le sang comme ceux de l'urine et la sécrétion biliaire n'est point comparable sous ce rapport à la sécrétion urinaire. Toutefois la bile est toxique comme l'urine, bien que certains de ses matériaux soient réabsorbés dans l'intestin (sécrétion excrémento-récrémentitielle). Examinons ces différents points.

a. *Origine des éléments de la bile.* — La matière colorante de la bile est formée par les cellules hépatiques ; après la ligature du canal cholédoque, les pigments biliaires s'accumulent bien dans le sang et passent dans l'urine (*ictère* ou *jaunisse*), mais la cause en est dans la résorption de la bile accumulée sous forte pression dans les canaux biliaires ; que si on extirpe le foie, opération compatible avec une survie d'une certaine durée chez les reptiles et les oiseaux, on ne produit point d'ictère. C'est donc bien le foie qui forme la bilirubine. Cette matière colorante dérive incontestablement par hydratation de l'hématine qui, elle-même, provient de la décomposition de l'hémoglobine. Il y a une grande parenté chimique entre la bilirubine et l'hématine, mais la bilirubine ne contient pas de fer. On peut augmenter la quantité des pigments dans la bile en injectant dans les veines d'un animal de l'hémoglobine ou simplement une certaine quantité d'eau qui dissout l'hémoglobine des globules rouges et la fait passer dans le plasma. Pour la même raison, certaines substances qui sont des poisons dissolvants des globules rouges, comme l'hydrogène arsénié, la toluylendiamine, déterminent de l'ictère lorsqu'on les injecte dans le sang ; cet ictère cesse si l'on extirpe le foie. Que devient le fer mis en liberté par la décomposition de l'hématine ? Le tissu hépatique et la bile contiennent du fer, mais en très faible quantité ; pour ce motif il est probable que ce métal reste en partie dans l'organisme pour servir à la formation de nouveaux globules rouges.

Les acides biliaires sont également des produits de l'activité des cellules hépatiques ; après l'extirpation du foie, ils n'apparaissent point dans le sang, tandis qu'ils s'accumulent dans ce liquide, comme les pigments, après l'obstruction du canal cholédoque.

La cholestérine proviendrait, d'après FLINT, de la désassimilation des centres nerveux ; de fait on en trouve beaucoup dans le cerveau. Mais celle de la bile paraît formée par le foie, car

15.

elle ne s'accumule pas dans le sang après l'extirpation de cet organe. Quant au mucus, il est sécrété par les glandes muqueuses des voies biliaires, principalement dans la vésicule.

b. *Toxicité de la bile.* — Des expériences de Bouchard ont démontré que la bile est très toxique ; un lapin meurt avec des convulsions, si on lui injecte dans les veines 4 à 6 centimètres cubes de bile par kilogramme de son poids. La bile serait donc 9 fois plus toxique que l'urine. Le tissu hépatique lui-même possède une certaine toxicité. De tous les extraits aqueux retirés de différents organes, l'extrait de foie est le plus nocif, d'après Roger. La toxicité de la bile est due principalement aux sels biliaires et aux pigments ; la cholestérine paraît inoffensive. Dans l'ictère consécutif à l'obstruction du canal cholédoque, les principes de la bile doivent naturellement exercer leur action toxique sur l'économie. Ils déterminent un ralentissement remarquable des battements cardiaques ; de plus, ils s'attaquent aux éléments anatomiques, dissolvent les globules rouges, désagrègent les cellules musculaires, provoquent la dégénérescence graisseuse des épithéliums du rein ; il en résulte dans certains cas d'ictère des symptômes très graves, ralentissement du pouls, hémorragies, hématurie, albuminurie, etc.

c. *Résorption biliaire.* — La quantité de bile sécrétée par un homme adulte est estimée à environ 1 kilogramme en vingt-quatre heures. Toute cette bile n'est pas perdue pour l'organisme, mais elle est résorbée en partie par l'intestin pour être de nouveau portée au foie par la veine porte ; c'est ce que Schiff a désigné sous le nom de *circulation entéro-hépatique* de la bile. Le foie a en effet la propriété d'arrêter les sels biliaires et les pigments qui lui sont offerts par le sang ; par exemple Schiff en injectant de la bile de bœuf dans l'intestin du cobaye trouva que la bile de ce dernier animal devenait apte à donner la réaction de Pettenkofer (réaction qu'elle ne présente pas à l'état normal) ; c'est donc que le foie a la propriété d'éliminer les sels biliaires. De même pour les pigments : Wertheimer en injectant de la bile de mouton à un chien démontra que la bile de ce dernier ne tarde pas à présenter les caractères spectroscopiques de la bile étrangère.

Tous les éléments de la bile ne sont pas réabsorbés. Le pigment biliaire est décomposé dans l'intestin et donne l'urobiline qui est éliminée par l'urine ; la cholestérine se retrouve dans les fèces, de même qu'une partie des produits de décomposition des acides biliaires, acide cholalique, acide choloïdique, dyslysine. Mais d'autres éléments de dédoublement des acides biliaires sont résorbés, par exemple la taurine ; une partie du soufre de l'urine provient de la décomposition de la taurine dans l'organisme.

On comprend maintenant qu'un animal porteur d'une fistule biliaire doit à la longue s'amaigrir et dépérir non seulement à cause du trouble de l'absorption des corps gras, comme nous l'avons vu en étudiant la digestion, mais encore en raison des pertes incessantes en matériaux biliaires : il en résulte des troubles de la nutrition intime des tissus ; c'est ainsi qu'on explique la chute des poils, chez les animaux à fistule biliaire, par la perte en taurine et par conséquent en soufre subie par l'organisme, le soufre étant un élément indispensable à la nutrition du poil.

3° Excrétion biliaire. — La bile chemine dans les voies biliaires poussée par la vis à tergo ; sa pression est très faible, mais elle s'élève si on met obstacle à l'excrétion et arrive à dépasser notablement la pression du sang dans la veine porte ; ainsi en adaptant un manomètre au canal cholédoque chez le cobaye la pression s'élève jusqu'à 200 millimètres d'eau, tandis qu'elle ne dépasse pas dans la veine porte 50 à 100 millimètres. Dans l'intervalle des excrétions la bile s'accumule dans la vésicule, et le reflux en est favorisé par la présence à l'embouchure du canal cholédoque d'un sphincter musculaire décrit par ODDI. Par son séjour dans la vésicule la bile acquiert quelques principes nouveaux, particulièrement la mucine, et on admet aussi qu'elle se concentre par absorption d'eau. La progression de la bile est favorisée par les contractions des voies biliaires : ces dernières possèdent en effet des fibres musculaires lisses et sont par conséquent contractiles ; c'est à la contraction spasmodique des canaux biliaires que sont dues les douleurs violentes de la colique hépatique. Ces impressions douloureuses agissent par action réflexe sur divers appareils pour en troubler le fonctionnement ; ainsi en irritant expérimentalement les voies biliaires, on a pu produire l'arythmie des battements du cœur et des mouvements respiratoires, des vomissements, l'élévation de la température rectale (fièvre hépatalgique), en un mot la plupart des symptômes de la colique hépatique.

Les nerfs qui se rendent aux voies biliaires pour leur donner la motilité et la sensibilité partent du plexus solaire et suivent l'artère hépatique (plexus hépatique). Ils proviennent des nerfs splanchniques et pneumogastriques. En excitant le splanchnique, Heidenhain vit se produire d'abord une accélération de l'évacuation de la bile, due à la contraction des canaux biliaires, puis un ralentissement qu'il attribua à la diminution de la sécrétion biliaire sous l'influence de la constriction des vaisseaux du foie. Par une méthode précise, Doyon s'assura que les splanchniques sont bien les nerfs moteurs constricteurs des voies biliaires tant pour la vésicule que pour le canal cholédoque ; mais il montra de plus que certaines actions nerveuses peuvent amener la dilatation des voies biliaires, sans doute par un mécanisme analogue à celui de la vaso-dilatation, c'est-à-dire par action inhibitoire ; ainsi en excitant le bout central du splanchnique on détermine une dilatation réflexe de la vésicule et du cholédoque. Nous avons dit qu'à l'embouchure du canal cholédoque se trouve un sphincter de fibres lisses ; il est permis de penser qu'à l'état physiologique la bile est maintenue dans l'appareil biliaire par la tonicité de ce sphincter et qu'au moment de l'excrétion le relâchement de ce muscle vient coïncider avec la contraction de la vésicule, comme nous l'avons admis pour la vessie urinaire et aussi pour le rectum, dans les actes de la miction et de la défécation. Effectivement Doyon a remarqué que l'excitation du bout central du pneumogastrique provoque par action réflexe la contraction de la vésicule et le relâchement du sphincter, c'est-à-dire réalise, selon toute vraisemblance, le mécanisme physiologique de l'excrétion biliaire. Le point de départ ordinaire du réflexe normal est dans le contact du chyme acide avec la muqueuse duodénale; on détermine un flux de bile dans l'intestin en déposant une goutte de liqueur acide à l'embouchure du canal cholédoque.

§ 3. — SÉCRÉTION SUDORALE

La sueur est sécrétée sur toute la surface cutanée par les glandes sudoripares dont le nombre s'élèverait, d'après SAPPEY, à deux millions. A l'état ordinaire cette sécrétion n'est guère appréciable; mais elle existe manifestement, et l'imbibition de la couche cornée de l'épiderme par la sueur donne à la peau cette souplesse et cette moiteur particulière que l'on ressent lorsqu'on y applique la main. C'est ce que les anciens physiologistes appelaient la *perspiration cutanée insensible*. Ce phénomène n'est pas distinct de la sudation; la preuve en est donnée par le procédé des empreintes d'AUBERT. Si l'on applique pendant quelques instants à la surface de la peau sèche, en apparence, un papier imprégné

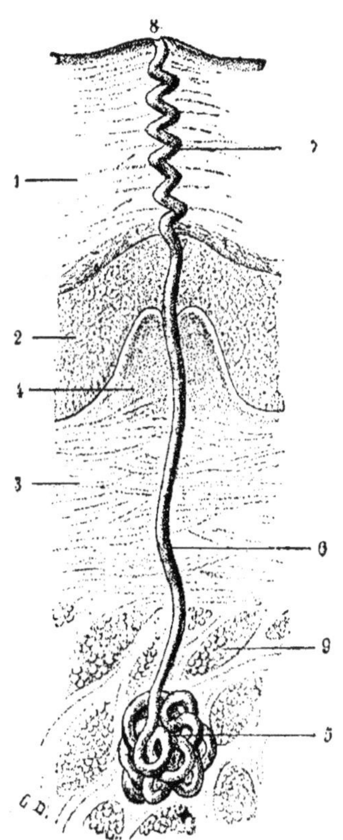

Fig. 56.
Glande sudoripare (TESTUT).

1, épiderme. — 2, corps de Malpighi. — 3, derme. — 4, papille. — 5, peloton glomérulaire. — 6, tube glandulaire. — 7, id. dans la couche épidermique. — 8, ouverture du tube. — 9, tissu aréolaire sous-dermique.

de nitrate d'argent, on verra se développer sur ce papier, après son exposition aux rayons solaires, un pointillé minuscule répondant aux embouchures des glandes sudoripares;

cette image est due à la formation de chlorure d'argent par l'action des chlorures de la sueur sur le nitrate. En appliquant sur le papier la pulpe d'un doigt un peu moite, on obtient un dessin des crêtes papillaires, parce que la sueur s'est épanchée des orifices des glandes dans les sillons interpapillaires.

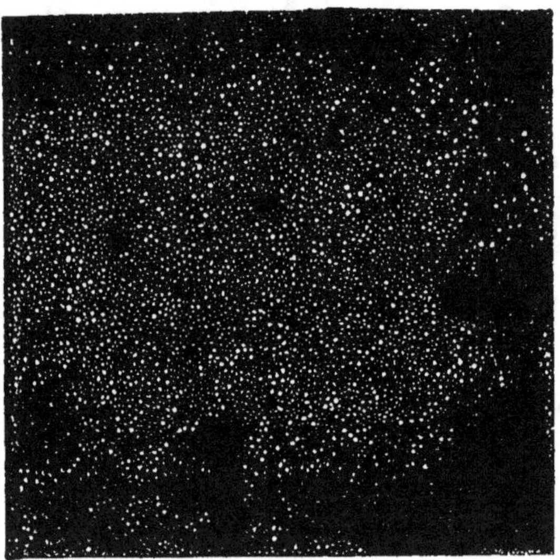

Fig. 57.

Empreinte sudorale pointillée obtenue en appliquant sur le dos de la main un papier imprégné de nitrate d'argent (d'après AUBERT).

Lorsque la transpiration est plus abondante, il devient alors facile d'observer directement l'excrétion des gouttelettes de sueur à la surface de la peau.

1° Sueur. — La sueur, recueillie directement à la surface de la peau ou dans des manchons de caoutchouc disposés autour des membres, est un liquide transparent et incolore, sauf dans certains cas anormaux où elle est colorée (*chromhydrose*) en rouge par des pigments venant du sang ou en bleu par une matière colorante indéterminée. Son odeur spéciale due à des acides gras volatils est variable suivant les régions (aisselle, pieds, scrotum). Très aqueuse, la sueur n'a qu'une faible densité (1,004). On admet généralement que la sueur est acide. Cependant celle de l'aisselle est alcaline. D'après Luchsinger et Trümpy, la sueur est normalement alcaline lorsqu'on la recueille après avoir dégraissé la peau et l'acidité de ce liquide serait due à la décomposition de la matière sébacée

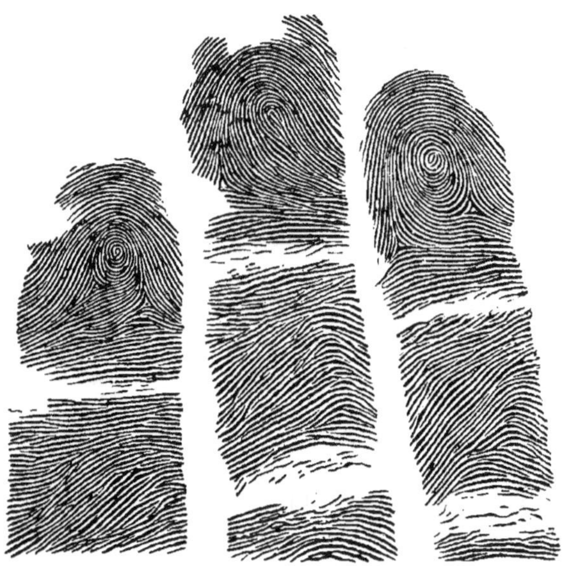

Fig. 58.
Empreinte sudorale linéaire recueillie sur la face palmaire des doigts (Aubert).

mettant en liberté des acides gras ; celle des animaux (chat, cheval) est alcaline. Cependant, d'après d'autres observateurs, la sueur obtenue chez l'homme par des moyens physiologiques, c'est-à-dire par l'action de la chaleur, est acide et son alcalinité résulterait de l'évaporation d'un principe volatil acide.

Il est difficile d'apprécier la quantité de sueur qui est sécrétée dans un temps donné : cette quantité est du reste éminemment variable suivant diverses conditions, telles que température extérieure, ingestion de boissons, activité plus ou moins grande du rein. On l'évalue en moyenne à 1 kilogramme pour vingt-quatre heures. Sur 1000 grammes la sueur renferme seulement 10 grammes de matériaux solides. Parmi ces derniers on trouve des matières azotées et principalement de l'urée (0,014 d'après Favre). L'urée peut augmenter dans la sueur lorsque l'excrétion rénale est entravée et, à ce point de vue encore, la peau est capable de suppléer le rein dans une certaine limite. Chez le cheval la sueur contient de l'albumine. Les autres matériaux solides sont des acides gras volatils (acides formique, butyrique, caprique, caproïque, caprylique et un acide spécial, l'acide sudorique, d'après Favre), des sels, principalement NaCl et KCl. Ce sont ces derniers qui forment ce dépôt pulvérulent, à goût salé, qui reste à la surface de la peau, après l'évaporation de la sueur. Une grande partie des substances introduites accidentellement dans l'organisme s'éliminent aussi par la sueur, telles que iode, iodure de potassium, arsenic, mercure, etc., et certaines substances odorantes comme l'essence d'ail.

2° Mécanisme de la sécrétion sudorale. — Pour cette sécrétion, de même que pour la sécrétion salivaire la physiologie a nettement élucidé les conditions qui se rapportent à l'influence du système nerveux sur l'activité glandulaire et démontré l'indépendance des phénomènes circulatoire et sécrétoire des glandes.

A. Influence de la circulation. — Comme les autres sécrétions, la sudation est ordinairement accompagnée d'une vascularisation plus active des glandes. Ainsi la peau devient plus rouge quand elle sue ; mais la sécrétion sudorale n'est pas nécessairement liée à cette vaso-dilatation ; elle peut coïncider avec la constriction des capillaires cutanés (sueurs froides) ainsi qu'il arrive pendant l'agonie, dans certains états du système nerveux comme la peur, la colère, où la peau de la face, malgré son état de pâleur, sue abondamment. Il faut donc invoquer une autre cause que l'augmentation d'activité de la circulation sanguine pour expliquer le mécanisme de la sudation.

B. INFLUENCE DU SYSTÈME NERVEUX. — Après que GOLTZ eut démontré en 1875 l'existence de nerfs excito-sudoraux, de nombreux travaux surgirent qui élucidèrent complètement le mode d'action et les origines de ces nerfs. Au premier rang de ces travaux se trouvent ceux de LUCHSINGER.

a. *Nerfs sudoraux.* — Si l'on excite, après section, le bout périphérique du nerf sciatique chez le chat, on voit apparaître des gouttelettes de sueur sur la pulpe glabre de la patte. Tous les animaux ne se prêtent pas à l'expérience, car il en est qui ne suent pas, tels le lapin, le chien ; c'est pour ce motif que l'on choisit le chat. Le sciatique contient donc les nerfs sudoraux pour le membre inférieur. C'est par une action directe exercée sur les glandes sudoripares que l'on doit interpréter le résultat de cette expérience ; d'une part en effet, l'excitation du sciatique produit une constriction très énergique des vaisseaux du membre, comme nous l'avons fait remarquer en traitant des vaso-moteurs, ce qui fait que la sudation coïncide avec un certain degré d'anémie des glandes, et d'autre part il est possible de déterminer la sudation en excitant le sciatique sur une patte fraîchement amputée. LUCHSINGER a donné une autre démonstration remarquable de l'existence des nerfs sudoraux. On fait une injection sous-cutanée de pilocarpine chez un animal après avoir au préalable sectionné un des nerfs sciatiques ; on constate que toutes les pattes suent y compris la patte au sciatique sectionné ; ce fait montre d'abord que la pilocarpine exerce son action excito-sudorale à la périphérie et non pas seulement sur les centres nerveux. Mais, au bout de quelques jours, lorsque les fibres nerveuses du sciatique coupé sont dégénérées, l'injection de pilocarpine ne produit plus de sudation que sur les pattes saines ; la patte énervée reste sèche, quoiqu'elle possède encore ses glandes sudoripares intactes. C'est donc sur les filets nerveux glandulaires qu'agit la pilocarpine. Le poison antagoniste, l'atropine, paralyse au contraire les terminaisons des nerfs sécréteurs ; il suffit d'appliquer une solution d'atropine sur la peau dégraissée pour abolir la sudation au point touché. Ces expériences nous obligent donc à admettre, pour la sécrétion sudorale, l'existence de nerfs sécrétoires indépendants des nerfs vasculaires, comme nous l'avons déjà admis pour la sécrétion salivaire, bien que les relations des fibres nerveuses avec les cellules sécrétantes ne soient pas anatomiquement démontrables.

Les fibres excito-sudorales sont contenues d'une manière générale dans les principaux troncs nerveux; pour le membre inférieur dans le sciatique, pour le membre supérieur surtout dans le médian, pour la tête dans le facial et le trijumeau. Elles peuvent passer directement dans ces nerfs par les racines antérieures médullaires ou indirectement après avoir accompli un certain trajet dans la chaîne sympathique.

Quelques physiologistes ont en outre émis l'hypothèse que les glandes sudoripares reçoivent des filets nerveux inhibitoires capables de diminuer ou de suspendre la sécrétion, qu'il existe en un mot des fibres nerveuses *fréno-sudorales*. On sait en effet qu'après la section du cordon sympathique cervical chez le cheval, la moitié de la tête correspondant au nerf coupé se couvre de sueur. Ce résultat, dans l'hypothèse précédente, pourrait s'expliquer par la section d'un certain nombre de filets fréno-sudoraux exerçant normalement leur action sur les glandes sudoripares de la tête. Mais qui ne voit qu'une autre interprétation très plausible se présente immédiatement, à savoir que cette sudation n'est que la conséquence de l'augmentation considérable de la vascularisation cutanée due à la section des vaso-moteurs? La question de l'existence de nerfs fréno-sudoraux n'est pas tranchée.

b. *Centres nerveux et réflexes sudoraux.* — La sécrétion sudorale se montre à l'état physiologique comme le résultat soit d'une action réflexe, soit d'une excitation directe des centres nerveux par le sang. L'élévation de la température et l'impression de chaleur recueillie par les terminaisons périphériques des nerfs sensibles représentent l'origine la plus ordinaire du réflexe; les centres nerveux répondent alors par une excitation des nerfs sudoraux. La chaleur ne produit donc pas la transpiration par une action localisée à la périphérie; en effet, en plaçant un animal dans une étuve après lui avoir coupé un des nerfs sciatiques, il est facile de constater que

toutes les pattes suent, sauf celle dont le sciatique a été sectionné. On peut produire un réflexe sudoral localisé en répétant cette expérience d'Adamkievicz : chez un individu suant
facilement on applique un vase rempli d'eau chaude sur la
peau de la cuisse et l'on voit peu après les gouttes de sueur
perler sur la plante du pied. Les réflexes sudoraux peuvent
avoir aussi pour point de départ des irritations douloureuses
provenant de différents organes ou des excitations d'origine
cérébrale (émotions).

Les centres nerveux réflexes pour la sécrétion sudorale se
trouvent répandus d'une manière diffuse dans tout l'axe gris
de la moelle et du bulbe. Il y a dans le bulbe un centre principal, mais il n'est pas le seul, comme l'a prétendu Nawrocki, car
Luchsinger a démontré que la sudation réflexe des membres
est encore possible après la section sous-bulbaire de la moelle ;
la moelle contient donc aussi des centres sudoraux. Ces centres
sont directement excitables par le sang, de même que le
centre respiratoire, comme nous l'avons déjà dit ; ils sont mis
en jeu par l'accumulation de CO^2 dans le sang ; il suffit de
provoquer l'asphyxie chez un chat par l'obstruction de la
trachée pour faire apparaître la sueur sur la pulpe des pattes.
L'augmentation de température du sang est aussi une cause
d'excitation directe des centres sudoraux ; Luchsinger, ayant
coupé chez un chat la moelle dans la région dorsale et toutes
les racines postérieures (sensibles) des nerfs rachidiens nais-
sant au-dessous de la section médullaire, de façon à supprimer
la voie centripète des réflexes, constata que l'animal mis dans
une étuve continuait encore à suer des pattes postérieures.
Dans ces conditions les centres nerveux sudoraux avaient
donc été excités directement par la chaleur. C'est aussi ce
que L. Frédéricq prouva de la manière suivante : après s'être
placé entièrement nu dans un local relativement froid (+ 15°)
il respira de l'air chauffé à travers un tube ; au bout de peu
de temps sa peau rougit et se couvrit de sueur. Ce phénomène
provient évidemment de l'excitation directe des centres nerveux vaso-dilatateurs et sudoraux par le sang qui s'est échauffé
dans son passage à travers le poumon, au contact de l'air respiré.

C. Role de l'épithélium glandulaire. — D'après les recherches de Renaut, la sécrétion sudorale s'accompagne de certaines modifications de l'épithélium glandulaire. Les cellules diminuent de volume, leur protoplasma devient granuleux et perd l'aspect strié qu'il possède à l'état normal.

3° Excrétion de la sueur. — La sueur est poussée des parties profondes du tube glandulaire vers son orifice cutané par la *vis a tergo*; il est possible que la contraction des fibres musculaires lisses qui se trouvent dans les parois de certaines glandes sudoripares, comme celles de l'aisselle, joue un rôle dans l'excrétion. Un fait remarquable, c'est que des pressions de 20, 30, 40 kilogrammes développées à la surface cutanée ne mettent pas obstacle à l'excrétion ; par contre, celle-ci est facilitée par des dépressions relativement faibles (application d'une ventouse).

4° Rôle de la sueur. — La sueur soustrait du calorique à l'organisme par le refroidissement qui résulte de son évaporation à la surface de la peau. C'est là son principal rôle. Nous en parlerons en étudiant la régulation thermique. Mais, de plus, la sueur est un liquide excrémentitiel. C'est par la sudation que l'organisme excrète une partie de son eau ; les glandes sudoripares sont ainsi des organes *vicariants* du rein pour la déshydratation du sang. Cette déshydratation ne va pas sans quelques dangers lorsqu'elle est poussée à un degré excessif par des sudations trop répétées et trop abondantes : des altérations globulaires, la dissolution de l'hémoglobine peuvent en être la suite. On s'est demandé en outre si la sueur n'est pas toxique ; cette question n'est pas résolue. Les médecins savent cependant que l'arrêt brusque de la sudation par refroidissement du corps peut avoir dans certaines circonstances des conséquences très graves. Mais le mécanisme des accidents ainsi produits est fort complexe et on ne doit pas y voir uniquement le fait d'une rétention de substances toxiques. Certaines expériences (de Fourcault, Laschkéwitsch, etc.) démontrent toutefois que l'on ne peut pas toujours supprimer

impunément les fonctions de la peau ; l'application d'un vernis
sur toute la surface de la peau d'un animal amène des symptômes morbides particuliers, tremblement, accélération de la
respiration, abaissement de la température, se terminant par
la mort. Il en est de même des brûlures étendues de la peau.
Quelques physiologistes ont attribué sans aucun fondement
ces accidents à la suppression de l'exhalation cutanée (*pers-
pirabile retentum*). Il est vrai que la peau exhale de l'acide
carbonique, mais en si faible quantité que cette respiration
cutanée est insignifiante (du moins chez les mammifères, car
on sait que chez la grenouille la respiration cutanée est assez
active pour suppléer pendant un certain temps la respiration
pulmonaire). La cause de la mort des animaux vernis est surtout dans le refroidissement qui résulte de la dilatation des
vaisseaux cutanés et de l'augmentation de la déperdition de
chaleur par rayonnement. Que si on combat cette déperdition
de calorique en plaçant l'animal dans de la ouate, la survie
est plus longue. Il faut remarquer aussi que le vernissage est
plus difficilement supporté par les animaux de petite taille,
parce que chez eux la surface cutanée est proportionnellement
plus grande par rapport à leur masse que chez les gros animaux. Les animaux de grande taille résistent au vernissage et
SENATOR n'a vu survenir aucun accident chez l'homme après
avoir recouvert la plus grande partie de la surface de la peau
d'une couche de collodion.

§ 4. — SÉCRÉTION SÉBACÉE

Les glandes sébacées sécrètent une matière grasse, le *sébum*,
destiné à lubréfier les poils et la surface de la peau ; aussi
s'ouvrent-elles dans les follicules pileux, sauf en certaines
régions dépourvues de poils comme la face interne du prépuce,
le mamelon. Ce sont des glandes en grappes dont les cellules
sécrétantes ont la propriété d'élaborer de la graisse ; on voit
se former dans le protoplasma de ces cellules des gouttelettes
huileuses qui finissent par le remplir totalement. Alors les
cellules se rompent et remplissent de leurs débris l'acinus

glandulaire ; de nouvelles cellules les remplacent à la périphérie de l'acinus ; c'est donc une sécrétion par fonte épithéliale. Le sébum déversé à la surface de la peau est une matière demi-solide : il contient deux tiers d'eau, une matière albuminoïde analogue à la caséine, des matières grasses (38 p. 100) et quelques sels. C'est cet enduit sébacé qui empêche la peau d'être mouillée par l'eau : le sébum forme donc un vernis protecteur à la surface de l'épiderme. Aussi cet enduit est-il particulièrement abondant chez le fœtus (*vernix caseosa*) en raison du contact de la peau avec l'eau de l'amnios.

§ 5. — SÉCRÉTION DU LAIT

La sécrétion du lait est intimement liée à la fonction de la génération et n'atteint toute son importance qu'après l'acte de la parturition. Toutefois il y a des exceptions à cette règle. Pour ne parler que de l'espèce humaine on a vu la mamelle excitée par la succion devenir apte à sécréter du lait chez des vierges ; et il existe même des cas, à la vérité fort rares, dans lesquels cette sécrétion s'est établie chez l'individu mâle.

1° Lait. — Le lait est un liquide blanc, opaque, d'une saveur douce et sucrée. Sa densité est de 1,028 à 1,034. Sa réaction est neutre, mais elle devient acide par la fermentation lactique du sucre de lait sous l'influence d'un micro-organisme, le *ferment lactique*. La quantité de cette sécrétion est difficile à apprécier et du reste éminemment variable ; on peut l'évaluer à 1 000, à 1 500 grammes par jour chez la femme. Vu au microscope, le lait apparaît formé d'une infinité de petits globules en suspension dans un liquide. Les globules sont des gouttelettes de graisse ; par le repos une partie de ces globules monte à la surface et forme la crème. On peut donc considérer le lait comme une véritale émulsion ; la cause qui s'oppose à la réunion des gouttelettes graisseuses n'est pas bien connue ; on a invoqué l'existence d'une membrane albumineuse autour de chaque gouttelette (membrane *haptogène*). En fait, l'éther ajouté à du lait ne dissout pas la graisse ; mais si on traite d'abord le lait par la soude, l'éther peut alors dissoudre la graisse ; de plus, on sait que le battage du lait (*barattage*) a la propriété de faire se réunir les globules gras ; c'est ainsi qu'on prépare le beurre. Le liquide dans lequel sont suspendus les globules est le plasma du lait ou *lactoplasma*. Ce liquide contient des matières albuminoïdes, un sucre particulier et des sels. Lorsqu'on additionne le plasma d'acide acétique, il se forme un précipité floconneux de *caséine* ; par acidification du lait entier les flocons de caséine en se formant emprisonnent tous les globules gras ; le liquide qui reste après la précipitation de la caséine contient encore deux matières albuminoïdes : la *lactalbumine* et la *lactoglobuline*. Le sucre du lait est le *lactose* du groupe des saccharoses. Les sels sont des chlorures et des phosphates (K, Na, Ca, Mg). Le lait renferme aussi des gaz en dissolution (O, Az, CO^2). Le lait de femme contient environ pour 1 000 grammes, 30 grammes de beurre. 20 grammes de matières albuminoïdes, 60 grammes de sucre de lait et 2 grammes de sels. Le lait de vache est plus concentré que celui de la femme, il contient plus de caséine (40 grammes) et plus de graisse (40 grammes), mais moins de sucre de lait. Il faut donc l'étendre d'eau et le sucrer pour en nourrir l'enfant.

En ajoutant au lait ce ferment particulier que nous avons mentionné dans le suc gastrique sous le nom de *présure* ou *lab*, il se forme un coagulum dense et homogène contenant la graisse, le *caséum* ou *fromage*, lequel exprime bientôt en se rétractant un liquide transparent et un peu citrin, le *sérum* ou *petit lait*. Ce phénomène est complètement différent de celui de la précipitation de la caséine par un acide et l'on ne peut pas ne pas être frappé de son analogie avec la coagulation du sang. Effectivement dans la *caséification*, la caséine du lait est transformée par l'action du ferment en deux substances albuminoïdes, l'une qui reste dans le caillot (*caséum*), l'autre qui passe dans le sérum (*albumine du sérum*). De plus, d'après les recherches d'ARTHUS, la présence de sels de chaux dans le lait est nécessaire à la production du phénomène comme pour la coagulation du sang.

Lorsque la sécrétion mammaire s'établit, ce n'est pas du lait qui est sécrété tout d'abord, mais un liquide jaunâtre et visqueux, nommé *colostrum*. Il contient, outre les globules du lait, des éléments morphologiques plus gros et granuleux (corpuscules du colostrum). Il diffère aussi du lait par sa composition chimique : il est pauvre en caséine et coagule par la chaleur comme du blanc d'œuf.

2° Mécanisme de la sécrétion. — La sécrétion du lait est due à l'activité spéciale de l'épithélium des acini glandulaires qui au moment de la lactation prennent un grand développement. Les phénomènes histologiques que présentent les cellules sécrétantes de la glande mammaire ne sont point absolument comparables à ceux que nous avons décrits pour les glandes sébacées. D'après Partsch et Heidenhain, les cellules polyédriques de l'acinus se gonflent, deviennent plus claires et leurs noyaux se multiplient ; on voit leur protoplasma se charger de gouttelettes graisseuses ; ces gouttelettes font saillie du côté de la cavité acineuse ; la partie de la cellule qui les contient se bombe de plus en plus et finit par se détacher ; le protoplasma se dissout et les globules gras deviennent libres. Mais ce n'est que la partie superficielle de la cellule qui se détruit ainsi ; la partie profonde reste en place et régénère la cellule. D'après les mêmes observateurs, les globules de colostrum sont des cellules qui proviennent aussi de l'épithélium glandulaire ; mais tous les histologistes n'admettent pas cette opinion et je mentionnerai plus particulièrement la conception de Duclert, qui regarde les corpuscules du colostrum non comme des cellules, mais comme des amas de substance colloïde produits par la dégénération du protoplasma cellulaire.

Les différents principes du lait sont formés par l'activité spécifique de l'épithélium mammaire et ne sont pas simplement tirés du sang ; la caséine n'existe pas dans le sang, elle provient sans doute d'une transformation de l'albumine ; de même il n'y a point de lactose dans les liquides de l'organisme autres que le lait ; on ignore si ce sucre se forme aux dépens du glycose du sang ou des albuminoïdes. D'après P. Bert, il serait précédé par la formation dans la mamelle d'une substance *lactogène*, de même que le glycose est précédé par la matière glycogène. Quant à la graisse du lait, elle ne peut pas provenir uniquement des corps gras de l'alimentation, ainsi que nous l'avons fait précédemment observer, mais elle doit aussi dériver des transformations des matières albuminoïdes : la quantité de graisse est augmentée dans le lait par une nourriture animale.

L'action du système nerveux sur la sécrétion mammaire est des plus évidentes. L'établissement de la sécrétion lactée sous l'influence du développement de l'utérus et de la parturition indique une relation d'ordre réflexe, une sympathie, comme on disait autrefois, entre la mamelle et les organes génitaux. D'autre part, on reconnaît facilement le résultat d'une excitation sécrétoire d'ordre réflexe dans ce fait que la succion du mamelon active la formation du lait et une action inhibitoire provenant des centres nerveux supérieurs dans cet autre fait que les émotions arrêtent la sécrétion. Mais il est difficile de mettre en évidence l'action des nerfs périphériques sur la mamelle ; pourtant, d'après des expériences de RÖHRIG et de LAFFONT, on pourrait isoler dans le nerf spermatique externe chez la chèvre et la chienne des filets vaso-moteurs, des filets érecteurs du mamelon (par excitation de ses fibres musculaires lisses) et des filets glandulaires probablement sécréteurs.

3⁰ Rôle de la sécrétion lactée. — Le rôle de cette sécrétion est de fournir au nouveau-né les matières nécessaires à son développement. Le lait est un aliment complet pour l'enfant. La durée de la lactation est très variable suivant les animaux. Certains d'entre eux tètent fort peu de temps ; ils sont déjà très développés à la naissance ; ils naissent les yeux ouverts et peuvent marcher de suite (ex. : cobaye) ; d'autres naissent dans un état de développement bien moins avancé, les yeux fermés et ne sont d'abord capables que de mouvements incoordonnés (ex. : chat) ; ceux-là ont besoin d'un allaitement plus prolongé. Dans l'espèce humaine l'allaitement de l'enfant dure au moins un an.

ARTICLE III

SÉCRÉTIONS INTERNES

Parmi les glandes à sécrétion interne nous plaçons le foie, le pancréas et les glandes dépourvues de canal excréteur appelées communément *vasculaires sanguines* (rate, corps thyroïde, thymus, capsules surrénales). Dans cette classe d'organes, le foie occupe le premier rang par le nombre et l'importance de ses fonctions. Nous nous en occuperons tout d'abord.

§ 1. — FOIE

Le foie n'a pas seulement pour fonction de sécréter la bile ; il déverse encore dans le sang du sucre de glycose (*glycogénie hépatique*) et joue un rôle important dans la formation de l'urée et de l'acide urique ; de plus, il modifie profondément les substances qui lui sont portées par la veine porte et présente à ce point de vue une action antitoxique.

1° Glycogénie hépatique. — Le sang de tous les animaux contient une petite quantité de glycose de 1 à 2 grammes pour 1000. D'où vient ce sucre? Tel est le problème que se posa Cl. BERNARD. Avant les admirables découvertes de ce physiologiste, on ne croyait point que les animaux formassent du sucre et la synthèse de cette substance était considérée comme l'apanage des végétaux. Pourtant la sécrétion du miel par les abeilles, du sucre de lait par les mammifères, du glycose par les diabétiques aurait dû éveiller le soupçon que les animaux sont aussi capables de fabriquer du sucre à l'égal des végétaux, car on ne pouvait pas toujours attribuer d'une façon plausible une origine alimentaire au sucre ainsi produit. Cl. BERNARD découvrit la glycogénie animale et montra que le foie est le foyer de production du sucre par les deux expériences capitales suivantes : 1° Si l'on fait bouillir le tissu hépatique broyé dans de l'eau, on constate que l'eau acquiert la propriété de réduire la liqueur de Fehling, de dévier à droite le rayon polarisé et de subir la fermentation alcoolique avec la levure de bière, en un mot contient du glycose. Le tissu hépatique est donc sucré. Au contraire, l'extrait aqueux des autres organes ne renferme pas de sucre. 2° En analysant le sang avant son entrée dans le foie et à sa sortie de cet organe, c'est-à-dire sur des échantillons prélevés dans la veine porte et dans les veines sus-hépatiques, on observe que le sang sus-hépatique est toujours plus riche en sucre que le sang porte et la différence est d'environ 1 gramme pour 1 000 en faveur du sang hépatique dans les conditions physiologiques ; il peut se faire même que chez l'animal à jeun le sang porte ne renferme que des traces de sucre ; mais le sang hépatique en contient toujours une quantité notable.

La conclusion de ces deux expériences s'impose : le foie fabrique du sucre qu'il déverse dans le sang. On ne saurait objecter que ce sucre hépatique provient d'un emmagasinement des matériaux sucrés de l'alimentation; car les deux expériences précédentes donnent les mêmes résultats chez des animaux nourris exclusivement de viande pendant plusieurs semaines, ce qui prouve de plus que le foie est capable de former du sucre aux dépens des matières albuminoïdes.

Mais une objection plus grave fut soulevée. PAVY fit remarquer que le foie pris sur l'animal vivant ne contient que peu ou point de sucre, tandis qu'il s'en charge progressivement après la mort. Ainsi au bout d'une heure la quantité du sucre du foie peut s'élever à plus de 3 p. 100. Cette glycogénie *post mortem* fut aussi démontrée par Cl. BERNARD par la célèbre expérience du *foie lavé :* on fait passer un courant d'eau dans le foie par la veine porte de façon à le laver et à le débarrasser du sucre qu'il contient; quand le tissu hépatique ne donne plus la réaction du glycose, on cesse le lavage ; au bout de quelque temps on analyse un autre fragment de l'organe et on y trouve du sucre. Dans le foie dépouillé de son sucre et abandonné à lui-même sur la table d'expérience, il s'est donc formé du sucre. Cl. BERNARD ne tira pas de ce fait la même conclusion que Pavy, à savoir que la glycogénie est un phénomène cadavérique ne se produisant pas chez l'animal vivant ou n'apparaissant alors que comme la conséquence d'un trouble de la fonction hépatique ; mais il fut amené à rechercher quelle est la substance qui se transforme en sucre dans le foie extrait du corps. Il avait remarqué que l'extrait aqueux du foie présente une teinte opalescente particulière ; en y ajoutant de l'alcool, il vit se précipiter des flocons blancs d'une substance qui à l'analyse chimique et par ses réactions se montra analogue à l'amidon végétal. Cette matière est donc de l'amidon animal. Rouget lui donna le nom de *zoamyline*. Cl. Bernard l'appela *glycogène*, parce qu'il en fit le générateur du sucre du foie. Dès lors, il fut à même d'édifier la théorie suivante : le foie forme du sucre, mais non directement ; il y a une substance intermédiaire entre les matériaux alimentaires que reçoit le foie par la veine porte et le sucre : c'est la matière *glycogène ;* ce glycogène est mis en réserve dans les cellules hépatiques et décomposé ensuite en sucre suivant les besoins de l'organisme ; le sucre déversé dans le sang va servir à la nutrition des tissus En outre, Cl. Bernard compléta sa théorie en démontrant que la fonction glycogénique du foie est sous la dépendance du système nerveux. C'est cette théorie qui nous servira de guide dans les développements qui vont suivre.

a. *Formation du glycogène.* — La matière glycogène précipitée du décocté hépatique et séchée est une poudre blanche amorphe, soluble dans l'eau, à laquelle elle communique un aspect louche et opalin, insoluble dans l'alcool qui la précipite de ses solutions aqueuses ; elle a la même composition chimique que l'amidon ; comme l'amidon elle se transforme en glycose par l'ébullition avec les acides étendus ou sous l'influence des ferments diastasiques (salive, suc pancréatique)· Le glycogène diffère de l'amidon par la réaction qu'il donne avec la teinture d'iode ; il se colore en brun acajou ou rouge vin de Bordeaux, tandis que l'amidon se colore en bleu. Cette réaction permet de le déceler dans les cellules hépatiques où il se présente sous forme de gouttelettes demi-liquides dans les mailles du réseau protoplasmique, selon RANVIER. Le glycogène n'existe pas seulement dans le foie, mais aussi dans bien d'autres tissus (muscles, rate, poumons, globules blancs, épithéliums) et pendant la période fœtale, on en trouve des amas dans des cellules spéciales du placenta ou de l'amnios.

La quantité de glycogène du foie est très variable et dépend de l'alimentation. Par le jeûne prolongé, le glycogène diminue beaucoup et finit même par disparaître du foie ; au contraire, par une alimentation abondante il s'accumule en grande quantité et peut s'élever à 10 p. 100 du tissu hépatique et davantage. Aux dépens de quels matériaux alimentaires se forme le glycogène ? Le fait que le foie est riche en glycogène chez les animaux que l'on nourrit exclusivement de viande montre déjà nettement le rôle des albuminoïdes ; Cl. BERNARD a vu que des larves de mouches vivant sur un morceau de viande forment de notables quantités de glycogène ; SEEGEN a montré d'autre part que le glycogène du foie augmente après ingestion de peptones. L'ingestion de corps gras ne paraît pas avoir une grande influence sur la formation du glycogène. Mais les aliments féculents et sucrés sont ceux qui ont le plus d'action ; comme ils arrivent au foie en grande quantité, sous forme de glycose, par la veine porte au moment de la digestion, et comme d'autre part la teneur en sucre du sang de la circulation générale ne varie guère, il faut admettre que le foie arrête le sucre à son passage et le met en réserve après l'avoir transformé en glycogène. Par quels processus chimiques s'accomplit ce changement ? Très probablement par déshydratation du glycose (théorie des anhydrides). En effet, $C^6 H^{12} O^6$ (glycose) $- H^2 O = C^6 H^{10} O^5$ (glycogène). Si le foie n'arrêtait pas ainsi le sucre alimentaire, il en résulterait que pendant la digestion ce sucre arrivant dans le torrent circulatoire en trop grande masse, passerait dans l'urine (*glycosurie*). Or une telle *glycosurie alimentaire* ne se produit pas lorsque le foie fonctionne normalement, ou n'apparaît que consécutivement à l'ingestion de quantités énormes de sucre. L'expérience suivante de Cl. BERNARD montre bien cette propriété du foie de retenir le sucre ; si on injecte lentement une solution de glycose dans le sang par une racine de la veine porte, on ne détermine point de glycosurie ; au contraire, après une semblable injection pratiquée dans une veine de la circulation générale, le sucre apparaît dans l'urine. Le foie n'est donc pas seulement un producteur de sucre, c'est aussi un régulateur de la fonction glycogénique.

b. *Formation du sucre.* — Cl. BERNARD admit que le sucre élaboré par le foie provient de la transformation du glycogène. C'est en effet l'hypothèse la plus plausible, bien que certains physiologistes, avec SEEGEN, regardent le glycose comme une production directe de la cellule hépatique ; il est cependant certain que le foie même dépourvu complètement de glycogène continue à former du sucre. Dans la théorie classique le glycogène du foie est transformé en sucre pendant la vie et non pas seulement après la mort, par un ferment soluble, une diastase hépatique. L'immersion du foie dans l'eau bouillante arrête cette transformation ; aussi, traité de la sorte, le tissu hépatique pris sur l'animal vivant ne contient-il que des traces de sucre ; on conçoit qu'il doit en être ainsi, car à l'état normal le sucre est entraîné par la circulation hépatique au fur et à mesure de sa production. On peut calculer approximativement la quantité de sucre qui est déversée dans le torrent circulatoire, si l'on connaît la quantité de sang qui passe par le foie dans un temps donné, en sachant d'ailleurs de combien ce sang s'enrichit en sucre dans son passage à travers la glande. D'après SEEGEN, il passe dans le foie d'un chien de 10 kilogrammes, en vingt-quatre heures, 144 litres de sang enlevant 144 grammes de sucre. En appliquant ce résultat à l'homme, la sécrétion du sucre se chiffrerait à 5 ou 600 grammes en vingt-quatre heures.

c. *Influence du système nerveux sur la glycogénie.* — Cl. BERNARD démontra que la glycogénie est soumise à l'influence des centres nerveux, par la célèbre expérience de la *piqûre diabétique* du bulbe. La piqûre du plancher du quatrième ventricule sur la ligne médiane et un peu au-dessus du nœud vital, détermine en effet, d'une façon temporaire (pendant deux ou trois heures), l'augmentation du sucre dans le sang (*hyperglycémie*) et son passage dans l'urine (*glycosurie*). La piqûre du bulbe au-dessus du point diabétique provoque la *polyurie* simple et plus haut encore l'*albuminurie*. Le mode d'action de cette lésion bulbaire est d'une interprétation difficile. Il est généralement admis qu'elle excite la glycoso-formation hépatique soit directement en mettant en jeu des fibres nerveuses excito-sécrétoires, soit indirecte-ment en amenant une dila-tation des vaisseaux du foie. Cette action n'est pas transmise au foie par la voie des pneumogastriques, car la piqûre bulbaire pos-sède encore son action après la section des deux vagues ; la transmission doit se faire par la moelle et la chaîne sympathique, car la section préalable des splan-chniques destitue la piqûre de son effet habituel. De plus, d'après Morat et Du-fourt, l'excitation du bout périphérique du splanchni-

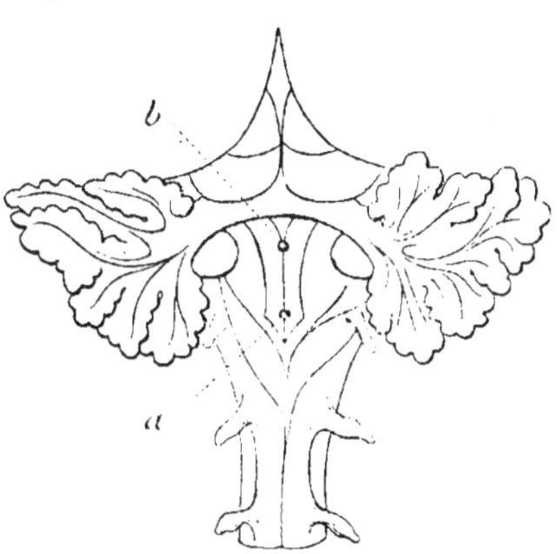

Fig. 59.

Plancher du 4ᵉ ventricule chez le lapin (Cl. Bernard).

La piqûre en *a*, un peu au-dessus du bec du calamus, produit la glycosurie ; en *b* la polyurie sans glycosurie.

que provoque l'hyperglycémie et ce résultat est bien dû à l'ir-ritation de filets nerveux excito-sécrétoires, car il coïncide avec la constriction des vaisseaux du foie, le splanchnique con-tenant d'une manière générale les vaso-constricteurs des vais-seaux abdominaux. Le centre diabétique du bulbe paraît pouvoir être excité par action réflexe (ainsi l'excitation du bout cen-tral du pneumogastrique coupé produit la glycosurie) et aussi par l'action directe du sang chargé de CO_2 (hyperglycémie asphyxique). La glycosurie a du reste été observée à la suite d'autres lésions nerveuses (lésions de la protubérance, de la moelle, extirpation des ganglions cervicaux et premiers tho-raciques du sympathique, du plexus solaire, etc.). Enfin dans des travaux récents, CHAUVEAU et KAUFMANN ont conclu à l'existence de deux sortes de centres régulateurs de la fonction glycogénique : des centres excitateurs situés dans la région bulbaire et des centres frénateurs situés dans la moelle cervico-dorsale.

d. *Rôle de la fonction glycogénique.* — Puisque le foie déverse dans le sang une grande quantité de sucre et que d'autre part la teneur en sucre du sang ne s'élève guère à plus de 1 gramme p. 1000, il faut nécessairement admettre que le glycose est consommé au fur et à mesure de sa production. Pour que la *glycémie* demeure à son taux normal, il doit donc exister un équilibre parfait entre la production et la dépense du sucre ; si la production est exagérée ou si la consommation se ralentit, le sucre s'accumulera dans le sang et lorsqu'il s'élèvera au chiffre de 2^{gr},5 à 3 grammes p. 1000, il passera dans l'urine (*diabète sucré*). Comment et où se fait cette consommation du sucre ? Lorsque le sang est extrait des vaisseaux, le sucre s'y détruit spontanément, comme l'a vu Cl. BERNARD. Cette destruction ou *glycolyse* est activée par la chaleur jusqu'à une certaine limite et empêchée par le chauffage à 55° ; elle est le résultat d'une fermentation, comme l'a bien établi LÉPINE qui a nommé le ferment agissant *ferment glycolytique.* La glycolyse s'opère aussi dans l'organisme vivant ; ainsi, après l'extirpation du foie chez les oiseaux, le sang s'appauvrit très rapidement en sucre et finit par en être dépourvu. Il est probable que cette destruction ne s'opère pas dans le sang, mais bien dans les tissus, comme nous l'avons déjà noté en discutant sur le siège des oxydations intra-organiques. Toutefois la présence du ferment glycolytique dans le sang circulant serait absolument nécessaire pour que les tissus puissent oxyder le sucre, d'après LÉPINE. Quoi qu'il en soit, les analyses comparatives du sang artériel et du sang veineux tendent à prouver que le sucre est détruit au niveau des capillaires ; car le sang veineux contient un peu moins de sucre que le sang artériel ; la différence s'accuse davantage si l'on analyse le sang qui provient d'un muscle en contraction, comme le masséter du cheval pendant la mastication ; c'est ce qu'ont fait CHAUVEAU

et Kaufmann, et la plupart des physiologistes pensent avec eux
que le sucre est oxydé surtout dans les muscles et que la consommation de cette substance représente la principale source
de l'énergie et du travail.

2° Fonction uropoïétique. — Le rôle du foie dans la production de l'urée et de l'acide urique est établi par diverses
observations et expériences. Le tissu hépatique est riche en
urée, ainsi que le constata le premier Meissner, et le sang
sus-hépatique contient aussi plus d'urée que le sang porte,
d'après Cyon. D'autre part, plusieurs observateurs ont noté
que l'excrétion de l'urée est très diminuée dans les maladies
qui altèrent profondément le tissu hépatique (cirrhose, atrophie jaune aiguë). Aux dépens de quelles substances se forme
l'urée? Nous avons déjà abordé cette question à propos de la
sécrétion urinaire. On admet que l'urée se forme aux dépens
des produits de dédoublement des albuminoïdes; parmi ces
derniers se trouvent les sels ammoniacaux (carbonates ou
carbamates?). Or il est certain que le foie a la propriété de
transformer les sels ammoniacaux en urée : Schroeder, en
pratiquant à travers le foie une circulation artificielle de sang
additionné de carbonate d'ammoniaque, constata ce fait
remarquable que le sang se chargeait d'urée. L'extirpation du
foie chez les animaux devrait naturellement jeter une grande
lumière sur cette question. Malheureusement cette vivisection
ne donne aucun résultat chez les mammifères, parce qu'elle
entraîne une mort rapide par arrêt de la circulation porte.
Mais il n'en est pas de même chez les oiseaux et les reptiles,
dont le système porte est en relation par une forte anastomose (*anastomose de Jacobson*) avec le système cave ; pour
cette raison ces animaux survivent un certain temps à l'ablation du foie. Voyons donc ce que devient l'excrétion de
l'azote après cette opération chez les oiseaux. Après avoir
extirpé le foie à des oies, Minkowski trouva que la proportion
de l'acide urique baissait considérablement dans l'urine de
ces animaux et que l'excrétion de l'ammoniaque s'élevait à
un chiffre bien supérieur à la normale. La plus grande partie

de l'azote total de l'urine se trouvait sous forme d'ammoniaque chez l'oie à foie extirpé, alors qu'à l'état normal il est représenté presque intégralement par l'acide urique. De plus, l'extirpation du foie fait apparaître une notable quantité d'acide lactique dans l'urine. Ces résultats sont très importants ; chez l'homme, dans certains cas d'ictère grave, on a aussi trouvé de l'ammoniaque et de l'acide lactique dans l'urine. L'extirpation totale du foie n'étant pas praticable chez les mammifères, on a essayé de supprimer ou au moins de diminuer notablement le fonctionnement de la glande en détournant le sang de la veine porte dans la veine cave. Pour atteindre ce but, il faut pratiquer une ouverture entre les deux veines adossées et poser une ligature sur la veine porte au-dessus de la fistule. Cette opération, imaginée par Eck, a été utilisée récemment avec succès pour l'étude des fonctions du foie, par Hahn, Massen, Pawlow et Nencki. Les animaux qui, dans leurs expériences, survécurent à l'établissement de la *fistule d'Eck* furent pris après quelques jours de troubles nerveux très graves, en particulier de convulsions toniques et cloniques, survenant sous forme d'attaques, principalement après l'ingestion de viande et finissant par amener la mort. Ces phénomènes seraient dus, d'après ces auteurs, à une intoxication par l'acide carbamique que le foie transformerait à l'état normal en une substance inoffensive, sans doute l'urée. Cette expérience nous amène à traiter du rôle antitoxique du foie.

3° Fonction antitoxique. — Jusqu'ici nous avons vu que le foie a la propriété d'arrêter le sucre qui lui arrive par la veine porte et de transformer les sels ammoniacaux qui sont toxiques en une substance dépourvue de toxicité, l'urée. Mais ce ne sont pas là les seules matières que le foie modifie. L'albumine et les peptones injectées dans la veine porte sont aussi arrêtées et transformées dans le foie. De plus, cette glande exerce une véritable action défensive pour l'organisme en accumulant et aussi en décomposant la plupart des poisons qui peuvent y pénétrer. On sait que certains poisons très toxiques, quand ils sont absorbés par le sang de la circulation générale (par la peau ou le tissu cellulaire sous-cutané), n'exercent aucune action nuisible lorsqu'ils pénètrent dans l'économie par l'absorption digestive. C'est que le foie possède un véritable pouvoir antitoxique ; il emmagasine dans son tissu divers poisons minéraux (cuivre, arsenic, etc.) ; il atténue aussi la toxicité des alcaloïdes végétaux, ainsi qu'il résulte des expériences de Héger et de Schiff. Ainsi la nicotine est beaucoup moins toxique lorsqu'elle est absorbée par a veine porte que lorsqu'elle est injectée sous la peau ; et ce poison perd en grande partie son action nocive lorsqu'on le triture avec du tissu hépatique. Roger a démontré aussi que des grenouilles privées de foie succombent à des doses d'alcaloïdes (nicotine, morphine, atropine, strychnine, etc.) bien inférieures à celles qui sont nécessaires pour empoisonner des grenouilles intactes. Le foie détruit aussi la toxicité des poisons animaux ; or nous savons que l'organisme lui-même est une source continuelle de poisons (ptomaïnes); de plus, la plupart des produits des fermentations intestinales sont toxiques : parmi ces derniers se trouvent le phénol, l'indol, le scatol, avec lesquels le foie forme des composés non toxiques, les sels d'acides sulfo-conjugués qui sont éliminés par le rein. L'organisme est donc obligé de se défendre contre lui-même ; c'est au foie que revient principalement ce rôle de défense et l'on voit en particulier que cette glande représente pour ainsi dire un filtre protecteur entre l'intestin et les tissus.

Il ne paraît pas toutefois que la fonction antitoxique soit dévolue exclusivement au foie dans l'organisme; il est plus probable que tous les éléments des tissus possèdent ce pouvoir à un degré plus ou moins marqué. Le procédé par lequel l'organisme se défend contre certains poisons de nature organique, apparaît sous un nouveau jour depuis les belles découvertes de Behring. Cet expérimentateur a montré que chez les animaux vaccinés contre les toxines du tétanos et de la diphtérie (en leur inoculant des doses de toxines progressivement croissantes), le sérum sanguin acquiert un remarquable pouvoir antitoxique contre ces toxines. Les choses se passent comme si l'organisme réagissait contre le poison en sécrétant et déversant dans le sang et les humeurs une substance à action antagoniste très active (*antitoxine*). Cette formation d'antitoxine dans le sang a été aussi vérifiée pour d'autres poisons : le venin des serpents, les peptones, l'abrine, la ricine.

Telles sont donc les fonctions multiples du foie ; si nous ajoutons qu'il forme des globules rouges pendant la période fœtale (*rôle hémato-poïétique*), nous aurons donné une idée sommaire de la physiologie de cet organe. Seulement ces différentes fonctions que nous présentons séparément, comme si elles n'avaient aucun rapport entre elles, sont au contraire très vraisemblablement unies par des relations étroites d'ordre chimique, et il n'y a peut-être qu'une fonction de la cellule hépatique de laquelle découlent les différentes manifestations de son activité que nous envisageons comme des fonctions distinctes. Mais on n'est pas très avancé dans l'étude du chimisme hépatique et l'on ne connaît pas, par exemple, les relations qui peuvent exister entre la formation du glycogène et la sécrétion des principes biliaires ; on a cependant remarqué que la présence du glycogène dans la cellule hépatique est nécessaire à l'accomplissement de certaines actions chimiques. Ainsi le tissu du foie, même réduit en bouillie par le broyage, a la propriété de décomposer *in vitro* l'hémoglobine pour en former non pas le pigment biliaire comme à l'état physiologique, mais un pigment spécial, le *pigment hépatique ;* or la présence du glycogène dans le foie est indispensable pour la production de ce pigment. On sait aussi par les travaux de Roger que l'action antitoxique du foie est très diminuée par l'appauvrissement des cellules hépatiques en glycogène.

§ 2. — Pancréas

Le pancréas, en outre du rôle qu'il joue dans la digestion, possède une fonction très remarquable découverte en 1889 par Von Mering et Minkowski. Ces expérimentateurs démontrèrent que l'extirpation complète du pancréas détermine chez les mammifères l'éclosion de tous les symptômes du diabète sucré : glycosurie, polyurie, polyphagie, polydipsie, amaigrissement et perte des forces. La glycosurie est très intense (l'urine peut contenir jusqu'à 10 et 11 p. 100 de sucre) et persiste jusqu'à la mort qui arrive du 20° au 30° jour lorsque les animaux sont complètement usés par la consomption. L'excrétion de l'urée est aussi très augmentée (*azoturie*). Ces troubles ne sont pas dus à la suppression de la sécrétion du suc pancréatique, ni à la lésion des plexus nerveux avoisinant le pancréas ; en effet, si l'on pratique l'extirpation incomplète du pancréas en laissant dans l'abdomen un fragment de la glande, quelle que soit la position de ce fragment et bien que ce dernier n'ait plus aucune relation avec le tube digestif, la glycosurie n'apparaît pas. Que si on extirpe plus tard ce morceau de tissu glandulaire, le sucre passe alors dans l'urine. Bien plus, Minkowski et Hédon ont prouvé que la glycosurie fait défaut après l'extirpation du pancréas, si l'on a préalablement transplanté sous la peau de l'abdomen une portion de la glande tirée hors du ventre ; vient-on à extirper ultérieurement cette sorte de greffe sous-cutanée de tissu pancréatique, la glycosurie éclate aussitôt. C'est donc par ses relations vasculaires, par une sécrétion interne que le pancréas accomplit cette fonction dont la suppression entraîne les troubles caractéristiques du diabète grave. Cette expérience vient corroborer les données de l'anatomie pathologique ; plusieurs cliniciens, en particulier Lancereaux, ont trouvé en effet le pancréas très altéré dans certains cas de diabète maigre chez l'homme. Mais on n'est pas encore bien éclairé sur la nature intime de cette fonction du pancréas qui pourtant apparaît si nécessaire à l'accomplissement normal des échanges nutritifs. Lépine estimant que le diabète provient d'un ralentissement dans la consommation du sucre par les tissus admet que le pancréas déverse dans le sang le ferment glycolytique dont nous avons parlé plus haut ; d'autre part, Chauveau, considérant que l'hyperglycémie et la glycosurie relèvent toujours d'un excès de production du sucre par le foie, regarde le pancréas comme un régulateur de la fonction glycogénique.

§ 3. — RATE

La physiologie de la rate est entourée d'obscurités. Occupons-nous seulement de son rôle mécanique dans la circulation abdominale et de sa fonction hématopoïétique.

1° Rôle de la rate dans la circulation abdominale. — La rate est susceptible de subir de grandes variations de volume en rapport avec la masse plus ou moins grande de sang qu'elle contient. Son tissu se prête à recevoir une grande quantité de sang comme une éponge et, étant en outre contractile, il peut aussi exprimer ce sang dans les veines qui en naissent. Or ces veines forment un tronc volumineux, la veine splénique, qui se jette dans la veine porte. Il en résulte que la circulation de la rate a des rapports étroits avec la circulation portale et que les modifications de son volume se traduisent par des variations dans la masse du sang charriée par le système porte ; il existe une sorte de balancement entre la circulation splénique et la circulation des viscères abdominaux relevant de la veine porte, principalement celle du foie ; la rate peut donc être considérée au point de vue de la mécanique circulatoire comme un diverticule pour la circulation porte. La rate se gonfle pendant la digestion, la course et d'une façon plus générale sous toutes les influences qui activent la circulation des viscères intra-abdominaux. Elle se dilate énormément à la suite de la section de ses nerfs (plexus splénique). Elle se resserre au contraire par l'excitation des mêmes nerfs, des splanchniques, de la moelle et par action réflexe sous l'influence de l'irritation de divers nerfs sensibles ; certaines substances, comme la quinine, la strychnine, ont aussi la propriété de la faire diminuer de volume. De plus, la rate présente des alternatives de resserrement et de dilatation rythmiques, survenant spontanément, sortes de diastoles et systoles très lentes qu'il est facile d'enregistrer en enfermant l'organe dans un appareil à déplacement (oncographe).

2° Rôle hématopoïétique. — La rate étant composée en

grande partie de tissu lymphoïde, on devait *a priori* lui attribuer un rôle analogue à celui des ganglions lymphatiques. Or les ganglions lymphatiques forment des globules blancs. En est-il de même de la rate? La comparaison du sang de la veine splénique avec celui de l'artère indique qu'il doit en être ainsi ; en effet, si le rapport des globules blancs aux globules rouges est par exemple dans le sang artériel de 1 p. 225, ce rapport n'est plus dans le sang veineux splénique que de 1 p. 60. Ce résultat peut être interprété soit par une création de globules blancs, soit par une destruction de globules rouges dans la rate, ou par la coexistence des deux phénomènes, ce qui est vraisemblable. En effet, la rate est formée, en outre de son tissu lymphoïde, par un tissu propre renfermant des éléments spéciaux (suc splénique) parmi lesquels se trouvent des leucocytes ayant englobé des débris de globules rouges ; si l'on ajoute que la rate contient un pigment ferrugineux et de l'oxyde ferreux libre en assez grande quantité, et que son tissu est riche en potassium, il deviendra très plausible d'admettre que cet organe est le siège d'une destruction de globules rouges et de l'hémoglobine. Quelques physiologistes pensent aussi que la rate forme des globules rouges. Le rôle de la rate dans la néoformation des globules blancs est encore prouvé par l'état pathologique désigné sous le nom de *leucémie* et caractérisé par une augmentation énorme des globules blancs ; or dans la leucémie on constate une prolifération du tissu lymphoïde dans tous les organes qui en contiennent et une augmentation de volume considérable de la rate. Mais si la rate joue un rôle important dans l'hématopoïèse, elle n'est pas cependant indispensable à l'accomplissement de cette fonction et peut être rapidement et complètement suppléée par d'autres organes ; car l'extirpation de la rate n'est suivie d'aucun trouble permanent.

La rate, comme les ganglions lymphatiques, possède aussi la propriété de retenir à la façon d'un filtre les particules solides qui cheminent accidentellement dans le torrent circulatoire. Les ganglions lymphatiques arrêtent au passage certains corpuscules solides, comme le charbon ; si les intrus sont des éléments organisés, des microbes, il en est de même. Ce que les ganglions font pour la lymphe, la rate le fait pour le sang et le gonflement de cette glande dans les maladies infectieuses indique qu'elle est le siège d'un travail actif de décomposition des éléments pathogènes.

§ 4. — CORPS THYROÏDE

L'importance physiologique du corps thyroïde est prouvée par les résultats funestes de l'extirpation de cette glande. Schiff le premier a vu que les animaux succombent à cette opération. De plus, les travaux des chirurgiens Reverdin et Kocher ont montré les conséquences graves de l'ablation totale de la glande thyroïde chez l'homme (*thyroïdectomie*). Les troubles qui suivent une telle opération doivent être distingués en précoces et tardifs. Les accidents précoces consistent en troubles psychiques, délire et en convulsions localisées dans certains groupes musculaires (*tétanie*) ; les accidents tardifs sont caractérisés par un œdème particulier résultant d'une infiltration du tissu cellulaire par la mucine ; le visage devient bouffi et prend un aspect hébété ; l'intelligence s'affaiblit. Si l'opération a été faite avant la puberté, la croissance est arrêtée et la maladie peut aboutir au *crétinisme*. Il existe du reste une relation bien connue entre le crétinisme et l'atrophie du corps thyroïde ou sa dégénérescence (*goitre*). L'ensemble des symptômes que nous venons de signaler porte le nom de *myxœdème* ou *Cachexie strumiprive*.

Les troubles précoces, la tétanie, s'observent nettement chez les animaux après la thyroïdectomie ; la mort en est la conséquence fatale ; les exceptions tiennent à l'existence de thyroïdes accessoires que l'on ne peut pas toujours enlever. Ainsi Gley a démontré que le lapin considéré jusqu'alors comme réfractaire à la thyroïdectomie, meurt tout comme le chien, si l'on a soin d'extirper deux glandes accessoires en même temps que la glande principale. Les accidents tardifs, le myxœdème, ont été aussi obtenus chez les animaux, plus particulièrement chez le singe, par Horsley.

Ces troubles ne proviennent pas de lésions nerveuses occasionnées par l'opération, mais bien de la suppression d'une fonction glandulaire ; en effet il est remarquable que l'extirpation incomplète de la glande n'est pas suivie d'accidents ; de plus si comme l'a fait Schiff on a greffé préalablement chez un animal un lobe du corps thyroïde dans la cavité péritonéale, la thyroïdectomie est parfaitement supportée et les troubles n'apparaissent qu'après l'extirpation de la greffe.

Quant à la cause des troubles consécutifs à la thyroïdectomie, elle n'est point définitivement établie. Il est probable qu'il s'agit d'une intoxication spéciale de l'organisme et que le corps thyroïde sécrète une substance neutralisant des principes toxiques inconnus (mucine ?). Un fait bien établi aujourd'hui à l'appui de cette hypothèse, c'est que l'état des myxœdémateux est singulièrement amélioré par des injections sous-cutanées d'extrait aqueux de glande thyroïde.

Après la thyroïdectomie on observe dans certains cas l'hypertrophie de la glande pituitaire.

Quant au thymus, il ne paraît jouer un rôle important que pendant la vie fœtale et le jeune âge ; car il s'atrophie chez l'adulte. Toutefois sa fonction est inconnue.

§ 5. — CAPSULES SURRÉNALES

Après qu'ADDISSON eut attiré l'attention sur les altérations que présentent les capsules surrénales dans une maladie particulière caractérisée par des troubles nerveux, une dépression considérable des forces (*asthénie*) et une pigmentation bronzée de la peau (d'où le nom de *maladie bronzée*), BROWN-SÉQUARD démontra que l'extirpation des capsules entraîne fatalement la mort des animaux. Les symptômes consécutifs à la double décapsulisation consistent essentiellement dans des troubles du système nerveux et dans un affaiblissement notable de la motilité. ABELOUS et LANGLOIS pensent que les animaux décapsulés succombent à une intoxication par une substance dont les effets sur l'organisme seraient analogues à ceux du curare.

CHAPITRE VII

CHALEUR ANIMALE

Les réactions chimiques dont l'organisme est le siège s'exécutent pour la plupart avec dégagement de chaleur (réactions exothermiques) ; il en résulte que les animaux sont des sources de chaleur. La chaleur est une des formes sous lesquelles apparaît l'énergie chez l'être vivant ; la production de travail mécanique et le dégagement d'électricité, de lumière (chez certaines espèces) représentent aussi des manifestations extérieures de l'énergie. L'animal vivant dans un milieu dont la température présente des variations considérables, subit, comme toute source physique de chaleur, l'influence de ce milieu au point de vue de la déperdition du calorique. S'il parvient à maintenir dans ses tissus un degré de chaleur constant, c'est qu'il est capable de modifier la production ou la déperdition de calorique par un mécanisme régulateur. Nous étudierons donc dans deux articles séparés la production de chaleur et la régulation thermique.

ARTICLE I

PRODUCTION DE CHALEUR

Pour se rendre compte de la production de chaleur par les animaux, il ne suffit pas d'apprécier la température que présentent les différentes parties de leur corps ; il faut de plus pouvoir mesurer la quantité de chaleur qu'ils dégagent. En d'autres termes, les résultats de la thermométrie doivent être complétés par ceux de la calorimétrie.

§ 1. — TEMPÉRATURE DES ANIMAUX

Les animaux se divisent en deux grandes classes au point de vue de leur température : les animaux à température variable (dits improprement à sang froid) et les animaux à température constante (improprement à sang chaud). Chez les premiers (poissons, reptiles) la température du corps ne dépasse que de très peu celle du milieu ambiant et en subit toutes les vicissitudes ; chez les seconds (mammifères, oiseaux), la température est notablement plus élevée que la moyenne de la température ambiante et se montre indépendante des variations de cette dernière. Occupons-nous seulement d'évaluer pour les animaux à sang chaud et spécialement pour l'homme la température du corps, sa répartition et les variations qu'elle peut subir.

1° Mesure de la température. — On apprécie la température en introduisant des thermomètres dans les cavités naturelles, plus commodément le rectum et aussi dans le creux axillaire. La température de l'homme est de 37° C. dans l'aisselle, un peu plus élevée dans le rectum : 37°,3 d'après WUNDERLICH et même 37°,8 d'après JÜRGENSEN. La température des animaux (chien, lapin, cobaye, mouton, etc.) est plus élevée que celle de l'homme et en moyenne de 39",5 ; celle des oiseaux encore davantage, elle atteint 42°.

2° Topographie thermique. — La température d'une partie quelconque du corps dépend, toutes choses étant égales du côté de la source de chaleur, de la plus ou moins grande déperdition de calorique. Il est facile de comprendre que la surface cutanée exposée continuellement à des causes de refroidissement par rayonnement, conductibilité, évaporation, doit avoir une température bien inférieure à celle des organes centraux ; encore cette température de la peau sera-t-elle variable dans les différentes régions, suivant la proximité ou l'éloignement des gros troncs vasculaires, la conductibilité des tissus sous-jacents, la protection plus ou moins efficace des poils ou des vêtements contre la déperdition de chaleur. D'après cela on peut diviser la surface de la peau en : régions chaudes au-dessus de 35°,5, dans les points où les grosses artères sont superficielles (comme le creux axillaire, le pli du coude, la région inguinale, les joues); régions tièdes au-dessus de 33°,5 (peau des membres du côté de la flexion par exemple); et régions froides au-dessous de 33°,5 (peau des membres du côté de l'extension et extrémités).

C'est le sang qui est le distributeur de la chaleur dans tout le corps, et les vaisseaux jouent le rôle des tuyaux de conduite d'un calorifère à liquide chaud. Il y a donc un certain intérêt à connaître la répartition de la chaleur dans le système vasculaire. On doit à Cl. BERNARD une étude rigoureuse de la topographie thermique du sang exécutée à l'aide *d'aiguilles thermo-électriques*. Deux de ces aiguilles, formées par la soudure de deux métaux différents, étant reliées entre elles et intercalées dans le circuit d'un galvanomètre, la moindre différence de température entre les soudures s'accuse par la production d'un courant électrique appréciable à la déviation de l'aiguille du galvanomètre. On peut de cette façon, après avoir gradué empiriquement l'échelle galvanométrique en degrés de chaleur, apprécier des différences de température extrêmement minimes. Ces aiguilles thermo-électriques, étant logées dans des sondes en gomme, on pousse une de ces sondes dans l'artère crurale d'un animal vers la bifurcation de l'aorte, et l'autre dans la veine crurale vers la veine cave; le galvanomètre indique aussitôt une différence de température de 0°,5 en faveur du sang de l'artère. Le sang artériel doit effectivement être plus chaud, car il vient de passer dans les cavités du tronc à l'abri des déperditions de calorique, tandis que le sang veineux revenant de la périphérie s'est naturellement refroidi dans les capillaires cutanés. Mais le sang veineux se réchauffe rapidement dans la cavité abdominale; en effet, si l'on enfonce les sondes un peu plus haut de telle façon que les soudures des aiguilles arrivent au niveau de l'embouchure des artères et veines rénales, le galvanomètre n'indique aucune déviation ; ce qui signifie que les deux sangs artériel et veineux ont à ce niveau la même température. En poussant les sondes encore plus profondément, on s'aperçoit que la température du sang veineux arrive à dépasser celle du sang artériel et atteint son maximum à l'embouchure des veines sus-hépatiques (point le plus chaud du corps). Ce résultat est bien compréhensible si l'on réfléchit qu'en ce point la veine cave reçoit le sang porte qui, demeurant dans la cavité du ventre, se trouve de ce fait à l'abri de la déperdition de chaleur et qui de plus s'échauffe sensiblement dans son passage à travers le foie. Cette prédominance de chaleur du sang veineux sur le sang artériel se maintient dans les cavités cardiaques ; le sang du cœur gauche est moins chaud que celui du cœur droit (de 0°,17 à 0°,2) ; il est clair en effet que le sang doit se refroidir dans la traversée des capillaires pulmonaires, par suite de l'évaporation d'eau dont le poumon est le siège et de la cession d'une certaine quantité de chaleur à l'air des alvéoles. Puis le sang artériel se réchauffe un peu dans l'aorte thoracique et abdominale avant d'aller se refroidir à la périphérie. On conçoit par ces résultats qu'il existe pour le sang un double cycle thermique que l'on peut exprimer graphiquement par un 8 de chiffre : dans la boucle inférieure du 8 la température du sang artériel l'emporte sur celle du sang veineux ; dans la boucle supérieure, c'est l'inverse ; et au point d'entre-croisement situé au niveau de l'embouchure des vaisseaux du rein, les températures s'égalisent (*point nul ou indifférent de Cl. Bernard*).

3° Variations de la température. — La température des animaux à sang chaud est remarquablement fixe. Elle est la même pour l'habitant du pôle et pour celui de l'équateur ; les variations qu'elle peut présenter, tout en restant dans les limites physiologiques, sont très minimes et ne portent que sur des dixièmes de degré. A ce point de vue il faut remarquer que la température n'est pas exactement la même aux diffé-

rentes heures de la journée. Il existe une variation diurne de
la température représentée par la courbe ci-jointe. On voit
qu'il y a un minimum vers quatre heures du matin et qu'à

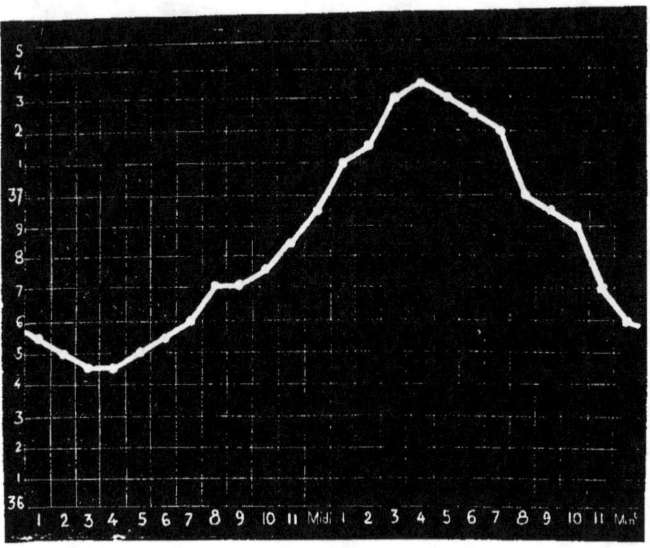

Fig. 60.

Courbe de la variation diurne de la température (d'après Ch. RICHET).

partir de ce moment la température monte progressivement
pour atteindre son maximum dans l'après-midi vers quatre
heures.

Cette variation diurne n'est due, selon Ch. RICHET, ni à la
digestion, ni à l'augmentation de la chaleur extérieure, ni au
travail musculaire, mais à une sorte de *périodicité rythmique*
du système nerveux.

Les différences de température dépendant de l'âge sont très
minimes. Notons cependant que chez le nouveau-né qui
se refroidit très vite, la température baisse beaucoup aussitôt
après la naissance, ce qui tient à l'augmentation brusque des
causes de refroidissement. Les variations de la température
extérieure n'ont que peu d'influence, cependant dans les climats chauds il peut y avoir une très légère élévation de la

température du corps (inférieure à un demi-degré). La cause
la plus puissante d'élévation de la température est l'exercice
musculaire ; sous son influence la température peut monter à
plus de 38°. C'est aux contractions violentes des muscles que
l'on doit attribuer l'élévation si considérable de la température (jusqu'à 44°,75) observée par WUNDERLICH dans le tétanos.
Ch. RICHET a produit expérimentalement cette élévation thermique chez les animaux en provoquant des contractions
musculaires énergiques par la faradisation de la moelle. L'activité intellectuelle détermine aussi une légère élévation de la
température, atteignant un demi-degré dans des observations
de GLEY.

§ 2. — CALORIMÉTRIE

Le thermomètre indique la température de la partie du corps
où il est appliqué, mais il ne donne aucun renseignement sur
la quantité de chaleur produite par l'animal. Pour connaître
cette dernière, il faut recourir à la méthode calorimétrique.
Depuis les recherches de LAVOISIER et LAPLACE, les physiologistes ont multiplié les expériences sur ce sujet. Les calori-
mètres le plus couramment employés en physiologie reposent
sur ce principe : calculer la chaleur dégagée d'après la
dilatation d'un liquide ou de l'air (calorimètre de D'ARSONVAL,
de Ch. RICHET) contenus dans un espace clos annulaire
circonscrivant une cavité où se trouve logé l'animal en observation. On en trouvera une description détaillée dans les
traités de physique biologique. Nous ne nous occuperons ici
que des résultats obtenus.

1° Quantité de chaleur produite par les animaux. — On
l'évalue en calories (petite calorie ou calorie gramme degré,
c'est-à-dire quantité de chaleur nécessaire pour élever de 1° la
température de 1 gramme d'eau). Voici pour quelques animaux à sang chaud la quantité de chaleur qu'ils dégagent
par kilogramme de leur poids et par heure : chien, 5.000 calories ; cobayes, 9.000 ; poule, 5.700 ; moineau, 36.000 ; enfant,

4.000 ; homme adulte, 2.000 à 2.300 calories. D'après ces chiffres, la quantité de chaleur dégagée par un homme du poids de 70 kilogrammes pendant une heure et appliquée à un litre d'eau, serait suffisante pour porter cette eau de 0° à la température de l'ébullition, et si la chaleur produite restait accumulée dans l'organisme, la température du corps atteindrait celle de l'eau bouillante au bout d'un jour et demi. On arrive à peu près aux mêmes résultats en calculant la chaleur produite d'après la chaleur de combustion des aliments indiquée par la thermochimie (méthode indirecte).

2° Variations de la production de chaleur. — La quantité de chaleur produite par les animaux n'est pas la même pour les différentes espèces, comme il ressort des chiffres donnés précédemment ; mais elle varie encore suivant un certain nombre de causes dont les principales sont la taille de l'animal, la température extérieure, le repos ou l'activité musculaire.

a. *Influence de la taille.* — Les animaux produisent d'une façon absolue d'autant plus de chaleur qu'ils sont plus gros ; mais si l'on rapporte la production de chaleur à l'unité de poids, on s'aperçoit que ce sont les petits animaux qui en dégagent le plus. C'est qu'en effet l'élément prépondérant dans l'émission du calorique est l'étendue de la surface du corps. La quantité de chaleur produite est proportionnelle à cette surface et non au volume, comme l'a montré RICHET. Or la surface du corps des animaux est relativement d'autant plus développée que leur volume est plus petit ; car tandis que les volumes croissent comme les cubes, les surfaces ne croissent que comme les carrés ; pour un solide de forme géométrique auquel on peut schématiquement réduire le corps de l'animal, lorsque les surfaces croissent comme 1, 2, 3, 4, etc., les volumes croissent comme 1 — 2,82 — 5,19 — 8, etc. ; lorsque le volume est devenu 8 fois plus grand, la surface n'est donc que 4 fois plus grande. Il en résulte que les petits animaux perdent proportionnellement plus de chaleur que les gros et qu'ils sont par conséquent dans la nécessité d'en pro-

duire davantage pour maintenir constante leur température.
De là vient que leurs combustions sont plus énergiques, leur
respiration et leur circulation plus actives que celles des animaux de grande taille.

b. *Influence de la température extérieure.* — D'après la loi de
NEWTON, un corps chaud abandonné au milieu où il est plongé

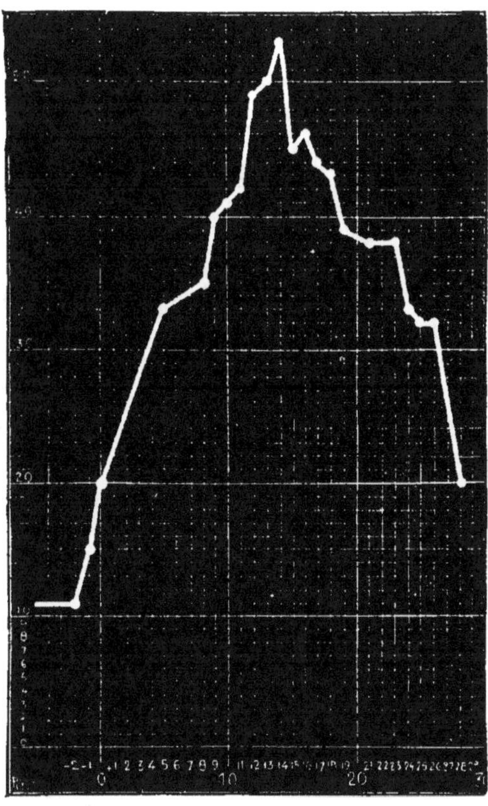

Fig. 61.

Courbe indiquant la quantité de chaleur produite en une heure par
un kilogramme de lapin, en fonction de la température extérieure (d'après Ch. RICHET).

d'autant plus de chaleur que l'excès de sa température sur
celle du milieu ambiant est plus grand. L'animal ne suit pas

cette loi et ne se comporte pas à ce point de vue comme un corps inerte. D'Arsonval et Richet ont en effet démontré qu'il y a une température *optima* à laquelle la production de chaleur est *maxima* : c'est vers 14° que l'animal dégage le plus de chaleur ; si la température extérieure est inférieure à ce chiffre ou le dépasse, le dégagement de chaleur diminue. Ce fait est exprimé graphiquement dans la courbe ci-dessus (fig. 61) indiquant en ordonnées les quantités de chaleur dégagées (en calories) et en abscisses les températures concomitantes du milieu ambiant.

c. *Influence de l'activité musculaire.* — De tous les tissus dont les oxydations contribuent à l'entretien de la chaleur animale, ce sont les muscles qui, dans leur contraction, consomment le plus d'oxygène et qui par conséquent dégagent le plus de chaleur ; et comme ils forment 50 p. 100 du poids du corps ils doivent évidemment représenter la principale source de la chaleur. Aussi le repos ou l'activité musculaire exercent-ils une influence considérable sur la production de calorique. Le fait de maintenir attaché pendant quelques instants un animal sur la table d'expérience suffit pour faire baisser notablement sa température ; si l'animal se livre au contraire à des efforts violents, la production de chaleur augmente. Les poisons narcotiques, les anesthésiques restreignent la production de chaleur et font baisser la température ; les poisons convulsivants (strychnine, brucine, cocaïne, etc.) augmentent la production de chaleur et la température ; les résultats de la thermométrie et de la calorimétrie sont concordants dans ces conditions.

ARTICLE II

RÉGULATION DE LA CHALEUR

Puisque les animaux produisent, comme on vient de le voir, une grande quantité de chaleur et que cependant leur température reste constante, il faut évidemment que cette production de chaleur soit exactement compensée par une perte équivalente ; et pour qu'un tel équilibre se maintienne entre l'apport et la dépense de calorique, l'intervention d'un mécanisme régulateur est nécessaire. Si les animaux à sang froid ont une température qui varie avec celle du milieu extérieur, c'est que chez eux la régulation de la chaleur est imparfaite. Au contraire pour les oiseaux et les mammifères cette régulation est parfaite. Cependant quelques animaux à sang chaud, dits animaux hibernants (marmotte, loir, ours, etc.) subissent pendant certaines périodes de leur existence le contre-coup des variations de la température ambiante ; à l'époque de l'hibernation leur température s'abaisse et ils s'engourdissent ; chez eux l'appareil régulateur de la chaleur n'atteint donc pas tout son perfectionnement ; il en est de même pour les animaux nouveaunés qui se refroidissent très vite lorsqu'ils ne sont pas placés à l'abri de la déperdition de calorique.

L'appareil régulateur de la chaleur est le système nerveux qui tient sous sa dépendance la vascularisation des tissus par les vaso-moteurs. Il faut admettre aussi que les nerfs agissent sur la production de la chaleur par l'influence directe qu'ils exercent sur la nutrition des tissus ; ainsi un muscle qui se contracte, une glande qui sécrète sous l'influence de l'irritation du nerf moteur ou sécrétoire, s'échauffent indépendamment de toute action vaso-motrice exercée par ces nerfs ; inversement un organe peut se refroidir s'il est soumis de la part du système nerveux à une action inhibitoire ou d'arrêt. A ce point de vue l'hypothèse émise par Cl. Bernard sur l'existence de nerfs *calorifiques* et *frigorifiques*, c'est-à-dire produisant du chaud et du froid sur place en dehors des actions vaso-motrices, mérite toute créance. Quoi qu'il en soit, on sait que les centres nerveux exercent une action remarquable sur la production de chaleur, bien que le mécanisme de cette action soit d'une interprétation très difficile. Les expériences de Cl. Bernard, Tscheschichin, Richet, etc., montrent qu'il existe vraisemblablement dans la moelle allongée et les ganglions du cerveau des *centres thermiques* réglant la production et la déperdition de la chaleur ; après la section de la moelle qui supprime l'action de ces centres, la température de l'animal s'abaisse considérablement (*hypothermie*). Au contraire, la piqûre des centres thermiques qui agit par excitation amène une élévation notable de la température (*hyperthermie*) et une augmentation de la production de chaleur.

Examinons à l'aide de ces données comment l'organisme se défend contre l'excès de chaleur ou de froid ; nous rechercherons ensuite quelles sont les limites de température compatibles avec la vie et par quel trouble de la régulation thermique peut s'expliquer la fièvre.

§ 1. — LUTTE CONTRE LE FROID

La production de chaleur étant le résultat des oxydations intra-organiques et la perte de calorique s'opérant par rayonnement, conductibilité et évaporation de l'eau à la surface du corps, on peut prévoir que l'animal doit lutter contre le refroidissement par un double procédé : en augmentant ses combustions d'une part, en restreignant les causes de la déperdition de chaleur d'autre part.

1° Augmentation des combustions. — LAVOISIER et SEGUIN avaient déjà constaté que l'abaissement de la température extérieure détermine une augmentation de l'intensité des phénomènes chimiques de la respiration. Depuis, tous les physiologistes ont observé que la quantité d'oxygène consommé par un animal s'accroît lorsque la température ambiante descend au-dessous de la moyenne. De ce fait découle la conséquence que l'alimentation doit être en rapport avec l'accroissement des combustions. Un animal vivant sous un climat froid doit donc manger davantage que celui qui habite un pays chaud, et parmi ses aliments de prédilection les corps gras entreront pour une large part, car ce sont les graisses qui en brûlant dégagent le plus de chaleur. On s'explique de cette façon l'appétence pour l'huile que manifestent les habitants des régions polaires (Esquimaux, Lapons). De plus, les muscles représentant les foyers principaux de la chaleur, il est clair que l'activité musculaire sera aussi un des moyens employés par l'organisme pour lutter contre le froid. La sensation de roideur musculaire et le tremblement ou *frisson* que l'on éprouve sous l'influence du froid, sont des indices de la réaction du système nerveux contre l'abaissement de température.

2° Diminution de la déperdition de chaleur. — La plus ou moins grande épaisseur des téguments et des fourrures chez les animaux, des vêtements chez l'homme, joue évidemment un grand rôle dans la régulation de la déperdition de chaleur par rayonnement et conductibilité. Un lapin rasé perd et produit beaucoup plus de chaleur qu'un lapin normal; les enfants dont la peau est nue perdent aussi plus de chaleur que les animaux à fourrure épaisse. L'accumulation de la graisse sous la peau remplit le même but que la présence des poils ou des plumes, car le tissu adipeux est mauvais conducteur pour la chaleur; aussi le panicule graisseux sous-cutané se développe-t-il énormément chez les mammifères marins dont la peau est nue.

La diminution de la perte de chaleur par la surface cutanée est aussi obtenue par le mécanisme réflexe de la constriction vasculaire; sous l'influence de l'excitation par le froid des nerfs sensibles de la peau, les centres nerveux vaso-moteurs entrent en jeu et déterminent le resserrement des vaisseaux cutanés; la peau s'anémie, se refroidit et restreint ainsi notablement la perte de chaleur par rayonnement et par contact.

§ 2. — LUTTE CONTRE L'EXCÈS DE CHALEUR

La lutte contre les causes d'échauffement consiste uniquement dans l'augmentation des pertes de chaleur. En effet, l'homme ne réagit pas contre l'excès de chaleur en réduisant l'intensité des combustions organiques; loin de baisser, la proportion de carbone brûlé s'élève au contraire si la température extérieure dépasse 20 à 25°.

L'accroissement de la déperdition de calorique est obtenue par l'augmentation du rayonnement et de l'évaporation cutanée. Sous l'influence de l'impression de chaleur la peau rougit, la circulation devient plus active dans ses vaisseaux dilatés; ainsi elle s'échauffe et rayonne davantage; de plus, elle se couvre de sueur qui en s'évaporant soustrait une certaine quantité de calorique. La dilatation des vaisseaux cutanés et la sudation sont les résultats d'une action réflexe dont l'impression de chaleur est le point de départ; mais elles sont aussi la conséquence d'une action directe exercée sur les centres nerveux par le sang surchauffé, comme nous l'avons expliqué en traitant du mécanisme de la sécrétion sudorale.

La théorie de la régulation thermique par l'évaporation cutanée fut formulée par FRANKLIN en 1758. On démontre en effet que pour passer de l'état liquide à l'état gazeux l'eau absorbe une certaine quantité de chaleur. FRÉDÉRICQ calcule que 1 gramme d'eau à la température du sang (à 38°) absorberait pour se vaporiser environ 580 microcalories et que par conséquent l'évaporation de 10 grammes d'eau à la surface de la peau suffirait pour abaisser d'un degré la température d'un animal du poids de 5,800 grammes. La sécheresse de l'air ambiant, le renouvellement des couches d'air en rapport avec la surface cutanée favorisent la lutte de l'organisme contre la chaleur en activant l'évaporation de la sueur. Inversement dans un milieu humide, cette lutte contre la chaleur devient plus pénible.

Une autre cause de réfrigération pour l'animal est l'évaporation pulmonaire. Aussi toute cause d'échauffement produit-elle par voie réflexe et aussi par excitation directe des centres nerveux une accélération du rythme respiratoire; c'est ce que Ch. RICHET a nommé la *polypnée thermique*. Chez les animaux qui ne suent pas ce mécanisme régulateur est encore plus activement mis en jeu; pour en être convaincu, il suffit d'observer l'anhélation excessive du chien après une course au soleil et de remarquer que cet animal maintient aussi sa langue pendante hors de la bouche de façon à augmenter la surface d'évaporation. D'après la quantité d'eau éliminée par les poumons chez l'homme, on peut estimer la chaleur enlevée à l'organisme par l'évaporation pulmonaire à 15 p. 100 de la chaleur totale perdue.

§ 3. — MORT PAR EXCÈS DE CHAUD OU DE FROID

Quelles sont les limites de température compatibles avec la vie? Cette question est double. Il faut se demander dans quelles limites de la température extérieure, la régulation de la chaleur animale peut encore s'opérer d'une façon efficace, et d'autre part quelles variations en plus ou en moins de sa température propre l'organisme peut supporter sans dommage. La régulation de la chaleur s'accomplit d'une façon parfaite malgré des variations excessives de la température ambiante, grâce au mécanisme que nous avons décrit. On a observé en Sibérie des froids de — 63°. Dans un voyage au pôle nord le capitaine PARRY a constaté que la température rectale d'un renard était de + 41°, alors que la température extérieure était de — 35°,6. De même la régulation est encore parfaite pour des températures extérieures s'élevant à + 43° et davantage. Dans le pays des Touaregs DUVEYRIER nota une température de + 60° à l'ombre; dans la chambre de chauffe des navires à vapeur la température peut aussi s'élever à 50° pendant le passage de la mer Rouge. Il est vrai que ces températures ne pourraient être supportées bien longtemps par l'homme. Mais l'organisme peut résister d'une façon passagère à des températures encore plus élevées; on cite le cas de deux jeunes filles qui pouvaient demeurer pendant 19 minutes dans un four chauffé à 130°; c'est par la sécheresse de l'air et une évaporation cutanée active qu'un tel phénomène est explicable. Des organismes inférieurs peuvent vivre dans des milieux très chauds, par exemple les algues que l'on trouve dans certaines eaux thermales. On sait aussi que les graines et les spores de micro-organismes résistent à une haute température : d'où cette conséquence pratique qu'un objet n'est sûrement stérilisé qu'après avoir été soumis à une température supérieure à celle de l'ébullition.

Si le système régulateur de la chaleur ne fonctionne pas normalement, la température du corps peut encore s'élever ou s'abaisser notablement au-dessus ou au dessous de la normale sans entraîner nécessairement la mort. On distingue les températures anormales en *fébriles* de + 38° à + 44° et même 45, et en *algides* de + 36° à + 24°. Dans ces variations de la température interne, c'est moins le maximum ou le minimum qui est à craindre que la prolongation de durée de l'hyperthermie ou de l'hypothermie. La mort arrive fatalement si la température se maintient un certain temps à + 42°.

L'hypothermie survient à la suite d'un refroidissement excessif du milieu extérieur, à la suite aussi de la dépression du système nerveux sous l'influence des traumatismes, de certaines maladies, des poisons narcotiques, de l'inanition et des affections cutanées qui augmentent la déperdition de chaleur. L'abaissement de la température du corps exerce une action dépressive sur le système nerveux, d'où la tendance au sommeil qui s'empare des individus engourdis par le froid; les mouvements respiratoires et les battements cardiaques se ralentissent et la mort arrive pour les animaux à sang chaud lorsque leur température descend aux environs de 24°. Les animaux à sang froid peuvent subir sans succomber un abaissement de leur température plus considérable (jusqu'à 0°); mais par contre, en raison de l'imperfection de leur appareil régulateur thermique, ils meurent lorsque la température extérieure descend au-dessous de zéro, s'ils ne sont pas protégés contre le refroidissement; aussi ces animaux s'enfouissent-ils sous terre pendant l'hiver.

L'hyperthermie se produit sous l'influence d'une élévation considérable de la température extérieure (*coup de chaleur*) et dans les affections qui excitent les centres nerveux (traumatismes, poisons, maladies infectieuses). En maintenant un animal dans une étuve dont on élève progressivement la température, on constate que lorsqu'il cesse de lutter efficacement contre la chaleur, sa température s'élève graduellement. Il manifeste alors une violente agitation, sa respiration s'accélère (polypnée thermique), le pouls augmente de fréquence; des mouvements convulsifs apparaissent. A cette phase d'excitation du système nerveux succède une période de dépression; l'animal devient insensible, ses réflexes s'émoussent; il tombe

dans le coma et meurt lorsque sa température atteint de 41°
à 45°. Chez les animaux morts d'hyperthermie le cœur est dur,
rigide ; aussi la mort a-t-elle été attribuée par Cl. BERNARD à la
coagulation de la myosine des fibres musculaires cardiaques.
Mais les températures auxquelles ce physiologiste soumettait
ses animaux étaient trop élevées. VALLIN trouva que si l'échauffement est lent, la mort est la conséquence d'un trouble de
l'innervation et de l'arrêt du cœur en diastole. D'après les
recherches de H. VINCENT, la mort par hyperthermie résulte
des troubles du système nerveux central, particulièrement du
bulbe et de l'arrêt de la respiration ; ces troubles proviennent
eux-mêmes d'une auto-intoxication de l'organisme par des
produits de déchet dont l'action est analogue à celle des poisons urinaires.

§ 4. — FIÈVRE

L'état pathologique désigné sous ce nom est principalement
caractérisé par l'élévation de la température. Est-ce à une
diminution de la déperdition ou à une exagération de la production de chaleur qu'il faut attribuer la fièvre ? Les deux
hypothèses ont été soutenues. TRAUBE a prétendu que la fièvre
est due à une accumulation de la chaleur normale, par suite
de la diminution dans la perte de calorique (théorie de la rétention). Cette hypothèse est peu vraisemblable et les expériences
calorimétriques ont montré que chez les animaux fébricitants
il y a bien surproduction de chaleur. Toutefois, pendant le
stade de frisson de la fièvre, la peau est pâle et exsangue et la
déperdition de chaleur doit évidemment se restreindre ; mais
l'insuffisance de la perte de calorique ne saurait expliquer,
même à cette période, l'élévation de température souvent si
prompte et si prononcée qui y correspond. Pendant le stade
de chaleur de la fièvre, la peau devient rouge et congestionnée ;
la déperdition de calorique est donc augmentée et l'élévation
de la température ne peut s'interpréter que par un excès de
production de chaleur. A ce dernier phénomène correspond,
comme cause directe, une augmentation de l'intensité des

combustions, se traduisant par une augmentation (70 à 80 p. 100) de l'acide carbonique exhalé et de l'oxygène absorbé (10 à 16 p. 100 chez le cobaye), et un accroissement de l'excrétion de l'urée de $\frac{1}{3}$ à $\frac{2}{3}$. En même temps les battements cardiaques et les mouvements respiratoires augmentent de fréquence. L'hyperthermie étant une cause d'augmentation des combustions interstitielles, il en résulte, pour employer l'expression de Ch. Richet, que la fièvre est un véritable *cercle vicieux;* en d'autres termes, que la fièvre tend à augmenter la fièvre. L'hyperthermie constitue un grave danger par elle-même; le médecin doit donc faire tous ses efforts pour lutter contre elle; il a pour cela la ressource des réfrigérants (bains froids) et de certains médicaments (quinine, antipyrine, etc.).

DEUXIÈME PARTIE

FONCTIONS DE RELATION

Les phénomènes les plus directement observables que présente l'organisme consistent dans ses relations avec le monde extérieur. Parmi celles-ci les fonctions de mouvement occupent le premier rang. Aussi nous occuperons-nous tout d'abord de la physiologie générale des muscles et des nerfs et de la physiologie spéciale des mouvements du corps. Nous aborderons ensuite l'étude du système nerveux central qui sert d'intermédiaire entre l'action venant de la périphérie et la réaction motrice, et qui préside en outre à l'harmonie de tous les éléments en fonction dans l'intérieur de l'organisme. A la physiologie des centres nerveux se rattachera celle des organes des sens qui recueillent les impressions extérieures.

CHAPITRE PREMIER

PHYSIOLOGIE GÉNÉRALE DU MOUVEMENT

La faculté de se mouvoir est une des propriétés essentielles du protoplasma et le mouvement un des phénomènes les plus caractéristiques de la vie. Chez les animaux inférieurs les mouvements sont dus à la contractilité du protoplasma peu ou point différencié des cellules du corps. Chez les animaux supérieurs certains mouvements se font aussi de la sorte, comme ceux des leucocytes, des cellules à cils vibratiles. Nous avons déjà parlé des mouvements amiboïdes des leucocytes ; les mouvements des cellules à cils vibratiles n'en sont qu'une variante. Les cils vibratiles sont des expansions protoplasmiques du corps cellulaire qui présentent des mouvements de flexion et d'oscillation dans certains sens. Ces cellules forment des revêtements étendus sur certaines muqueuses, par exemple la muqueuse des voies respiratoires. Les grains de poussière qui arrivent au contact de cette muqueuse sont ainsi transportés par le mouvement des cils vers l'extérieur. Une expérience bien simple démontre cette action motrice des cils vibratiles. Un lambeau de muqueuse étant détaché de l'œsophage d'une grenouille et étalé sur une lamelle de verre, déposons à sa surface des corps légers, tels que des fragments de liège, morceaux de papier, nous verrons que ces objets seront déplacés lentement dans une direction qui serait celle de l'estomac sur l'animal. Si nous retournons ce lambeau de muqueuse, de façon que sa surface libre soit appliquée sur la lamelle, c'est lui qui se déplacera en bloc, mû par les mouvements de ses cils vibratiles (expérience dite de la *limace artificielle* de M. Duval). Les mouvements des cils vibratiles sont, d'après cela, complètement en dehors de l'influence du système nerveux ; ils persistent très longtemps après la mort de l'animal. Mais laissant de côté cette motilité spéciale, nous reconnaissons que les mouvements étendus et nécessitant une certaine force sont accomplis par des cellules à protoplasma très différencié, les cellules musculaires.

Généralement le mouvement est provoqué par une excitation venant de l'extérieur, toutefois cette excitation ne porte pas directement sur l'élément moteur, mais bien sur un élément sensible de la surface du corps qui la transmet à un centre capable de la modifier et de la transformer en énergie motrice à la périphérie. Telle est *l'action réflexe*. Cette spécialisation n'existe pas pour certains êtres inférieurs chez lesquels les mêmes cellules sont à la fois les agents de la sensibilité et de la motilité. Mais supposons qu'une de ces cellules se scinde par étirement d'une portion de son protoplasma en deux parties

dont l'une conserve ses rapports avec le milieu extérieur de façon à en recueillir les impressions, tandis que l'autre, située plus profondément, se spécia-
lise pour le mouvement en conservant seule la propriété de se contracter ; nous aurons ainsi l'ébauche de l'appareil nerveux et musculaire. Une telle cellule n'est pas une simple fiction ; elle a été dé-crite sous le nom de *cellule neuro-musculaire* par KLEINENBERG chez certaines espèces d'hydres. Supposons maintenant qu'un autre élément cellu-laire mitoyen se développe sur le trajet du tractus protoplas-mique qui relie les deux portions séparées de la cellule primi-tivement simple, et nous obtiendrons le schéma de l'appareil neuro-musculaire des animaux supérieurs. Chez ceux-ci, en effet, l'élément sensible et l'élément moteur sont bien séparés, mais ils restent anatomiquement et fonctionnellement reliés par le tractus protoplasmique représenté par le nerf et la cellule nerveuse. Dans ce schéma

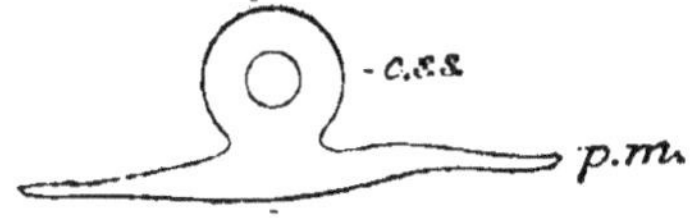

Fig. 62.

Cellule épithéliale neuro-muscu-laire (VIAULT et JOLYET).

c, e, s. partie sensitive. — *p, m*, par-tie musculaire.

(fig. 64) l'élément périphérique en relation avec les agents exté-rieurs est la cellule épithéliale des surfaces sensibles, le tractus qui la relie à la cellule mitoyenne est le nerf sensible ; la cellule mitoyenne représente l'élément nerveux central et le prolonge-ment qu'elle émet le nerf moteur ; celui-ci aboutit à l'élément péri-

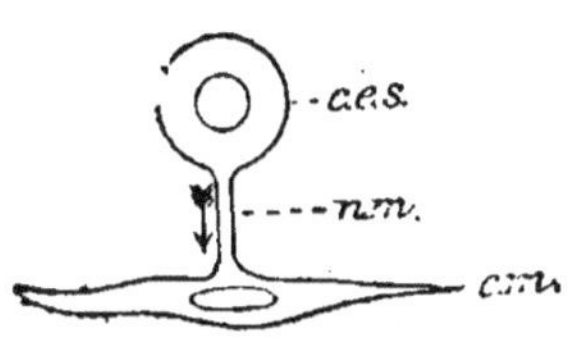

Fig. 63.

Cellule neuro-musculaire.

c, e, s, partie sensitive. — *cm*, partie musculaire. — *nm*, nerf mo-teur.

phérique moteur ou cellule musculaire. On peut remplacer cette dernière par une cellule glandulaire ; la conception générale reste la même, car, par mouvement, nous ne devons pas entendre seulement le mouvement de masse produit par la contraction musculaire, mais aussi le mouvement molécu-laire comme celui qui se manifeste par la sécrétion.

On voit par là que l'élément sensible forme avec l'élément
moteur un tout indivisible au point de vue phylogénétique
comme au point de vue fonctionnel, depuis le bas de l'échelle
zoologique jusqu'aux degrés les plus complexes de l'organisation. Considérée dans l'élément cellulaire, la sensibilité ne
paraît du reste point distincte de l'irritabilité. L'irritabilité est
la propriété que possède la matière vivante de réagir sous
l'influence des excitants ; cette réaction implique nécessairement l'existence de la sensibilité ; nous ne jugeons en effet
que le protoplasma est sensible que d'après la réaction qu'il
manifeste sous l'action d'une cause excitante ; ce qui revient

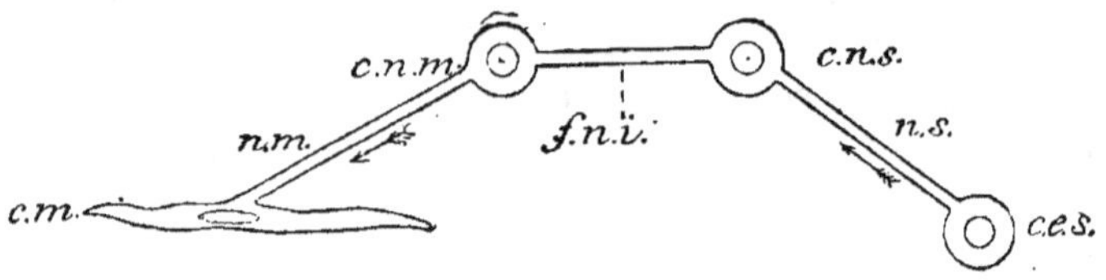

Fig. 64.

Schéma des connexions des cellules épithéliales et musculaires
(d'après VIAULT et JOLYET).

c. e. s. cellule épithéliale sensitive. — c, m. cellule musculaire. — n. s. nerf sensitif. — c. n. s. cellule nerveuse sensible. — c, n, m. cellule nerveuse motrice. —
n, m, nerf moteur. — f, n, i, fibre nerveuse intercentrale.

à dire que ces deux propriétés, sensibilité et irritabilité, se
confondent. Il en est de même dans un organisme pluricellu-
laire ; et il est utile de bien spécifier ce que l'on doit entendre,
d'une manière générale, par ce terme de sensibilité dont nous
allons maintenant fréquemment nous servir. Dans le langage
courant et pour les philosophes la *sensibilité* est une réaction
de conscience : c'est la faculté que nous avons d'éprouver des
modifications psychiques agréables ou désagréables à la suite
de modifications corporelles ; ces modifications psychiques
constituent la *sensation*. Le physiologiste doit avoir une conception beaucoup plus large de la sensibilité. Pour lui la
modification de conscience n'est qu'une des réactions qui
peut servir à définir la sensation. Une impression périphérique
est transmise jusqu'à un centre nerveux et là réfléchie à la

périphérie sur un élément moteur ; cette réaction implique la mise en jeu de la sensibilité, qu'il y ait ou non modification de conscience, c'est-à-dire *perception* ; en d'autres termes, la sensation peut ne pas être sentie, bien que cette expression paraisse un véritable abus de mots. Il y a donc des sensations conscientes et des sensations inconscientes. Nous dirons par conséquent avec Cl. BERNARD que, pour le physiologiste, la sensibilité doit être l'ensemble des réactions physiologiques de toute nature et non pas seulement psychiques, provoquées par les modificateurs externes. « La réaction pouvant être envisagée dans la cellule, dans l'organe ou dans l'appareil qui répond aux excitations, la sensibilité sera l'aptitude à réagir soit de l'organisme total, de l'appareil nerveux tout entier, soit d'une de ses parties, soit d'une simple cellule. » Ainsi comprise, la sensibilité n'est pas autre chose que l'irritabilité.

Ces notions générales étant acquises, nous allons maintenant aborder la physiologie générale des muscles et des éléments nerveux.

ARTICLE I

PHYSIOLOGIE GÉNÉRALE DU MUSCLE

Il y a deux sortes de muscles, les muscles à fibres lisses en rapport avec les fonctions de la vie végétative et les muscles à fibres striées en rapport avec les fonctions de relation ; mais il n'y a rien d'absolu dans cette répartition ; ainsi le cœur est formé de fibres striées. Ce qui distingue les deux sortes de fibres c'est, en outre de leur structure histologique, le caractère différent de leur contraction. Les muscles lisses sont formés de cellules fusiformes possédant un noyau allongé et un protoplasma homogène ou finement granuleux. Les muscles striés sont composés de fibres très longues et effilées à leurs deux extrémités ; chacune de ces fibres résulte de la fusion de plusieurs éléments cellulaires reconnaissables à la présence de nombreux noyaux ; elle possède une membrane d'enveloppe, le *sarcolemme*, contenant la substance musculaire qui présente un aspect strié dans le sens longitudinal et dans le sens transversal. La striation longitudinale répond à une division de la fibre primitive en fibrilles, et la striation transversale à la succession de parties alternativement claires et obscures suivant la longueur de la fibrille.

<h3 style="text-align:center">§ 1. — PROPRIÉTÉS DU MUSCLE</h3>

Le muscle possède deux propriétés essentielles, l'*élasticité* et la *contractilité*.

1° Elasticité. — Le muscle est *faiblement* mais *parfaitement* élastique, c'est-à-dire qu'il se laisse déformer par une force minime et reprend exactement sa forme primitive lorsque la cause de déformation cesse d'agir. Par exemple, si l'on suspend un poids même très faible à l'extrémité d'un muscle dont l'autre extrémité demeure solidement fixée, le muscle s'allonge ; mais il revient à sa longueur première quand on détache le poids. En suspendant des poids de plus en plus forts à l'extrémité d'un muscle, l'allongement est de plus en plus grand, mais il n'est pas proportionnel aux poids, c'est-à-dire que chaque charge additionnelle d'un même poids n'allonge pas le muscle d'une quantité toujours égale ; l'allongement croît d'abord vite, puis plus lentement, à mesure que la charge augmente ; par conséquent, la courbe de l'allongement du muscle n'est pas une ligne droite, mais une hyperbole. La *limite d'élasticité* est du reste très vite atteinte ; ainsi un muscle gastrocnémien de grenouille ne revient plus exactement à sa longueur primitive quand il a été étiré par un poids de 50 grammes. Le muscle met un certain temps (plusieurs minutes) pour donner son allongement maximum sous l'action de la charge ; de même il ne reprend pas du premier coup sa longueur primitive quand on cesse de l'étirer ; il existe donc une extensibilité et une élasticité *tardive* ou *supplémentaire*.

Normalement et dans l'état de repos, l'élasticité du muscle n'est jamais satisfaite ; en effet, un muscle tire constamment sur ses points d'attache ; c'est pourquoi on le voit se raccourcir, lorsqu'on sectionne un de ses tendons. Ce fait n'est cependant pas simplement la conséquence de l'élasticité considérée comme propriété d'ordre purement physique. C'est aussi un phénomène vital en rapport avec la nutrition du muscle ; on lui a donné le nom de *tonicité* ou *tonus musculaire;* cet état particulier, sorte de demi-contraction, qui implique une activité constante du tissu musculaire, est sous la dépendance des centres nerveux ; que l'on coupe le nerf se rendant au muscle, et le tonus disparaît.

2° Contractilité. — L'irritabilité de la fibre musculaire ou contractilité se traduit par un changement de forme, diminution de longueur et augmentation d'épaisseur, sous l'influence des excitations. Les excitants capables de la mettre en jeu sont de différentes sortes. L'excitant naturel est l'influx nerveux qui arrive au muscle par le nerf moteur ; on peut le remplacer par des excitants artificiels appliqués sur le nerf. Mais le tissu musculaire est aussi directement excitable : une piqûre, une section provoquent sa contraction ; il est donc sensible aux excitants mécaniques ; la contractilité musculaire est aussi mise en jeu par des actions chimiques (dessiccation par Nacl, glycérine, contact d'un acide, d'un alcali, etc.), par des variations brusques de température (excitants thermiques), par les rayons lumineux (ainsi le sphincter de l'iris est capable de se resserrer sous l'action directe de la lumière, comme l'a prouvé BROWN-SÉQUARD, et il en est de même de tout muscle, d'après des expériences récentes de d'ARSONVAL). Mais de tous les excitants le plus en usage est l'électricité ; on emploie de préférence les courants faradiques que l'on peut facilement manier et graduer de façon à éviter toute lésion de tissu.

La contraction du muscle résulte d'une variation subite dans l'arrangement moléculaire de la fibre musculaire, et l'on peut comparer l'explosion d'énergie qui se produit alors à la déflagration d'un tas de poudre ; l'énergie de tension est transformée en force vive (travail, chaleur). Pour que cette rupture d'équilibre moléculaire ait lieu, il faut que l'excitant qui la provoque présente lui-même une certaine brusquerie d'action. Ainsi un courant constant que l'on fait passer dans un muscle n'excite la contraction qu'à la fermeture et à l'ouverture du circuit ; pendant tout le temps que le courant passe, pour si intense qu'il soit, le muscle reste au repos ; mais une augmentation ou une diminution brusque de l'intensité du courant détermine la contraction. L'effet de l'excitation ne dépend donc pas tant de l'intensité de l'excitant que de la rapidité de variation de cette intensité, et cette loi est applicable au nerf comme au muscle. On peut arriver à désòrganiser le tissu musculaire ou nerveux sans faire apparaître la moindre contraction, si, au moyen d'un rhéostat, on fait varier lentement et graduellement l'intensité d'un courant depuis le degré le plus faible incapable de produire la moindre réaction, jusqu'à un maximum auquel aucun élément vivant ne résiste.

Quand on excite directement le tissu musculaire, on irrite en même temps les terminaisons nerveuses qui y sont contenues, et il peut se faire que la contraction soit la conséquence de l'excitation non pas de la substance musculaire elle-même, mais bien des éléments nerveux ; ceux-ci transportant alors l'excitation jusqu'au tissu musculaire, le résultat serait le même que lorsqu'on irrite le nerf moteur loin du muscle et l'expérience ne prouverait pas que le muscle soit directement excitable. Mais il y a de bonnes raisons pour admettre que le tissu musculaire possède une irritabilité propre, pouvant être directement mise en jeu, comme celle de tout corps protoplasmique. Nous en trouvons une des plus fortes preuves dans l'analyse des effets de l'empoisonnement par le curare. L'action du curare, si bien étudiée par Cl. BERNARD, consiste dans une séparation fonctionnelle entre le muscle et le nerf ; le muscle devient incapable de se contracter sous l'influence du système nerveux. Cette action toxique se manifeste d'abord pour les muscles qui sont soumis à l'empire de la volonté et pour les muscles de la respiration, et les mouvements des muscles lisses et du cœur restent indemnes. Il en résulte que l'animal curarisé meurt par arrêt de l'hématose, mais qu'il peut être maintenu en vie par la respiration artificielle ; chez la grenouille, en raison de l'importance de la peau dans l'hématose, le cœur continue à battre très longtemps malgré l'arrêt de la respiration. Si donc sur un animal curarisé on excite un nerf moteur, le muscle reste au repos au lieu d'entrer en contraction comme à l'état normal ; mais que l'on porte l'excitation direc-

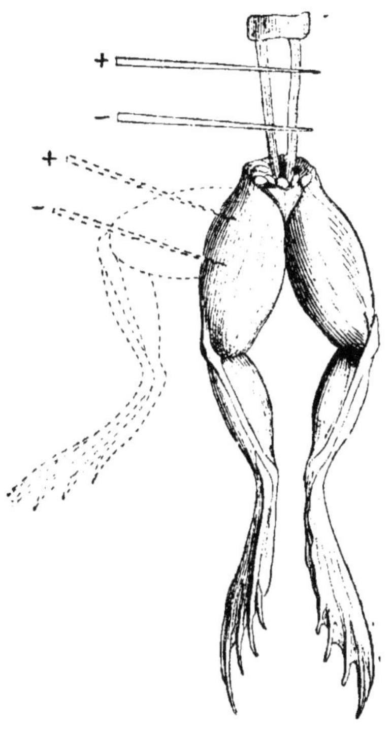

Fig. 65.

Arrière train de grenouille curarisée. — Excitez les nerfs, le muscle reste immobile ; excitez celui-ci directement, il se contracte (Viault et Jolyet).

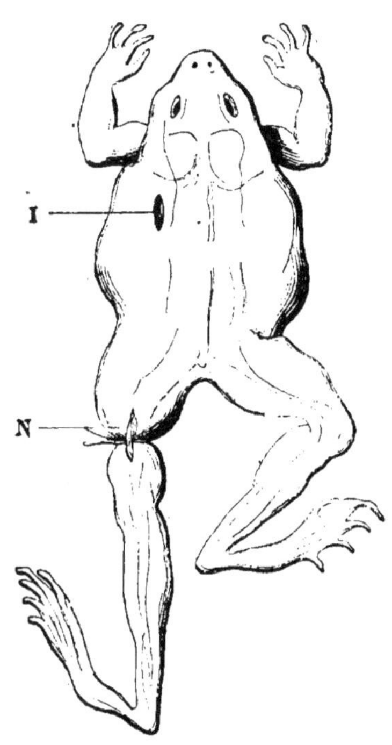

Fig. 66.

Grenouille préparée pour interrompre la circulation dans un membre (Viault et Jolyet).

N, nerf sciatique non compris dans la ligature. — I, point où est injecté le curare.

tement sur le muscle, on le verra se contracter. Le tissu musculaire est donc resté excitable. Le nerf lui-même n'a du reste point perdu son excitabilité ; c'est ce que Cl. Bernard démontra par l'expérience suivante : on pose une ligature serrée sur la racine d'une des cuisses chez la grenouille, après avoir isolé le nerf sciatique de façon à ne pas le comprendre dans la ligature ; la circulation étant ainsi arrêtée dans ce membre, on injecte le curare dans le sac lymphatique dorsal. La motilité disparaît peu après dans tout le corps, sauf dans la patte qui a été mise à l'abri du poison par la ligature. Si l'on excite maintenant le nerf sciatique de cette patte au-dessus de la ligature, dans un point où il a nécessairement absorbé le poison, les muscles correspondants se contractent. La conductibilité nerveuse est donc intacte chez l'animal curarisé. Les centres nerveux aussi ont conservé leurs propriétés ; il est en effet possible d'obtenir une contraction réflexe des muscles de la patte protégée par la ligature, en excitant un point quelconque de la peau du tronc ou des membres paralysés. L'action du curare ne s'exerce donc ni sur le muscle, ni sur le nerf dans sa continuité, ni sur les centres nerveux ; il faut alors admettre forcément que la fonction abolie par le poison dans l'appareil neuro-musculaire est la relation qui existe normalement entre le nerf et le muscle, c'est-à-dire l'excitabilité des terminaisons nerveuses intra-musculaires, probablement des *plaques motrices*. Or, puisque dans ces conditions le muscle se contracte encore quand on l'excite directement, c'est que son tissu possède une excitabilité qui lui est propre.

§ 2. — CONTRACTION MUSCULAIRE

Au moment de sa contraction le muscle change de forme et de consistance. Il diminue de longueur, mais augmente en épaisseur ; ces deux variations de forme se compensent exactement, car le volume du muscle reste le même. On peut s'en assurer facilement en plaçant le muscle dans un flacon rempli d'eau et surmonté d'un tube capillaire ; le niveau de l'eau dans le tube reste le même, que le muscle soit au repos ou en contraction. Dans la contraction, la longueur d'un muscle détaché de ses insertions peut diminuer des deux tiers ; mais à l'état physiologique le jeu des pièces osseuses ne permet généralement qu'un raccourcissement d'un tiers. Le muscle contracté est fortement tendu, dur et résistant au toucher; cette consistance dépend uniquement de l'état de tension du muscle, car lorsqu'il est séparé du squelette par la section d'un de ses tendons et qu'il peut réaliser librement son raccourcissement minimum, le muscle contracté reste mou comme à l'état de repos.

L'observation la plus simple suffit à nous renseigner sur les changements de forme du muscle, mais pour analyser la contraction d'une façon minutieuse, il faut avoir recours à la méthode graphique. Nous donnerons donc tout d'abord les résultats de la myographie avant de parler des phénomènes physiques, mécaniques, chimiques et microscopiques qui accompagnent la contraction.

1° Myographie. — Pour enregistrer la courbe de la contraction musculaire on se sert d'appareils nommés *myographes*.

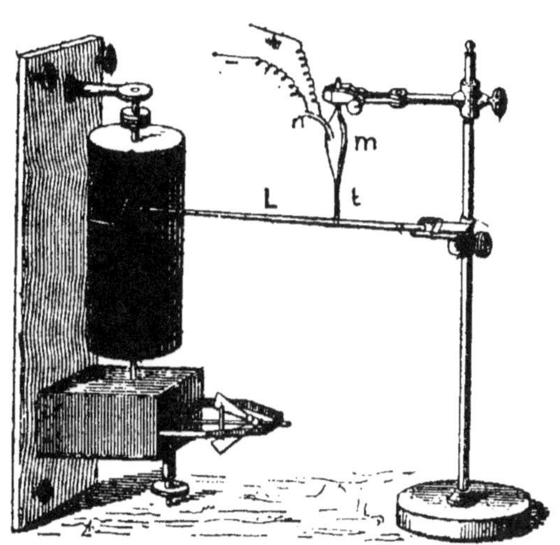

Fig. 67.
Schéma du myographe (VIAULT et JOLYET).
m, muscle avec son tendon *t*, attaché au levier L.

Le principe du myographe, imaginé par HELMHOLTZ et perfectionné par MAREY, consiste à amplifier au moyen d'un levier le raccourcissement musculaire. La figure ci-jointe est une schématisation de l'appareil. Un levier, mobile autour d'un point fixe à une de ses extrémités, présente près de cette extrémité un petit crochet auquel on peut attacher le tendon d'un muscle ; l'autre extrémité du levier est munie d'une pointe écrivante qui trace sur un cylindre enregistreur la courbe du mouvement. C'est un levier du 3e genre ; l'avant-bras se fléchissant sur le bras par l'action du biceps représente exactement le levier du myographe. Lorsque la contraction cesse, le levier qui s'est soulevé revient à sa position première sous l'action de son poids ; mais, en pratique, comme on emploie des leviers très légers, on attache à un des bras du levier, généralement le bras le plus court (et le levier devient alors du 2e genre), un plateau que l'on peut charger de poids à volonté. Ainsi qu'il est facile de le comprendre, l'amplitude du tracé sera d'autant plus grande que l'attache du muscle sera plus voisine du centre de rotation du levier et que le levier lui-même aura une plus grande longueur (toutes choses étant égales du côté du raccourcissement musculaire).

Pour analyser la contraction des membranes musculaires limitant une cavité (vessie, estomac, etc.), on peut faire communiquer la cavité remplie d'eau avec une des branches d'un manomètre en U à eau ou à mercure ; les variations de niveau du liquide, dépendant de la pression développée par le réservoir musculeux, pourront être enregistrées en faisant communiquer la branche libre du manomètre avec un tambour inscripteur. On peut encore dans le même but, comme l'ont fait CHAUVEAU et MAREY pour le cœur, introduire dans la cavité des muscles creux des ampoules pleines d'air reliées à des tambours inscripteurs.

Analysons la courbe de contraction ou *myogramme* du muscle strié et du muscle lisse.

A. MUSCLE STRIÉ. — Soit un gastrocnémien de grenouille dont le tendon détaché du calcanéum est fixé par un fil au levier du myographe ; le nerf sciatique isolé repose sur deux électrodes de manière qu'on puisse exciter à volonté la contraction au moyen d'un courant faradique. La contraction se présentera

avec des caractères différents suivant le nombre des excitations
employées.

a. *Secousse simple.* — Supposons d'abord qu'on ne lance dans
le nerf qu'une seule excitation d'une durée excessivement
courte, comme celle qui résulte de la fermeture ou de l'ouverture du courant ; le muscle répondra par une contraction très
brève que l'on nomme *secousse musculaire.* Le tracé de cette
secousse est représenté dans la figure ci-jointe ; au-dessous de
la courbe de la contraction se trouve aussi enregistré le temps
au moyen d'un diapason donnant 100 vibrations doubles par
seconde ; chaque ondulation de la ligne dentelée représente
donc $\frac{1}{100}$ de seconde ; enfin la ligne inférieure dans la figure

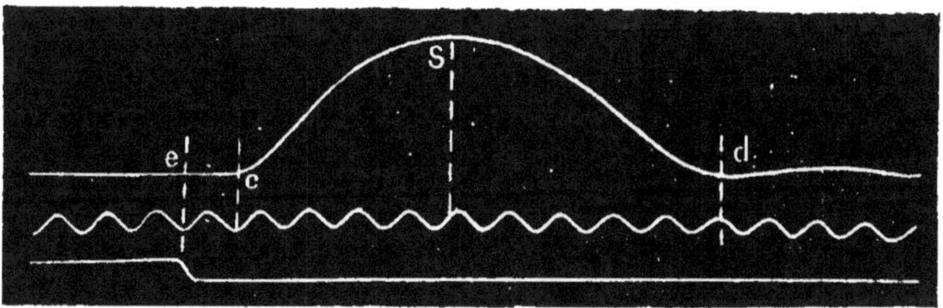

Fig. 68.·

Tracé de la secousse, du diapason (100 VD) et du signal électrique
(VIAULT et JOLYET).

est le tracé d'un signal électrique de DEPREZ indiquant le
moment précis où se produit l'excitation.

Il faut remarquer dans cette courbe de la secousse musculaire
deux parties distinctes : 1° une partie (*ec*) dans laquelle la ligne
du tracé n'offre encore aucune modification, bien que l'excitation soit parvenue au muscle (en *e*) ; il y a donc un retard de
la contraction sur l'excitation ; cette phase pendant laquelle
le muscle ne présente encore aucun phénomène apparent porte
le nom de *période d'excitation latente* ou *temps perdu* ; on voit
qu'elle dure $\frac{1}{100}$ de seconde ; 2° une partie (*cd*) dans laquelle
la ligne s'élève progressivement jusqu'à une certaine hauteur,

s'y maintient quelque temps, puis s'abaisse graduellement pour revenir à son niveau primitif ; elle répond à la période active de la contraction et se décompose elle-même en deux phases : une phase d'ascension ou *période d'énergie croissante* correspondant au raccourcissement du muscle et une phase de descente ou *période d'énergie décroissante* correspondant au relâchement du muscle. Ces deux périodes ont une durée à peu près égale, soit $\frac{5}{100}$ de seconde ; cependant la descente est un peu plus longue que l'ascension et de plus ne s'opère pas avec la même vitesse pendant toute sa durée ; la ligne s'abaisse d'abord rapidement, puis plus lentement en tendant peu à peu vers l'horizontalité. La lenteur relative de la décontraction indique que le muscle est encore actif durant cette période et soutient le poids pendant tout le temps de la descente ; en effet le levier séparé du muscle par la section brusque du fil est entraîné bien plus rapidement par son poids et trace sur le cylindre une ligne se rapprochant beaucoup de la verticalité. La durée totale de la secousse est, comme on le voit, d'environ $\frac{1}{10}$ de seconde pour le muscle de grenouille ; chez les animaux à sang chaud elle est plus courte, très brève chez les oiseaux et encore plus chez certains insectes.

La durée de la secousse ainsi que celle de chacune de ses phases, y compris le temps perdu, est du reste sujette à certaines variations : elle s'allonge par la fatigue du muscle, son refroidissement, l'arrêt de sa circulation, et aussi par suite de l'augmentation du poids tenseur ; elle diminue dans les conditions inverses. L'amplitude de la courbe (en rapport avec le degré de raccourcissement du muscle) est aussi très variable ; toutes les causes qui affaiblissent l'excitabilité du muscle diminuent l'amplitude de la secousse. L'amplitude dépend aussi de l'intensité de l'excitation ; l'énergie de la contraction augmente en effet avec l'intensité du courant jusqu'à un maximum qu'elle ne peut dépasser. Il faut encore remarquer que, pour une même intensité de courant, l'amplitude de la secousse augmente par la répétition des excitations ; soit par exemple une première secousse peu élevée produite par un courant d'intensité juste suffisante pour déterminer la contraction, si on provoque aussitôt après une seconde secousse avec le même courant, son amplitude sera plus considérable que celle de la première ; une troisième secousse sera encore plus ample que la seconde et il en sera de même dans la suite jusqu'à ce que l'amplitude de la courbe ait acquis son maximum pour l'intensité du courant employée. Ce phénomène porte

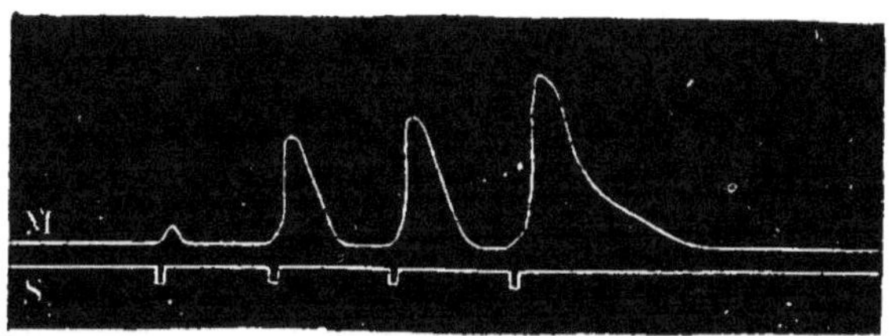

Fig. 69.

Addition latente (muscle de l'écrevisse) (d'après Ch. Richet).

M, muscle. — S, signal. Série de secousses de plus en plus amples pour une excitation répétée rythmiquement.

le nom d'*addition latente ;* on l'explique en admettant que l'excitabilité du muscle est augmentée par une série d'excitations : une première excitation met le tissu musculaire dans une sorte d'équilibre instable qui le rend apte à réagir plus fortement à une seconde excitation. On comprend alors qu'un courant trop faible pour produire tout d'abord la contraction puisse la déterminer par la suite, si les excitations sont répétées un certain nombre de fois et suffisamment rapprochées.

b. *Fusion des secousses.* — Supposons maintenant qu'au lieu d'une seule excitation ou de plusieurs séparées, comme dans le cas précédent, par un intervalle plus grand que la durée de la secousse elle-même, on lance dans le nerf une série d'excitations suffisamment rapprochées pour atteindre le muscle pendant les différentes périodes de sa contraction, que se passera-t-il ? Admettons d'abord qu'une seconde excitation tombe sur le nerf pendant la période d'énergie croissante du muscle, cette seconde excitation ne produira pas une autre secousse, mais la secousse obtenue sera plus forte et plus longue ; il y

aura pour ainsi dire fusion de deux secousses en une seule plus
ample et plus durable. Mais faisons maintenant en sorte que la
seconde excitation parvienne au muscle pendant sa phase d'énergie décroissante : la décontraction ne s'achèvera pas et une nouvelle secousse apparaîtra, se traduisant par un ressaut de la
ligne de descente d'autant plus accusé qu'il se produira à un
moment plus avancé de la décontraction. Si alors, au moyen
d'interruptions rythmées du courant, on lance dans le nerf
une série d'excitations assez rapprochées pour que chacune
d'elles atteigne le muscle avant que la secousse précédente soit
achevée, le muscle entrera en *contraction permanente* ou *tétanos physiologique*, par fusion des secousses, et la ligne du tracé
à partir du sommet de la courbe, demeurera horizontale (*ligne
de soutien*) : cette ligne présentera une série d'ondulations si
les secousses sont incomplètement fusionnées (*tétanos imparfait*, fig. 70) ; mais elle sera absolument droite si le nombre des

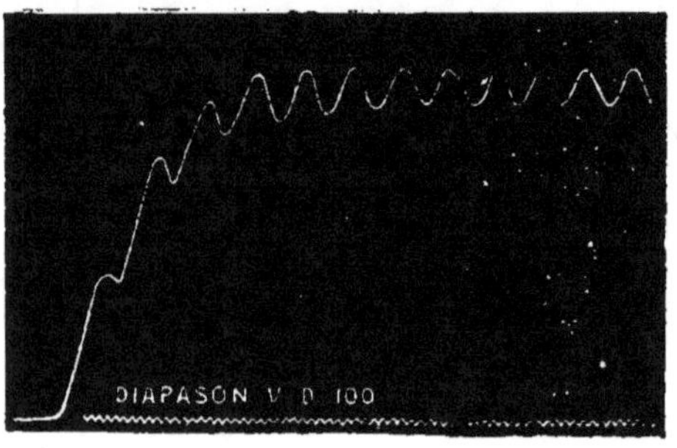

Fig. 70.
Fusion incomplète des secousses ; tétanos imparfait (MAREY).

excitations à la seconde est suffisant (*tétanos parfait*, fig. 71).
Le nombre des excitations qu'il faut lancer dans le muscle
pour obtenir le tétanos dépend naturellement de la durée de
la secousse ; si cette dernière est de $\frac{1}{10}$ de seconde il faudra
plus de 10 excitations par seconde pour provoquer le tétanos.
Pendant tout le temps que le courant interrompu excite le
nerf, le muscle reste contracté, mais à la longue, par suite

de la fatigue, il se relâche et la ligne du tracé s'abaisse progressivement, malgré la persistance des excitations.

La contraction physiologique des muscles sous l'influence de l'influx nerveux, de la volonté, est également le résultat d'une fusion de secousses élémentaires ; aussi tout muscle qui

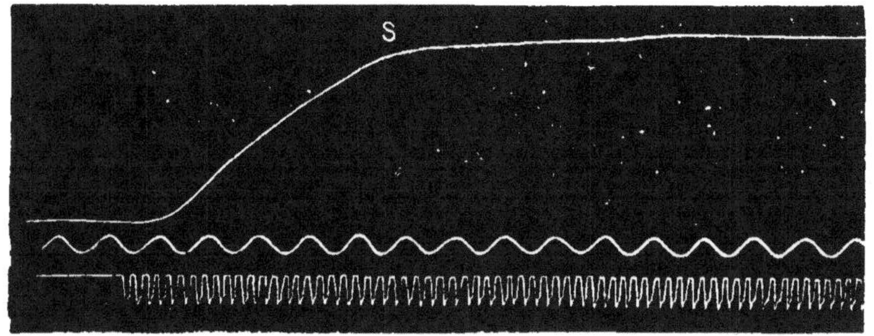

Fig. 71.

Tétanos parfait par fusion des secousses (VIAULT et JOLYET).

se contracte vibre et produit un son (*bruit rotatoire des muscles*) ; ce son répond, d'après HELMHOLTZ, à une tonalité de 36 à 40 vibrations par seconde. On peut l'entendre facilement sur soi-même en contractant fortement dans le silence de la nuit les muscles masticateurs ou les orbiculaires des paupières.

Ajoutons que le nombre des excitations à la seconde capable de provoquer la contraction musculaire n'est pas illimité. Si à l'aide d'un dispositif spécial on interrompt le courant, 1500 à 2000 fois à la seconde, le tétanos ne se produit plus. Le muscle, comme le nerf du reste, ne répond donc pas si les excitations sont trop rapprochées. Cette proposition comporte toutefois certaines restrictions. Il est bien vrai qu'au delà d'un certain nombre d'excitations, le muscle ne se contracte plus d'une façon apparente, c'est-à-dire n'agit plus, par exemple, sur le levier du myographe ; mais il entre cependant encore en vibration. A l'aide d'un ingénieux dispositif expérimental, D'ARSONVAL a pu mettre en évidence ces vibrations qui sont parfaitement suffisantes pour actionner la membrane d'un téléphone.

La fusion des secousses simples en une contraction soutenue est due à l'élasticité musculaire. Nous retrouvons ici le rôle de l'élasticité que nous avons déjà indiqué à propos du mouvement du sang; le jet saccadé du sang est transformé en jet continu par l'élasticité artérielle; de même les secousses du muscle sont fusionnées grâce à son élasticité. Le travail du muscle est par là grandement favorisé; car, ainsi qu'on le démontre en mécanique, l'effet utile d'une force appliquée à la traction d'un fardeau est plus considérable lorsque cette force exerce son action par l'intermédiaire d'un trait élastique, que lorsqu'elle est transmise par un lien inextensible. Quand on soulève un poids à l'aide d'un fil élastique, le poids n'est entraîné que lorsque le fil a subi un certain allongement et un degré de tension élastique plus ou moins considérable; il y a ainsi un retard ou temps perdu entre le moment où la force commence à agir et celui où le poids est soulevé. Telle est selon toute vraisemblance, d'après Bergonié, la principale cause du temps perdu du muscle; celui-ci ne commence à actionner le levier auquel il est attaché que lorsque la tension élastique de ses fibres est devenue suffisante; pendant la période d'excitation latente le tissu musculaire est donc déjà en activité, mais cette activité ne se manifeste pas extérieurement parce qu'elle est employée à développer dans le muscle une certaine force élastique.

La contraction musculaire que nous venons d'analyser est le résultat d'un raccourcissement de la totalité du muscle, telle qu'elle se produit physiologiquement sous l'influence de l'excitation du nerf. Mais dans certaines conditions pour les muscles isolés de leurs nerfs et ayant perdu en grande partie leur excitabilité, si l'on excite directement le tissu musculaire, on voit se former au point excité un nœud de contraction qui se propage tout le long du muscle à la manière d'une onde. On a calculé la vitesse de déplacement de cette *onde musculaire* en faisant reposer à la surface du muscle des leviers inscripteurs séparés par un certain intervalle; ces leviers sont soulevés successivement par le gonflement du muscle lors du passage de l'onde; la vitesse de transport de cette onde musculaire est de 1 à 2 mètres par seconde. Sur des muscles très fatigués le nœud de contraction provoqué par une excitation directe peut rester localisé au point excité et persister un certain temps (*contracture*). Schiff a donné à ce phénomène le nom de *contraction idio-musculaire*.

B. Muscle lisse. — Tout ce que nous avons dit de l'irritabilité du muscle strié s'applique au muscle lisse. Remarquons toutefois que les fibres lisses sont plus sensibles aux variations de température (froid et chaleur) que les fibres striées ; d'où les noms de muscles *thermo-systaltiques* donné aux muscles lisses et de muscles *athermo-systaltiques* donné aux autres. La contraction du muscle lisse diffère de celle du muscle strié par sa lenteur ; elle apparaît après une période d'excitation latente plus longue (0,4 à 0,8 de seconde) et une fois établie, elle a aussi une plus longue durée. Il y a cependant des transitions à ce point de vue entre les deux sortes de muscles ; d'une part certains muscles lisses ont une contraction relativement rapide, comme le sphincter de l'iris ; d'autre part, parmi les muscles striés, il en est qui se contractent moins rapidement que d'autres ; ainsi chez le lapin, la durée de la secousse est plus considérable pour les muscles rouges que pour les muscles blancs, comme l'a montré Ranvier. D'après Marey, la contraction des muscles lisses est le résultat d'une secousse unique, très longue. La contraction du cœur s'en rapproche ; nous avons dit en traitant du rythme cardiaque, que la systole paraît devoir être assimilée à une secousse simple.

2° Phénomènes physiques de la contraction musculaire. — La contraction s'accompagne d'un changement dans l'état électrique du muscle et d'un dégagement de chaleur.

a. *Electricité musculaire.* — Tous les tissus vivants sont des sources d'électricité, mais surtout les muscles et les nerfs. Si l'on applique deux électrodes impolarisables reliées à un galvanomètre, l'une sur la surface libre l'autre sur la coupe ou le tendon d'un muscle vivant, on voit l'aiguille galvanométrique

indiquer par sa déviation le passage d'un courant : la surface
du muscle est électrisée positivement, sa coupe négativement.
On a évalué à 0,1 d'élément Daniell la force électromotrice du
muscle. En reliant deux points de la surface du muscle inégalement distants du tendon, on obtient aussi une déviation de
l'aiguille, mais plus faible. Tel est donc le courant de repos
du muscle. Supposons maintenant que le muscle entre en
contraction, on verra alors l'aiguille du galvanomètre revenir
vers le zéro, soit par suite de la cessation du courant de repos,
soit peut-être par production d'un courant de sens inverse;

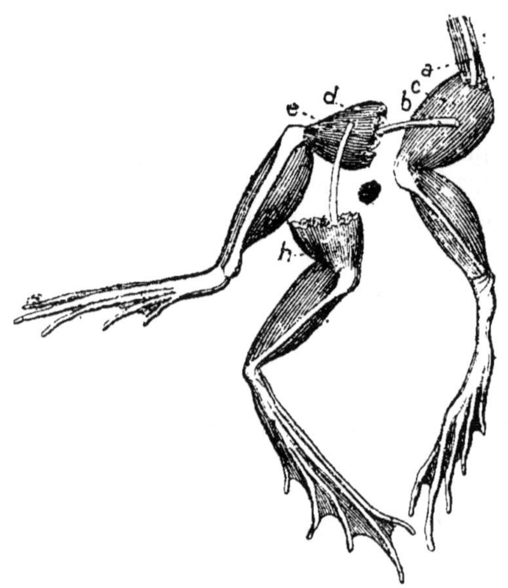

Fig. 72.
Pattes galvanoscopiques disposées pour la contraction induite.
En excitant le nerf *a*, les trois pattes *c*, *d* et *h* se contractent. La variation négative
de *c* excite en effet le nerf *b*, et celle de *d* excite à son tour le nerf *e*.

Dubois-Reymond a nommé ce phénomène *oscillation* ou *variation négative*. Ce changement de la force électromotrice est
suffisant pour exciter un nerf moteur appliqué sur un muscle;
il est facile de le démontrer à l'aide de *pattes galvanoscopiques*.

On prépare des pattes de grenouilles en les dépouillant de la peau et en isolant leur nerf sur une certaine étendue, puis on applique le nerf de l'une d'elles sur la surface des muscles de l'autre. En déterminant alors la contraction de cette dernière par l'excitation de son nerf on verra la patte galvanoscopique se contracter en même temps ; c'est ce qu'on appelle la *contraction secondaire* ou *induite* de MATTEUCCI ; à une secousse simple du muscle la patte galvanoscopique répond par une secousse simple ; si le muscle entre en tétanos sous l'influence d'excitations répétées, la patte galvanoscopique entre aussi en tétanos ; cela prouve que la variation négative qui s'établit dans le muscle tétanisé se compose d'autant de variations électriques qu'il y a de secousses élémentaires. On démontre aussi à l'aide de la patte galvanoscopique, en enregistrant sa contraction, que la variation négative n'a pas de temps perdu, c'est-à-dire qu'elle apparaît dans le muscle excité dès le début de la période d'excitation latente.

Tout ce que nous venons de dire de l'électricité du muscle est également applicable au nerf. Certains poissons, comme la torpille ont la propriété de dégager de l'électricité sous forte tension, au moyen d'appareils spéciaux dits *organes électriques*. Ces organes reçoivent de gros nerfs ; leur excitation provoque une décharge électrique analogue à la décharge d'une bouteille de Leyde.

b. *Dégagement de chaleur*. — Comme nous l'avons dit dans le chapitre de la *Chaleur animale*, les muscles représentent les principaux foyers de la chaleur. Dans tout muscle qui se contracte une partie de l'énergie mise en liberté apparaît sous forme de chaleur. Il est facile de le démontrer pour le muscle isolé : soit un train postérieur de grenouille préparé avec ses nerfs à la manière de GALVANI ; enfonçons dans les masses musculaires des cuisses de l'une et l'autre patte deux aiguilles thermo-électriques intercalées dans le circuit d'un galvanomètre et tétanisons les muscles d'une des pattes par l'excitation de leur nerf, la déviation de l'aiguille galvanométrique indiquera une augmentation de chaleur dans les muscles contractés atteignant 1 à 2 dizièmes de degré. L'expérience peut être réalisée sur l'homme, ainsi que l'ont fait BECQUEREL et BRESCHET dès

1835 en introduisant des aiguilles thermo-électriques dans le biceps. Un thermomètre très sensible appliqué à la surface de la peau qui recouvre le biceps suffit du reste pour indiquer le même phénomène.

La quantité de chaleur dégagée par le muscle dans sa contraction varie suivant différentes conditions. S'il n'exécute aucun travail mécanique, on peut dire, sans grande erreur, que toute l'énergie libérée apparaît alors sous forme de chaleur. Or on constate dans ces conditions que l'échauffement augmente avec la force de l'excitant, ce qui revient à dire que l'activité des oxydations dont le tissu musculaire est le siège varie avec l'intensité des excitations. D'autre part, pour une même intensité d'excitation, la chaleur produite est plus grande si le muscle éprouve une forte résistance à se contracter que s'il se contracte librement; d'où il apparaît que le muscle est une machine d'une grande perfection qui règle d'elle-même sa dépense d'énergie suivant l'effort à vaincre.

3° Phénomènes mécaniques de la contraction. Travail.

— Le travail d'un muscle qui soulève un poids s'évalue comme en mécanique en kilogrammètres, c'est-à-dire en multipliant le poids par la hauteur de soulèvement $T = PH$. La hauteur du soulèvement dépend du raccourcissement du muscle; celui-ci sera, toutes choses égales d'ailleurs, d'autant plus grand que le muscle sera plus long. Quant à la force du muscle, elle dépend évidemment de la quantité des fibres et se trouve en rapport avec l'étendue de leur surface de section. Il est difficile d'évaluer la force absolue d'un muscle (poids maximum qu'il peut soulever), car elle varie considérablement suivant l'excitabilité du tissu musculaire et l'intensité de l'excitant. On a admis qu'un muscle de grenouille dont la surface de section égalerait un centimètre carré, pourrait soulever 3 kilogrammes. Le travail étant le produit de deux facteurs, sa valeur variera avec la valeur de ces deux facteurs; mais pour que cette valeur soit maxima, c'est-à-dire pour obtenir le maximum d'effet d'utile, l'expérience montre qu'il faut que le poids ait une valeur moyenne, ni trop forte, ni trop faible.

Le travail, tel que nous venons de le considérer, est le *travail mécanique* ou *dynamique*. Mais lorsqu'un muscle soutient un poids à une hauteur fixe de soulèvement, le travail qu'il effectue ne rentre plus dans la définition précédente ; il faut donc lui donner un autre nom, c'est le *travail statique ;* on en prend pour mesure le produit du poids par la durée de la période de soutien $T = Pt$. Enfin lorsque le muscle se contracte à vide, il ne produit aucun travail extérieur (en négligeant le soulèvement de son propre poids) ; pourtant si nous considérons, avec Chauveau, que le passage de l'état de repos à l'état de contraction est le résultat d'un *changement de force élastique* du muscle, que le tissu musculaire oppose une certaine résistance interne à sa déformation et qu'au moment de sa contraction il a à lutter contre cette résistance, nous devons admettre que, dans ces conditions, le muscle exécute encore un travail ; on peut lui donner le nom de *travail intérieur.* Par conséquent lorsque le muscle soulève ou soutient un poids, le travail total n'est pas représenté seulement par le travail dynamique ou statique, il faut, de plus, y ajouter le travail intérieur.

Ce travail intérieur, Chauveau l'apprécie de la façon suivante : supposons qu'un poids soit suspendu à l'extrémité de l'avant-bras, demi-fléchi sur le bras, et que ce poids soit maintenu à une hauteur constante par la contraction du biceps ; la force élastique développée dans ce muscle est mesurée par la charge à laquelle elle fait équilibre, mais ce n'est que la *force élastique apparente ou effective,* car, en outre, une partie de la force élastique créée dans le muscle est employée à vaincre la résistance qu'opposent les molécules du tissu musculaire à la contraction ; pour rendre apparente cette *force élastique latente,* il suffit d'augmenter subitement, par l'addition d'un poids, la charge de l'avant-bras, sans que le sujet en expérience en soit prévenu ; le muscle s'allongera aussitôt d'une certaine quantité, et la surcharge qui détermine cet allongement donnera la mesure de la force élastique latente et par conséquent du travail intérieur correspondant au passage du muscle de la longueur qu'il a après l'addition de la surcharge à celle qu'il

19.

avait avant cette addition. Il résulte de là que lorsqu'un muscle contracté soutient un poids, la *force élastique totale* mise en jeu est la somme de la force élastique effective mesurée par le poids soutenu et de la force élastique latente mesurable par la surcharge qu'il faudrait ajouter, pour redonner au muscle sa longueur au repos. Le concept du travail intérieur doit être encore plus étendu; on peut en effet comprendre avec CHAUVEAU sous ce titre toutes les manifestations confinées dans l'intimité du tissu musculaire, c'est-à-dire les métamorphoses d'ordre chimique, physique et physiologique.

Sans entrer dans le détail des expériences de CHAUVEAU, remarquons seulement que dans la conception de ce physiologiste, tout travail extérieur résulte d'une création d'une forme spéciale de l'énergie, l'élasticité totale de contraction, et apparaît comme une transformation directe d'une partie du travail intérieur. Quelle en est la conséquence?

On sait que dans tout moteur thermique une partie de la chaleur est transformée en travail et qu'il y a équivalence entre la chaleur disparue et le travail produit (1 calorie $= 425$ kilogrammètres). Or le muscle dans sa contraction s'échauffe et exécute du travail mécanique; celui-ci provient-il d'une transformation d'une partie de la chaleur formée? En un mot, le muscle est-il un moteur thermique? Dans des expériences, déjà anciennes, BÉCLARD avait remarqué qu'un muscle qui soutient un poids à une hauteur constante (travail statique) dégage plus de chaleur qu'un muscle employé à soulever ce poids à une certaine hauteur (travail dynamique); que d'autre part le travail négatif qui résulte du relâchement du muscle qui a soulevé un poids s'accompagne d'un dégagement de chaleur plus grand que le travail positif, et qu'enfin lorsque le muscle soulève et laisse retomber successivement un poids, en soutenant ce poids pendant la descente (travail positif et travail négatif s'annulant réciproquement), son échauffement est plus considérable que dans le cas de travail positif seul. Ces résultats, confirmés par FICK, démontrent donc que lorsque le muscle produit du travail mécanique, il s'échauffe moins que lorsqu'il n'exécute aucun travail, comme si dans le premier cas une partie de la chaleur s'était transformée en travail. Dans cette hypothèse, une partie de la chaleur dérivant des actions chimiques qui accompagnent la contraction, servirait à la création du travail mécanique; la chaleur serait ainsi un mode d'énergie intermédiaire entre l'énergie chimique et l'énergie mécanique, comme dans la machine à vapeur. Peut-il vraiment en être ainsi dans le moteur animé? Non. Car, selon le principe de CARNOT, tout moteur thermique ne peut fonctionner qu'à la condition qu'il y ait une chute de chaleur d'une température élevée à une température plus basse, du foyer au condenseur. Or en appliquant ce principe au muscle, on trouve que la chute de chaleur devrait s'opérer dans des limites de température incompatibles avec la vie.

Si la source du travail n'est pas dans une transformation de la chaleur, on est conduit à se demander si elle ne se trouve pas dans une transformation plus directe de l'énergie chimique, de même que dans une pile l'énergie électrique provient de la mise en œuvre de réactions chimiques. D'ARSONVAL a émis l'opinion que le muscle est un transformateur électrique de l'énergie chimique et non un transformateur thermique, et que la chaleur n'est qu'un résidu de la contraction musculaire et non la source de cette contraction. De son côté, CHAUVEAU a été amené à interpréter d'une façon spéciale l'origine du travail musculaire. Pour lui la création de la force élastique du muscle contracté et du travail interne qui se transforme en travail extérieur, doit être rapportée à l'énergie chimique comme cause directe. Dans cette manière de voir, de même que dans la théorie de D'ARSONVAL, la chaleur n'apparaît plus comme une forme intermédiaire de l'énergie, mais seulement comme un résidu, une sorte d'excrétum lié à la production du travail interne et qui est mis en liberté lorsque ce travail s'anéantit par le relâchement du muscle. En d'autres termes, la chaleur n'engendre pas le travail extérieur, elle le suit et représente la partie inutilisée du travail intérieur. On comprend donc que dans cette théorie, comme dans la théorie thermo-dynamique du reste, le travail extérieur ne résulte pas d'une transformation directe de l'énergie chimique;

seulement à l'encontre de ce que l'on admet dans la théorie thermo-dynamique, le stade intermédiaire n'est pas la chaleur, mais bien le mode d'énergie que nous désignons sous le nom de force élastique de contraction et de travail intérieur. En exprimant ces théories en formules, nous dirions donc dans la théorie thermo-dynamique :

$$\textit{Energie chimique} = \text{chaleur} = \begin{cases} \text{travail extérieur.} \\ \text{chaleur.} \end{cases}$$

et dans la théorie de CHAUVEAU :

$$\textit{Energie chimique} = \text{travail interne} = \begin{cases} \text{travail extérieur.} \\ \text{chaleur} \end{cases}$$

Les considérations précédentes peuvent faire prévoir que le moteur animé doit être bien supérieur au moteur thermique pour la production de travail. En effet dans une machine à feu le rendement ne dépasse pas $1/12$ de l'énergie chimique correspondant à la combustion du charbon et les $11/12$ restants sont perdus comme chaleur. Le muscle, au contraire, est capable de transformer une bien plus grande partie de l'énergie chimique en travail, quoique, à la vérité, son rendement soit extrêmement variable suivant un grand nombre de conditions, comme l'a montré CHAUVEAU. Le reste de l'énergie qui n'est pas transformé en travail est perdu sous forme de chaleur, mais non sans que l'économie en profite, car si ce reste est perdu comme travail, il contribue cependant à l'entretien de la chaleur animale.

4° Phénomènes chimiques de la contraction, fatigue. — Les muscles contiennent 75 p. 100 d'eau, des sels (1 p. 100) parmi lesquels prédomine le phosphate de potasse, des matières albuminoïdes (21 p. 100) et d'autres matières organiques (3 p. 100). Le tissu musculaire congelé et réduit en poudre donne une *neige musculaire*, qui, exprimée dans une presse refroidie à 0°, fournit un liquide sirupeux, le *plasma musculaire* (procédé de préparation de KÜHNE). Ce plasma musculaire un peu au-dessus de 0° se sépare en deux parties, par un phénomène analogue à la coagulation du sang : une partie solide ou coagulum formée par une substance albuminoïde, de l'ordre des globulines, appelée *myosine* et un liquide ou *sérum musculaire* contenant encore plusieurs espèces d'albumines. La myosine ne préexiste donc pas dans le muscle, elle se forme comme la fibrine dans le sang, sous l'action d'un ferment. Les autres matières organiques du muscle sont des substances azotées comme la créatine, l'urée, et des matières non azotées principalement des graisses, du glycogène et du glycose. La couleur rouge des muscles est due à un pigment qui ne paraît pas différer de l'hémoglobine.

Quels sont les matériaux que le muscle emploie pour sa contraction ? La théorie la plus accréditée est que le muscle consomme des substances hydrocarbonées et non des albuminoïdes. En effet si le muscle puisait dans la combustion de l'albumine l'énergie chimique nécessaire à la contraction, il semble que l'excrétion de l'urée devrait augmenter après un exercice musculaire prolongé ; or il n'en est rien. FICK et VIS-LICENUS dans une ascension du Faulhorn, montagne des Alpes bernoises, trouvèrent que la combustion des albuminoïdes couvrait à peine un tiers du travail qu'ils avaient produit et que ce travail pour les deux tiers au moins ne pouvait avoir son origine que dans la combustion des substances non azotées. Les expériences de CHAUVEAU et KAUFMANN sur le masséter du cheval ont montré que pendant la contraction l'irrigation sanguine du muscle devient trois fois plus active qu'à l'état de repos et que les combustions augmentent aussi de plus du triple. Dans le sang veineux du muscle contracté on trouve moins de glycose et plus de CO_2 que dans le même sang provenant du muscle au repos. D'autre part le glycogène musculaire diminue et peut même disparaître complètement si la contraction est poussée jusqu'à l'épuisement du muscle. La combustion du glycose et du glycogène doit être le résultat d'une fermentation et les produits ultimes de l'oxydation, CO_2 et H_2O, paraissent précédés par la formation de corps intermédiaires, tels que l'acide lactique. En fait, la réaction du muscle, qui est alcaline à l'état de repos, devient franchement acide pendant la contraction, par accumulation d'acide lactique. Dans cette théorie le muscle emploie donc des matériaux hydrocarbonés pour sa contraction à la façon d'une machine qui brûle du charbon. Mais de même que les pièces d'une machine s'usent en fonctionnant, de même le tissu musculaire doit subir aussi une certaine usure, se traduisant par une combustion de substances albuminoïdes, incomparablement moindre toutefois que la combustion des hydrocarbonés. Il ne faudrait pas cependant abuser de cette comparaison, car la contraction musculaire poussée jusqu'à l'extrême fatigue, s'accompagne d'un déchet de matériaux azotés et il semble bien qu'alors le muscle travaille en empruntant l'énergie chimique à l'oxydation de sa propre substance.

La fatigue est cette sensation particulière que l'on éprouve à la suite d'un travail forcé ou longtemps soutenu. Le muscle qui se fatigue par des contractions répétées ou par une contraction soutenue perd peu à peu son excitabilité : l'amplitude des courbes de contraction diminue progressivement ; pour augmenter cette amplitude il faut alors renforcer l'intensité de l'excitation ; à la limite extrême de fatigue le muscle ne répond plus même aux excitations les plus fortes. La fatigue ne provient pas seulement de l'épuisement des substances de réserves du muscle, mais encore de l'accumulation dans le tissu musculaire des matériaux de déchet de la contraction ; en effet si, comme l'indiqua RANKE, on lave le muscle fatigué en faisant passer dans ses vaisseaux une solution physiologique de sel marin ou du sang frais, de façon à entraîner les *substances fatigantes*, l'excitabilité de la fibre musculaire réapparaît bientôt ; par contre en injectant dans les vaisseaux d'un muscle frais un extrait aqueux de muscles fatigués, on produit artificiellement dans ce muscle le phénomène de la fatigue. Quand, par le repos, la fatigue disparaît, la restauration du muscle s'opère donc non seulement par la restitution du combustible, mais encore par l'enlèvement des matériaux comburés.

Les muscles après la mort deviennent raides et durs ; c'est

la *rigidité cadavérique*, elle fixe les membres du cadavre dans la position qu'ils affectaient au moment de la mort et oppose une forte résistance aux mouvements qu'on essaye de leur imprimer. Ce phénomène est dû à la coagulation de la myosine. Il débute un temps variable après la mort (en général cinq à six heures) et ne disparaît que lorsque s'établit la putréfaction. Le froid le retarde, la chaleur au contraire l'accélère. Lorsque les muscles sont fatigués au moment de la mort, comme il arrive pour les animaux de boucherie surmenés, le gibier poursuivi, la rigidité musculaire apparaît très rapidement et quelquefois d'une façon quasi instantanée.

5° Phénomènes microscopiques de la contraction. — Beaucoup de théories ont été émises pour expliquer la contraction musculaire. Nous les laisserons de côté et nous ne mentionnerons ici que le résultat des observations de RANVIER sur la contraction de la fibre musculaire striée. Se demander pourquoi la fibre musculaire se contracte, c'est se poser le problème plus général de la cause de la contractilité du protoplasma, question insoluble dans l'état actuel de la science et qui ne laisse prise qu'à des hypothèses. Mais on peut chercher à savoir comment la fibre striée se contracte et si toutes ses parties jouent le même rôle dans la contraction. La fibrille musculaire se compose d'une succession de parties alternativement claires et foncées de réfringence différente : la partie foncée est le *disque épais ;* l'espace clair est coupé transversalement dans sa partie moyenne par une strie transversale foncée, *le disque mince.* Or, pour RANVIER le disque épais représente seul la substance contractile de la fibre et l'espace clair correspond à une matière élastique. Cette conception repose sur la comparaison de l'aspect histologique de la fibrille

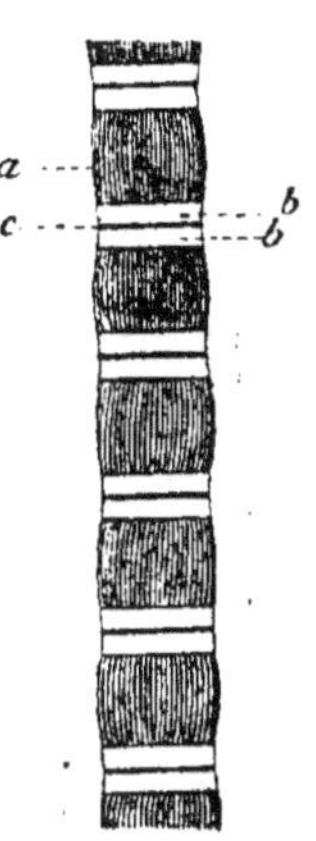

Fig. 73.
Fibrille musculaire des muscles de l'aile de l'hydrophile.

a, disque épais. — *c,* disque mince. — *b, b,* espaces clairs.

lorsqu'elle est fixée dans un muscle au repos ou dans un muscle tétanisé et tendu. Dans le premier cas les stries sont rapprochées et le détail de la striation difficile à distinguer ; dans le second cas, au contraire, la succession des disques épais, disques minces et espaces clairs apparaît nettement, et on remarque que le disque épais a diminué de hauteur, tandis que l'espace clair a gagné en étendue. Il semble donc que la substance contractile dans la fibre musculaire soit segmentée en une série de fragments (disques épais) séparés par des parties élastiques (espaces clairs) ; les disques épais qui ont une forme allongée en bâtonnets à l'état de repos, tendent, comme tout fragment de protoplasma, à prendre une forme arrondie pendant la contraction ; de plus le plasma musculaire serait exprimé sur les côtés. Ainsi ces disques diminuent de hauteur en augmentant le diamètre transversal de la fibrille et allongent les espaces clairs si la fibrille ne peut pas se raccourcir. La division de la substance contractile en un grand nombre de segments est en rapport avec la rapidité de contraction du muscle strié ; l'explosion d'énergie, déterminée par l'excitation nerveuse dans tous ces éléments à la fois, aura, en effet, une action plus brève que si l'excitation devait se transmettre dans une masse unique volumineuse. Dans cette théorie on doit donc chercher dans la striation du muscle non pas le secret de la contraction, mais seulement la cause de la rapidité du raccourcissement musculaire. Cette conception que la division de la fibrille musculaire striée en disques est en rapport avec la rapidité de la contraction, appartient en réalité à d'Arsonval. Ce physiologiste a appliqué d'une manière très heureuse les phénomènes physiques de la *tension superficielle* à la théorie de la contraction musculaire ; il a fait observer que les particules de protoplasma nageant au sein d'un plasma liquide se trouvent dans les conditions des corps physiques soumis à cette force nommée tension superficielle (cohésion des molécules expliquant par exemple la forme sphérique que prend une petite masse de mercure, une goutte d'eau, etc.) et doivent présenter par conséquent des variations de tension électrique en rapport avec les variations de cette tension

superficielle, ainsi qu'il résulte des expériences de LIPMANN.
(Consultez sur ce sujet les *traités de physique biologique*.)

ARTICLE II

PHYSIOLOGIE GÉNÉRALE DES ÉLÉMENTS NERVEUX

Le système nerveux établit un lien fonctionnel entre les différentes parties du corps et on l'a comparé assez justement à
un réseau télégraphique dans lequel les nerfs seraient les fils
conducteurs tandis que les organes périphériques et centraux
représenteraient les appareils d'expédition et de réception des
dépêches. Le système nerveux est formé de cellules et de fibres ;
mais les fibres sont des prolongements de cellules ; on ne doit
donc pas les concevoir en dehors de l'élément cellulaire dont
elles émanent, pas plus au point de vue fonctionnel qu'au
point de vue morphologique. La cellule avec ses prolongements forme un tout indivisible, une unité nerveuse, à laquelle
WALDEYER a donné le nom de *neurone*.

§ 1. — NEURONE

Le corps du neurone ou cellule nerveuse est constitué par
une masse de protoplasma affectant l'aspect d'un réseau déli-
cat de fines fibrilles qui paraissent pénétrer dans la cellule
par chaque prolongement pour venir s'entre-croiser autour du
noyau. Les prolongements sont toujours multiples. (Voy. fig. 80,
p. 377.) Les cellules des ganglions rachidiens qui paraissent
n'avoir qu'un prolongement (*cellules unipolaires*) ont en réalité
deux prolongements et sont assimilables aux *cellules bipolaires*
des mêmes ganglions des animaux inférieurs ; seulement les
deux prolongements se sont confondus en un seul sur une
certaine étendue ; de là vient que le prolongement de la cellule
unipolaire se bifurque en T non loin du corps du neurone.
Toutes les autres cellules nerveuses sont *multipolaires* et émettent de nombreux prolongements. Les prolongements du corps
du neurone ont une constitution fibrillaire et sont de deux

espèces : les *prolongements protoplasmiques* ou *dendrites* qui par leurs divisions et subdivisions forment des arborisations très compliquées ; et le *prolongement cylindraxile* ordinairement unique, à contour net et de longueur très variable : court, lorsqu'il s'épuise dans la substance nerveuse qui entoure la cellule, long quand il forme le cylindre-axe d'une fibre nerveuse et pouvant alors s'étendre depuis les cornes antérieures de la moelle par exemple jusqu'aux muscles les plus éloignés. Quoi qu'il en soit, tout cylindre-axe se termine par une arborisation terminale, après avoir émis le plus souvent sur son trajet un certain nombre de fibres collatérales. L'arborisation terminale du cylindre-axe se met en rapport soit avec un élément moteur périphérique (muscle ou glande), soit avec les dendrites d'un neurone voisin, mais jamais avec l'arborisation d'un autre cylindre-axe. Tous ces prolongements sont de nature nerveuse, tous transmettent, par conséquent, de proche en proche l'ébranlement nerveux, mais non dans le même sens par rapport au corps du neurone. La conduction s'opère en effet du corps du neurone vers l'arborisation terminale pour le prolongement cylindraxile et des extrémités arborescentes vers le corps cellulaire pour les dendrites ; en un mot la direction du courant nerveux est *cellulifuge* dans le cylindre-axe et *cellulipète* dans les dendrites. Il en résulte que la transmission de neurone à neurone ou dans une chaîne de neurones successifs se fait toujours dans le même sens, à savoir du cylindre-axe d'un neurone quelconque aux dendrites d'un neurone contigu, et le substratum anatomique de ce fait se trouve dans les rapports qu'affectent dans les centres nerveux les arborisations terminales des cylindre-axes avec les ramifications des dendrites. Ces arborisations sont intimement entrelacées ; toutefois, d'après les idées nouvelles il n'y aurait pas continuité de substance, c'est-à-dire anastomose entre les deux sortes de prolongements mais seulement contiguïté, et le courant nerveux pourrait passer des uns aux autres grâce au seul contact des divisions arborescentes. D'aucuns ont même émis l'hypothèse que les prolongements sont contractiles et peuvent par leurs mouvements établir ou rompre des connexions dans la chaîne des neurones.

Les nerfs sont constitués par des faisceaux de fibres (*fibres nerveuses*). Chaque fibre est une émanation du corps du neurone; c'est-à-dire que son élément principal est formé par un prolongement de la cellule ; on le nomme *cylindre-axe*. Les fibres nerveuses sont de deux espèces : *fibres à myéline* et *fibres sans myéline* ou de REMAK. Dans celles-ci les cylindre-axes ne sont recouverts que d'une couche de protoplasma avec noyaux, tandis que dans les premières chaque cylindre-axe est entouré d'une substance spéciale, la *myéline*, qui est renfermée dans une gaine membraneuse (*la gaine de* SCHWANN). L'enveloppe de myéline est interrompue de distance en distance de telle sorte que la gaine de Schwann vient s'appliquer directement sur le cylindre-axe (*étranglements annulaires*), permettant ainsi aux liquides nutritifs d'arriver jusqu'à lui. L'espace qui sépare deux étranglements annulaires porte le nom de *segment interannulaire*. Le cylindre-axe est continu depuis le corps du neurone jusqu'aux terminaisons ultimes du nerf à la périphérie et traverse sans interruption tous les segments interannulaires. Il a une structure fibrillaire, et s'il fournit des divisions secondaires, c'est par une séparation d'un certain nombre de fibrilles s'opérant au niveau des étranglements annulaires.

Au point de vue fonctionnel, on classe les nerfs en deux espèces, d'après le sens dans lequel paraît s'effectuer la conduction à l'état physiologique : *nerfs centrifuges* ou *moteurs* conduisant des centres à la périphérie, *nerfs centripètes* ou *sensitifs* conduisant de la périphérie aux centres. Cette terminologie, à laquelle il serait difficile de renoncer dans l'analyse des phénomènes de la physiologie nerveuse, demande

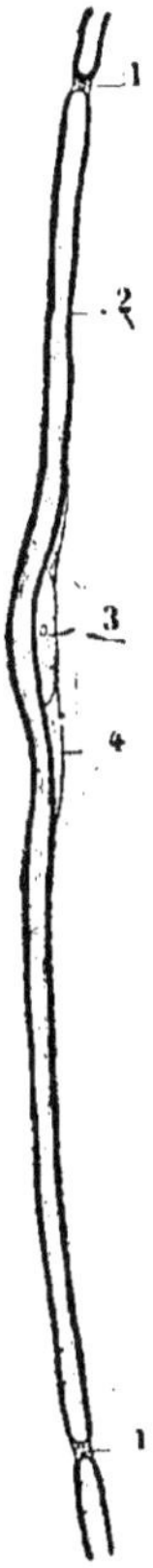

Fig. 74.
Fibre nerveuse à myéline.

1, 1, étranglements annulaires. — 2, myéline. — 3, noyau. — 4, protoplasma entourant le noyau.

cependant quelques mots d'éclaircissements pour être conciliée avec celle que nous avons adoptée dans l'exposé de la théorie générale du neurone. Il semble en effet tout d'abord qu'il n'y ait pas équivalence dans les termes employés. Car tout prolongement cylindraxile est, comme nous l'avons établi, cellulifuge, et nous disons maintenant que pour les fibres nerveuses sensibles la conduction s'opère de la périphérie au centre ; or il n'y a aucune contradiction, si, dans la théorie du neurone, on considère le cylindre-axe de la fibre sensitive non pas comme un véritable prolongement cylindraxile, mais bien comme un prolongement protoplasmique très développé et très long du corps du neurone sensitif. Pour mieux comprendre cette interprétation, envisageons attentivement la constitution du neurone moteur et du neurone sensitif dans la moelle épinière considérée comme centre nerveux (voyez fig. 80, p. 377). Le neurone moteur est formé par une cellule nerveuse des cornes antérieures ; le prolongement cylindraxile de cette cellule sort de la moelle par la racine antérieure et forme le cylindre-axe d'une fibre nerveuse motrice qui s'étend jusqu'à un élément moteur périphérique (fibre musculaire ou cellule glandulaire). Ici aucune difficulté : le cylindre-axe conduit du centre nerveux ou de la cellule jusqu'à la périphérie ; la conduction est à la fois cellulifuge et centrifuge. Il n'en est plus de même pour le neurone sensitif. En effet, le corps de ce neurone n'est pas contenu dans la moelle, mais bien dans le ganglion rachidien situé sur le trajet de la racine postérieure. Ce corps de neurone est bipolaire et émet deux prolongements, l'un se dirigeant vers la périphérie et formant le cylindre-axe de la fibre sensitive, l'autre gagnant les centres nerveux, c'est-à-dire, la moelle et formant le cylindre-axe d'une fibre de la racine postérieure, qui va se mettre en connexion par une arborisation terminale avec les dendrites des cellules médullaires. De ces deux prolongements lequel est le véritable cylindre-axe ? C'est celui qui se dirige vers la moelle car on comprend de suite que s'il est centripète en ce sens qu'il conduit vers l'axe gris de la moelle envisagée comme centre nerveux, il est cependant cellulifuge, comme tout cylindre-axe, par rapport au corps du neurone. Quant au prolongement périphérique (ou cylindre-axe du nerf sensitif) ce n'est pas un véritable prolongement cylindraxil, mais bien un prolongement dendritique très développé s'étendant jusqu'à la périphérie pour en recueillir les impressions, et l'on conçoit que dans ce prolongement le sens de la conduction soit à la fois centripète et cellulipète. La seule cause de la discordance des termes employés provient donc de ce que le corps du neurone sensitif est extra-médullaire ; faisons-le rentrer dans la moelle et cette discordance disparaît. Toutefois la fibre sensitive devra toujours être considérée comme un prolongement protoplasmique du neurone et non comme un prolongement cylindraxile, de par la définition même de ces prolongements qui est basée bien plus sur le sens du courant nerveux qui les parcourt que sur une différence histologique. En poussant plus loin l'analyse, on doit reconnaître qu'il ne peut y avoir aucun désaccord dans la terminologie : car si, dans le langage courant, nous désignons en bloc sous le nom de centres nerveux, l'axe gris encéphalo-médullaire, parce que c'est là que l'impression périphérique est transformée en réaction motrice, il n'en est pas moins vrai que nous rattachons la notion de centre à la cellule nerveuse, c'est-à-dire au corps du neurone, muni de toutes ses connexions. Les termes cellulipète et centripète, cellulifuge et centrifuge sont donc, en réalité, synonymes.

Telles sont les notions générales sur le neurone qui se dégagent des travaux récents des histologistes : Golgi, R. y Cajal, van Gehuchten, etc. Pour l'étude détaillée du fonctionnement de l'élément nerveux il est utile toutefois de conserver la division classique et de traiter séparément des fonctions du nerf et de la cellule nerveuse.

§ 2. — PHYSIOLOGIE GÉNÉRALE DU NERF

Les nerfs réagissent d'une façon qui leur est propre, sous l'influence des excitants ; l'ébranlement moléculaire déterminé par l'excitation ne reste pas localisé au point excité, mais s'étend sur toute la longueur du nerf; de plus, il se communique à l'élément périphérique moteur ou à l'élément central sensitif, selon la nature des connexions du nerf. Les nerfs sont donc *excitables*, car leur irritabilité est mise en jeu par divers excitants; *conducteurs*, puisqu'ils transportent l'excitation loin du point irrité, et *excitateurs* puisqu'ils mettent en jeu la motilité ou la sensibilité grâce à leurs connexions périphériques ou centrales. On peut donner le nom de *neurilité* à ce mode d'activité du nerf, de même que l'on désigne sous le nom de contractilité la propriété fondamentale du muscle.

Nous traiterons successivement des excitants du nerf; de sa propriété de conduction ou *conductibilité* et des causes qui modifient son excitabilité.

1° Excitants du nerf. — L'excitant physiologique des nerfs est l'impression reçue par les terminaisons périphériques pour le nerf sensible et l'impression d'origine centrale émanant du corps du neurone pour le nerf moteur. Les terminaisons périphériques des nerfs sensibles sont plus excitables que le tronc nerveux lui-même et elles sont aussi plus sensibles à certains excitants qu'à d'autres. On dit, pour exprimer ce dernier fait, que chaque appareil nerveux terminal a un excitant *spécifique* ou *adéquat* à sa constitution; ainsi l'excitant adéquat du nerf optique est la lumière, celui du nerf auditif est le son, etc. On peut mettre en jeu la neurilité en remplaçant l'excitant physiologique par des excitants artificiels portés sur le nerf. Ces excitants sont les mêmes que pour le muscle; le nerf, comme le muscle, réagit sous l'influence des excitations mécaniques, chimiques, thermiques, électriques. Mais quel que soit l'excitant employé et en quelque point du trajet du nerf qu'agisse l'excitation, la réaction consécutive appréciable est toujours la même; c'est un mouvement (contraction musculaire, sécrétion) ou une excitation des centres nerveux pouvant faire naître une sensation, selon que le nerf excité est moteur ou sensitif. Telle est la loi de *l'énergie spécifique des appareils nerveux*, énoncée par Müller. Le nerf en lui-même n'est qu'un conducteur; la réaction qu'il provoque et les fait de ses connexions périphériques ou centrales ; donc suivant qu'un nerf sera en rapport par les arborisations terminales de ses cylindre-axes avec les éléments d'un muscle, d'une glande, d'un organe électrique, ou avec des éléments sensibles, son excitation déterminera soit une contraction, une sécrétion, une décharge électrique, soit une manifestation de sensibilité (acte réflexe, sensation).

L'excitant le plus employé est l'excitant électrique (courants faradiques). Tout ce que nous avons dit des conditions d'excitation du muscle est applicable au nerf. Quand on excite un nerf moteur avec un courant de moyenne intensité, le muscle ne se contracte qu'à la fermeture et à l'ouverture du courant, et il reste au repos pendant tout le temps du passage du courant ; le nerf comme le muscle n'est donc excité que par une variation brusque de l'intensité de l'excitant. De plus pour que le nerf soit excité, il faut que les électrodes reliées au pôle positif et négatif soient placées à une certaine distance l'une de l'autre suivant l'axe du nerf ; en d'autres termes le courant doit traverser le nerf parallèlement à ses fibres sur une certaine étendue, car le nerf n'est que peu ou point excitable par un courant transversal dirigé bien perpendiculairement à la direction de ses fibres. On démontre, en outre, à l'aide de certaines observations et expériences que l'excitation de fermeture naît au pôle négatif et celle d'ouverture au pôle positif.

2° Conductibilité. — L'ébranlement moléculaire déterminé par une excitation se propage comme une onde tout le long du cylindre-axe de la fibre nerveuse ; c'est ce fait que l'on rapporte à une propriété spéciale du nerf, la conductibilité, propriété qui n'est en somme qu'une expression particulière du mode d'énergie que nous avons nommé neurilité. La conductibilité nerveuse est soumise à trois lois fondamentales : loi de l'*intégrité de l'organe* ; loi de la *conduction isolée* ; loi de la *conduction dans les deux sens*. De plus, la transmission de la vibration nerveuse s'opère avec une certaine *vitesse* que l'on peut mesurer.

a. *Loi de l'intégrité de l'organe.* — L'ondulation nerveuse ne peut se propager dans une fibre nerveuse que si le cylindre-axe est continu. Si donc on sectionne un nerf, l'ébranlement nerveux ne se transmettra plus d'un bout à l'autre, quand bien même on rapprocherait exactement les surfaces de section. Toute cause qui altère l'intégrité du cylindre-axe, telles que ligature, compression du nerf, supprime la conductibilité.

b. *Loi de la conduction isolée.* — Formulée par MÜLLER, cette loi signifie que toute fibre nerveuse conduit l'excitation isolément depuis l'origine du cylindre-axe jusqu'à sa terminaison, sans qu'il puisse y avoir transmission de l'excitation aux fibres voisines. Il est facile de concevoir que s'il en était autrement la plus grande confusion régnerait dans les actions nerveuses.

c. *Loi de la conduction dans les deux sens.* — Les expressions de centrifuge et centripète appliquées respectivement aux nerfs moteur et sensitif, indiquent le sens de la conduction dans ce qu'il a d'efficace et d'apparent, et par conséquent d'utile à connaître au point de vue fonctionnel. Mais en réalité le nerf est un conducteur indifférent qui transmet les excitations dans les deux sens à la fois. Ainsi quand on irrite un nerf moteur en un point de son trajet, l'ébranlement nerveux ne se propage pas seulement du côté du muscle, mais aussi du côté des centres nerveux d'où il émane ; seulement cette transmission centripète ne se traduit par aucun phénomène appréciable à nos sens, tandis que la transmission centrifuge se manifeste à la périphérie par la contraction musculaire. C'est pourquoi nous disons que le nerf est centrifuge, indiquant par là seulement le sens dans lequel se produit le phénomène apparent. Pratiquement donc la transmission de l'ondulation nerveuse s'opère dans un sens déterminé différent pour le nerf moteur et le nerf sensitif. Mais il est important, à un point de vue théorique, d'établir que cette transmission se fait réellement dans les deux sens, c'est-à-dire vers le corps du neurone et vers l'arborisation terminale. Il est toutefois difficile d'en donner une démonstration absolument probante.

P. Bert, ayant greffé l'extrémité de la queue du rat sous la peau du dos du même animal, put ensuite sectionner l'organe à sa base, sans que la nutrition en fût altérée, grâce aux connexions vasculaires qui s'étaient établies. Or, au bout de quelque temps lorsque la régénération nerveuse était achevée, on provoquait des signes de douleur de la part de l'animal, lorsqu'on lui pinçait la base de la queue devenue dans le cas présent l'extrémité libre. La transmission des impressions douloureuses qui, normalement, se fait de la pointe à la base de la queue, s'opérait donc maintenant en sens inverse, de la base à la pointe. Or, cette expérience si originale indique seulement que la régénération des fibres sensitives s'est opérée dans l'organe greffé ; mais elle ne saurait prouver que le sens du courant nerveux s'est renversé dans ces fibres. Car on admet aujourd'hui que lorsqu'un nerf est sectionné son bout périphérique dégénère complètement et que sa régénération résulte d'une prolifération vers la périphérie des cylindre-axes encore en rapport avec les corps des neurones.

D'autre part, Vulpian et Philippeaux ayant soudé le bout central du lingual (nerf sensitif) au bout périphérique de l'hypoglosse (nerf moteur) constatèrent après un certain temps, lorsque la régénération nerveuse fut complète, que le lingual avait acquis une action motrice sur les muscles de la langue et l'hypoglosse une action sensitive. Cette expérience qui paraît au premier abord trancher la question, n'apporte cependant non plus aucune preuve en faveur de la transmission du nerf dans les deux sens. En effet les cylindre-axes du bout central du lingual ayant proliféré dans le bout périphérique de l'hypoglosse, il n'est point étonnant que l'irritation de ce dernier provoquât des sensations douloureuses ; de plus, le lingual n'est pas un nerf exclusivement centripète ; car il contient les fibres centrifuges de la corde du tympan ; or, s'il acquiert des propriétés motrices sur les muscles de la langue, cela tient à ce que les fibres de la corde contractent des connexions avec ces muscles.

La preuve la plus solide du principe de la transmission nerveuse dans les deux sens paraît se trouver dans l'expérience

suivante de BABUCHIN. Chez un poisson électrique, le *Malapté-*
rure, le nerf qui se rend à l'organe électrique est formé d'une
seule fibre nerveuse de proportion gigantesque émanant d'une
cellule nerveuse unique de dimensions extraordinairement
grandes, et se divisant à la périphérie en plusieurs ramifications. Après avoir coupé cette fibre près de son origine, on
isole une de ses divisions périphériques, on la coupe et on
excite mécaniquement son bout central ; il se produit aussitôt
une décharge de tout l'organe électrique. Pour expliquer ce
résultat il faut admettre que l'ébranlement nerveux s'est transmis dans cette ramification en direction centripète (par conséquent en sens inverse de la conduction normale), jusqu'à
une bifurcation de la fibre et de là aux autres ramifications
en direction centrifuge.

La même interprétation s'applique à cette expérience de
KÜHNE. Le couturier de la grenouille est séparé des centres
nerveux par la section de son nerf ; puis d'un coup de ciseaux
on divise longitudinalement une des extrémités du muscle en
deux bandelettes. Si alors on excite mécaniquement l'extrémité d'une de ces bandelettes, il peut se faire que l'autre
entre en contraction. On ne saurait comprendre ce fait qu'en
admettant que chaque bandelette séparée reçoit une division
d'une même fibre nerveuse et que l'excitation d'une des divisions peut se transmettre à l'autre.

Il est aussi permis de tirer de l'étude de la variation négative
un argument en faveur de la conduction dans les deux sens.
Comme nous l'avons déjà dit, le nerf est le siège de manifestations électriques et présente comme le muscle, le phénomène de la variation négative, lorsqu'il entre en activité. Or,
quand on excite un nerf au milieu de son trajet, l'oscillation
négative se propage vers ses deux extrémités.

d. *Vitesse de propagation de l'ondulation nerveuse.* — La vibration moléculaire dont le nerf en activité est le siège et que
l'on peut appeler ondulation nerveuse ou *influx nerveux*, est
inconnue dans son essence même. Mais on sait qu'elle se
propage à la manière d'une onde et il est possible d'en déterminer la vitesse de transmission. C'est HELMHOLTZ qui, en 1850,

mesura le premier la vitesse de l'ondulation nerveuse pour les nerfs moteurs chez la grenouille. Le principe de sa méthode consiste à porter sur le nerf deux excitations successives l'une en un point voisin du muscle, l'autre en un point plus éloigné et à inscrire les deux courbes myographiques correspondantes, ainsi que le temps en fractions de secondes et le moment de l'excitation. Si le *temps perdu* (c'est-à-dire le temps qui s'écoule entre le moment de l'excitation et le moment de l'élévation de la courbe du myogramme) est plus long pour une excitation du nerf éloignée du muscle que pour une excitation rapprochée, la différence devra nécessairement indiquer que l'influx nerveux met un certain temps à se propager d'un point à un autre ; car la période d'excitation latente propre au muscle reste la même dans l'une et l'autre circonstance de l'expérience. C'est effectivement ce que l'on constate et cette différence du temps perdu après les deux excitations donne la mesure de la vitesse de conduction dans le segment de nerf compris entre les points excités. On trouve de la sorte que cette vitesse est d'environ 25 mètres par seconde. Cette valeur est du reste variable d'un animal à l'autre (plus rapide chez les animaux à sang chaud) et pour le même animal suivant diverses circonstances : ainsi le froid la ralentit, la chaleur l'accélère. Chez l'homme elle serait de 30 à 35 mètres.

On a aussi cherché à évaluer la vitesse de transmission dans le nerf sensitif en l'irritant sur deux points inégalement distants de la moelle et en notant la différence observée dans le temps perdu du réflexe. Mais, ici, les conditions expérimentales deviennent plus complexes, en raison de l'intervention d'une action nerveuse centrale qui exige pour se produire un certain temps, temps perdu de réflexion proprement dit, éminemment variable suivant le nombre et l'excitabilité des éléments nerveux qui entrent en jeu. C'est pourquoi les nombres obtenus ne sont pas toujours concordants dans les diverses expériences. On admet cependant que la vitesse de conduction pour les nerfs sensitifs est à peu près la même que pour les nerfs moteurs.

D'après Pflüger la vibration nerveuse ne conserverait pas la même intensité dans tout son parcours ; mais l'explosion d'énergie déterminée par l'excitation irait en augmentant tout le long du nerf, comme dans une traînée de poudre ; on exprime encore cette idée en disant que la vibration nerveuse fait boule de neige et va en grossissant comme l'avalanche. Cette théorie (dite de l'*avalanche*) est basée sur ce fait que la secousse musculaire est d'autant plus forte que l'excitation du nerf est portée plus loin du muscle.

3° Variations de l'excitabilité du nerf. — Lorsqu'un nerf est sectionné, son bout périphérique dégénère, comme l'a établi WALLER ; la myéline se fragmente, puis subit la dégénérescence graisseuse, ainsi que le cylindre-axe (*dégénérescence wallérienne*). Aussi au bout de quelques jours le tronçon périphérique du nerf a-t-il perdu son excitabilité. Le bout central conserve au contraire son intégrité. La nutrition des cylindre-axes et d'une façon générale des prolongements nerveux est donc sous la dépendance des cellules nerveuses ; la partie de ces prolongements qui est séparée du corps du neurone meurt comme une branche d'arbre séparée du tronc ; le segment du cylindre-axe ou du prolongement dendritique qui conserve ses relations avec la cellule nerveuse, non seulement continue à vivre, mais encore végète à la périphérie, s'engage dans le segment du nerf dégénéré et reconstitue la fibre nerveuse jusqu'à ses divisions ultimes (*régénération des nerfs*). L'excitabilité réapparaît donc dans le bout périphérique d'un nerf coupé un temps plus ou moins long après la section. Dans ces derniers temps, on a trouvé que la loi de Waller est trop exclusive : après la section d'un nerf la fragmentation de la myéline apparaîtrait aussi dans les fibres du tronçon encore en rapport avec les corps des neurones, et la cellule nerveuse elle-même pourrait présenter une fine altération de son protoplasma.

Les nerfs soumis à des excitations répétées et prolongées restent excitables pendant un temps fort long, pourvu qu'on les mette à l'abri de la dessiccation ; à ce point de vue ils paraissent infatigables. La fatigue nerveuse qui survient rapidement, comme la fatigue musculaire pendant le travail, doit donc être rapportée aux centres nerveux et non aux nerfs. Pour démontrer l'infatigabilité d'un nerf, du nerf moteur par exemple, il faut pouvoir l'exciter tout en mettant le muscle à l'abri de la fatigue. Pour cela BERNSTEIN excite un nerf, après avoir déterminé l'anélectrotonus (voyez-en plus loin la définition) dans la portion de ce nerf voisine du muscle. De la sorte la vibration nerveuse ne peut franchir la partie anélectrotonisée et le muscle reste au repos. Quand le nerf a été excité pendant un temps très long, on fait cesser l'anélectrotonus, et l'on voit alors aussitôt le muscle entrer en contraction. On peut de la sorte démontrer que le nerf ne présente aucun épuisement lorsqu'il a été excité pendant plusieurs heures de suite.

L'excitabilité est modifiée d'une façon spéciale par le passage d'un courant constant dans le nerf. Nous avons déjà dit que le nerf n'est excité qu'à la fermeture et à la rupture du courant; mais s'il ne donne lieu à aucune réaction apparente pendant toute la durée du passage du courant, le nerf est cependant le siège de phénomènes spéciaux qui ont été mis en lumière par DUBOIS-REYMOND, PFLÜGER etc. Le passage d'un courant constant dans une certaine étendue d'un nerf modifie son excitabilité dans le voisinage des points d'application des pôles positif et négatif, comme il est facile de s'en apercevoir en appliquant un deuxième excitant sur le nerf dans les portions intra et extrapolaires. On nomme *electrotonus* cette modification d'excitabilité; la partie du nerf qui avoisine le pôle négatif ou *catode* devient plus excitable (*catelectrotonus*), la partie qui avoisine le pôle positif ou *anode* perd, au contraire, de son excitabilité (*anelectrotonus*). Lorsqu'on rompt le courant polarisant, il y a inversion passagère de ces phénomènes. De plus on démontre que, pendant tout le temps que passe le courant polarisant, pourvu qu'il ait une certaine intensité, la partie du nerf anélectrotonisée perd sa faculté de conduction. Pour plus de détails on devra consulter les livres de physique biologique qui traitent de l'électro-physiologie. Nous

20.

nous bornerons ici à faire remarquer que les lois de Pflüger ou *lois des secousses* s'expliquent à l'aide des données précédentes et en tenant compte de plus que l'excitation de fermeture naît au pôle négatif, et celle de rupture au pôle positif. Lorsqu'on fait passer un courant constant dans un nerf moteur, la contraction musculaire n'apparaît à l'ouverture et à la fermeture que si le courant a une intensité moyenne : plus faible ou plus fort le courant ne provoque la contraction qu'à la fermeture ou à l'ouverture et cela d'une façon différente suivant qu'il est *ascendant,* c'est-à-dire dirigé en sens centripète, ou *descendant,* c'est-à-dire dirigé vers le muscle. Le tableau suivant résume les différents cas qui se produisent suivant les lois de Pflüger :

COURANT	ASCENDANT		DESCENDANT	
	FERMETURE	OUVERTURE	FERMETURE	OUVERTURE
Faible	Contraction	Repos	Contraction	Repos
Moyen	Contraction	Contraction	Contraction	Contraction
Fort	Repos	Contraction	Contraction	Repos

D'ordinaire les causes qui augmentent ou diminuent l'excitabilité, chaleur, froid, poisons, influencent dans le même sens la conductibilité. Cependant Grünhagen, après avoir soumis un segment de nerf moteur à l'action de l'acide carbonique jusqu'à ce que son excitabilité eut disparu, constata qu'une excitation portée sur le nerf au-dessus de la région inexcitable était encore transmise au muscle ; cette expérience semblerait prouver que la conductibilité est une propriété distincte de l'excitabilité ; toutefois cette conclusion est bien paradoxale, et il est possible que le phénomène se rattache à une différence d'excitabilité du nerf dans le sens transversal et dans le sens longitudinal.

§ 3. — Physiologie générale de la cellule nerveuse

Les cellules nerveuses ne se trouvent pas seulement dans la substance grise des centres nerveux, mais elles sont encore répandues sur le trajet et les terminaisons périphériques des fibres nerveuses (ganglions du sympathique, ganglions périphériques). Leur fonction ressortira de l'étude que nous ferons des centres nerveux ; nous n'en indiquerons ici que les points généraux : excitabilité et mode de réaction.

1° Excitabilité des cellules nerveuses. — Les excitants artificiels auxquels le muscle et le nerf se montrent si sensibles sont incapables de mettre en jeu l'excitabilité des cellules nerveuses (il faudrait cependant admettre une exception pour les cellules de l'écorce cérébrale, comme nous le verrons). Mais les cellules nerveuses sont sensibles aux excitants interne ses, rapportant à la quantité, à la température et à la composition chimique du sang des capillaires ; elles sont excitées par un certain degré d'anémie et d'hypérémie, par la chaleur, l'accumulation de CO_2 dans le sang. Mais, ces causes d'irritation mises à part, l'excitant physiologique de la cellule nerveuse est la vibration nerveuse qui lui est transmise par le nerf sensitif soit directement, soit par l'intermédiaire du cylindre-axe d'une autre cellule ; en dernière analyse l'excitation de la cellule nerveuse a donc le plus ordinairement son point de départ dans l'ébranlement des terminaisons périphériques des nerfs sensitifs par les agents extérieurs.

Comparée à celle des nerfs l'excitabilité des cellules nerveuses est une propriété très délicate ; le plus léger traumatisme, le moindre trouble circulatoire l'altère. Elle est supprimée très rapidement par l'anémie, après un stade passager d'exaltation. Ainsi la ligature de l'aorte abdominale (expérience de Sténon) abolit presque instantanément chez l'animal à sang chaud, la motilité et la sensibilité dans le train postérieur, par anémie de la moelle. La ligature simultanée de toutes les artères de la tête carotides et vertébrales provoque immédiatement la syncope. Si on enlève les ligatures, l'excitabilité nerveuse réapparaît progressivement, pourvu que l'anémie n'ait pas été prolongée trop longtemps. La suppression de la circulation abolit du reste aussi très rapidement l'excitabilité des terminaisons nerveuses à la périphérie. Quelques instants après la ligature de l'aorte abdominale, on peut en effet constater que l'excitation du nerf moteur ne produit plus de contraction, alors que le muscle se contracte encore quand on l'excite directement ; cependant on peut démontrer que le nerf a conservé son excitabilité et sa propriété de conduction ; mais l'excitation ne peut plus être transmise jusqu'au muscle parce que l'anémie a paralysé les plaques terminales. Cette action est donc analogue à celle du curare.

Certains poisons, strychnine, brucine, picrotoxine, etc., exaltent à un haut degré l'excitabilité des cellules nerveuses, d'autres, au contraire, le bromure de potassium, les anesthésiques (éther, chloroforme, hydrate de chloral, etc.), la dépriment.

2° Modes d'action des cellules nerveuses. — Nous les passerons rapidement en revue sous les titres suivants : pouvoir réflexe, automatisme, inhibition, perception des sensations, régulation de la nutrition du nerf.

a. *Pouvoir réflexe.* — On peut se représenter les cellules nerveuses comme des pièces de raccordement entre les fibres : elles transmettent l'excitation d'une fibre nerveuse à une ou plusieurs autres fibres nerveuses ; c'est ce que l'on désigne sous le nom de *pouvoir excito-moteur ou réflexe.* Nous analyserons en détail les actions réflexes à propos de l'axe gris de la moelle épinière. Etablissons seulement ici que l'acte réflexe, c'est-à-dire la transformation d'une impression en action, exige pour se produire une connexion entre deux neurones au moins, le neurone sensitif et le neurone moteur. L'impression périphérique qui est transportée par la fibre nerveuse sensible jusqu'au corps du neurone sensitif, est ensuite transmise par le prolongement cylindraxile de ce neurone aux expansions dendritiques et au corps du neurone moteur et de là se réfléchit à la périphérie par le cylindre-axe d'une fibre motrice. L'*arc réflexe* est donc schématiquement représenté par une fibre nerveuse centripète, un centre nerveux et une fibre centrifuge. Nous admettons *a priori* que la modification du mouvement nerveux, qui caractérise l'acte réflexe, s'opère dans la cellule nerveuse ; mais, ainsi que l'a fait remarquer Morat, cette conception ne repose sur aucune donnée expérimentale, et il serait peut-être plus logique d'admettre que le substratum anatomique du phénomène se trouve dans les points de contact ou *articulations* des prolongements des deux neurones sensitif et moteur. Du moins, n'observe-t-on aucune différence dans l'action réflexe lorsqu'on porte l'excitation sur la voie centripète, au delà ou en deçà du corps du neurone sensitif, c'est-à-dire, par exemple, sur le nerf sensible entre la périphérie et le ganglion rachidien ou sur la racine postérieure entre le ganglion et la moelle. Le corps du neurone sensitif ne paraît donc intervenir en aucune façon pour modifier la nature de la vibration nerveuse centripète. En généralisant cette notion, on serait porté à admettre que les corps des cellules nerveuses, tout en participant à la conduction du mouvement nerveux, n'impriment cependant aucun changement à la forme de ce mouvement, et quel eur seule propriété démontrée par l'expérience est l'action nutritive qu'ils exercent sur leurs prolongements.

Quoi qu'il en soit, comme on ne doit se représenter les cellules nerveuses qu'avec leurs prolongements et leurs connexions, il n'y a aucun inconvénient dans le langage courant à continuer de leur attribuer non seulement la propriété de conduction, mais encore celle de dégagement de mouvement nerveux, comme si c'était une chose démontrée. On peut donc, ainsi que le dit Beaunis, concevoir la cellule nerveuse « comme un véritable réservoir de mouvement et donner le nom de *décharge nerveuse* (qui ne préjuge rien) au dégagement de mouvement moléculaire inconnu dans son essence ». Cette décharge a une durée excessivement courte, et lorsque l'action de la cellule nerveuse doit durer un certain temps, par exemple dans la contraction musculaire soutenue, la décharge n'est pas continue, mais composée d'une série de décharges successives, très rapprochées ; nous savons qu'il en est de même pour le tétanos musculaire obtenu artificiellement par l'excitation du nerf moteur. Si sous l'influence d'une cause morbide ou à la suite de la fatigue les décharges successives sont trop espacées, les secousses musculaires sont incomplètement fusionnées, ce qui se traduit par le *tremblement*.

Une autre propriété caractéristique de l'activité des cellules nerveuses, c'est que leurs modifications moléculaires tendent à se reproduire avec une facilité de plus en plus grande par la répétition. A ce point de vue les centres nerveux présentent le phénomène que nous avons décrit pour le muscle sous le nom d'*addition latente* (c'est-à-dire une augmentation passagère d'excitabilité par une sorte d'accumulation des effets de l'excitation) ; mais de plus ils paraissent acquérir d'une manière durable un état d'équilibre instable qui les rend aptes à réagir plus facilement sous l'influence de la plus légère excitation. C'est ainsi qu'un acte musculaire compliqué, exigeant tout d'abord un effort énergique d'attention et de volonté, devient à la longue purement machinal (tel que l'écriture, le jeu des instruments de musique, etc.). Il est vrai que pour comprendre ces faits, on doit admettre aussi, selon toute vraisemblance, que par suite de la répétition des excitations les courants nerveux, d'abord répartis d'une manière diffuse sur un grand nombre de groupes cellulaires, sont progressivement dérivés sur des groupes de plus en plus restreints.

b. *Automatisme des centres nerveux.* — Certains groupes de cellules nerveuses semblent fonctionner automatiquement, soit parce que leur activité n'est pas conditionnée immédiatement par les excitants d'origine extérieure (ainsi dans la production d'un mouvement volontaire), soit parce que les excitants internes, l'acide carbonique du sang par exemple, suffisent pour les mettre en jeu (comme pour le centre respiratoire). Mais dans tous les cas, les cellules nerveuses ne peuvent en aucune façon agir spontanément. Il n'y a pas plus de spontanéité dans la cellule nerveuse que dans tout autre élément de l'organisme. Nous n'assistons qu'à des transformations de l'énergie et la transformation des forces de tension en force vive dans la cellule nerveuse, tout comme dans l'élément musculaire, ne peut s'opérer que sous l'influence d'un excitant, de même qu'une substance explosive ne peut faire explosion que si une cause externe, un choc par exemple, vient à rompre l'équilibre des molécules.

c. *Phénomènes d'inhibition*. — Les cellules nerveuses peuvent retentir sur d'autres éléments nerveux non plus pour les exciter à l'action, mais au contraire pour ralentir, diminuer, empêcher même complètement le dégagement du mouvement nerveux. On désigne ces phénomènes sous le nom d'*actions d'arrêt* ou *d'inhibition*. L'action frénatrice constante que le bulbe exerce sur les mouvements du cœur par l'intermédiaire des pneumogastriques est un exemple remarquable de phénomène inhibitoire. Nous avons déjà dit aussi qu'on explique par une action nerveuse d'arrêt la dilatation vasculaire consécutive à l'excitation des nerfs vaso-dilatateurs. En étudiant le fonctionnement des centres nerveux nous aurons à tenir le plus grand compte des phénomènes inhibitoires.

d. *Perception des sensations*. — Les centres nerveux supérieurs ont la propriété de percevoir les sensations ; c'est-à-dire que les modifications qu'ils éprouvent sont *conscientes*. Cette propriété n'est toutefois point attachée d'une façon immuable au fonctionnement de ces centres, car des actions nerveuses primitivement conscientes peuvent, par leur répétition, devenir inconscientes.

e. *Régulation de la nutrition du nerf*. — Comme nous l'avons déjà indiqué, le corps du neurone exerce sur ses prolongements une action nutritive ou *trophique*. La section d'un de ces prolongements est suivie de la mort du segment isolé. Lorsqu'on coupe un nerf mixte (moteur et sensitif), toutes les fibres du bout périphérique qui se trouvent de ce fait séparées des corps des neurones moteur et sensitif dégénèrent sur toute leur étendue. Cette action trophique de la cellule nerveuse s'étend même au delà des ramifications ultimes du nerf. Car la nutrition des tissus est gravement compromise par la

section des nerfs. La dégénérescence des muscles et des éléments glandulaires, diverses altérations de la peau et de ses
annexes, etc., en sont la conséquence. Ces phénomènes ne
peuvent pas toujours être rapportés d'une manière satisfaisante aux perturbations vasculaires causées par la section des
vaso-moteurs; aussi pense-t-on généralement que les nerfs
possèdent un pouvoir *trophique* direct, c'est-à-dire de nutrition
sur les éléments des tissus.

CHAPITRE II

PHYSIOLOGIE SPÉCIALE DU MOUVEMENT

La mécanique animale est un chapitre important de la physiologie. Mais nous sommes obligés dans ce traité élémentaire d'en restreindre considérablement l'étude ; nous ne traiterons que de la locomotion et de la phonation. On devra se reporter aux traités d'anatomie pour tout ce qui concerne le fonctionnement des articulations et l'action de chaque muscle en particulier. D'autre part, toutes les notions de physique et de mécanique qui se rapportent à ce sujet sont détaillées dans les traités de physique biologique ; nous ne ferons donc que les effleurer.

ARTICLE I

LOCOMOTION

Les différentes pièces du squelette sont mues par la contraction des muscles qui s'y insèrent, et les os représentent des leviers appartenant aux trois catégories définies en mécanique. Dans le levier du premier genre, le point d'appui est entre la puissance et la résistance : exemple, l'équilibre de la tête sur la colonne vertébrale ; le point d'appui se trouve à l'articulation occipito-atloïdienne, la résistance est représentée par le poids de la face qui tend à fléchir la tête en avant et la puissance par les muscles de la nuque. Dans le levier du deuxième genre ou interrésistant, la résistance se trouve entre le point d'appui et la puissance ; par exemple, lorsqu'on se soulève sur la pointe du pied, la résistance représentée par le poids du corps, au niveau de l'articulation tibio-tarsienne, est placée entre le point d'appui (contact des orteils avec le sol) et la puissance, (insertion du tendon d'Achille sur le calcanéum). C'est un levier de force. Enfin, le levier du troisième genre ou interpuissant, est le plus répandu ; on peut en prendre pour type l'avant-bras se fléchissant sur le bras ; la puissance (insertion du biceps), se trouve entre le point d'appui (articulation du coude) et la résistance (poids soutenu par la main). C'est un levier de vitesse. Dans toute production de mouvement, même très simple, un grand nombre de muscles entrent en jeu, et non seulement les muscles qui sont le plus en rapport par leur mode d'insertion avec le mouvement exécuté, mais encore les muscles antagonistes, comme l'a établi Duchenne de Boulogne. Ainsi, dans un mouvement de flexion, les fléchisseurs ne se contractent pas isolément et à l'exclusion des antagonistes ; mais les extenseurs sont aussi actifs, et vice versa.

Un mot sur la manière dont s'effectue l'équilibration dans la station avant de rechercher comment agissent les puissances musculaires dans la marche et la course, et quel est le rôle de l'innervation dans la production de ces mouvements.

1° Station. — Pour que l'équilibre en station debout soit obtenu, il faut que la verticale passant par le centre de gravité du corps tombe dans le polygone de sustentation représenté chez l'homme par les lignes qui joignent les pointes des pieds et les talons. Cet effet est réalisé par la contraction synergique de différents groupes de muscles antagonistes. La rigidité de la colonne vertébrale est maintenue par la contraction des muscles spinaux ; la tendance du tronc à tomber en avant en tournant autour d'un axe passant par les articulations coxo-fémorales est contre-balancée par l'action puissante des muscles fessiers ; le membre inférieur est maintenu dans la verticale suivant une perpendiculaire à l'axe du pied, grâce aux muscles triceps et soléaire principalement qui s'opposent à la flexion autour des articulations du genou et tibio-tarsienne. Dans la station debout, les deux pieds rapprochés, le corps subit constamment des oscillations d'amplitude plus ou moins grande, tendant à déplacer la verticale du centre de gravité hors de la base de sustentation. Aussi les muscles sont-ils continuellement en action pour contre-balancer les écarts du corps par des contractions appropriées.

Dans la station hanchée, le tronc est cambré de telle sorte que le poids du corps soit supporté par une seule jambe. L'autre jambe est écartée et un peu fléchie, et par de légères contractions musculaires maintient l'équilibre sur le membre de soutien. Ce dernier, au contraire, demeure presque entièrement passif et peut de la sorte résister très longtemps à la fatigue.

2º Marche. — L'étude des mouvements de la marche a été poussée fort loin par Marey, au moyen de la méthode graphique et de la chrono-photographie. A l'aide de la première méthode, on peut, en appliquant à la plante du pied une chaussure spéciale, dite chaussure exploratrice, enregistrer les moments où le talon et la pointe touchent le sol. Avec la seconde méthode, en prenant un grand nombre de photographies instantanées à la seconde, on obtient des séries d'images représentant la position des membres aux différents moments de la marche.

On appelle *pas* la période pendant laquelle le membre inférieur, partant d'une position d'appui, y revient après avoir effectué une oscillation pendulaire autour de l'articulation coxo-fémorale. Ce qui caractérise le pas dans la marche, c'est que le corps ne quitte pas le sol et qu'il repose toujours sur l'un des pieds ou sur les deux. Le pas se décompose en deux temps : l'un comprenant l'oscillation de la jambe entre deux positions d'appui, tandis que le corps ne repose plus que sur un pied (*temps de simple appui*) et l'autre marqué par le contact des deux pieds avec le sol (*temps de double appui*). L'analyse montre que le pied de la jambe oscillante quitte le sol par sa pointe et reprend contact par le talon. L'oscillation du membre se fait de la façon suivante : supposons le vertical ;

la translation du tronc en avant amène le membre à prendre
une position de plus en plus oblique d'avant en arrière et de
haut en bas, à la manière du rayon d'une roue qui tourne ; la
rotation s'opère autour de l'articulation coxo-fémorale ; la
jambe reste étendue sur la cuisse, mais elle se fléchit sur le
pied au niveau de l'articulation tibio-tarsienne ; dans la position oblique extrême, le talon se soulève et le pied ne s'appuie
plus que par l'extrémité des orteils ; à ce moment s'opère une
légère flexion de la jambe sur la cuisse autour de l'articulation

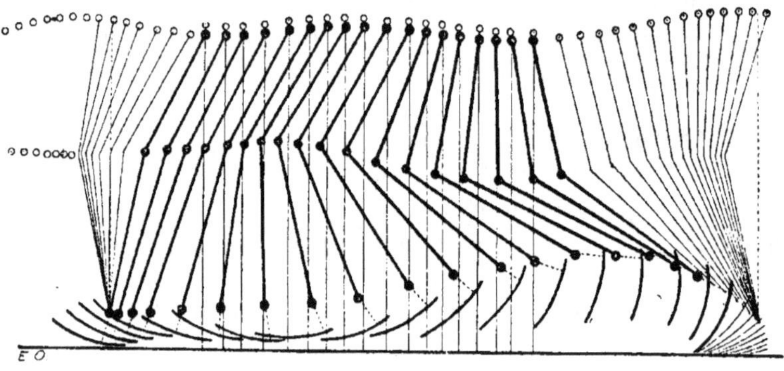

Fig. 75.

Oscillation du membre inférieur d'un homme qui marche (MAREY).

du genou, le membre se détache du sol, oscille d'arrière en
avant à la façon d'un pendule, dépasse la position verticale
et devient oblique de haut en bas et d'arrière en avant ; à la
limite extrême de l'oscillation, le pied vient toucher le sol,
d'abord avec le talon, puis avec toute la plante et le membre
revient à la position verticale (notre point de départ), par suite
du déplacement du tronc ; à ce moment, le pied de l'autre
jambe quitte le sol par sa pointe et ainsi de suite. Les oscillations pendulaires du membre étaient considérées par les frères
WEBER comme un mouvement purement passif. Mais les expériences de DUCHENNE, de MAREY ont prouvé que l'activité musculaire n'était pas étrangère à sa production. De plus, au
moment où le pied se détache du sol, il exerce par la contrac-

tion de ses fléchisseurs une pression plus ou moins forte tendant à pousser le corps en avant.

Pendant la durée du pas, le tronc subit, en dehors du mouvement de translation en avant, divers mouvements oscillatoires : 1° des oscillations verticales : l'élévation maxima du pubis coïncide avec le moment où le membre qui supporte le corps est vertical ; son abaissement avec le temps de double appui ; 2° des oscillations transversales : le pubis se porte alternativement à droite et à gauche vers le côté de l'appui ; 3° enfin le tronc subit un mouvement de torsion autour de son axe dépendant d'un mouvement de balancement des membres supérieurs qui s'effectue en sens inverse de l'oscillation du membre inférieur correspondant, de telle sorte que l'épaule droite, par exemple, se porte en arrière par l'oscillation du bras droit au moment où la hanche droite est portée en avant par l'oscillation de la jambe du même côté.

La durée du pas diminue lorsque sa longueur augmente, comme l'ont indiqué les frères WEBER. Il en résulte que la vitesse de la marche s'accroît par ces deux facteurs.

Dans la *course*, les phénomènes mécaniques sont les mêmes que dans la marche ; mais il s'y ajoute un temps spécial pendant lequel le corps est projeté en haut et quitte le sol par suite de la détente musculaire brusque de la jambe de soutien.

3° Action régulatrice du système nerveux sur les mouvements de locomotion.

— Les contractions musculaires qui agissent dans la station et la marche ne sont pas toujours et nécessairement commandées par la volonté ; ces mouvements sont aussi de nature réflexe, et ils peuvent se produire en dehors de toute participation des centres nerveux psychiques, alors que l'attention est détournée sur d'autres objets, par exemple lorsqu'on lit en marchant. Il est certain que la sensibilité est un élément indispensable pour la régulation des mouvements ; dans ce but interviennent les sensations tactiles et les sensations de pression, les sensations ayant pour origine les articulations et les ligaments et sans doute aussi des sensations spéciales prenant naissance dans le tissu musculaire lui-même. Dans l'exécution de tout mouvement volontaire nous avons conscience de la force musculaire déployée, de l'étendue et de la direction du mouvement. Par contre, lorsque la sensibilité est complètement abolie dans les membres (expérimentalement par la section des racines postérieures des nerfs rachidiens) le mouvement volontaire perd toute régularité et toute précision, bien qu'il conserve sa force ; on dit qu'il y a *ataxie* des mouvements. L'anesthésie de la surface plantaire seule trouble déjà profondément le mécanisme de la marche ; normalement, en effet, le point de départ principal du réflexe de la marche est dans la sensation de contact du pied avec le sol. Quoique les muscles soient insensibles aux agents qui en altèrent la texture (car la section, la cautérisation de leur tissu ne provoquent aucune douleur), il semble que l'on doive leur attribuer une sensibilité spéciale qui serait mise en jeu dans la contraction. Les tendons reçoivent manifestement des nerfs sensibles et lorsqu'on les excite par un choc brusque, les fibres musculaires correspondantes se contractent par action réflexe ; ainsi, la percussion du tendon rotulien provoque la contraction du triceps (*réflexe rotulien*). D'autre part, on sait que les muscles sont le siège d'une sensation spéciale lorsqu'on les électrise et qu'ils deviennent très douloureux dans le phénomène de la crampe. Aussi admet-on généralement, bien qu'il soit impossible d'en fournir une preuve décisive, que la régulation des mouvements relève, pour une certaine part, des sensations particulières dont les muscles sont le siège pendant leur contraction (*sensibilité musculaire*).

Les sensations spéciales ne sont pas non plus étrangères à la régulation des mouvements ; les impressions visuelles y contribuent. Nos mouvements perdent un peu de leur précision quand nous sommes plongés dans l'obscurité, et si, à l'absence des impressions visuelles s'ajoute la perte de la sensibilité tactile, le trouble moteur devient beaucoup plus accentué. L'incoordination motrice déjà très accusée chez l'ataxique pendant la marche, en raison de l'anesthésie tactile et peut-être aussi musculaire, atteint son maximum lorsque le sujet passe du jour à l'obscurité, la surveillance que la vue exerce normalement sur les mouvements devenant de la sorte impossible. Un ataxique qui se maintient debout quoique avec peine, en joignant les deux pieds, oscille d'une manière inquiétante et chancelle lorsqu'on lui ordonne de fermer les yeux. Mais de toutes les impressions périphériques, les plus importantes pour le maintien de l'équilibre et pour la coordination des mouvements, sont, comme nous le verrons plus loin, celles qui ont leur origine dans le labyrinthe (canaux demi-circulaires de l'oreille interne) et qui sont transmises par le nerf auditif aux organes centraux de l'équilibration.

ARTICLE II

PHONATION

La voix est produite par les vibrations de l'air dans le larynx et les parties supérieures du tuyau aérien. Dans l'analyse du mécanisme de la voix, il faut distinguer le son glottique et les modifications de ce son qui constituent la parole ou langage articulé.

§ 1. — SON GLOTTIQUE

Ainsi qu'il est facile de s'en assurer, en mettant à nu le larynx chez les animaux ou en pratiquant l'examen laryngoscopique chez l'homme, le son laryngien (voix proprement dite) est dû à la vibration des replis membraneux appelés *cordes vocales*, qui s'insèrent d'une part dans l'angle rentrant du cartilage thyroïde et d'autre part à l'apophyse vocale des aryténoïdes, limitant ainsi une fente étroite de forme triangulaire, désignée sous le nom de *glotte*. La glotte s'étendant en arrière entre les deux cartilages aryténoïdes, on la divise ordinairement en deux parties : l'une antérieure inter-ligamenteuse, l'autre postérieure inter-aryténoïdienne. Les cordes vocales sont mises en vibration par le courant d'air de l'expiration; elles sont comparables à des anches membraneuses. Etudions d'abord les caractères et les qualités du son glottique, puis l'action des muscles et du système nerveux dans la production de la voix.

1° Caractère du son glottique. — L'*intensité* de la voix

dépend de l'amplitude des vibrations des cordes vocales et

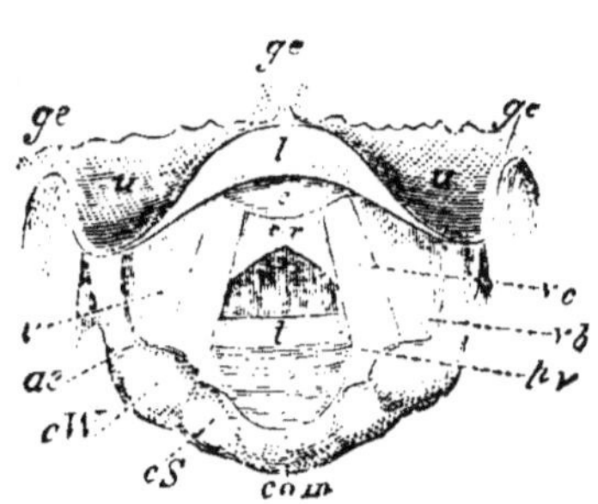

Fig. 76.
Image laryngoscopique pendant l'inspiration (Morell-Mackenzie).

l. épiglotte. — *u*, face antérieure de l'épiglotte. — *c*, coussinet de l'épiglotte. — *gr*, replis glosso-épiglottiques. — *ar*, replis aryténo-épiglottiques. — *cW*, cartilage de Wrisberg. — *cS*, cartilage de Santorini. — *com*, commissure aryténoïdienne. — *vb*, bande ventriculaire. — *vc*, corde vocale. — *cr*, cricoïde et *t*, anneaux de la trachée, que l'on aperçoit à travers la glotte très dilatée par l'écartement des cordes vocales.

par conséquent du volume et de la force du courant d'air qui est expulsé dans les bronches par l'expiration. La *hauteur* du son glottique dépend du nombre des vibrations et se montre en rapport avec le degré de tension des cordes vocales et la longueur de leur partie vibrante. Le nombre des vibrations d'une corde étant en raison directe de sa tension et en raison inverse de sa longueur, il est facile de comprendre que le son glottique sera d'autant plus aigu que les cordes vocales seront plus tendues et plus courtes. Cet effet est obtenu par la contraction de certains muscles et par la production de nœuds de

vibration sur le bord libre des cordes lorsque ces replis viennent à se toucher (tout comme lorsqu'on applique le doigt sur une corde en vibration). Ce dernier mécanisme est probablement celui qui préside à la production de la *voix de tête* ou de *fausset* que l'on oppose à la *voix de poitrine*, dans laquelle les vibrations des cordes vocales s'accompagnent de vibrations plus ou moins accusées des parois thoraciques. Mais dans tous les cas les cordes vocales ne peuvent vibrer que si elles sont suffisamment rapprochées, de manière à rétrécir la fente glottique et à renforcer par ce moyen la vitesse du courant d'air. *Rapproche-*

ment et *tension* des cordes vocales, telles sont donc les deux conditions indispensables pour la production de la voix. De plus, pendant l'émission des sons aigus, le larynx s'élève, tandis qu'il s'abaisse au contraire pour les sons graves.

Les dimensions naturelles des cordes vocales et du larynx étant très différentes suivant l'âge, le sexe et les individus, la hauteur de la voix est évidemment sujette à de grandes variations. La voix est plus aiguë chez l'enfant; au moment de la puberté, elle devient brusquement plus grave (*mue de la voix*); le larynx s'accroît et le cartilage thyroïde fait une saillie plus accusée (*pomme d'Adam*); il y a un rapport très évident entre ce développement du larynx et le développement des organes génitaux; la voix des garçons châtrés dans le bas âge garde toujours les caractères de celle de l'enfant

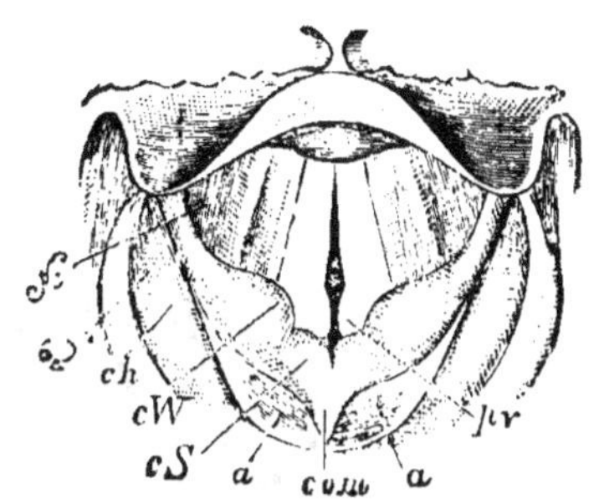

Fig. 77.

Image laryngoscopique pendant la phonation (MORELL-MACKENZIE).

a, face postérieure des aryténoïdes. — *pr*, apophyse vocale. — *fi*, fossette innominée. — *sp*, fossette hyoïdienne. — *ch*, corne de l'os hyoïde.

(voix de *soprano* des eunuques). C'est surtout chez l'homme que le larynx se développe à la puberté : chez la femme il reste petit et la voix conserve une tonalité élevée. La hauteur de la voix présente aussi des variations individuelles très prononcées et, à ce point de vue, on distingue les voix de *basse*, de *baryton*, de *ténor*, de *soprano*, etc. Mais quoi qu'il en soit, l'étendue de la voix (c'est-à-dire l'espace qui sépare le minimum du maximum du nombre des vibrations possibles chez un même individu) est à peu près constante; elle comprend en moyenne deux octaves et très exceptionnellement trois octaves.

Quant au *timbre* de la voix, il dépend, ainsi que l'a démontré HELMHOLTZ, du nombre des *sons harmoniques* qui accompagnent le *son fondamental*. Comme toute anche membraneuse, la corde vocale, en vibrant, produit, en outre du son fondamental, un cer-

21.

tain nombre de sons partiels ou harmoniques. De là, le timbre particulier du son glottique. Mais de plus le timbre est accentué et modifié par le renforcement de quelques-uns de ces sons harmoniques au niveau des cavités sus-glottiques (ventricules du larynx, pharynx, fosses nasales, bouche) agissant comme des résonateurs.

2° Action des muscles du larynx dans la phonation. —

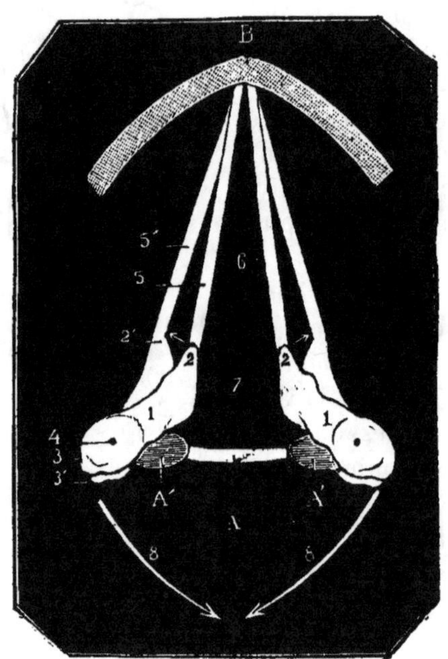

Fig. 78.

Schéma de l'action du dilatateur de la glotte ou abducteur
des cordes vocales, crico-aryténoïdien postérieur (d'après TESTUT).

B, cartilage thyroïde. — A, A', cricoïde. — 1, aryténoïde. — 2, apophyse vocale ; 2', apophyse vocale en abduction. — 3, apophyse musculaire ; 3', apophyse musculaire attirée en dedans par le muscle crico-aryténoïdien postérieur dans la direction indiquée par la flèche 8. — 4, centre de rotation de l'aryténoïde. — 5,5', corde vocale. — 6, glotte. L'apophyse musculaire se portant en dedans suivant la direction de la flèche 8, l'apophyse vocale se porte en dehors de 2 en 2' et les cordes vocales s'éloignent de 5 en 5'.

Parmi les muscles du larynx, les uns opèrent le rapprochement ou l'écartement des cordes vocales, les autres la tension de ces cordes. Les premiers sont au nombre de trois : l'un impair l'*ary-aryténoïdien*, les deux autres pairs : le *crico-aryténoïdien postérieur* et le *crico-aryténoïdien latéral*. L'ary-aryténoïdien, par sa contraction, attire en bloc l'un vers l'autre les deux cartilages aryténoïdes et rétrécit de ce fait la glotte intercartilagineuse et en même temps la glotte interligamenteuse. Les deux autres muscles ont leur insertion fixe sur le

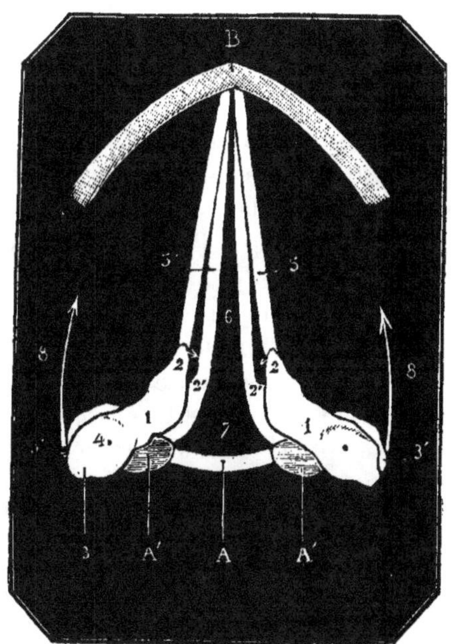

Fig. 79.

Schéma de l'action du constricteur de la glotte ou adducteur des cordes vocales, crico-aryténoïdien latéral (d'après TESTUT).

Même légende que dans la figure 78.

L'apophyse musculaire se portant suivant la direction de la flèche 8, l'apophyse vocale 2 se porte en dedans en 2' et les cordes vocales se rapprochent de 5 en 5'.

cricoïde et leur insertion mobile sur l'apophyse musculaire de l'aryténoïde ; en attirant cette apophyse en dedans (crico-aryténoïdien postérieur) ou en dehors (crico-aryténoïdien latéral), ils font basculer la base du cartilage aryténoïde autour de son articulation cricoïdienne, de telle manière que l'apophyse vocale qui donne insertion aux cordes se porte en sens inverse. Il en résulte que le crico-aryténoïdien latéral est un constricteur de la glotte agissant dans la phonation et que le crico-aryténoïdien postérieur est un dilatateur de la glotte dont l'action est des plus importantes dans la respiration. Lorsque les crico-aryténoïdiens latéraux sont paralysés, le rapprochement des cordes vocales est très gêné et la voix par conséquent profondément altérée ; au contraire, la paralysie des crico-aryténoïdiens postérieurs met obstacle à la dilatation de la glotte et trouble gravement la respiration.

La tension des cordes vocales est opérée par deux muscles pairs : le *crico-thyroïdien* et le *thyro-aryténoïdien*. Le cricothyroïdien fait basculer le cartilage thyroïde sur le cricoïde en l'attirant en bas de manière que l'insertion des cordes dans l'angle rentrant du thyroïde s'éloigne légèrement de leur insertion à l'apophyse vocale ; de la sorte les cordes s'allongent un peu et se tendent. Le thyro-aryténoïdien est le muscle vocal par excellence ; il est contenu en effet dans l'épaisseur même de la corde vocale et la constitue essentiellement avec le ligament élastique situé plus superficiellement sous la muqueuse. Inséré d'une part dans l'angle rentrant du cartilage thyroïde et d'autre part à l'apophyse vocale, il tend à rapprocher ces deux points en faisant basculer le thyroïde en sens inverse de l'action du muscle précédent, et par conséquent à raccourcir la corde. Mais si le cartilage thyroïde est fixé par la contraction du crico-thyroïdien, le thyro-aryténoïdien a pour principal effet de tendre la corde vocale, en même temps qu'il donne à son tissu la rigidité nécessaire pour la vibration ; de plus quelques-unes de ses fibres s'insèrent sur différents points du ligament de la corde et peuvent ainsi y déterminer par leur contraction la production de nœuds de vibration. La paralysie de ces muscles entraîne l'aphonie ; cependant la paralysie isolée du crico-thyroïdien peut se traduire seulement par de la raucité de la voix ; dans ce dernier cas, il est possible de faire disparaître cette raucité si l'on supplée à l'action normale du muscle en abaissant mécaniquement le thyroïde par une pression exercée de haut en bas sur la pomme d'Adam.

3° Innervation du larynx. — Le larynx reçoit deux branches du pneumogastrique : le *laryngé supérieur* et le *laryngé inférieur* ou *récurrent*. (V. fig. 108, p. 464.) Le laryngé supérieur est surtout sensible ; il donne la sensibilité à la muqueuse du larynx ; toutefois il innerve aussi le muscle crico-thyroïdien par un petit filet, le *laryngé externe*. La section du laryngé supérieur anesthésie la muqueuse du larynx et paralyse le crico-thyroïdien ; le réflexe de la toux devient impossible et les corps étrangers peuvent pénétrer dans le larynx sans que le sujet en soit averti ; de plus, la voix devient rauque. Les récurrents innervent tous les autres muscles du larynx. Aussi leur section est-elle suivie d'une *aphonie complète*. D'après CL. BERNARD, ces fibres motrices n'appartiennent pas en réalité au pneumogastrique, mais bien au spinal. Ce dernier à sa sortie du crâne se divise en deux branches : une branche interne qui se jette aussitôt dans le pneumogastrique et se confond avec lui ; elle contient les filets moteurs des muscles du larynx, et une branche externe qui innerve les muscles sterno-mastoïdien et trapèze (muscles qui reçoivent aussi des filets du plexus cervical). Ces deux muscles interviennent d'une manière indirecte dans la phonation : ils contribuent en effet à maintenir les parois thoraciques en inspiration de façon à n'en permettre que l'affaissement graduel ; de la sorte ils règlent et ménagent la sortie de l'air des poumons, comme par exemple dans l'action de *filer un son*. Le nerf spinal est donc le *nerf vocal* par excellence, puisqu'il tient sous sa dépendance, non seulement les mouvements de l'appareil phonateur, mais encore pour une part les mouvements du soufflet thoracique. Cette double action est supprimée par l'arrachement du spinal : la voix est abolie et, de plus, l'animal présente un essoufflement caractéristique. Remarquons encore que le sterno-mastoïdien et le trapèze sont les deux principaux muscles qui commandent les mouvements de la tête dans les gestes expressifs. Pour ce motif, nous pouvons regarder aussi le spinal comme le *nerf de la mimique.*

Cl. Bernard admit, toutefois, que les muscles du larynx reçoivent une part de leur innervation du pneumogastrique, mais seulement en tant qu'ils agissent dans la respiration. La glotte se dilate dans l'inspiration et se rétrécit dans l'expiration ; après la section des récurrents, les cordes vocales se rapprochent et mettent obstacle au passage de l'air ; chez les animaux adultes, il reste cependant un passage suffisant pour l'air et la respiration peut continuer à se faire sans gêne apparente. Mais il n'en est pas de même pour les jeunes animaux chez lesquels la glotte n'est pas encore très développée ; les cordes vocales paralysées font tampon et obstruent la glotte ; de là vient que ces animaux asphyxient après la section des récurrents, si on ne leur fait pas la trachéotomie. Le pneumogastrique et le spinal seraient donc, d'après **Cl. Bernard**, des nerfs antagonistes ; le premier serait le nerf de la respiration simple, organique ; le second, le nerf de la respiration forcée, volontaire, liée à la production de la voix et de l'effort.

§ 2. — Parole

Le larynx à lui seul ne peut donner que des sons de hauteur variable, mais toujours de même timbre. Or, la parole résulte principalement de la succession de sons variés de timbre très différent. Les modifications de timbre du son glottique sont produites dans la partie supérieure du tuyau aérien, pharynx, fosses nasales et bouche principalement. La parole se compose essentiellement de *voyelles* et de *consonnes.*

1° Voyelles. — Les voyelles, ainsi qu'il résulte des recherches d'**Helmholtz** et de **Donders**, sont des sons musicaux d'origine glottique, dont certains sons partiels se trouvent renforcés dans les cavités du pharynx et de la bouche, agissant comme caisses de résonance. Grâce à la mobilité de leurs parois, ces cavités peuvent changer leur forme et leurs dimensions dans l'émission des différentes voyelles. C'est ainsi que la tubulure supra-laryngée s'allonge par la protusion des lèvres et la descente du larynx, en même temps qu'elle se dilate transversalement, lors de l'émission des voyelles à longues vibrations *o*, *ou*, tandis qu'elle se rétrécit et se raccourcit par le retrait des lèvres et l'ascension du larynx dans l'émission des voyelles à courtes vibrations (*i*). En prononçant la série des voyelles *ou*, *u*, *o*, *a*, *é*, *i*, la tubulure diminue de plus en plus de longueur. Les mouvements de la langue, l'ouverture plus ou moins grande de la bouche, les mouvements du voile du palais permettant plus ou moins le passage de l'air par les fosses nasales, sont autant de conditions qui interviennent dans la production des voyelles.

2° Consonnes. — Les consonnes sont des *bruits* qui prennent naissance au niveau des différentes parties rétrécies de la tubulure ; ces bruits ne sont pas distincts par eux-mêmes et ne peuvent se faire entendre que s'ils sont associés à une voyelle. Suivant qu'elles prennent naissance principalement au niveau des lèvres, de la langue ou du gosier, les consonnes sont divisées en labiales, linguales et gutturales et chacun de ces groupes comprend des consonnes explosives, continues et tremblotantes, selon que l'émission du son se fait avec vibration brusque ou par un courant d'air continu ou avec tremblement.

CHAPITRE III

PHYSIOLOGIE DES CENTRES NERVEUX

Nous étudierons les fonctions des centres nerveux dans l'ordre naturel imposé par leur complication croissante : moelle, bulbe, mésencéphale, cerveau. Les notions générales qui se rapportent aux éléments nerveux ont été données plus haut ; nous n'avons donc pas à y revenir et nous pouvons aborder immédiatement l'étude de la moelle.

ARTICLE I

MOELLE ÉPINIÈRE

Un manteau de substance blanche entourant une partie centrale grise, telle est la constitution macroscopique de la moelle. La substance blanche est formée de fibres à myéline ; la substance grise de cellules nerveuses et de fibres sans myéline (feutrage des prolongements des corps de neurones). La substance grise sur une coupe a la forme d'un H dont les deux jambages sont représentés par les cornes antérieures et postérieures situées dans les deux moitiés symétriques de la moelle et le trait transversal par la commissure grise. Les racines antérieures des nerfs rachidiens émergent de la moelle au niveau de la tête des cornes antérieures, les racines postérieures aboutissent à la moelle au niveau de la tête des cornes postérieures. Les neurones médullaires comprennent deux sortes de cellules : des *cellules à cylindre-axe court* et des *cel-*

lules à cylindre-axe long. Les premières ou *cellules de* Golgi ont un cylindre-axe qui se ramifie dans la substance grise ; elles se trouvent surtout dans la corne postérieure. Les cellules à

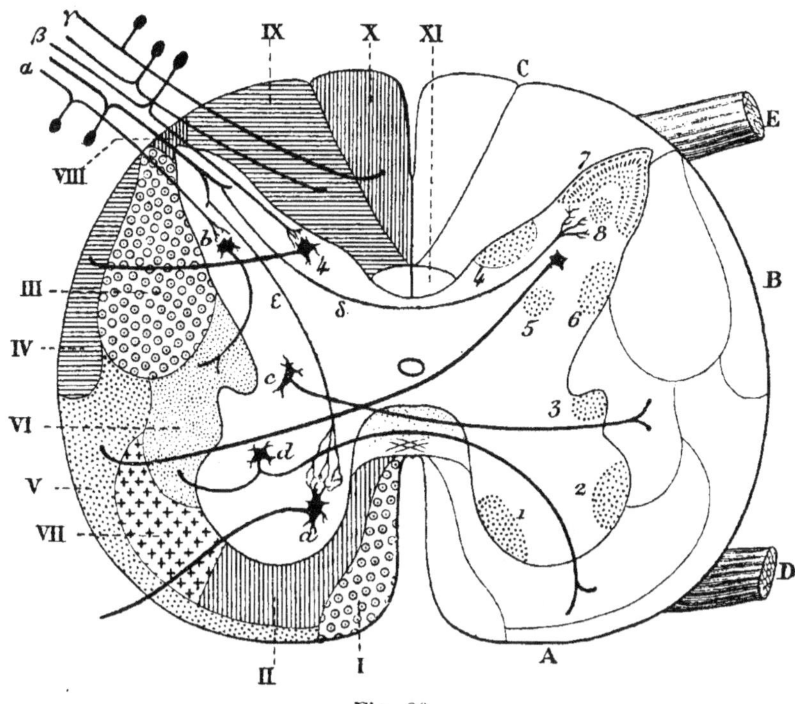

Fig. 80.

Coupe transversale schématique de la moelle.

A, cordon antérieur. — B, cordon latéral. — C, cordon postérieur. — D, racine antérieure. — E, racine postérieure. — I, cordon pyramidal direct. — II, faisceau fondamental du cordon antérieur. — III, cordon pyramidal croisé. — IV, faisceau cérébelleux direct. — V, faisceau de Gowers. — VI, cordon latéral profond. — VII, faisceau intermédiaire. — VIII, zone de Lissauer. — IX, cordon de Burdach. — X, cordon de Goll. — XI, zone ventrale du cordon postérieur.

Dans la moitié gauche de la figure (substance grise) sont représentés différents types de cellules : a, cellule radiculaire ; b, c, d, cellules cordonales. Dans la moitié droite, les groupements cellulaires, 1, 2, 3, etc.

α, β, γ, fibres des racines postérieures. — δ, fibre collatérale commissurale. — ι, fibre collatérale réflexe.

cylindre-axe long se divisent en deux catégories : les *cellules radiculaires* et les *cellules cordonales,* suivant que le prolongement cylindre-axile forme une fibre des racines antérieures ou une fibre des cordons blancs de la moelle. Les cellules radiculaires se trouvent dans la corne antérieure (fig. 80 *a*) ; elles sont volumineuses, de forme étoilée ou polygonale ; leurs arborisations dendritiques très développées rayonnent dans tous les sens ; leur prolongement cylindre-axile se dirige directement en dehors et devient le cylindre-axe d'une fibre de la racine antérieure. Les cellules cordonales sont d'une façon générale plus petites que les cellules précédentes et réparties dans toutes les régions de la substance grise ; leur cylindre-axe sort de la substance grise, et, arrivé dans la substance blanche, se recourbe pour prendre une direction longitudinale soit ascendante, soit descendante dans le faisceau dont il doit faire partie ; ordinairement il se divise en deux branches, l'une ascendante, l'autre descendante. Après un trajet plus ou moins long, il repasse (lui ou ses divisions) dans la substance grise et s'y ramifie en une arborisation terminale qui se met en rapport avec les dendrites d'une autre cellule ; mais de plus, sur tout son trajet, il émet de fines collatérales qui s'en détachent à angle droit et se terminent par des arborisations fibrillaires dans la substance grise à différentes hauteurs. Ainsi le cylindre-axe de la cellule cordonale relie entre eux les neurones de plusieurs étages de la moelle et constitue de la sorte une commissure longitudinale ; par un trajet encore plus étendu, il peut relier la moelle aux centres nerveux supérieurs. Ce cylindre-axe de la cellule cordonale peut être direct (*b*, fig. 80), c'est-à-dire rester dans le côté de la moelle où il prend son origine, croisé (*c*), c'est-à-dire passer dans un cordon de la moitié opposée de la moelle, et enfin direct par une de ses divisions et croisé par l'autre (*cellules pluri-cordonales* de Cajal, *d.*)

La plupart des cellules nerveuses se rapprochent en amas distincts dans la substance grise, de façon à former sur les coupes transversales de la moelle des groupes isolés ou noyaux et sur les coupes longitudinales de véritables colonnes. On peut distinguer dans la corne antérieure, un *groupe antéro-interne* ([1]) et un *groupe antéro-externe* ([2]) ; dans la saillie ([3]) appelée corne latérale un groupe de cellules cordonales formant la *colonne latérale ou intermédiaire*. Dans la corne postérieure, on trouve d'abord un amas important de cellules situé à la base et sur la face interne de cette corne : c'est la *colonne vésiculaire* de CLARKE ([4]), puis au milieu de la base de la corne, le groupe des *cellules moyennes* de WALDEYER ([5]) et sur sa face externe le groupe des *cellules latérales* de BECHTEREW ([6]). Enfin, dans la tête de la corne, les cellules sont groupées sous forme de croissant qui en embrassent l'extrémité : c'est la *substance gélatineuse* de ROLANDO ([7]) ; dans la concavité du croissant se trouve un amas de très petites cellules ou *noyau de la tête* de WALDEYER ([8]).

La substance blanche de la moelle est divisible anatomiquement en trois cordons limités par l'entrée des racines : cordon antérieur (A), latéral (B) et postérieur (C). Mais au point de vue fonctionnel cette division est insuffisante. Il est démontré que les fibres médullaires de dignité physiologique différente sont groupées en faisceaux distincts dans les cordons ; d'où la possibilité d'établir une division systématique dans les cordons blancs répondant au fonctionnement de leurs fibres. Cette systématisation est représentée dans la coupe schématique de la moelle de la figure 80. Nous dirons plus loin comment on est parvenu à différencier ces faisceaux dans la substance blanche et à en dresser une topographie exacte.

Lorsqu'on coupe la moelle en travers dans la région dorsale sur un animal vivant, toutes les parties du corps situées au-dessous de la section sont paralysées de la motricité (*paraplégie*) et de la sensibilité (*anesthésie*). L'animal ne peut plus mouvoir volontairement ses muscles dans la région paralysée, ni ressentir de la douleur lorsqu'on irrite violemment la peau ou les nerfs sensibles dans la même région. La moelle apparaît ainsi comme un organe de conduction pour les impressions centrifuges et centripètes, comme un lien fonctionnel rattachant les centres nerveux supérieurs à la périphérie.

Toutefois si la section de la moelle abolit les mouvements volontaires et les sensations conscientes, on ne peut pas dire d'une façon absolue qu'elle supprime la motricité et la sensibilité. En effet, vient-on, dans ces conditions, à pincer légèrement la patte postérieure, on la verra se rétracter par la contraction de ses muscles ; dans ce cas l'impression périphérique transmise jusqu'à la moelle est transformée en réaction motrice dans cet organe, c'est un *acte réflexe* pour l'exécution duquel la volonté et la conscience ne participent aucunement. Dans cet acte la sensibilité médullaire est mise en jeu ; mais ce n'est pas une sensibilité consciente ; la perception des sensations appartient aux centres nerveux supérieurs. Cette sensibilité médullaire se traduit par une réaction motrice, une contraction musculaire, par exemple. La moelle joue donc aussi le rôle d'un centre nerveux. Pour ces motifs, nous établirons une division toute naturelle dans les fonctions de la moelle et nous envisagerons cet organe d'abord comme conducteur nerveux, puis comme centre.

§ 1. — FONCTIONS DE LA MOELLE COMME CONDUCTEUR NERVEUX

Commençons par établir que la motricité et la sensibilité se trouvent séparées dans les racines nerveuses ; nous tâcherons ensuite de poursuivre cette séparation dans la moelle.

A) CONDUCTION DANS LES RACINES DES NERFS

Les racines antérieures sont motrices, les racines postérieures sensibles. Telle est la loi que l'on a coutume de désigner sous le nom de *loi de* BELL, bien que ce soit MAGENDIE qui en ait donné une démonstration rigoureuse. La fonction des racines est démontrée par le double effet de leur section et de leur excitation.

1° Effets de la section. — La section d'une racine antérieure paralyse la motricité dans une région localisée répondant à la racine coupée. Les fibres des racines antérieures sont formées par les cylindre-axes des grandes cellules radiculaires de la corne antérieure ; leur centre trophique est représenté par le corps de ces cellules ; aussi après section de cette racine c'est le bout périphérique qui dégénère, tandis que le bout attenant à la moelle reste intact (fig. 82).

La section d'une racine postérieure abolit la sensibilité dans le territoire périphérique correspondant. Les fibres de cette racine sont formées par les prolongements cylindre-axiles des cellules bipolaires du ganglion rachidien, qui se rendent à la moelle et se mettent en rapport par leurs arborisations terminales avec des neurones médullaires plus ou moins éloignés du point d'insertion de la racine. Le centre trophique des fibres

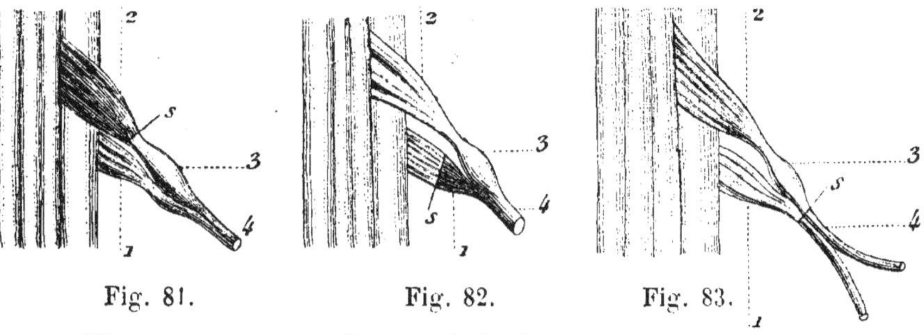

Fig. 81.   Fig. 82.   Fig. 83.

Figures représentant le sens de la dégénérescence nerveuse
après la section des racines.

Fig. 81. — Section de la racine postérieure.
Fig. 82. — Section de la racine antérieure.
Fig. 83. — Section du nerf mixte.
Les parties foncées sont dégénérées.

1, racine antérieure. — 2, racine postérieure. — 3, ganglion rachidien. — 4, nerf
mixte. — s, point où porte la section.

de la racine postérieure se trouve dans la cellule du ganglion rachidien ; par conséquent, après leur section le bout périphérique attenant encore au ganglion conserve son intégrité, tandis que le bout central tenant à la moelle dégénère jusque dans l'intérieur de la moelle à une hauteur variable suivant la longueur des fibres (fig. 81).

Si l'on combine sur un même animal la section de toutes les racines antérieures d'un côté à la section de toutes les racines postérieures de l'autre côté, on obtient une paralysie des mouvements sans anesthésie dans une moitié du corps et une anesthésie sans paralysie de la motilité dans la moitié opposée.

2° Effets de l'excitation. — L'excitation d'une racine antérieure provoque une contraction localisée dans un groupe musculaire défini et toujours le même suivant la racine excitée ; l'excitation de la racine postérieure provoque des réactions motrices diffuses indiquant que l'animal ressent de la douleur (cris, mouvements généraux). Quand, après la section des racines, on irrite comparativement leurs deux bouts, pour la racine antérieure, c'est l'excitation du bout périphérique qui détermine des mouvements, tandis que le bout central ne donne rien, et pour la racine postérieure c'est l'inverse. La racine antérieure est donc motrice et centrifuge, la racine postérieure sensible et centripète (par rapport à la moelle).

Toutefois la loi de BELL paraît recevoir un démenti dans certaines expériences chez les mammifères où l'excitation de la racine antérieure produit non seulement des mouvements localisés, mais aussi des phénomènes de sensibilité. Mais Cl. BERNARD a démontré que la sensibilité de la racine antérieure est une sensibilité d'emprunt due à la présence

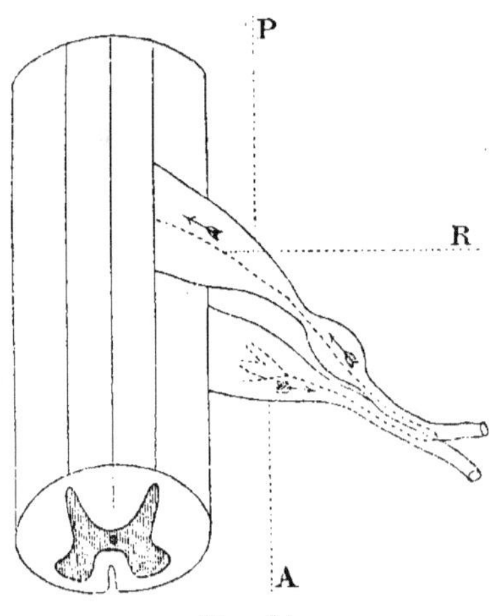

Fig. 84.

Schéma de la sensibilité récurrente.

A. racine antérieure. — P. racine postérieure. — R. fibre récurrente.

d'un certain nombre de fibres sensitives qui se rendent par un trajet récurrent dans la racine postérieure correspondante. Ces fibres sensibles ne gagnent donc pas la moelle directement par l'intermédiaire de la racine antérieure ; elles se dirigent d'abord vers la périphérie dans le tronc du nerf mixte, puis après avoir ainsi accompli un trajet rétrograde plus ou moins long se recourbent et remontent vers la moelle par la racine postérieure (fig. 84). La sensibilité de la racine antérieure porte pour ce motif le nom de *sensibilité récurrente*. Il résulte de ce

fait que pour une racine antérieure sectionnée, c'est le bout
périphérique qui est sensible et non le bout central, et que la
section de la racine postérieure correspondante abolit la sensi-
-bilité de la racine antérieure. Cl. BERNARD remarqua de plus que
la section du nerf mixte en un point même très éloigné de la
coalescence des deux racines supprime la sensibilité récurrente,
ce qui prouve que la récurrence des fibres sensibles de la
racine antérieure peut s'opérer très loin vers la périphérie
dans le nerf mixte.

B) VOIES DE CONDUCTION DANS LA MOELLE

Pour débrouiller ce difficile problème des voies de conduction dans la moelle, on a eu recours à diverses méthodes :
méthodes des excitations et des destructions partielles, corro-
borées par les données de l'anatomie pathologique et de la
clinique, et méthode anatomique basée sur l'étude, au moyen
de coupes sériées, du développement et des dégénérescences
des cordons. Nous chercherons d'abord à déterminer les voies
de conduction pour la motricité et la sensibilité au moyen des
vivisections et des données de la pathologie ; la méthode anatomique nous permettra ensuite de compléter et de synthétiser
les acquisitions de la physiologie.

1° Conduction de la motricité. — Les faisceaux blancs de
la moelle sont sensibles aux différents excitants artificiels que
l'on emploie ordinairement en physiologie, mais surtout aux
excitants mécaniques. Quant à la substance grise, on la regar-
dait jusque dans ces derniers temps comme absolument inexcitable ; mais il paraît actuellement démontré que l'irritabilité
des cellules des cornes antérieures peut être mise en jeu par
des excitations mécaniques (piqûre). Lorsqu'on irrite les
cordons antéro-latéraux de la moelle on détermine des mouvements localisés dans certains groupes musculaires ; mais cet
effet pourrait provenir simplement de l'irritation simultanée des
fibres des racines antérieures. L'expérience suivante de VUL-
PIAN plaide cependant en faveur d'une excitabilité propre des
cordons antéro-latéraux. Après avoir coupé toutes les racines

antérieures et postérieures sur une certaine hauteur d'un tronçon médullaire (5 à 6 centimètres), on sépare par une dissection longitudinale le faisceau antéro-latéral de ses connexions de façon à en faire une longue bandelette ne tenant plus à la moelle que par ses extrémités supérieure et inférieure ; si alors, après avoir laissé reposer l'animal jusqu'à ce que les effets inhibitoires du choc traumatique se soient dissipés, on vient à saisir le faisceau entre les mors d'une pince, des contractions musculaires apparaissent dans le train postérieur surtout du côté correspondant à l'excitation. Cette expérience tend donc déjà à prouver : 1° que les cordons antéro-latéraux sont excitables ; 2° qu'ils sont conducteurs pour la motricité. On en trouve la confirmation dans le résultat de leur section transversale : après cette mutilation, les muscles sont paralysés au-dessous de la section et du même côté. Au contraire la section des cordons postérieurs n'est suivie d'aucune paralysie musculaire. La transmission de la motilité est donc effectuée par les cordons antéro-latéraux ; de plus cette transmission est directe ou principalement directe. Les cordons latéraux ne représentent pas seulement les voies conductrices centrifuges pour les mouvements volontaires, mais encore pour les mouvements qui résultent des innervations réflexes (mouvements respiratoires, vaso-moteurs).

2° Conduction de la sensibilité. — Les voies de transmission pour la sensibilité générale sont encore mal connues. Et d'abord il faut remarquer que la sensibilité ne représente pas une fonction simple ; les sensations perçues par la conscience ont une qualité différente suivant la nature des excitants : sensations douloureuses, sensations tactiles, sensations thermiques et aussi, selon toute vraisemblance, sensations d'origine musculaire (sans compter les sensations spéciales fournies par les organes des sens autres que le sens du toucher). Il y a par conséquent plusieurs modes de sensibilité, et leurs voies de conduction réunies dans les nerfs périphériques et les racines postérieures se dispersent dans les centres nerveux ; les différentes sortes de sensibilité ne sont donc pas transmises en bloc par les mêmes voies dans la moelle.

Le fait que l'irritation des cordons postérieurs provoque de la douleur n'indique pas forcément que ces faisceaux soient les voies de conduction de la sensibilité douloureuse, car il est impossible de les exciter sans irriter en même temps les fibres des racines postérieures. On peut même affirmer que les impressions douloureuses dans leur trajet centripète ne suivent pas la voie des cordons postérieurs, car après la section transversale de ces faisceaux, la sensibilité à la douleur est conservée dans toutes les parties du corps inférieures à la section. Un

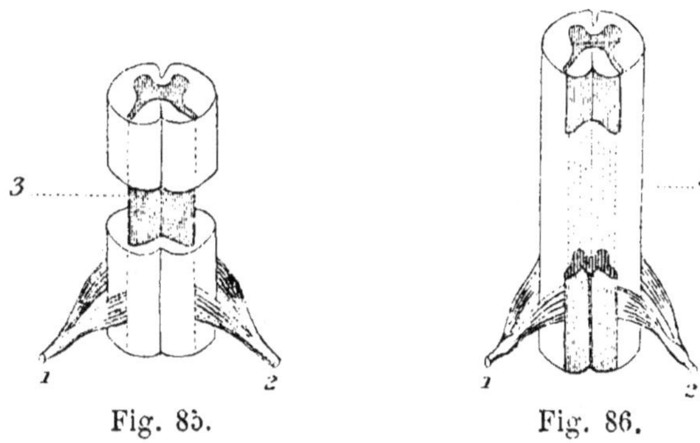

Fig. 85.   Fig. 86.

Schéma des vivisections médullaires.

Fig. 85. — Section de tous les cordons blancs. Colonne grise 3, intacte. 1 et 2 racines. Sensibilité conservée au-dessous de la section.

Fig. 86. — Destruction de la substance grise (3) avec intégrité des cordons blancs. Analgésie et thermanesthésie au-dessous. Sensibilité tactile conservée.

fait remarquable, c'est que ce mode de sensibilité subsiste après des lésions très étendues de la moelle ; la section de tous les cordons blancs ne l'abolit pas et pour la faire disparaître il faut léser de plus très profondément la substance grise. Il semble donc que les impressions douloureuses cheminent, au moins pour une partie de leur parcours, dans la substance grise. Cette donnée des vivisections est d'accord avec les troubles observés chez l'homme dans la maladie appelée *syrin-*

gomyélie ; cette affection, qui consiste en une destruction plus ou moins étendue de la substance grise avec intégrité des cordons blancs, est caractérisée au point de vue symptomatique par la disparition de la sensibilité à la douleur (*analgésie*) et de la sensibilité thermique (*thermanesthésie*) avec conservation de la sensibilité tactile. D'après cela les impressions douloureuses et les impressions de chaud et de froid suivent dans la moelle la voie de la substance grise ; mais les impressions tactiles passent ailleurs. Par où ?

Schiff, après avoir coupé transversalement toute la moelle sauf les cordons postérieurs, constata que l'animal complètement anesthésié pour la douleur au-dessous de la section, se comportait cependant comme s'il percevait encore les impressions de contact. Au contraire la section des cordons postérieurs émoussait la sensibilité tactile et l'animal présentait une démarche chancelante, comme après la section des racines postérieures. On se rappelle en effet, d'après ce que nous avons déjà dit au chapitre *Locomotion*, que l'anesthésie tactile trouble la régulation des mouvements de la marche ; chez un animal dont on a coupé un grand nombre de racines postérieures, bien que la motricité ne soit pas atteinte, les mouvements présentent une irrégularité caractéristique appelée *ataxie*. Chez l'homme dans la maladie nommée *ataxie locomotrice* ou *tabes*, les mouvements de la marche s'exécutent d'une manière désordonnée ; les muscles ont bien conservé leur force, mais leurs contractions ne sont plus coordonnées en vue du but à atteindre, parce que les innervations centripètes (sensibilité tactile et probablement musculaire) sont profondément troublées. Or l'ataxie locomotrice est caractérisée par la dégénérescence des cordons postérieurs de la moelle. Selon toute vraisemblance, les cordons postérieurs représentent donc les voies de conduction pour la sensibilité tactile.

Tandis que la transmission de la motricité dans la moelle est, comme nous l'avons dit principalement directe, la transmission de la sensibilité (du moins de la sensibilité à la douleur) paraît y être surtout croisée. Deux sortes d'expériences le prouvent : l'hémisection transversale et la section longitudinale de la moelle. Si l'on coupe transversalement une moitié de la moelle, les phénomènes suivants (*syndrome de* BROWN-SÉQUARD) s'observent au-dessous de la section : du même côté que la lésion la motricité est abolie, mais la sensibilité est conservée et même exaltée au début ; le moindre attouchement éveille de la douleur (*hyperesthésie*) ; du côté opposé au contraire, la motricité est à peu près intacte, mais la sensibilité à la douleur complètement abolie ; les piqûres, brûlures, écrasement du membre inférieur ne sont pas sentis. L'hémisection

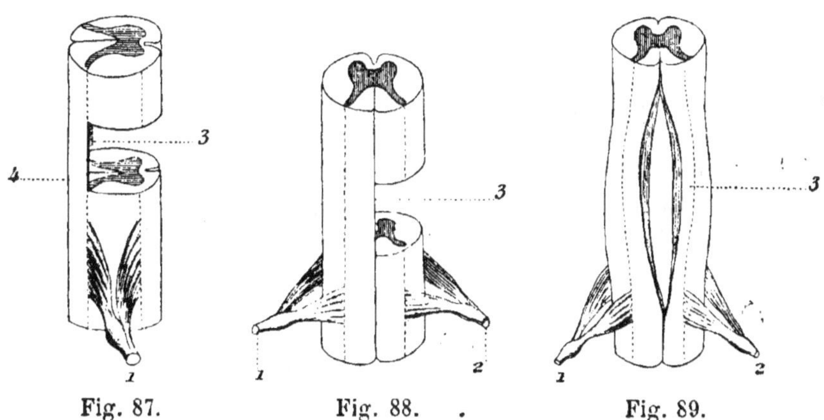

Fig. 87.   Fig. 88. .   Fig. 89.

Schéma des vivisections médullaires.

Fig. 87. — Section transversale de toute la moelle, sauf les cordons postérieurs 4. (Expérience de SCHIFF.) Conservation de la sensibilité tactile.

Fig. 88. — Hémisection transversale de la moelle. 1, anesthésie. — 2, paralysie de la motilité et hyperesthésie (syndrome de BROWN-SÉQUARD).

Fig. 89. — Section longitudinale de la moelle (expérience de GALIEN). Sensibilité à la douleur émoussée dans 1 et 2.

transversale de la moelle produit donc une paralysie musculaire directe et une anesthésie croisée, et réalise ainsi une dissociation remarquable de la motilité et de la sensibilité. Quant à l'hyperesthésie qui se montre du côté de la section, elle est probablement due à une exaltation de l'excitabilité des centres nerveux sous l'influence du traumatisme exerçant à distance

une action *dynamogénique*, pour adopter l'expression de
Brown-Séquard. Si maintenant on sépare la moelle en deux
moitiés symétriques sur une certaine étendue par une incision
longitudinale et médiane portant sur les commissures, un
grand nombre de fibres sensibles se trouvent sectionnées au
niveau de leur entre-croisement. Le résultat de cette expérience ancienne de Galien, répétée par Brown-Séquard, est en
effet sinon d'abolir, du moins d'émousser notablement la sensibilité à la douleur au-dessous de la lésion.

3° Application de la méthode anatomique à l'étude des voies de conduction dans la moelle.

— Nous savons que lors-
qu'un cylindre-axe est séparé par section de son centre trophique, c'est-à-dire du corps du neurone, son bout périphérique dégénère. Nous possédons ainsi un moyen de connaître
la position respective des corps de neurone d'où émanent les
fibres médullaires et de poursuivre le trajet de ces fibres dans
toute leur étendue. Telle est la méthode dite des *dégénérescences secondaires*. Grâce à cette méthode on a appris que les
corps de neurone des fibres des cordons ne se trouvent pas
tous dans la moelle et les ganglions rachidiens, mais encore
dans les centres nerveux supérieurs. Après la section transversale de la moelle sur l'animal vivant certaines fibres dégénèrent de bas en haut, d'autres de haut en bas, à partir de la
surface de section. Les premières, à *dégénérescence ascendante*,
ont évidemment leur centre trophique et par conséquent leur
cellule d'origine dans le segment inférieur de la moelle coupée
ou dans les ganglions rachidiens ; elles sont groupées en faisceaux et occupent dans le segment supérieur de la moelle certaines régions déterminées. Pour les secondes à *dégénérescence
descendante*, les corps cellulaires se trouvent dans l'axe médullaire au-dessus de la section et même aussi très haut dans les
centres nerveux supérieurs ; ces fibres forment dans le segment
inférieur de la moelle des zones de dégénérescence différentes
de celles que présente le segment supérieur. Il est facile de
concevoir que le sens de la dégénérescence des fibres indique
aussi le sens de la conduction en sorte que l'on peut établir

d'une façon générale que les faisceaux moteurs dans la moelle
présentent une dégéné-
rescence descendante et
les faisceaux sensitifs
une dégénérescence as-
cendante.

La méthode des dégé-
nérescences complétée
par la *méthode embryo-
génique* de FLESCHIG, qui
consiste à grouper les
fibres d'après l'époque
d'apparition de leur myé-
line, a permis d'établir
dans la substance blan-
che la topographie qui
est représentée dans la
figure schématique ci-
dessus (fig. 80).

En combinant cette
coupe avec le dessin de
la figure ci-jointe (fig. 90),
qui est une épure mon-
trant le trajet et les connexions des fibres des
cordons, et avec les fi-
gures 103 et 104 (pages
448 et 449) on doit pou-
voir suivre sans peine
notre description.

A. CORDON ANTÉRIEUR.
— Dans le cordon anté-
rieur la partie la plus interne avoisinant le sillon
médian antérieur (I)

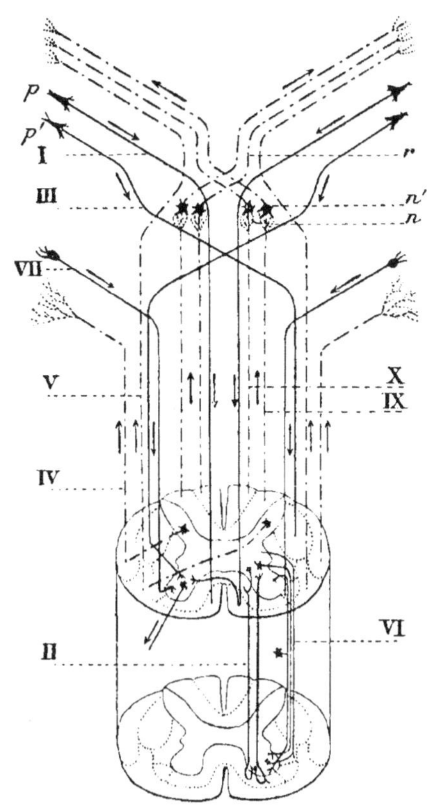

Fig. 90.

Épure montrant le trajet et les connexions des faisceaux de la moelle.

p, p', cellules pyramidales. — *n, n'*, cellules
des noyaux de Goll et de Burdach. — *r*, ruban
de Reil. — I, cordon de Türk. — II, fondamental antérieur. — III, pyramidal croisé. — IV, cérébelleux direct. — V, de Gowers. — VI, latéral
profond. — VII, intermédiaire. — IX, de Burdach. — X, de Goll. (Ces chiffres se rapportent
aux mêmes parties que dans la figure 80.) Les
flèches indiquent le sens du courant nerveux et
de la dégénérescence.

porte le nom de *faisceau pyramidal direct* ou de TÜRCK. Ce

faisceau est composé de fibres longues à dégénérescence descendante dont la cellule d'origine (*p*) se trouve dans l'écorce cérébrale de l'hémisphère *correspondant* et dont l'arborisation terminale se met en rapport avec une cellule radiculaire de la corne antérieure de la moelle. Le trajet de ce cordon est direct depuis le cerveau jusqu'à la moelle, en passant par le pied du pédoncule cérébral et la pyramide bulbaire du même côté (d'où son nom de pyramidal direct); cependant la plupart de ses fibres arrivées dans la moelle passent par la commissure antérieure et vont se mettre en rapport avec les cellules radiculaires de la corne antérieure du côté opposé. Ce faisceau est donc en réalité en grande partie croisé, mais seulement dans sa portion terminale.

Le reste du cordon antérieur (II) ou *zone radiculaire antérieure*, est formé par des fibres commissurales courtes (à dégénérescence peu étendue et à la fois ascendante et descendante). Ces fibres relient entre eux différents étages rapprochés de la corne antérieure.

B. Cordon latéral. — Dans le cordon latéral, se trouve (en III) un faisceau volumineux appelé *pyramidal croisé*. Il occupe une région très étendue du segment postérieur du cordon latéral; en dedans il confine à la partie externe de la corne postérieure, en dehors il est séparé de la surface de la moelle par la bandelette étroite du faisceau cérébelleux direct; ses fibres à dégénérescence descendante ont leur origine dans les cellules pyramidales (*p'*) de l'écorce cérébrale de l'hémisphère *du côté opposé*; elles présentent le même trajet que les fibres du cordon de Türck jusqu'au bulbe; mais là elles s'entre-croisent en bloc avec celles de l'autre côté, au niveau de l'entre-croisement des pyramides (d'où le nom de pyramidal croisé donné au faisceau). Après leur entre-croisement les fibres restent du même côté de la moelle; dans leur trajet médullaire elles se détachent successivement du faisceau pour se mettre en rapport par des arborisations terminales avec les cellules radiculaires de la corne antérieure du même côté. Ainsi le faisceau va en diminuant progressivement de volume de haut en bas. Mais comme le nombre de ses fibres est infiniment moindre que celui des cellules motrices des cornes antérieures, chaque fibre avant sa terminaison émet de plus sur son trajet une série de fines collatérales qui pénètrent à différents étages dans la corne antérieure et s'y comportent comme la fibre terminale. Il en est de même du reste pour les fibres du cordon de Türck. De cette façon chaque cellule radiculaire de la corne antérieure peut être en relation par ses dendrites avec une division du prolongement cylindre-axile de la cellule cérébrale. (Voyez figures 93 et 103, pages 407 et 448.) Le faisceau pyramidal croisé constitue avec le faisceau pyramidal direct la longue voie motrice centrale reliant les cellules pyramidales des circonvolutions motrices de l'écorce cérébrale aux cellules motrices de la moelle.

En dehors du faisceau pyramidal croisé on voit en IV le faisceau *cérébelleux direct* de FLECHSIG. Les fibres de ce faisceau subissent la dégénérescence ascendante ; elles naissent des cellules de la colonne de Clarke et remontent vers l'hémisphère cérébelleux du même côté où elles se terminent (plus spécialement dans les noyaux du toit ou de STILLING). Ce faisceau représente une voie sensitive longue transmettant au cervelet les impressions périphériques qui doivent intervenir dans le mécanisme de la coordination des mouvements : aussi quelques auteurs le considèrent-ils comme la principale voie conductrice de la sensibilité musculaire.

En avant des faisceaux précédents le *faisceau de* GOWERS. Ses fibres prennent leur origine dans les cellules cordonales de la moitié opposée de la substance grise et s'entre-croisent aussitôt dans la commissure avec celles du côté opposé, pour remonter ensuite dans le cordon latéral où elles occupent la région figurée en V. Elles subissent la dégénérescence ascendante, mais leur terminaison n'est pas parfaitement connue. Dans la figure elles sont représentées comme remontant jusque dans l'écorce cérébrale ; telle est en effet l'opinion d'EDINGER, de V. GEHUCHTEN, etc. Le faisceau de Gowers constitue une partie de la longue voie sensitive centrale, croisée à son origine et directe ensuite dans son trajet médullo-encéphalique.

Le reste du cordon latéral, ou *faisceau latéral profond*, moulé dans la concavité de la substance grise, en VI, est formé de fibres très fines commisurales entre différents étages de la moelle ; il constitue par conséquent dans le cordon latéral un système analogue à celui de la zone radiculaire antérieure dans le cordon antérieur. Mais de plus il contient dans sa partie antérieure en VII (*faisceau intermédiaire*) des fibres à dégénérescence descendante, longues, ayant leur origine dans les cellules du cervelet et leur terminaison dans la corne antérieure, d'après les recherches de Marchi. Un certain nombre de ces fibres se trouvent aussi disséminées dans le cordon antérieur. La moelle serait donc en connexion avec le cervelet non seulement par un faisceau centripète (cérébelleux direct), mais aussi par un faisceau centrifuge.

Enfin tout à fait en arrière au contact de la racine postérieure en VIII on a figuré la *zone de* Lissauer formée par des fibres de la racine postérieure.

C. Cordon postérieur. — Le cordon postérieur est divisé classiquement en deux faisceaux, le *cordon de* Goll et le *cordon de* Burdach, séparés du reste anatomiquement par un tractus conjonctif ; les fibres qui les constituent sont de deux sortes : les unes ont une origine extra-médullaire et méritent pour ce motif le nom de *fibres exogènes* ou *extrinsèques ;* elles subissent la dégénérescence ascendante ; les autres naissent dans la substance grise de la moelle et s'y terminent, ce sont les fibres *endogènes* ou *intrinsèques*.

a. *Fibres exogènes.* — Elles forment les racines postérieures des nerfs rachidiens ; aussi les nomme-t-on encore *fibres radiculaires*. Les fibres des racines postérieures naissent toutes de la cellule du ganglion rachidien ; cette cellule unipolaire en apparence est en réalité bipolaire, comme chez les poissons, car le prolongement simple qu'elle émet se divise bientôt en deux branches, l'une se rendant à la périphérie (fibre du nerf sensitif), l'autre, qui est le véritable prolongement cylindre-axile, se rendant vers la moelle (fibre de la racine). Aussitôt qu'elles ont pénétré dans la moelle les fibres radiculaires se dépouillent de leur myéline et, réduites à leur cylindre-axe, se divisent en deux ordres de branches, les unes descendantes, les autres ascendantes, qui vont se mettre en rapport avec les dendrites de différents neurones. Les plus importantes, les fibres ascendantes, peuvent être divisées en courtes, moyennes et longues. Les fibres courtes (α, fig. 80) s'irradient dans la corne postérieure au niveau de leur point de pénétration. Les fibres moyennes (β) après un trajet ascendant plus ou moins long se terminent à différents étages de la corne postérieure en se mettant en contact avec les cellules moyennes et celles de la colonne de Clarke. Les fibres longues (γ) sont moins nombreuses, mais présentent un trajet très remarquable ; elles passent dans le cordon postérieur et s'élèvent d'un trait, sans aucun arrêt, jusqu'au bulbe où elles se terminent au contact des cellules de deux noyaux appelés, l'un *noyau des cordons grêles* ou *de* GOLL (*n*, fig. 104, p. 449) situé dans la pyramide postérieure, l'autre *noyau restiforme* ou *de* BURDACH situé dans le corps restiforme (*n'*). Dans leur trajet ces fibres n'occupent pas constamment la même position ; les fibres d'une racine quelconque se placent d'abord sur la face interne de la corne postérieure, puis à un étage au-dessus elles sont refoulées en dedans par l'arrivée des fibres d'une autre racine et ainsi de suite ; il en résulte que les fibres radiculaires dont l'origine est le plus inférieure sont les plus internes dans le cordon postérieur, sur les coupes de la moelle cervicale, et qu'il n'existe aucune distinction fonctionnelle entre les cordons de Goll et de Burdach. Les cylindre-axes qui émanent ensuite des cellules des noyaux de Goll et de Burdach s'entre-croisent en bloc dans le bulbe avec ceux de l'autre côté (entre-croisement sensitif du *ruban de Reil*) et gagnent ainsi l'hémisphère cérébral du côté opposé. La voie sensitive représentée par le cordon postérieur est donc directe dans la moelle et croisée dans le bulbe.

Les fibres radiculaires émettent dans leur trajet un grand nombre de collatérales, les unes courtes se terminant autour des cellules de la substance gélatineuse de Rolando et du noyau de la tête, d'autres moyennes se mettant en rapport

avec les cellules de la colonne de Clarke du même côté et avec
les cellules de la corne postérieure du côté opposé en traversant la commissure grise (*commissurales* δ) ; d'autres enfin
longues, allant s'épanouir dans la corne antérieure et se
mettre en contact avec les cellules radiculaires ; ces dernières
(ε) constituent le *faisceau collatéral réflexe* de KÖLLIKER ou
faisceau sensitivo-moteur de CAJAL ; elles représentent le trait
d'union le plus simple qui puisse exister entre le neurone
sensitif et le neurone moteur et la voie réflexe la plus courte.

h. *Fibres endogènes.* — Ce sont des fibres commissurales
entre différents étages de la corne postérieure ; mais elles ne
forment pas un système nettement délimité, comme dans les
cordons antérieur et latéral. Toutefois dans la partie la plus
profonde du cordon postérieur, en contact avec la commissure
grise en XI, se trouve un petit système de fibres commissurales, qui restent intactes dans le tabes ; on donne à cette zone
de fibres le nom de *faisceau fondamental ou zone ventrale du
cordon postérieur.*

D'après toute cette description, il est facile de voir que les
fibres des cordons blancs de la moelle sont de deux sortes :
des fibres courtes commissurales entre différents étages rapprochés de la substance grise et des fibres longues reliant la
moelle aux centres nerveux supérieurs, bulbe, cerveau et cervelet. Parmi ces dernières, les unes sont centrifuges : fibres
cérébrales (cordon pyramidal direct et pyramidal croisé), et
fibres cérébelleuses (faisceau intermédiaire) ; les autres centripètes : fibres cérébrales (faisceaux de Gowers, de Goll et de
Burdach) et fibres cérébelleuses (faisceau cérébelleux direct).
Ces données sont en rapport avec les résultats des vivisections ;
on doit comprendre particulièrement que l'hémisection de la
moelle produise une paralysie de la motricité directe et une
anesthésie croisée ; en effet, le principal faisceau moteur, le
cordon pyramidal croisé est direct dans la moelle ; sa section
doit donc amener une paralysie du même côté ; d'autre part,
le faisceau de Gowers, qui représente sans doute la principale
voie centrale de conduction des impressions douloureuses,
reçoit ses fibres de la moitié opposée de la substance grise ;

sa destruction doit donc produire l'anesthésie dans le côté opposé.

§ 2. — Fonctions de la moelle comme centre nerveux

Nous étudierons sous ce titre les mouvements réflexes qui prennent naissance dans l'axe gris médullaire et la propriété que l'on désigne sous le nom d'automatisme de la moelle, puis la localisation de différents centres spéciaux.

1° Réflexes. — Toute réaction organique succédant à une impression est à proprement parler un acte réflexe. Cet acte suppose l'intervention de trois facteurs : 1° la transmission d'une impression périphérique par un nerf centripète jusqu'à un centre nerveux ; 2° la transformation de cette impression dans les centres nerveux et sa réflexion sur une voie centrifuge ; 3° la transmission du mouvement à la périphérie par un ou plusieurs nerfs centrifuges. L'ensemble anatomique, substratum de l'action réflexe, porte le nom d'*arc réflexe*. C'est Descartes qui en 1640 conçut le premier le mécanisme de l'action réflexe, et Prochaska qui en 1784 en donna une théorie générale. Soit une grenouille dont on a coupé la moelle dans la région dorsale ; au bout de quelques instants, l'ébranlement déterminé par le traumatisme s'étant dissipé, il suffit de pincer légèrement l'extrémité d'une des pattes postérieures pour la voir se fléchir. Si la moelle était coupée au cou, le mouvement de rétraction pourrait être provoqué dans les membres antérieurs. On peut supposer la moelle divisée en autant de tronçons qu'on voudra, chaque segment, pourvu qu'il soit en rapport avec un nerf sensible et un nerf moteur, sera susceptible d'engendrer l'action réflexe ; chaque tronçon d'une anguille coupée en morceaux présente des contractions réflexes lorsqu'on l'irrite. Ainsi la moelle, séparée des centres nerveux supérieurs, suffit pour la production de ces mouvements qui s'exécutent d'une façon purement mécanique, sans participation de la volonté ni de la conscience ; que l'on détruise la moelle avec un stylet enfoncé dans le canal rachidien et le pouvoir réflexe est aboli. Les mêmes phénomènes ont lieu chez les mammifères, seulement les mouvements réflexes n'apparaissent nettement que plusieurs jours après la section de la moelle, lorsque les phénomènes inhibitoires développés par le traumatisme ont disparu. Ces mouvements sont plus faciles à produire chez les animaux nouveau-nés dont la moelle est moins sensible aux traumatismes ; chez eux du reste tous les mouvements s'accomplissent en qualité de réflexes, car l'écorce cérébrale et le faisceau pyramidal, voie de conduction des mouvements volontaires, ne sont pas encore développés.

a. *Excitants des réflexes.* — Les mouvements réflexes peuvent être déterminés non seulement par l'irritation d'une surface sensible, peau et muqueuse, mais aussi par l'excitation du nerf sensible dans sa continuité. Toutefois ces mouvements sont plus intenses et se produisent plus facilement quand l'excitation est portée sur les terminaisons nerveuses. De plus, la nature et le mode d'excitation ne sont pas indifférents. Pour des excitations mécaniques, une irritation légère et fréquemment répétée, frôlement, chatouillement, est plus efficace qu'une irritation violente, telle que pincement, écrasement, qui chez l'animal intact déterminerait de la douleur. Les excitants chimiques se montrent plus spécialement actifs : ainsi une goutte d'eau acidulée déposée sur la peau du membre inférieur d'une grenouille décapitée provoque le retrait de la patte, alors que le pincement de la même région pourrait demeurer sans effet.

b. *Lois des réflexes.* — L'intensité et la complexité des mouvements réflexes se montrent en rapport avec l'intensité et la nature de l'excitant. Par une excitation légère de la peau du membre inférieur on détermine un mouvement réflexe localisé dans les muscles de la région excitée ; si l'excitation est un peu plus forte, les contractions s'étendent à un plus grand nombre de muscles, tout en restant localisées dans le membre correspondant (*loi de localisation*). En augmentant graduellement l'intensité de l'excitation, on voit apparaître des contractions dans le membre opposé (*loi de symétrie*), puis dans les membres supérieurs (*loi de l'irradiation*), enfin dans tous les muscles du corps (*loi de généralisation*). Telles sont les lois formulées par PFLÜGER. Ces phénomènes sont dus à l'irradiation des excitations dans des groupes de neurones de plus en plus nombreux. On voit que l'irradiation dans la moelle tend à se produire d'abord dans le sens transversal, puis dans le sens longitudinal. Il faut aussi noter que l'ébranlement causé par une forte excitation dans les centres réflexes persiste un certain temps après que l'excitation a cessé d'agir (*loi de l'ébranlement prolongé*), de même que les vibrations d'une cloche se prolongent longtemps après le choc qui les a produites.

Les mouvements réflexes présentent un caractère intentionnel remarquable; ils apparaissent dans des groupes physiologiques de muscles et les contractions de ces muscles sont coordonnées et comme adaptées à un but à atteindre. Ainsi l'irritation de la muqueuse du larynx provoque la toux, l'irritation de la muqueuse nasale l'éternuement, tous mouvements qui demandent pour leur exécution le concours synergique d'un grand nombre de muscles. Sur une grenouille décapitée si l'on pince l'extrémité d'un doigt, la patte se retire par flexion pour éviter la lésion; si l'on pince la région anale, la patte se porte vers l'endroit touché pour repousser l'instrument; que l'on dépose une goutte d'acide sur la racine de la cuisse, la nature du mouvement se modifie, la patte vient frotter et essuyer la région cautérisée. Bien plus, si après le dépôt de la goutte d'acide on ampute le membre, l'animal, après quelques essais infructueux faits avec son moignon pour s'essuyer, vient se frotter avec les doigts de l'autre patte. PFLÜGER, s'appuyant sur cette expérience et sur d'autres semblables, a cru devoir doter la moelle d'une sorte de conscience vague. Mais il n'est pas nécessaire de supposer l'intervention de propriétés psychiques pour expliquer ces phénomènes. Nous pouvons nous représenter simplement que les centres médullaires ont été, par leur fonctionnement antérieur chez l'animal intact, disposés de manière à faciliter les innervations dans des groupes de muscles déterminés; de telle sorte qu'une impression périphérique peut mettre en jeu, en l'absence de tout centre conscient, un mécanisme déjà adapté à l'exécution de certains mouvements défensifs. L'expérience suivante de GOLTZ est du reste contraire à l'hypothèse d'une action psychique de la moelle ; deux grenouilles, l'une intacte, l'autre décapitée, sont placées dans de l'eau dont on élève graduellement la température : la grenouille qui n'a que la moelle épinière devient rigide et se laisse cuire sans présenter aucun mouvement de fuite ; au contraire, la grenouille intacte manifeste une violente agitation vers 30°. Ce n'est pas à dire que les actes réflexes à l'état physiologique soient toujours inconscients ; beaucoup d'entre eux au contraire sont perçus, mais dans ce cas l'impression périphérique suit simultanément deux voies différentes, l'une courte qui la transmet à une cellule motrice médullaire, l'autre longue qui la porte jusqu'aux centres cérébraux.

La coordination des mouvements, qui est un phénomène si caractéristique des réflexes normaux, fait défaut lorsque la sensibilité médullaire est exagérée d'une manière pathologique ; l'irradiation réflexe s'opère alors d'une façon diffuse et sans ordre, et les mouvements deviennent convulsifs ; c'est ce qui arrive notamment dans l'empoisonnement par la strychnine, dans le tétanos, l'hydrophobie.

Chez les mammifères les mouvements réflexes compliqués, qui présentent un haut degré de généralisation et de coordination, supposent l'intervention de la moelle allongée et du mésencéphale, comme nous le verrons plus loin. Cependant, même chez les animaux supérieurs, la moelle à elle seule peu suffire à l'exécution de mouvements réflexes relativement compliqués. Ainsi un chien, dont la moelle a été coupée au dos depuis une huitaine de jours, exécute avec le membre inférieur le mouvement de gratter lorsqu'on lui chatouille la peau de la région sacrée ; un canard décapité peut marcher, nager, battre des ailes pendant quelques instants, etc.

c. *Variations du pouvoir réflexe.* — Diverses influences diminuent ou augmentent le pouvoir réflexe de la moelle :

Le *pouvoir réflexe est diminué* par certains poisons, opium, chloroforme, bromure de potassium, etc., les narcotiques et les anesthésiques d'une façon générale. Il est diminué aussi par l'action des centres nerveux supérieurs. Le cerveau exerce sur la moelle une action inhibitoire très marquée ; ainsi on peut par un effort énergique de volonté réprimer un acte réflexe, tel que le clignement. Les lobes optiques agissent, d'après les expériences de SETCHENOW, comme des centres modérateurs des actions réflexes ; si on les excite chez la grenouille en y déposant un cristal de sel marin, la réflectivité médullaire est très émoussée et même complètement abolie ; qu'on les enlève, et le pouvoir réflexe reparaît dans la moelle. Ce n'est là qu'un cas spécial d'une loi très générale ; toute excitation un peu forte d'un nerf centripète affaiblit ou supprime l'action réflexe ; par exemple on peut empêcher l'éternuement en se grattant les ailes du nez, le réflexe dû au chatouillement en se mordant la langue ; une forte douleur développe dans les centres nerveux une action inhibitoire et abolit les réflexes ; c'est ainsi que s'explique la dépression du système nerveux, après le *choc traumatique*. On voit donc que le résultat réflexe d'une excitation ne dépend pas seulement de cette excitation, mais aussi de l'état d'excitabilité plus ou moins grand dans lequel se trouve à un moment donné le système nerveux.

Le *pouvoir réflexe est augmenté* par la section de la moelle ; cette section supprime en effet l'action inhibitoire des centres nerveux supérieurs. Lorsque l'activité cérébrale est engourdie comme dans le sommeil, les réflexes peuvent être provoqués avec la plus grande facilité ; par exemple le retrait du membre par le chatouillement de la plante du pied chez un homme endormi. Il se pourrait aussi que la section augmentât la réflectivité médullaire en supprimant l'irradiation dans les centres supérieurs. Certains poisons tels que strychnine, brucine, picrotoxine, le poison du tétanos, de la rage augmentent considérablement le pouvoir réflexe ; chez un animal empoisonné par la strychnine, le moindre attouchement, un choc brusque sur la table d'expérience, déterminent de violentes convulsions.

d. *Vitesse de transmission des réflexes.* — On la calcule en mesurant le temps perdu qui s'écoule entre le moment de l'excitation et le moment de la réaction, et en déduisant le temps employé pour la transmission de l'excitation dans le nerf sensitif et le nerf moteur. Cette vitesse varie beaucoup ; elle est en moyenne de 8 mètres par seconde, par conséquent beaucoup plus lente que dans les nerfs. Cette lenteur doit provenir pour une part de ce que les articulations des neurones entre eux opposent au passage de l'influx nerveux une résistance beaucoup plus considérable que la substance des cylindre-axes.

e. Théorie anatomique des réflexes. — Bien qu'un certain nombre de fibres sensibles se terminent dans la moelle et paraissent de ce fait plus en rapport avec les innervations réflexes, il est vraisemblable qu'il n'existe point de voie spéciale pour les réflexes et que les mêmes conducteurs centripètes servent à la fois à la production des réflexes et des innervations conscientes. Le fait n'a rien de surprenant, car toute fibre sensible avant de s'élever dans les centres supérieurs émet sur son trajet un grand nombre de collatérales qui vont se mettre en rapport avec les neurones médullaires à différents étages. On peut se représenter anatomiquement une complication croissante des actions réflexes de la façon schématique suivante : Une collatérale d'une fibre sensible émanant du ganglion rachidien peut aller directement se mettre en rapport avec une cellule radiculaire de la corne antérieure (fig. 91-*a*), en parcourant d'arrière en avant toute la substance grise ; voilà un arc réflexe ou sensitivo-moteur court ; c'est la relation la plus simple qui puisse exister entre le neurone sensitif et le neurone moteur périphériques. Un arc réflexe plus compliqué résultera de l'articulation de trois neurones, comme dans la figure 91. L'élément sensitif périphérique (*b*) est toujours représenté par une fibre des racines postérieures ; celle-ci se met en rapport avec une cellule des cordons, élément sensitif central (*c*) qui par ses collatérales entre en connexion avec les cellules radiculaires (*e*) du même côté ou du côté opposé. Enfin on peut concevoir un arc nerveux encore plus complexe constitué par la superposition de quatre neurones (fig. 92),

en intercalant entre les deux neurones périphériques sensitif
et moteur, deux neurones centraux l'un sensitif (*c*), l'autre
moteur (*g*); par exemple une impression périphérique peut
remonter jusqu'au cervelet (*f*) par le faisceau cérébelleux

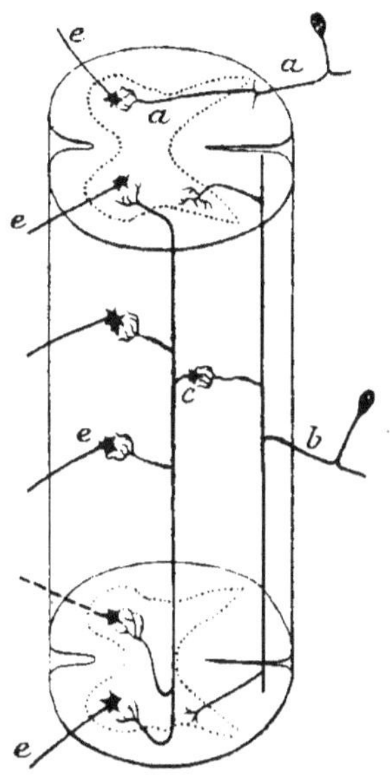

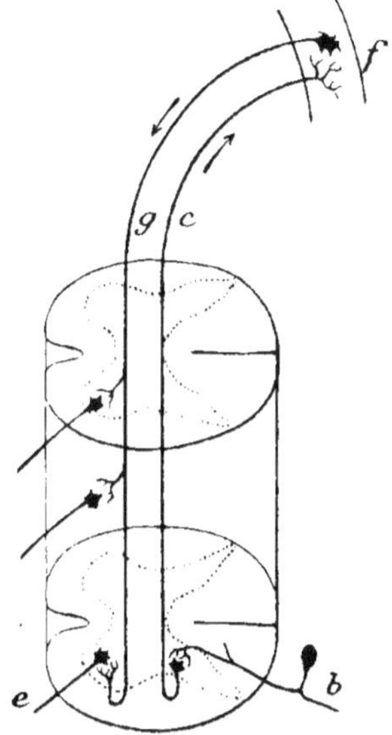

Fig. 91.
Schéma d'un arc réflexe court *a*,
a, *e*, et d'un arc réflexe compliqué constitué par l'articulation
de trois neurones *b*, *c*, *e* (imité
de VAN GEHUCHTEN).

Fig. 92.
Schéma d'un arc réflexe constitué par l'articulation de quatre
neurones (*b*, *c*, *g*, *e*). *f*, écorce
cérébelleuse.

direct et être réfléchie sur les neurones moteurs périphériques
par une fibre centrifuge cérébelleuse.

2° Automatisme de la moelle. — Nous avons dit antérieurement comment on doit interpréter le prétendu automatisme
des centres nerveux, et nous avons fait remarquer que les éléments nerveux ne possèdent en réalité aucune spontanéité
d'action et qu'ils ne peuvent entrer en jeu que sous l'influence
d'un excitant. En d'autres termes, toute action est une réaction,

et les actions dites automatiques doivent entrer dans la catégorie des actes réflexes. La moelle nous en offre un remarquable exemple. A l'état normal partent constamment de la moelle des innervations centrifuges qui tiennent sous leur dépendance la tonicité des muscles (tonus des muscles de la vie de relation, tonus vasculaire, etc.). Or cette innervation en apparence automatique est incontestablement de nature réflexe; elle prend naissance dans les impressions périphériques de tension des muscles, des ligaments, de la peau, etc.; en effet le tonus musculaire disparaît non seulement quand on sectionne les nerfs moteurs, mais encore quand on coupe les racines postérieures de la moelle. C'est par l'effet de ce tonus d'origine médullaire que nous pouvons expliquer l'attitude que prennent mécaniquement les membres d'une grenouille décapitée; l'animal est-il suspendu verticalement, les pattes postérieures ne pendent pas absolument flasques, mais elles sont légèrement fléchies; repose-t-il sur le sol par la surface ventrale, les pattes sont immédiatement ramenées vers le ventre (position assise qui permet à l'animal d'être toujours prêt pour le saut); si l'on étire doucement un des membres, aussitôt qu'on le lâche il reprend son état de flexion.

3° Différents centres réflexes dans la moelle. — Considérons séparément les réflexes qui portent sur les muscles volontaires de la vie de relation et ceux qui interviennent dans les mouvements des organes de la vie végétative.

A. Réflexes sur les muscles de la vie de relation. — Théoriquement on peut regarder la substance grise médullaire comme un empilement de centres réflexes correspondant à chaque racine nerveuse et même à chacune des fibres de ces racines. Les cellules radiculaires des cornes antérieures en connexion par leurs dendrites avec les arborisations des cylindre-axes sensitifs représentent les centres réflexes. Chaque cellule radiculaire paraît être en rapport avec une fibre centripète émanant de la région où se rend la fibre motrice. C'est du moins ce que semble indiquer le réflexe élémentaire appelé réflexe tendineux qui consiste dans la contraction d'un muscle dont on irrite le tendon ; par exemple vient-on à frapper un coup sec sur le tendon rotulien, le triceps se contracte et soulève la jambe (*réflexe rotulien* ou *phénomène du genou*).

***B.* Réflexes sur les organes de la vie végétative.** — La moelle contient aussi des centres réflexes pour les mouvements involontaires des organes de la vie végétative (contractions des organes splanchniques, sécrétions). Ces centres sont formés par la portion de substance grise qui émet les nerfs centrifuges correspondants. Ils se trouvent comme les précédents en connexion avec les centres supérieurs, mais leur sont moins étroitement subordonnés ; de telle sorte qu'ils peuvent suffire à eux seuls au fonctionnement normal de l'organe. On connaît les centres suivants :

a. *Centre cilio-spinal.* — Situé dans la partie inférieure de la moelle cervicale et la partie supérieure de la moelle dorsale, il préside à la dilatation de l'iris.

b. *Centre cardiaque.* — Superposable au précédent comme situation, il envoie au cœur les nerfs accélérateurs par les filets cardiaques sympathiques. (Voy. *Nerfs accélérateurs*, p. 146.)

c. *Centre ano-spinal de* Masius. — Il est situé dans la moelle lombaire ; il agit sur le sphincter anal et maintient la tonicité de ce muscle.

d. *Centre vésico-spinal de* Giaxuzzi. — Egalement dans la moelle lombaire ; il préside à la contraction de la vessie. Il paraît être double : l'un pour les muscles du corps de la vessie, l'autre pour le sphincter du col. Après la section de la moelle au-dessus de ce centre, la miction peut encore se faire par action réflexe lorsqu'on chatouille le gland.

e. *Centre génito-spinal de* Budge. — Dans la moelle lombaire ; il préside aux contractions des muscles des vésicules séminales et des canaux déférents chez le mâle ; on peut y distinguer aussi un centre de l'érection, c'est-à-dire un centre d'où partent les nerfs vaso-dilatateurs du pénis ou nerfs érecteurs d'Eckardt. Après la section de la moelle au-dessus de ce centre il est possible de déterminer encore par action réflexe l'érection et l'éjaculation. Chez la femelle le centre génito-spinal préside aux contractions de l'utérus et du vagin. GOLTZ et FREUSBERG ont vu chez une chienne, dont la moelle avait été coupée au dos, la fécondation et la parturition s'effectuer comme dans l'état normal.

f. *Autres centres.* — Quant aux centres respiratoires, vasomoteurs et sudoraux nous en avons déjà parlé longuement (voy. p. 156, 204, 270).

ARTICLE II

BULBE ET PROTUBÉRANCE

Dans le bulbe et la protubérance, on trouve non seulement la continuation des faisceaux blancs et de la substance grise de la moelle, mais encore des parties nouvelles surajoutées.

Les cordons de la moelle se prolongent dans la moelle allongée, mais leur position respective se modifie. Le faisceau pyramidal direct et le faisceau pyramidal croisé se placent à la partie antérieure du bulbe et constituent la pyramide bulbaire ; le pyramidal direct déjà entre-croisé dans la moelle occupe dans le bulbe le même côté qu'il occupait dans la moelle ; le pyramidal croisé vient du cordon latéral du côté opposé et s'entre-croise à la partie inférieure du bulbe avec celui du côté opposé en se portant en dedans et en avant (*décussation des pyramides*). Ces fibres proviennent, comme nous l'avons dit, des cellules motrices de l'écorce cérébrale ; en les poursuivant en sens centripète, c'est-à-dire en sens inverse du courant nerveux qui les parcourt, on les voit remonter dans la protubérance en s'engageant sous les fibres superficielles transversales du pont, puis passer dans le *pied* du pédoncule cérébral pour gagner l'hémisphère cérébral. Le faisceau pyramidal dans sa portion encéphalique contient un certain nombre de fibres qui ne descendent pas jusque dans la moelle, mais s'arrêtent dans les noyaux moteurs du bulbe et de la protubérance : faisceau moteur bulbaire dont les fibres émanent, comme leurs congénères médullaires, des cellules pyramidales de la zone motrice de l'écorce cérébrale, et vont se mettre en rapport par leurs arborisations terminales avec les cellules motrices des noyaux des nerfs crâniens. Ces fibres s'entre-croisent aussi avec celles du côté opposé, mais beaucoup plus haut que les fibres médullaires, au-dessus du bulbe, en pleine protubérance (fig. 103, p. 448).

Les fibres des cordons postérieurs, comme nous l'avons vu, se terminent dans les noyaux de Goll et de Burdach du même côté. Les cylindre-axes qui émanent des cellules de ces noyaux s'entre-croisent alors avec ceux du côté opposé (*entre-croisement sensitif* se produisant un peu plus haut que la décussation des pyramides). Ils remontent ensuite dans le bulbe et la protubérance en se plaçant d'abord derrière la pyramide, puis de plus en plus en dehors. Dans ce trajet ils s'adjoignent les fibres du faisceau de Gowers du côté correspondant dont l'entre-croisement s'est déjà effectué sur toute la longueur de la moelle, et des fibres émanant des noyaux sensitifs bulbaires et protubérantiels auxquels aboutissent les nerfs crâniens sensitifs (fig. 94 et 104, p. 408 et 449). L'ensemble de toutes ces fibres constitue ce qu'on appelle le faisceau sensitif ou *ruban de Reil* ; il s'élève dans le cerveau en passant par l'*étage supérieur* du pédoncule cérébral (ou *calotte*).

Les faisceaux cérébelleux directs restent du même côté et gagnent l'hémisphère cérébelleux correspondant par le corps restiforme. Par suite du départ de toutes ces fibres longues le cordon latéral de la moelle se réduit de plus en plus et ne se trouve plus représenté dans le bulbe que par le faisceau fondamental (latéral profond); au contraire, le cordon antérieur dans le bulbe augmente de volume par l'adjonction des fibres du cordon pyramidal croisé et des fibres sensitives du ruban de Reil.

Les parties blanches du bulbe et de la protubérance s'accroissent par l'annexion de nouvelles fibres. Dans le bulbe le pédoncule cérébelleux inférieur et les fibres arciformes, dans la protubérance le pédoncule cérébelleux moyen, et dans l'un et l'autre de ces centres nerveux un grand nombre de fibres d'association entre les différentes masses grises qu'ils contiennent. Le pédoncule cérébelleux inférieur ou *corps restiforme* qui extérieurement semble n'être que le prolongement du cordon postérieur de la moelle, a une composition fort complexe : il se constitue progressivement par la réunion des fibres ascendantes suivantes remontant vers l'hémisphère cérébelleux (voy. fig. 96, p. 419) : 1° le faisceau cérébelleux direct ; 2° des fibres venant du noyau de Goll et de Burdach du même côté (fibres arciformes internes et postérieures) ; 3° des fibres venant des mêmes noyaux du côté opposé (fibres arciformes internes) ; 4° des fibres émanant de l'olive du côté opposé. En outre, le corps restiforme contient des fibres descendantes, allant du cervelet à la moelle (faisceau intermédiaire).

Toute la moitié ventrale de la protubérance présente des faisceaux compacts transversaux se rendant aux pédoncules cérébelleux moyens ; parmi leurs fibres les unes forment des anastomoses entre les deux hémisphères cérébelleux ; les autres s'entre-croisent dans la protubérance, puis s'élèvent vers les hémisphères cérébraux (*faisceaux cortico-protubérantiels*). La moitié dorsale de la protubérance présente un grand nombre de fibres qui en s'entre-croisant sur la ligne médiane forment le *raphé* ; ce sont les *fibres arciformes internes* dont l'origine et la terminaison sont encore entourées d'obscurités.

La substance grise de la moelle se prolonge aussi dans le bulbe, mais elle est profondément remaniée par le déplacement et la décussation des fibres des cordons et par la formation du plancher du quatrième ventricule ; la fragmentation des cornes antérieures et postérieures donne naissance à des noyaux distincts qui sont les noyaux des nerfs crâniens. Les uns sont moteurs (voy. fig. 93) et formés par conséquent de cellules radiculaires (comme celles des cornes antérieures de la moelle) émettant un cylindre-axe qui est une fibre motrice d'un nerf crânien. La succession de ces noyaux forme dans le bulbe une continuation de la corne antérieure de la moelle : 1° sur le prolongement de la base de cette corne (partie interne du plancher du quatrième ventricule), on rencontre de bas en haut : le noyau de l'hypoglosse, le noyau du moteur oculaire externe et accessoire du facial, les noyaux du pathétique et du

moteur oculaire commun ; 2° sur le prolongement de la tête
de la corne (colonne motrice antérieure), on trouve de bas en
haut le noyau antéro-latéral de Stilling ou noyau moteur des

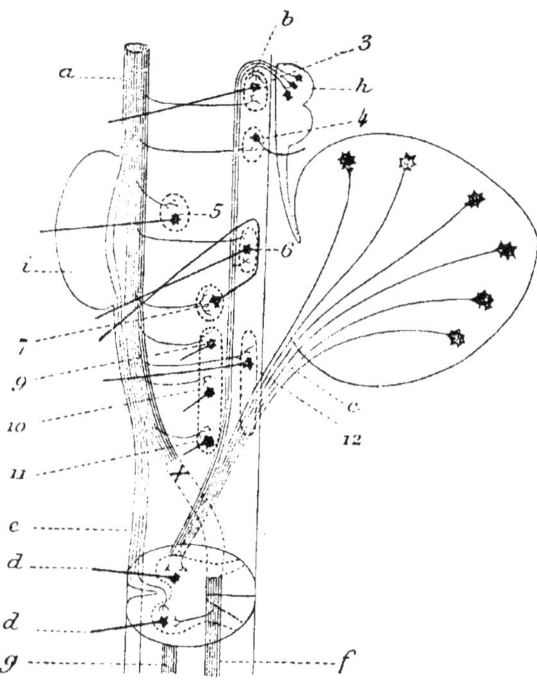

Fig. 93.

Schéma des noyaux moteurs des nerfs craniens et de leurs connexions (imité de van Gehuchten).

a, cordon pyramidal. — *b*, faisceau central réflexe émanant des tubercules quadrijumeaux *h*. — *c*, faisceau cérébelleux centrifuge ou intermédiaire dans la moelle *g*.
— *d*, cellule radiculaire et racine antérieure. — *e*, cordon de Türck. — *f*, cordon pyramidal croisé. — *i*, protubérance. — 3, noyau du moteur oculaire commun.
— 4, pathétique. — 5, noyau masticateur ou moteur du trijumeau. — 6, noyau du
moteur oculaire externe et accessoire du facial. — 7, facial. — 9, glosso-pharyngien.
— 10, pneumogastrique. — 11, spinal. — 12, grand hypoglosse. (Ces chiffres indiquent aussi l'ordre des nerfs craniens comptés comme paires.)

nerfs mixtes (glosso-pharyngien, pneumogastrique et spinal),
le noyau du facial et le noyau moteur du trijumeau ou noyau
masticateur. Les autres noyaux des nerfs craniens (voyez fig. 94)
sont en rapport avec les fibres sensibles de ces nerfs et repré-

sentent la continuation de la corne postérieure : 1° sur le prolongement de la base de cette corne (partie externe du plancher du quatrième ventricule) ; le noyau de l'auditif et le noyau sensitif des nerfs mixtes ; 2° sur le prolongement de la tête

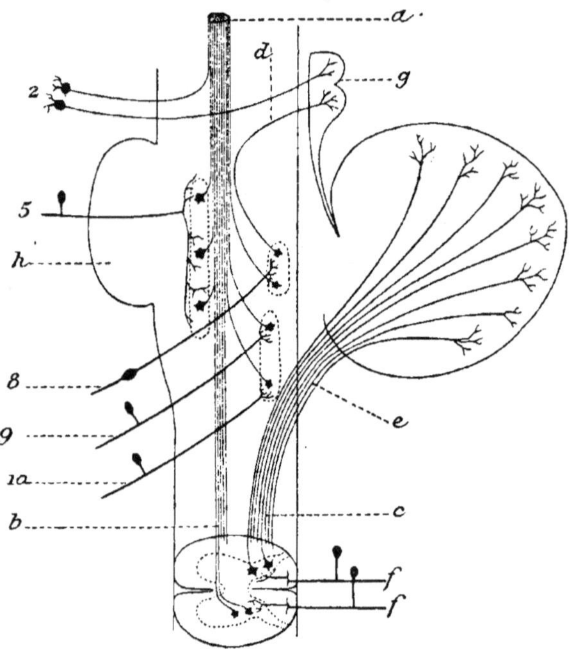

Fig. 94.

Schéma des noyaux sensitifs des nerfs craniens avec leurs connexions (imité de VAN GEHUCHTEN).

a, faisceau sensitif. — *b*, faisceau de Gowers. — *c*, faisceau cérébelleux direct. — *e*, corps restiforme. — *f*, fibres radiculaires postérieures. — *g*, tubercules quadrijumeaux et leur connexion, *d*, avec le noyau de l'auditif. — *h*, protubérance.

2, nerf optique, deux fibres émanant des cellules ganglionnaires de la rétine et se rendant l'une directement au cerveau, l'autre au tubercule quadrijumeau antérieur. — 5, trijumeau. — 8, auditif. — 9, glosso-pharyngien. — 10, pneumogastrique.

(colonne sensitive antérieure) le noyau sensitif du trijumeau. Si les noyaux moteurs constituent l'origine réelle des nerfs craniens moteurs, on ne doit pas par contre considérer, ainsi qu'on l'a fait jusqu'ici, les noyaux sensitifs comme l'origine réelle des nerfs craniens sensibles ; car nous savons aujourd'hui que les fibres des nerfs sensibles ont leur cellule d'origine dans les ganglions situés en dehors de l'axe encéphalo-médullaire : ganglions rachidiens pour les racines postérieures de la moelle et ganglions homologues situés sur le trajet des nerfs craniens sensitifs (ganglion de GASSER pour le trijumeau, ganglion d'ANDERSCH pour le glosso-pharyngien et ganglion jugulaire pour le pneumogastrique). Les prolongements cylindre-axiles des cellules ganglionnaires vont se mettre en connexion avec les cellules qui composent les noyaux des nerfs sensitifs ; ces noyaux ne représentent donc en aucune façon une origine, mais bien un aboutissant pour les fibres sensibles.

Les parties grises surajoutées sont principalement dans le bulbe les noyaux de l'olive et juxta-olivaires (les noyaux de Goll et de Burdach se rattachent à la corne postérieure) ; dans la protubérance le noyau de l'olive supérieure et des amas de cellules disséminées entre les fibres transversales et les fibres de la pyramide.

Ces données anatomiques nous renseignent déjà très amplement sur les voies de conduction et la diversité des centres nerveux dans le bulbe et la protubérance.

§ 1. — VOIES DE TRANSMISSION

L'excitation de la partie superficielle des pyramides provoque des mouvements dans la moitié opposée du corps : si l'excitation atteint les parties profondes, elle détermine aussi de la douleur ; la section des pyramides et du ruban de Reil produit la paralysie de la motilité et l'anesthésie du côté opposé (*hémiplégie* et *hémi-anesthésie*). Pour la paralysie de la motilité, il faut cependant remarquer qu'elle ne sera à la fois croisée pour la face et les membres que si la lésion atteint la partie la plus supérieure de la protubérance, c'est-à-dire un point supérieur à l'entre-croisement de toutes les fibres motrices ; que si la lésion siège à la partie moyenne de la protubérance, au-dessous de l'entre-croisement du faisceau moteur des nerfs craniens, il pourra se faire qu'elle intéresse les fibres déjà entre-croisées du facial et celles non encore entre-croisées des membres ; il en résultera une *paralysie alterne*, c'est-à-dire une paralysie de la face du même côté que la lésion et une paralysie des membres du côté opposé.

§ 2. — CENTRES NERVEUX

Les réflexes qui prennent naissance dans les centres bulbo-protubérantiels peuvent être séparés en deux catégories, comme les réflexes médullaires, suivant qu'ils apparaissent dans les muscles de la vie de relation ou dans les organes de la vie végétative.

1° Innervations réflexes dans le domaine des muscles de la vie de relation. — Les différents noyaux des nerfs crâniens servent de centres pour des réflexes spéciaux : centre de la mimique et de l'expression faciale, centre de la mastication et de la succion, centre de la phonation, centre du mouvement des paupières et du clignement, centre du mouvement des yeux. Pour ces derniers les expériences de DUVAL et LABORDE ont montré qu'il existe au niveau du noyau de la VIᵉ paire un centre d'association qui relie ce noyau à ceux du moteur oculaire commun et du pathétique et permet les mouvements conjugués des yeux dans la vision binoculaire. De plus, on admet qu'il existe dans la protubérance des centres de coordination des réflexes agissant dans la station et la locomotion, et LONGET et VULPIAN ont aussi considéré la protubérance comme un centre sensitif. En effet, après l'ablation des parties situées en avant de la protubérance, l'animal serait encore capable de se tenir debout et d'exécuter des mouvements de la marche ; il crie et s'agite si on irrite un nerf sensible : le cri qu'il pousse, long, prolongé et plaintif, semblerait indiquer qu'il ressent de la douleur ; il diffère en effet beaucoup du cri bref, sans expression, qu'émet l'animal privé de la protubérance et réduit au bulbe. VULPIAN a vu aussi le rat, privé de ses hémisphères cérébraux, tressaillir lorsqu'on produisait près de lui un bruit soudain, le feulement colère du chat, par exemple. Pour ce motif, il considère encore la protubérance comme un centre d'expression des émotions. Cependant il nous est impossible de savoir si dans ces conditions les sensations éveillées sont perçues par la conscience ; tout ce que nous pouvons dire, c'est que les réactions par lesquelles ces sensations se traduisent extérieurement paraissent être de la nature de celles qui accompagnent les sensations conscientes. Mais il pourrait se faire que tous ces phénomènes ne fussent que des actions d'ordre purement réflexe, d'une complexité plus grande que les réflexes bulbo-médullaires, car la simple expression de la douleur, comme le dit FERRIER, ne permet pas d'affirmer qu'il y corresponde des états de conscience douloureux et il y a de bonnes raisons pour penser que la perception des sensations ne peut avoir lieu que dans les centres cérébraux. Au début de l'anesthésie chloroformique l'excitabilité des hémisphères cérébraux et la conscience disparaissent, mais les centres mésencéphaliques conservent leur excitabilité, et leur excitation peut donner lieu à des gémissements et des cris, bien qu'il n'y ait pas de sensations douloureuses.

2° Réflexes sur organes viscéraux. — Nous avons déjà passé en revue dans plusieurs des chapitres précédents l'action des centres réflexes de cette catégorie. Nous nous bornerons donc à les énumérer, renvoyant le lecteur à ce que nous en avons dit pour chacun d'eux ; ce sont : les centres respiratoire, modérateur cardiaque, vaso-moteur, thermique, le centre des mouvements de la déglutition, les centres sécrétoire, glycogénique, sudoraux, salivaire.

ARTICLE III

MÉSENCÉPHALE

Le mésencéphale comprend, en outre de la protubérance dont nous avons rattaché l'étude à celle du bulbe, le cervelet, les tubercules quadrijumeaux et les pédoncules cérébraux et cérébelleux. Cherchons à nous rendre compte des fonctions de ces différentes parties prises en bloc, puis de l'usage de chacune d'elles en particulier.

§ 1. — FONCTIONS DU MÉSENCÉPHALE EN GÉNÉRAL

L'étude attentive des manifestations fonctionnelles diverses que présentent les animaux privés des hémisphères cérébraux nous renseignera sur le rôle des centres mésencéphaliques, en même temps que les phénomènes de déficit nous éclaireront sur les fonctions générales des centres nerveux enlevés.

1° Effets de l'ablation du cerveau. — Après l'ablation des hémisphères cérébraux l'animal est dépourvu de toute fonction psychique ; les sensations conscientes et les mouvements volontaires sont abolis. Les signes d'activité qu'il présente sont variables suivant le degré de l'échelle zoologique auquel il appartient, c'est-à-dire suivant le degré de développement et d'importance acquis par le cerveau.

Une grenouille sans cerveau ressemble à s'y méprendre à une grenouille intacte ; son attitude est normale : renversée sur le dos, elle se redresse prestement ; si on l'excite, elle saute ; mise à l'eau, elle nage, et tous ses mouvements sont parfaitement coordonnés. Elle évite les obstacles et maintient son équilibre d'une façon très précise ; si on la place sur une planchette que l'on incline graduellement, elle grimpe et passe par-dessus d'un côté à l'autre sans se laisser choir (expérience de GOLTZ, dite des exercices acrobatiques). Si on lui caresse doucement la peau du dos, elle coasse de plaisir. Pourtant cette grenouille diffère beaucoup d'une grenouille normale ; il est remarquable d'abord que si aucune excitation ne l'incite à se mouvoir, elle reste indéfiniment immobile ; tous les mouvements qu'elle exécute sont donc des actes réflexes conditionnés immédiatement par des impressions d'origine périphérique. En outre, elle ne prend plus d'elle-même aucune nourriture quoiqu'on dépose autour d'elle divers aliments et bien que la déglutition s'exécute encore parfaitement lorsqu'on introduit une parcelle alimentaire dans sa bouche ; elle se laisse mourir de faim au sein de l'abondance ; tout désir, tout besoin, tout instinct ont disparu.

Un pigeon sans cerveau demeure immobile, somnolent, les yeux clos, la tête et le cou enfoncés dans les plumes ; il se tient en équilibre sur ses pattes et perché tout comme à l'état normal ; si on le pousse, il bat des ailes pour reprendre son équilibre ; jeté en l'air, il vole en évitant les obstacles ; si l'on pince une de ses pattes, il exécute des mouvements de défense

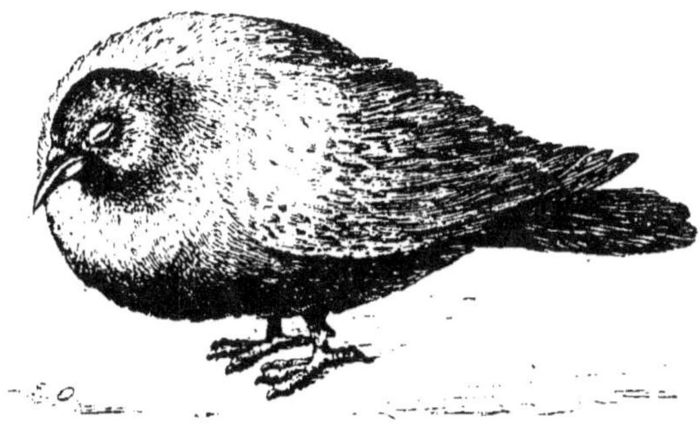

Fig. 95.
Pigeon après l'ablation des hémisphères cérébraux (DALTON).

avec l'aile correspondante ; un bruit très fort le fait tressaillir. Mais lorsqu'on le laisse tranquille, il retombe dans sa torpeur. De temps en temps, toutefois, en apparence spontanément, il se secoue, lisse ses plumes, puis se rendort. De même que la grenouille sans cerveau, il ne mange pas et meurt de faim si on ne le nourrit pas artificiellement ; mais, en le gavant, on peut le conserver en vie très longtemps, pendant des mois et même un an.

Chez les mammifères l'extirpation du cerveau n'est guère compatible avec une certaine survie que chez les jeunes animaux. Après cette mutilation les lapins et les cobayes présentent essentiellement les mêmes phénomènes que les animaux inférieurs. L'équilibre du corps est conservé, mais la motilité est grandement affaiblie ; toutefois la marche, le saut sont encore exécutés avec coordination ; si on irrite fortement un nerf sensible, en pinçant la queue par exemple, l'animal crie et s'élance impétueusement en avant en aveugle. La question de savoir si la vision est conservée ou abolie est difficile à élucider ; il paraît cependant prouvé que l'animal est encore capable d'éviter les obstacles, quoique le fonctionnement des organes des sens soit certainement altéré dans une mesure considérable. Goltz a réussi à conserver en vie deux chiens après l'extirpation de la plus grande partie des hémisphères cérébraux faite en plusieurs fois. Ces animaux avaient une figure sans expression ; bien que la motilité ne fût pas complètement abolie, leurs mouvements étaient maladroits et irréguliers ; ils glissaient sur une surface unie et étaient incapables de se servir de leurs pattes pour tenir et ronger un os. Abandonnés à eux-mêmes, ils rôdaient sans repos, inattentifs à tout ce qui se passait autour d'eux. Leurs sens étaient profondément émoussés ; bien qu'ils parussent complètement aveugles, ils étaient cependant encore capables de se guider par la vue. Ils n'étaient pas complètement sourds, car un bruit très fort les éveillait. Ils ne paraissaient nullement incommodés par les vapeurs de chloroforme ou la fumée de tabac, et ils auraient rongé tout aussi bien un morceau de bois qu'un os. Ils avaient la plus grande difficulté à se nourrir eux-mêmes et happaient souvent à côté de l'écuelle qu'on leur présentait sous le nez. La sensibilité cutanée était très émoussée mais non abolie. Lorsqu'on pinçait fortement la patte, l'animal la retirait et essayait de mordre. « Ces deux animaux, dit Goltz, étaient essentiellement des machines réflexes errant, mangeant, buvant. Tous deux avaient conservé de la sensibilité cutanée et faisaient des mouvements avec tous leurs muscles. Ils ne montraient aucun signe de plaisir ; d'un autre côté, ils étaient mis facilement en colère. Tous deux étaient absolument déments. » L'altération de la sensibilité et de la motilité aurait été certainement bien plus profonde chez ces animaux si l'ablation des hémisphères avait été plus complète. En tous cas, pour les animaux supérieurs, le singe et l'homme, il est permis de penser, d'après ce que nous savons des fonctions cérébrales, que si la suppression du cerveau était compatible avec la vie, la motilité et la sensibilité générale et spéciale

seraient complètement abolies et qu'il resterait à peine un
vestige des réactions appropriées à un but qui subsistent après
l'ablation du cerveau chez les animaux inférieurs. C'est qu'en
effet plus on s'élève dans l'échelle zoologique, plus l'union
fonctionnelle apparaît étroite entre les centres cérébraux et
les centres mésencéphaliques, de telle sorte que l'on ne peut
pas supprimer les uns sans troubler gravement le mécanisme
des autres. Quoi qu'il en soit, on voit que les animaux privés
de cerveau conservent, en outre des fonctions organiques qui
restent intactes, diverses facultés que l'on peut classer sous les
titres d'*équilibration*, de *coordination des mouvements* et *d'expression émotionnelle*. Nous avons déjà parlé de l'expression
des émotions à propos de la protubérance ; mais nous devons
maintenant porter plus spécialement notre attention sur la
fonction d'équilibration.

2° Equilibration. — Les expériences précédentes montrent
que le maintien de l'équilibre est une fonction des centres
mésencéphaliques. A l'analyse, cette fonction se présente
comme le résultat de mouvements réflexes associés, impli-
quant le travail conjoint de trois facteurs : un système de
nerfs afférents, un centre coordinateur, un système de nerfs
efférents se rendant aux muscles intéressés dans l'action. Le
système afférent est fort complexe. Les impressions qui
parviennent au centre coordinateur ont leur point de départ
dans les excitations périphériques des nerfs de la sensibilité
générale et spéciale, mais on peut les réduire à trois classes
principales : les impressions tactiles, les impressions visuelles
et les impressions labyrinthiques.

a *Impressions tactiles et visuelles.* — Nous avons déjà fait
remarquer au chapitre *Locomotion* (p. 366) que l'intégrité de
la sensibilité est absolument indispensable pour la régularisa-
tion des contractions musculaires qui interviennent dans le
maintien de l'équilibre et dans la marche, en prenant pour
preuve l'ataxie qui résulte de l'anesthésie consécutive à la
section des racines postérieures ou à l'altération des cordons
postérieurs de la moelle dans le tabes. A ce propos, nous avons

aussi fait valoir les raisons qui plaident en faveur de l'existence d'une sensibilité propre aux muscles, la sensibilité musculaire. Nous avons de plus établi que les impressions visuelles constituent un élément important dans l'ensemble des impressions qui doivent agir sur les centres de l'équilibration.

b. Impressions labyrinthiques. — Les expériences de FLOURENS ont montré que les lésions des canaux semi-circulaires de l'oreille interne produisent des troubles très remarquables de l'équilibration. Ces canaux sont au nombre de trois de chaque côté : deux verticaux et un horizontal (fig. 120, p. 487). Il est facile de les mettre à découvert et de les couper chez le pigeon. Lorsqu'on les sectionne d'un seul côté, l'animal ne présente que des troubles peu accentués et passagers, mais si l'on coupe les canaux symétriques des deux côtés, les troubles deviennent très intenses et persistants. Aussitôt après la section des canaux horizontaux l'animal exécute de rapides mouvements de tête suivant le plan transversal et tend à tournoyer continuellement autour d'un axe vertical; après la section des canaux verticaux la tête oscille rapidement dans un plan vertical et l'animal tend à culbuter en arrière, tête par-dessus les pieds, si la lésion porte sur les canaux verticaux inférieurs, ou à culbuter en avant, pieds par-dessus la tête, si la lésion porte sur les canaux verticaux supérieurs. Le sens des mouvements se produit donc dans le plan des canaux intéressés. En combinant la section de plusieurs canaux on peut obtenir les attitudes les plus étranges de la tête et du corps. La lésion des canaux semi-circulaires ou la section des nerfs auditifs rend impossible toute coordination des mouvements; l'animal ne peut plus ni marcher, ni voler; il s'agite d'une façon désordonnée et a la plus grande peine à se nourrir, parce qu'il ne parvient que très difficilement à saisir ses aliments.

Des troubles de l'équilibre analogues s'observent aussi chez l'homme dans la maladie dite *vertige de* MENIÈRE qui relève d'une altération de l'oreille interne. Le vertige est une sensation consciente qui accompagne le trouble de l'équilibration.

On a donné de ces faits diverses interprétations, mais la plus plausible est celle qui a été proposée par GOLTZ. Les impressions labyrinthiques, qui prennent naissance dans l'excitation des terminaisons du nerf auditif par les variations de pression de l'endolymphe, sont transmises jusqu'aux centres coordinateurs des mouvements et aussi jusqu'aux centres de perception. Les canaux semi-circulaires, orientés suivant les trois dimensions de l'espace, sont ainsi le point de départ de sensations qui nous renseignent continuellement sur la position occupée dans l'espace par la tête et le corps (*sens de l'espace*). Ainsi, indépendamment des impressions visuelles et des impressions tactiles, nous nous rendons parfaitement compte du déplacement subi par notre corps ; si on se place sur une plaque tournante, les yeux fermés, on peut encore juger du sens et de l'amplitude de l'angle dont on aura fait tourner la plaque. Si la plaque tourne avec rapidité, au bout de quelque temps la sensation de rotation disparaît ; mais si l'on cesse de tourner, on perçoit une sensation subjective de rotation en sens inverse ; en effet l'endolymphe, grâce à son inertie, presse sur les nerfs ampullaires pendant la rotation, et lorsque celle-ci cesse, la pression se fait en sens inverse. Si alors on ouvre les yeux, le désaccord entre les impressions visuelles et labyrinthiques parvient à la conscience sous forme d'un sentiment subjectif qui est le vertige (*vertige de* PURKINJE). Mais la participation des centres conscients n'est pas nécessaire pour que les troubles de l'équilibration apparaissent dans ces conditions ; les lésions des canaux semi-circulaires produisent chez les animaux privés des hémisphères cérébraux les mêmes effets que chez les animaux normaux ; il faut donc admettre que les centres mésencéphaliques à eux seuls suffisent pour transformer les impressions labyrinthiques, ainsi que les impressions tactiles et visuelles, en réactions motrices appropriées à la conservation de l'équilibre et à la coordination des mouvements. Le trouble de l'équilibre pourra donc provenir soit d'une lésion du système afférent, soit d'une lésion des centres coordinateurs eux-mêmes, comme nous allons le voir.

On a admis aussi une influence des impressions d'origine viscérale sur les centres d'équilibration ; nous savons en effet que l'on rencontre de nombreux corpuscules de Pacini dans le mésentère chez le chat ; d'autre part, le vomissement est fréquemment lié aux troubles pathologiques du sens de l'équilibration (vertige stomacal, mal de mer) et apparaît souvent à la suite des lésions des canaux semi-circulaires.

§ 2. — Fonctions des différentes parties du mésencéphale

Nous avons déjà fait remarquer que la protubérance joue un certain rôle coordinateur dans la station et la locomotion, mais c'est surtout au cervelet et aux tubercules quadrijumeaux que revient la part la plus importante dans ce mécanisme.

1° Cervelet. — Le cervelet est formé de substance grise et de substance blanche. La substance grise constitue dans la masse même de l'organe les noyaux appelés *olives cérébelleuses* (fig. 95 *k*) et *noyaux du toit* (*g*) formés de cellules multipolaires ; à la surface du cervelet elle forme une couche continue, la *couche corticale.* Cette dernière comprend trois plans de cellules qui sont de dehors en dedans : la couche moléculaire, la couche des cellules de Purkinje et la couche des grains. L'élément le plus remarquable de l'écorce est la cellule de Purkinje, cellule volumineuse à corps arrondi émettant vers la surface du cervelet un prolongement très richement ramifié et vers la profondeur un cylindre-axe dont le mode de terminaison est inconnu. Le corps de ces cellules est entouré par des arborisations venant des prolongements d'autres cellules de la couche moléculaire. La substance blanche du cervelet est formée par l'épanouissement des fibres des différents pédoncules ; on ignore quelle est l'origine réelle et la terminaison de la plupart de ces fibres. La figure 96 représente schématiquement les relations apparentes de ces pédoncules avec les autres parties des centres nerveux ; les fibres des *pédoncules supérieurs* (*h*) sortent de l'olive cérébelleuse, remontent vers le cerveau et, après s'être entre-croisées avec celles du côté opposé sous les tubercules quadrijumeaux, se perdent dans les *noyaux rouges de* Stilling (*i*) et les *couches optiques :*

\- le *pédoncule cérébelleux inférieur* (*l*) se constitue par la réunion des fibres médullaires ascendantes (*faisceau cérébelleux direct*

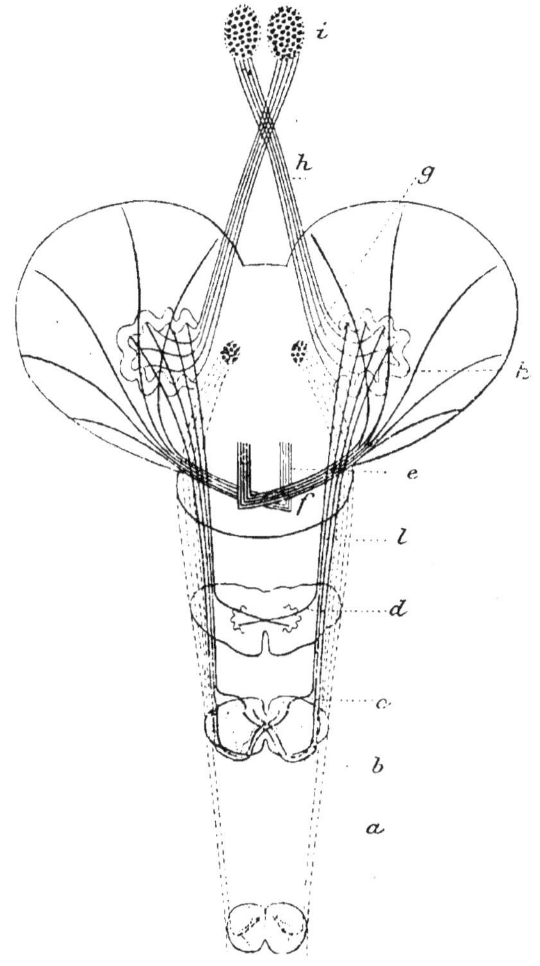

Fig. 96.
Connexions du cervelet (d'après VAN GEHUCHTEN).
Légende dans le texte.

(*a*) et descendantes (*faisceau intermédiaire*), des fibres venant des *noyaux* de GOLL et de BURDACH du même côté (*c*) et du côté opposé (*b*) et des fibres venant de l'*olive bulbaire* du côté opposé (*d*). On suppose que toutes ces fibres ont des connexions avec les noyaux du toit et l'olive cérébelleuse. Les *pédoncules cérébelleux moyens* (*f*) sont formés de fibres qui viennent de l'écorce du cervelet : les unes sont des fibres commissurales entre les deux hémisphères cérébelleux, les autres s'entre-croisent avec celles du côté opposé dans la protubérance et se terminent, croit-on, dans les parties grises de ce centre nerveux appelées *noyaux du pont :* de ces noyaux naîtraient d'autres fibres qui s'élèveraient par le pied du pédoncule cérébral et la capsule interne vers la couche corticale du cerveau (*faisceau cortico-protubérantiel e*). Le cervelet nous apparaît ainsi relié à la moelle, au bulbe, à la protubérance et au cerveau ; mais la nature de toutes ces connexions n'est pas élucidée.

Quelles sont les fonctions du cervelet ? On a cherché à s'en rendre compte par la méthode des destructions et des excitations.

a. *Ablation du cervelet.* — En enlevant le cervelet couche par couche à des pigeons FLOURENS vit que l'animal présentait tout d'abord un manque d'assurance dans les mouvements, s'aggravant de plus en plus au fur et à mesure que la lésion devenait plus profonde, pour se transformer en une incoordination motrice des plus remarquables lorsque l'ablation était complète. Un pigeon privé du cervelet ne présente aucune paralysie ; loin de rester immobile et somnolent, comme le pigeon dépourvu du cerveau, il est au contraire constamment en mouvement et se débat avec force, mais il lui est impossible de se tenir en équilibre et d'adapter aucun de ses mouvements à un but utile ; il culbute dans tous les sens et si on le lance en l'air, il tombe comme une pierre. Sa sensibilité est intacte ; les yeux grandement ouverts, il voit le coup qui le menace et cherche à l'éviter. FLOURENS conclut de ses expériences qu'il existe dans le cervelet une propriété qui consiste « à *coordonner* les mouvements *voulus* par certaines parties du système nerveux, *excités* par d'autres ». Le cervelet serait donc l'organe coordinateur des mouvements volontaires. Lorsqu'au lieu d'enlever tout le cervelet on se borne à en détruire certaines parties, les troubles de l'équilibration varient suivant le point lésé ; après une destruction de la partie antérieure du vermis l'animal trébuche et tend à tomber en avant, lorsqu'il essaie de marcher ; après la destruction de la partie postérieure du vermis, la tête est tirée en arrière et l'animal présente une tendance continuelle à tomber en arrière. Lorsque la lésion porte sur les hémisphères cérébelleux l'effet est identique à celui de la lésion du pédoncule cérébelleux moyen, c'est un mouvement de distorsion latérale dont nous parlerons plus

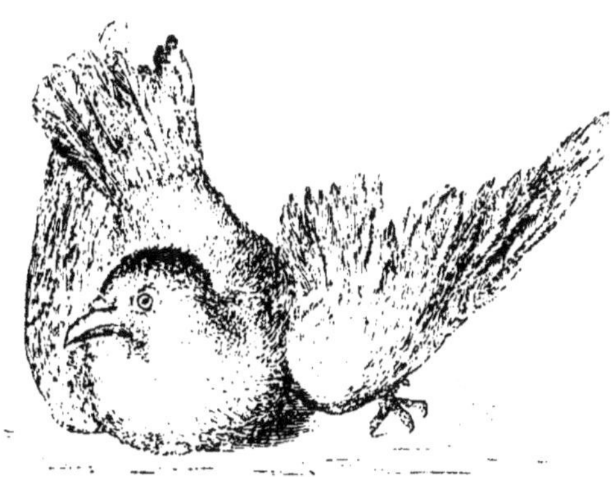

Fig. 97.
Pigeon après l'ablation du cervelet (DALTON).

loin. Un fait remarquable, c'est que les troubles de l'équilibre sont bien plus accusés quand on pratique des lésions asymétriques que lorsqu'on détruit bien symétriquement les mêmes régions de l'un et de l'autre côté.

LUCIANI est parvenu à conserver en vie les animaux supérieurs, des chiens, après l'extirpation du cervelet. Il distingue les phénomènes consécutifs en phénomènes irritatifs et phénomènes de déficit. Les premiers consistant en opisthotonos, extension tonique des membres antérieurs, sont passagers ; les seconds sont persistants. LUCIANI ramène les phénomènes de déficit d'où dépend tout le syndrome de l'ataxie cérébelleuse à trois groupes : *phénomènes astatiques, asthéniques, atoniques.*

L'animal opéré est au début incapable de se tenir sur ses pattes ; plus tard cette *astasie* s'amende, mais l'animal conserve toujours une irrégularité spéciale dans ses mouvements (*ataxie*). A l'inverse de ce qu'avaient admis avant lui la plupart des expérimentateurs, Luciani pense que la force musculaire est notablement diminuée chez l'animal opéré, surtout dans les membres postérieurs (*asthénie*), et il subordonne l'incoordination motrice à cette diminution de force. Ainsi un chien qui, sur la terre ferme, est incapable de se tenir debout et à plus forte raison de marcher, nage très bien et d'une manière parfaitement coordonnée quand on le jette à l'eau ; seulement arrivé au bord du bassin, il ne peut en sortir. Luciani interprète ainsi cette expérience : sur terre l'animal n'a pas la force de soutenir son poids, mais dans l'eau le corps flotte et l'énergie musculaire déployée est suffisante pour le soutenir et le faire progresser ; avec l'allégement du poids et la diminution de l'effort reparait la coordination motrice. On comprend de cette sorte que dans certains cas de maladies du cervelet chez l'homme, de nature à rendre la station et la locomotion absolument impossible, les malades soient capables, étant couchés, d'exécuter des mouvements avec précision. L'*atonie* ou diminution du tonus musculaire, admise encore par Luciani chez l'animal dépourvu de cervelet, n'est en somme qu'une modalité particulière de l'asthénie. Au reste, l'auteur nous avertit « que les trois groupes de phénomènes asthéniques, atoniques et astatiques ont beaucoup d'affinités, qu'ils sont intimement liés et difficilement dissociables, parce que, suivant toute apparence, ce sont trois formes de manifestations externes d'un même processus ». De plus, extirpant une moitié seulement du cervelet, le même expérimentateur a clairement montré que les troubles consécutifs apparaissent dans les muscles du côté correspondant. L'action du cervelet sur la motilité est donc directe et non croisée comme celle du cerveau.

La pathologie du cervelet n'apporte que peu de données utiles à la physiologie. Il est à noter que des lésions très étendues du cervelet n'ont souvent donné lieu pendant la vie qu'à des troubles moteurs peu accentués.

b. *Excitation du cervelet.* — En électrisant différentes parties de la surface du cervelet, FERRIER a déterminé des déviations conjuguées de la tête et des yeux très caractéristiques. Par l'excitation de la partie antérieure du vermis chez le singe, les yeux se dirigent en haut et la tête en arrière ; par l'excitation de la partie postérieure du vermis, les yeux et la tête se dirigent en bas ; en excitant les lobes latéraux, les yeux et la tête se dirigent latéralement du côté excité (en somme ces mouvements sont inverses de ceux qui suivent la destruction des mêmes parties). En même temps on observe le resserrement des pupilles (plus marqué du côté de l'excitation) et, consécutivement à l'excitation, du *nystagmus* (mouvement oscillatoire des globes oculaires). En prolongeant l'excitation, différents mouvements mal définis apparaissent dans les membres.

Quand, à l'exemple d'HITZIG, on électrise le cervelet chez l'homme en appliquant les électrodes d'une pile sur chaque apophyse mastoïde, le sujet est pris de vertige, il lui semble que les objets tournent autour de lui et son corps s'affaisse brusquement du côté du pôle positif. On observe aussi une déviation des globes oculaires et du nystagmus. Ces effets sont dus manifestement à une excitation d'un lobe latéral du cervelet.

Si l'on veut maintenant établir une théorie de l'action cérébelleuse, d'après toutes ces expériences, on peut considérer le cervelet comme un centre d'adaptation de différents réflexes au maintien de l'équilibre et à la coordination des mouvements et accepter la doctrine de FLOURENS. Toutefois dire que le cervelet est l'organe de la coordination des mouvements n'est pas donner une explication du mécanisme intime de cet acte. Mais il ne paraît pas possible actuellement de se faire une idée nette de ce mécanisme. Les uns avec LUSSANA ont placé dans le cervelet le siège du sens musculaire, ce qui ne paraît guère vraisemblable, les autres avec LUYS (et les expériences de LUCIANI semblent venir confirmer en partie cette théorie) ont considéré le cervelet comme une source d'innervation constante, d'une *force sthénique,* se dépensant chaque fois qu'un mouvement volontaire est produit. Quoi qu'il en soit il paraît établi d'une manière très solide que le cervelet est en rapport avec la motilité et nullement avec la sensibilité ; car après l'ablation du cervelet la sensibilité générale et spéciale reste intacte. Quand à l'hypothèse de GALL qui faisait du cervelet le centre de l'instinct de la génération, elle n'est appuyée sur aucune donnée digne de considération.

2° Tubercules quadrijumeaux. — Chez les mammifères les tubercules quadrijumeaux forment quatre masses nerveuses arrondies composées de substance grise au centre et de substance blanche à la périphérie, deux antérieures plus grosses (*nates*), deux postérieures plus petites (*testes*). Les *lobes optiques* des poissons, des reptiles et des oiseaux sont anatomiquement analogues aux tubercules quadrijumeaux des mammifères. Les relations de ces centres nerveux avec les bandelettes optiques sont évidentes. Chaque bandelette se met en rapport avec le tubercule antérieur par l'intermédiaire du *corps genouillé externe* chez les mammifères, avec le lobe optique correspondant chez les vertébrés inférieurs. De plus les tubercules quadrijumeaux présentent un grand nombre d'autres connexions avec diverses parties des centres nerveux, notamment avec le ruban de Reil et aussi avec les nerfs auditifs, par des fibres en relation avec les *testes*. Les fonctions des tubercules quadrijumeaux se rapportent donc à la vision ; de plus elles ne sont pas étrangères au mécanisme de l'équilibration.

a. *Rapports avec la vision*. — Chez les vertébrés inférieurs et les mammifères dont les yeux sont dirigés latéralement, les fibres des nerfs optiques sont entre-croisées complètement dans le chiasma ; chaque bandelette et chaque lobe optique ou tubercule quadrijumeau antérieur est donc en rapport avec l'œil du côté opposé ; il en résulte que la section de la bandelette ou la destruction d'un lobe optique amène une cécité complète de l'œil du côté opposé. Chez les mammifères à vision binoculaire il n'en est plus de même ; l'entre-croisement dans le chiasma est incomplet : chaque bandelette optique contient des fibres directes venant de la moitié latérale externe de la rétine de l'œil du même côté et des fibres croisées venant de la moitié latérale interne de la rétine de l'œil opposé (voy. fig. 101, p. 439). La section d'une bandelette ou l'ablation d'un tubercule antérieur ne produira donc qu'une cécité partielle des deux yeux intéressant la moitié externe de la rétine correspondante et la moitié interne de la rétine opposée ; ce trouble de la vision porte le nom d'*hémiopie* ou *hémianopsie latérale homonyme*. Les bandelettes optiques contiennent en outre des fibres commissurales entre les deux tubercules postérieurs ; ces fibres passent par la partie postérieure du chiasma et les *corps genouillés internes* (*commissure de* GUDDEN).

De ce que la destruction des tubercules quadrijumeaux produit la cécité, il ne s'ensuit nullement que ces masses nerveuses soient les centres de la vision ; elles représentent seulement un relai pour les impressions visuelles qui, ainsi que nous le verrons plus loin, pour devenir conscientes, doivent remonter jusqu'aux hémisphères cérébraux Les fibres optiques émanant des tubercules quadrijumeaux (et sans doute aussi une partie de celles qui proviennent directement des bandelettes optiques) se joignent aux fibres du ruban de Reil et gagnent le lobe occipital des hémisphères cérébraux. L'ablation des tubercules quadrijumeaux en rompant ces connexions détermine la cécité. Quant aux tubercules quadrijumeaux eux-mêmes, on doit les considérer comme les centres des réflexes qui ont leur point de départ dans les impressions visuelles. Parmi ces réflexes un des plus simples consiste dans la contraction de la pupille sous l'influence d'une impression lumineuse. Le substratum anatomique de ce réflexe oculo-pupillaire se trouve dans les connexions des tubercules avec les noyaux du moteur oculaire commun qui se trouvent au-dessous d'eux et dans leur voisinage immédiat. Aussi ce réflexe, qui persiste après l'ablation du cerveau, est-il aboli par la destruction des tubercules quadrijumeaux. La contraction bilatérale des iris peut être provoquée par l'excitation d'un seul œil : c'est une démonstration de ce fait que les mouvements qui sont à l'état normal associés, sont bilatéralement coordonnés

24.

dans chaque centre. Les tubercules quadrijumeaux paraissen
être aussi des centres de réflexes pour les mouvements des
globes oculaires en rapport avec les impressions visuelles et les
impressions labyrinthiques. On peut remarquer en effet que
les impressions qui s'exercent sur la périphérie de la rétine
provoquent des mouvements de latéralité des yeux dont le but
est de faire tomber les rayons lumineux sur les fossettes
centrales. Or, ces mouvements, bien qu'ils puissent être exécutés volontairement, présentent le plus souvent tous les
caractères des mouvements réflexes. D'autre part, les relations
qu'affectent les testes avec les nerfs auditifs nous expliquent
les mouvements des globes oculaires (notamment les mouvements de rotation autour de l'axe antéro-postérieur du
globe) qui apparaissent en qualité de réflexes purs, lorsque la
tête s'incline dans diverses positions; ces réflexes font donc
partie de ceux qui sont destinés à assurer l'orientation et
l'équilibre de la tête dans l'espace. On voit déjà par là que les
tubercules quadrijumeaux jouent un rôle dans l'équilibration.

b. *Fonctions des tubercules quadrijumeaux dans l'équilibration.*
— Du fait que ces organes présentent encore un développement considérable chez les animaux dont les yeux sont rudi-
mentaires ou absents (taupes, musaraignes, protée, cécilies),
nous devons déduire la présomption qu'ils servent à d'autres
fonctions que la vision. Effectivement SERRES démontra que la
destruction des lobes optiques entraîne des désordres de l'équilibre et de la coordination motrice. Si à une grenouille, déjà
dépourvue de ses hémisphères cérébraux, on enlève de plus les
lobes optiques, les mouvements deviennent lourds et maladroits,
dit GOLTZ; l'animal, au lieu de progresser par sauts, se meut
comme un crapaud, quand on l'excite, c'est-à-dire en se poussant alternativement avec l'un et l'autre membre. Mise sur le
dos, cette grenouille se retourne bien encore, mais le sens de
l'équilibre est cependant chez elle très troublé; elle laisse
placer ses membres dans des positions anormales; elle ne
grimpe plus sur une planchette inclinée, et tombe lourdement,
comme un sac de farine, lorsque l'inclinaison devient trop
grande. Elle ne coasse plus quand on lui caresse la peau du

dos. Il faut remarquer que chez la grenouille le cervelet est
rudimentaire et que pour ce motif il est possible que les lobes
optiques acquièrent dans l'équilibration une importance prépondérante. Mais FERRIER s'est assuré que ces centres nerveux
présentent essentiellement les mêmes propriétés dans toute
la série animale.

3° Pédoncules cérébraux et cérébelleux. — Le pédoncule
cérébral comprend deux étages de fibres, l'un inférieur (*pied*),
l'autre supérieur (*calotte*) séparés par un amas de cellules
nerveuses (*locus niger*). Le rôle de ces dernières est inconnu.
Pour ce qui est des fibres, nous avons déjà eu l'occasion de
mentionner que le pied livre passage aux fibres motrices
d'origine cérébrale qui descendent dans les centres inférieurs ;
et que la calotte contient le faisceau sensitif ou ruban de Reil,
grand collecteur des impressions remontant jusqu'au cerveau.
La section d'un pédoncule cérébral a pour effet immédiat une
chute de l'animal sur le côté opposé du corps, une hémiplégie
et une hémianesthésie croisée. Quant aux pédoncules cérébelleux, nous avons dit ce que l'anatomie apprend sur leur
constitution et leurs connexions.

Les lésions des pédoncules par piqûre produisent des mouvements fort curieux de rotation du corps que l'on peut distinguer en *mouvements de manège* et de *roulement*. Dans le mouvement de manège l'animal, en se sauvant, tourne suivant la
circonférence d'un cercle, comme un cheval dans un cirque ;
ce mouvement peut dégénérer en *mouvement en rayon de roue* :
l'animal tourne alors autour de son train postérieur comme
point fixe. Dans le mouvement de roulement, l'animal tourne
autour de son axe antéro-postérieur, comme un tonneau. Le
mouvements de manège apparaissent à la suite des lésions du
pédoncule cérébral, des couches optiques, du corps strié
L'axe du corps s'incurve, la tête et les yeux se dirigent du
côté du centre de la circonférence, et le sens de ces déviations est l'indice du sens dans lequel se fera la rotation (ordinairement du côté lésé vers le côté sain). La *déviation conjuguée de la tête et des yeux* du côté de la lésion dans l'hémorragie

cérébrale chez l'homme est l'ébauche d'un mouvement de rotation. Le mouvement de roulement s'observe avec la plus grande netteté quand on lèse un des pédoncules cérébelleux moyens, comme l'a montré Magendie. Aussitôt après la lésion, l'animal se met à tourner autour de son axe avec une très grande force et d'une façon pour ainsi dire irrésistible. Le sens du mouvement est indiqué par le côté de la chute; ordinairement le corps s'affaisse du côté lésé et la rotation se fait par conséquent du côté sain vers le côté lésé. Au moment où le mouvement va se produire, on observe une torsion très remarquable du cou et de la tête et une déviation asymétrique des globes oculaires ou *strabisme divergent :* l'œil du côté lésé se dirigeant en bas et en dedans, l'autre en haut et en dehors, ce qui donne une expression étrange à la physionomie. Ces mouvements de rotation ne sont pas dus à une paralysie de certains groupes musculaires; car tous les muscles concourent à leur production; ils relèvent plutôt d'une irritation des parties lésées. Il semble que les animaux soient poussés par une force intérieure invincible à accomplir ces mouvements; mais il n'est pas facile d'en définir le mécanisme intime. Magendie supposa l'existence dans le cerveau et le mésencéphale de centres antagonistes se contre-balançant réciproquement; la lésion (irritation ou destruction) de l'un d'eux amènerait alors une rupture de cet équilibre par insuffisance ou prédominance d'action du centre symétrique.

ARTICLE IV

HÉMISPHÈRES CÉRÉBRAUX

Chaque hémisphère peut être schématiquement représenté par un manteau de substance grise (*écorce cérébrale*) entourant complètement une masse de *substance blanche*, sauf au niveau du hile où pénètre le pédoncule cérébral; dans cette dernière région se trouvent en outre des masses grises, les noyaux gris centraux, *couche optique* et *corps strié*, que les fibres du pédoncule doivent traverser avant de se rendre à l'écorce; ces fibres, d'abord tassées entre la couche optique et le noyau caudé d'une part, le noyau lenticulaire d'autre part (*capsule interne*), divergent ensuite dans tous les sens pour gagner les différentes régions de l'écorce (*couronne rayonnante de Reil*). En outre de ces fibres qui établissent une relation directe entre l'écorce et les centres nerveux inférieurs, un certain nombre de fibres pédonculaires se perdent dans les noyaux gris centraux ; d'un autre côté, ces ganglions sont aussi reliés à l'écorce ; si l'on ajoute que chaque hémisphère contient encore des fibres d'association entre différentes régions de l'écorce et se relie à l'hémisphère opposé par des fibres commissurales (*corps calleux*), on aura une idée d'ensemble de la constitution du cerveau.

Dans l'étude que nous allons faire de la physiologie du cerveau, nous envisagerons séparément les fonctions de l'écorce, des fibres blanches et de la capsule interne, enfin celles des noyaux gris centraux. Les faits qui se rapportent à la nutrition du cerveau seront exposés dans un paragraphe complémentaire.

§ 1. — CENTRES CORTICAUX

FLOURENS avait conclu de ses expériences d'extirpation des hémisphères que le cerveau est un organe fonctionnellement homogène, c'est-à-dire qu'il n'admettait point de sièges distincts ni pour les diverses facultés, ni pour les diverses perceptions. Il niait donc la possibilité de *localisations cérébrales*. La découverte du centre de l'aphasie par BROCA porta un premier coup à cette théorie. Mais ce sont les expériences faites en 1870 par FRITSCH et HITZIG qui la ruinèrent complètement. Ces expérimentateurs démontrèrent en effet que l'excitation de certains points de l'écorce cérébrale, détermine divers mouvements spéciaux ; ils limitèrent ainsi dans le territoire cortical une zone en rapport avec la motilité. Aujourd'hui nos notions sur les localisations corticales se sont considérablement accrues grâce aux travaux de FERRIER, de MUNCK, de CHARCOT et PITRES, etc., et nous savons que certaines parties de l'écorce sont affectées à la motilité, d'autres à la sensibilité.

Nous traiterons d'abord de la localisation des centres moteurs
et sensoriels dans l'écorce, puis de la question des localisations corticales des fonctions organiques et des fonctions
psychiques.

1° Centres moteurs. — L'existence de centres moteurs
corticaux est prouvée par la méthode des excitations et des
destructions partielles et par la méthode anatomo-clinique. En
combinant ces divers moyens d'investigation, on est parvenu à
fixer la situation de ces centres chez les animaux et chez
l'homme.

a. *Méthode des excitations.* — L'écorce cérébrale est formée
par la superposition de plusieurs assises de cellules parmi
lesquelles les plus remarquables sont les cellules dites *pyramidales*, en raison de leur forme ; ces cellules émettent par
leurs angles de riches prolongements dendritiques et par leur
base un cylindre-axe qui descend dans la substance blanche
sous-jacente.

En excitant par un courant électrique la région du gyrus
sigmoïde chez le chien, Fritsch et Hitzig provoquèrent des
mouvements bien définis du côté opposé du corps dans les
muscles de la tête et du cou, de la face, des membres antérieurs et postérieurs, suivant les points excités. Le schéma
ci-joint indique la position respective de ces centres. Ferrier
explora de son côté la zone motrice chez le singe ; la figure 99
représente les différents centres dont on connaît aujourd'hui
l'action chez cet animal. On voit qu'ils siègent tous dans le
voisinage du sillon de Rolando, sur les circonvolutions frontale et pariétale ascendantes et le pied des trois frontales
supérieure, moyenne et inférieure. La zone dite *rolandique*
est donc la zone motrice. L'excitation de sa partie supérieure
détermine des mouvements dans le membre inférieur, l'excitation de sa partie moyenne des mouvements du membre supérieur : extension, flexion, préhension, etc. (voyez la légende
de la figure) ; l'excitation de sa partie inférieure des mouvements de la face, des mâchoires et de la langue.

De toutes les expériences d'excitation de l'écorce faites chez

un grand nombre d'animaux appartenant aux différents degrés
de l'échelle zoologique, on peut tirer les lois suivantes : 1° chez
tous les animaux la zone motrice occupe la partie moyenne
des hémisphères et se trouve intercalée entre deux zones

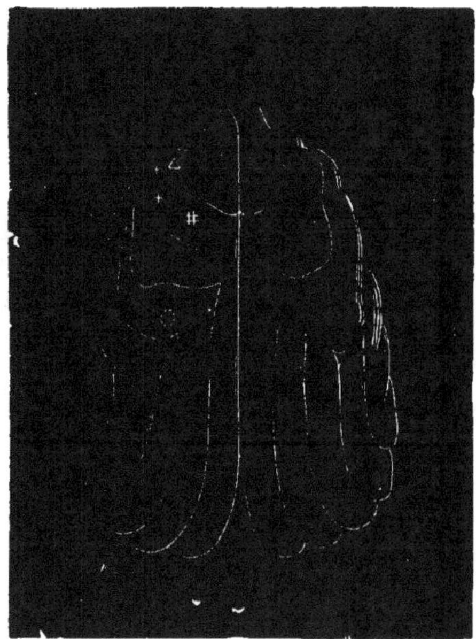

Fig. 98.

Cerveau du chien vu d'en haut. Schéma des localisations corticales
(d'après Fritsch et Hitzig).

Le triangle indique le centre des muscles du cou ; la croix, à gauche du triangle,
le centre des extenseurs et adducteurs du membre antérieur ; l'autre croix, un peu
en arrière de la précédente, les centres de la flexion et de la rotation du membre ;
la hachure, le centre du membre postérieur ; le cercle, le centre des muscles de la
face.

latentes inexcitables, l'une occupant la partie antérieure du
lobe frontal, l'autre la plus grande partie des lobes pariétal et
temporal et le lobe occipital ; 2° à mesure qu'on s'élève dans
l'échelle zoologique et que le cerveau se développe et acquiert
plus d'importance dans les fonctions psychiques, on voit la
zone motrice s'étendre et se subdiviser en centres plus nom-

breux et mieux spécialisés. Ainsi la surface cérébrale chez le
singe est incomparablement plus riche en centres moteurs
spéciaux que la surface lisse du cerveau des rongeurs ; 3° les
mouvements provoqués par l'excitation des centres moteurs
corticaux d'un hémisphère ont lieu dans le côté opposé du

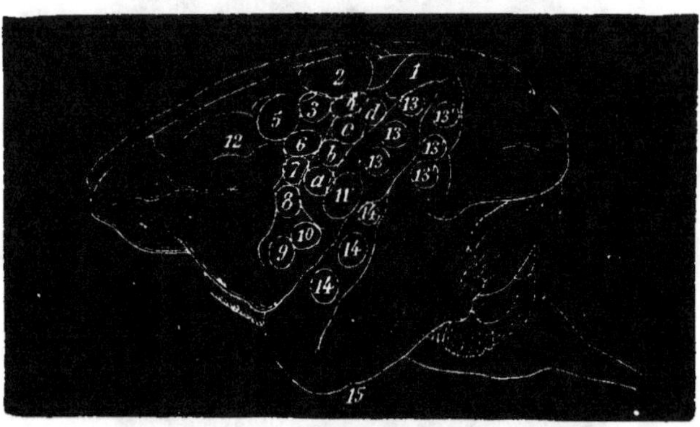

Fig. 99.

Face externe du cerveau du singe. Schéma des localisations corticales (d'après FERRIER).

1. le membre postérieur opposé s'avance comme pour marcher. — 2, mouvements
combinés du membre postérieur avec mouvements adaptés du tronc comme pour
saisir un objet ou se gratter le ventre avec le pied. — 3, mouvements de la queue.
— 4, rétraction et adduction du bras opposé, la paume en arrière comme pour
nager. — 5, extension en avant du bras et de la main opposés a, b, c, d, mouvements individuels et combinés des doigts et du poignet avec fermeture du poing =
mouvement de préhension. — 6, supination et flexion de l'avant-bras qui se porte
vers la bouche. — 7, rétraction de l'angle de la bouche par contraction des zygoma-
tiques. — 8, élévation de l'aile du nez et de la lèvre supérieure. — 9 et 10, ouverture de la bouche avec protraction 9 et rétraction 10 de la langue. — 11, rétraction
de l'angle opposé de la bouche avec inclinaison latérale de la tête par contraction
du peaucier. — 12, ouverture des yeux et déviation latérale des yeux et de la tête
du côté opposé. Dilatation pupillaire. — 13, 13', les yeux se dirigent du côté opposé
avec déviation en haut 13 ou en bas 13'. Contraction de la pupille. — 14, l'oreille
opposée se dresse, la tête et les yeux se tournent du côté opposé, les pupilles sont
très dilatées. — 15, torsion de la lèvre et de la narine du même côté.

corps ; ce sont soit des mouvements simples tels que flexion
et extension d'un membre, et même très limités, comme la
flexion d'un doigt, tantôt des mouvements complexes, associés,
tels que ceux que la volonté met en jeu dans un but spécial
(par exemple l'action d'étendre le bras en avant et de fermer
la main comme pour saisir un objet) ; 4° lorsque l'excitation

appliquée aux centres moteurs corticaux dépasse une certaine
intensité et une certaine durée, les contractions musculaires
provoquées persistent un certain temps après la cessation de
l'excitation : il y a *contracture*. Une très forte excitation détermine une attaque d'épilepsie caractérisée par une phase de
contraction tonique des muscles à laquelle succède une période
de convulsions ou *contractions cloniques ;* cette attaque peut
être localisée dans un groupe de muscles (monospasme) ou
s'étendre à tous les muscles de la moitié du corps (*épilepsie
hémiplégique* ou *jacksonienne* du nom de HUCKLINGS JACKSON
qui l'a décrite chez l'homme), et même se généraliser à tous
les muscles du corps. L'excitation de n'importe quel point de
la zone motrice peut donner lieu à ces attaques et il n'y a
pas à ce point de vue de zone épileptogène spéciale.

Le fait de l'excitabilité de l'écorce cérébrale dans la zone
motrice a été mis en doute par certains expérimentateurs qui
ont soutenu que les mouvements provoqués étaient dus en
réalité à l'excitation des fibres blanches sous-jacentes par
diffusion du courant à travers la substance grise. Il faut
remarquer en effet que l'excitation du centre ovale au-dessous
de l'écorce produit les mêmes effets moteurs que l'excitation
de l'écorce elle-même, de telle sorte qu'il y a au-dessous de
chaque centre moteur un faisceau de fibres motrices qui en
émane ; d'autre part, il est vrai que l'excitabilité de l'écorce
paraît être une infraction à cette loi, qui jusqu'ici semblait
revêtir un caractère de généralité, à savoir que la substance
grise des centres nerveux ne réagit pas sous l'influence des
excitants artificiels. Cependant il y a de bonnes raisons de
penser que les effets moteurs corticaux relèvent bien de la
mise en jeu de l'irritabilité de la substance grise de l'écorce.
Une des plus fortes preuves en est donnée par la comparaison
des effets moteurs qui résultent de l'excitation de l'écorce et
de l'excitation du centre ovale. Fr. FRANCK et PITRES ont établi
en effet qu'il existe des différences entre les deux modes de
réactions, en particulier dans la longueur du temps perdu ;
celui-ci est beaucoup plus considérable après l'excitation de
l'écorce (de 0,05 à 0,10 de sec.) qu'après l'excitation des fibres

blanches sous-jacentes; de plus, l'excitation du centre ovale ne produit pas les accès convulsifs épileptiques que provoque l'excitation de la substance grise. Que signifient ces faits sinon que la substance grise corticale est sensible aux excitants, qu'elle ne se comporte pas comme une substance inerte, mais qu'elle emmagasine et transforme les excitations en une force propre?

L'excitabilité de la substance grise corticale est du reste variable suivant un certain nombre de conditions. La mise à nu des circonvolutions l'affaiblit tout d'abord; plus tard l'inflammation consécutive l'exagère. Les anesthésiques l'abolissent; si l'animal est endormi par le chloroforme on n'obtient des mouvements par l'excitation de l'écorce que pour un léger degré de narcose; poussée plus loin, la chloroformisation supprime l'excitabilité corticale. Il faut aussi noter que chez les animaux nouveau-nés (sauf ceux qui marchent dès la naissance) la zone motrice est dans les premiers jours inexcitable; chez eux en effet l'écorce cérébrale et le faisceau des fibres motrices ne sont pas encore développés. L'excitabilité de l'écorce est accrue sous diverses influences : par la répétition des excitations (addition latente), par diverses impressions d'origine périphérique; ainsi HEIDENHAIN a signalé ce fait curieux : une excitation de l'écorce trop faible pour provoquer un mouvement localisé, devient suffisante si l'on frotte légèrement la peau qui recouvre les muscles correspondant au centre excité. D'autre part, BROWN-SÉQUARD a montré que diverses lésions du système nerveux augmentent considérablement l'excitabilité des centres ; par exemple, on rend le cobaye épileptique par la section du sciatique ou une piqûre de la moelle ; l'attaque d'épilepsie peut alors être provoquée à volonté par la compression des nerfs sensibles de la peau du cou (épilepsie réflexe).

b. *Méthode des destructions partielles.* — L'ablation ou la cautérisation de régions circonscrites d'un hémisphère détermine une paralysie croisée dans les groupes musculaires correspondant aux centres détruits; si la lésion est étendue à toute la zone motrice, la paralysie est complète dans toute la moitié opposée du corps (*hémiplégie*). Le degré et la durée de cette paralysie sont toutefois très variables, suivant l'élévation de l'animal dans l'échelle zoologique. Chez le chien, après l'ablation du *gyrus sigmoïde*, la paralysie de la motilité d'abord très accusée s'amende très rapidement et après quelques jours l'animal peut se mouvoir et marcher en apparence comme un animal normal ; on remarque cependant qu'il glisse facilement sur un sol uni et que sa patte antérieure fléchit souvent sous le poids du corps, de façon à reposer sur sa face dorsale ; que de plus l'animal laisse placer ses membres dans des positions anormales sans réagir, comme s'il n'avait plus conscience de leur position ou comme s'il avait perdu la sensibilité tactile. Pour expliquer la restitution de la motilité on a parlé de suppléance par les centres nerveux infra-corticaux, ce qui n'est pas encore bien établi. Quoi qu'il en soit, les mouvements qui reparaissent sont ceux qui s'exécutent principalement en qualité de réflexes, comme les mouvements de la marche ; d'autres mouvements semblent plus particulièrement abolis ; ce sont ceux par lesquels l'animal se sert de sa patte antérieure comme d'une main, par exemple pour tenir et ronger un os ; les mouvements appris, tels que donner la patte au commandement, sont définitivement perdus. Chez les animaux supérieurs, le singe et l'homme, la paralysie consécutive à la destruction des centres moteurs est beaucoup plus complète et de plus elle est persistante. Les fibres qui émanent de la zone détruite, séparées de leur centre trophique, dégénèrent de haut en bas et leur dégénérescence peut être poursuivie jusque dans la moelle ; ces fibres forment les cordons pyramidaux. Plus ces cordons acquièrent d'importance dans la série animale, plus aussi la paralysie consécutive aux lésions de l'écorce se montre complète et durable.

c. *Méthode anatomo-clinique.* — Cette méthode se confond avec la précédente ; elle consiste dans l'étude des rapports qui existent entre la paralysie de divers groupes musculaires chez l'homme et les lésions localisées de l'écorce rencontrées à l'autopsie. C'est CHARCOT qui en a fixé les bases ; ses travaux et ceux d'un grand nombre d'autres neuro-pathologistes, PITRES, GRASSET, FERRIER, etc., ont permis d'établir la topographie des centres moteurs chez l'homme et d'en dresser la carte.

d. *Topographie des centres moteurs corticaux.* — Il ne saurait être question d'établir avec une précision géométrique les limites de ces centres. Du reste, il est possible, comme

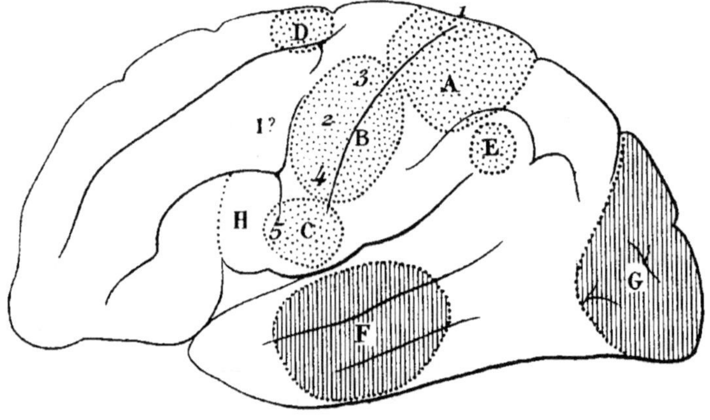

Fig. 100.

Schéma de la face externe du cerveau de l'homme
montrant la situation probable des centres moteurs et sensoriels.

A, centre du membre inférieur. — 1, mouvements du gros orteil. — B, membre supérieur. — 2, avant-bras et main. — 3, muscles de l'épaule. — 4, pouce. — C, face. — 5, langue. — D, muscles de la nuque et du cou. — E, paupières. — F, centre auditif. — G, zone visuelle. — H, centre de l'aphasie. — I, agraphie.

l'ont avancé les expérimentateurs de l'école italienne, Luciani, Tamburini, etc., que les divers centres corticaux (moteurs et sensoriels) se pénètrent réciproquement et s'engrènent les uns dans les autres. On peut établir seulement d'une manière générale les localisations suivantes : 1° les centres moteurs pour les membres inférieurs (A, fig. 100) occupent environ le tiers supérieur des circonvolutions frontale et pariétale ascendantes et empiètent aussi sur la face interne de l'hémisphère dans la région dite lobule paracentral (le centre du mouvement du gros orteil est situé à l'extrémité de la scissure de Rolando près du bord supérieur de l'hémisphère en (1); 2° le tiers moyen des mêmes circonvolutions ascendantes (B) contient les centres moteurs du membre supérieur ; le tiers moyen de la frontale ascendante (2) préside plus spécialement aux mouvements isolés de l'avant-bras et de la main ; au-dessus (3) se trouve le centre des mouvements de l'épaule et au-dessous (4) celui des mouvements du pouce ; 3° les mouvements de la partie inférieure de la face ont leur centre dans l'extrémité inférieure des deux circonvolutions ascendantes (C), ceux de la mastication et les mouvements de la langue et du larynx (en tant qu'organe phonateur) dans le pied de la troisième frontale et la portion contiguë de la frontale ascendante (5) ; 4° GRASSET et LANDOUZY ont placé dans le pli courbe (E) un centre des mouvements des paupières ; 5° HORSLEY place le centre des mouvements de la tête et des muscles de la nuque et du cou sur le pied de la première frontale (D).

e. *Nature des centres moteurs corticaux*. — Cette question est encore un sujet de controverse entre les physiologistes. Les uns considèrent ces centres non comme de vrais centres moteurs, mais comme des surfaces sensibles dont l'excitation provoque des mouvements réflexes en agissant sur les vrais centres moteurs situés plus bas dans l'axe encéphalo-médullaire ; pour eux, si la destruction de la zone dite motrice produit de la paralysie motrice, c'est par l'abolition de la sensibilité tactile et musculaire. D'autres, au contraire, attribuent à ces centres la propriété motrice dans un sens absolu, mais interprètent de façon très variée leur mode de fonctionnement. Il est certain que ces centres ne peuvent être assimilés à des centres moteurs ordinaires et qu'ils paraissent en rapport avec la production des mouvements volontaires ; on peut se les représenter comme des centres d'idéation motrice, commandant par une action psychique à des appareils moteurs ; d'où le nom de *centres psycho-moteurs* qu'on leur a souvent donné.

2° Centres corticaux de la sensibilité, centres sensoriels.

— On est parvenu à délimiter d'une façon assez précise dans l'écorce cérébrale des territoires en rapport avec le fonctionnement des différents organes des sens ; passons rapidement en revue ces *localisations sensorielles*.

a. *Centre visuel.* — Les fibres des nerfs optiques tirent leur origine des cellules ganglionnaires de la couche profonde de la rétine. De là, elles gagnent, comme nous l'avons déjà dit, la région des tubercules quadrijumeaux antérieurs par les bandelettes optiques. Chez les animaux supérieurs, les fibres de la moitié, plus exactement du tiers externe de la rétine (portion temporale) sont directes, c'est-à-dire passent dans la bandelette optique du même côté ; les fibres de l'autre moitié, plus exactement des deux tiers internes de la rétine (portion nasale), sont croisées dans le chiasma, c'est-à-dire passent dans la bandelette optique du côté opposé : la *fovea centralis* est située à l'union de ces deux portions, elle donne donc naissance aux deux catégories de fibres. Ces fibres se terminent dans la substance grise des tubercules quadrijumeaux antérieurs et la région du *pulvinar* de la couche optique : de ces régions partent d'autres fibres groupées en un faisceau (*radiations optiques* de GRATIOLET), qui se place dans la partie postérieure de la capsule interne, puis se recourbe en arrière pour aller s'épanouir dans l'écorce du lobe occipital (fig. 101).

Ces notions anatomiques nous indiquent donc que les lobes occipitaux doivent être en rapport avec la vision. Effectivement, contrairement à FERRIER, qui plaçait le centre cortical optique dans le pli courbe, MUNK a démontré que ce centre comprend non seulement le pli courbe mais aussi toute l'écorce du lobe occipital (fig. 100, G). Si, par exemple, on détruit complètement les deux lobes occipitaux chez le singe, l'animal devient complètement et définitivement aveugle ; si cette destruction ne porte que sur un des lobes occipitaux, la vision est abolie dans le tiers externe de l'œil correspondant et dans les deux tiers internes de l'œil opposé : il y a *hémiopie latérale homonyme*, comme après la section d'une bandelette optique. Par conséquent, après la destruction du lobe occipital gauche, l'animal ne verra plus les objets placés à sa droite, c'est-à-dire dans le champ obscur de la vision (l'image de ces objets se formant alors sur les parties paralysées des deux rétines). On peut s'en rendre facilement compte à l'aide du schéma ci-après. D'après MUNK, à chaque partie de la rétine correspond dans l'écorce occipitale une région distincte, et les destructions partielles de telle ou telle région de l'écorce se traduisent par des paralysies de la rétine limitées à tel ou tel segment et par des lacunes circonscrites du champ visuel (*scotomes*).

Lorsque la destruction des lobes occipitaux n'est pas complète, la cécité n'est pas définitive ; au bout de quelques jours,

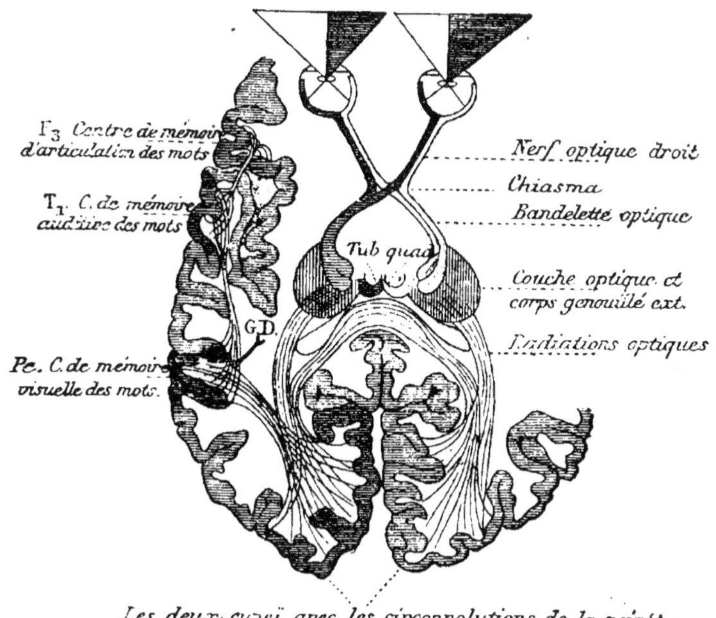

Fig. 101.
Appareil cérébral optique et centres de mémoire.
(Schéma de DÉJERINE.)

les animaux donnent des signes de vision. Pour expliquer ce fait, il n'est pas nécessaire de recourir à l'hypothèse d'une suppléance par d'autres parties des centres nerveux ; les parties paralysées des rétines restent bien définitivement inertes ; mais l'animal apprend à voir et à explorer tout le champ visuel avec la portion sensible de rétine qui lui reste.

Chez l'homme, la lésion qui produit l'hémiopie serait circonscrite, d'après DÉJERINE, à la face interne du lobe occipital, dans la région du *cunéus*.

Le trouble visuel qui résulte de la lésion des deux lobes occipitaux, chez le singe, est une cécité complète ; l'animal n'y voit plus, dans le sens absolu du mot ; du moins il se comporte comme tel, car, en marchant, il se heurte aux obstacles que l'on dresse sur sa route. Cependant, MUNK a interprété, d'une façon tout à fait spéciale, le résultat de ses expériences chez le chien ; pour lui, cet animal y voit encore après la destruction de l'écorce occipitale sur une certaine étendue, mais il ne reconnaît plus ce qu'il voit ; il ne se comporte pas en aveugle, car il évite les obstacles et peut se guider par la vue ; mais la vue des objets familiers ne détermine plus chez lui aucun signe de perception ; il ne reconnaît plus son maître, la menace du fouet ne l'effraie plus, etc. C'est ce que MUNK désigne sous le nom de *cécité de l'âme* ou *cécité psychique*. Mais l'animal peut réapprendre à voir à l'aide des portions corticales encore indemnes ; il est dans le cas d'un nouveau-né qui apprend à reconnaître les objets par la vue. On a bien aussi décrit chez l'homme dans les maladies cérébrales des symptômes se rapportant à cette cécité psychique ; mais le plus souvent, ce trouble est limité à une certaine catégorie d'images (signes écrits) : il constitue le phénomène que nous mentionnerons plus loin sous le nom de *cécité verbale*.

L'excitation de la surface du pli courbe provoque, d'après FERRIER, la déviation conjuguée de la tête et des yeux avec large dilatation des pupilles : ces réactions motrices correspondent vraisemblablement à des sensations lumineuses subjectives.

b. *Centre de l'audition.* — Les fibres du nerf auditif prennent leur origine dans les cellules du ganglion spiral (partie cochléaire) et du ganglion de SCARPA (partie vestibulaire), et de là vont se terminer par des ramifications libres dans des noyaux gris situés dans le bulbe en dehors (*tubercule latéral*) et en avant (*noyau accessoire*) du pédoncule cérébelleux inférieur. D'autres fibres naissent de ces noyaux et s'élèvent, en suivant une voie en partie directe et en partie croisée, vers les hémisphères cérébraux, non sans présenter dans ce trajet de nombreuses connexions avec des masses grises situées dans la protubérance (*olive supérieure*, noyaux du *corps trapézoïde*), et avec les *tubercules quadrijumeaux postérieurs*. Les fibres auditives cérébrales font partie du faisceau sensitif; elles passent par la partie postérieure de la capsule interne et vont s'épanouir dans le lobe temporal. Il résulte des expériences de FERRIER et de MUNK que la destruction d'un lobe temporal produit la surdité dans l'oreille du côté opposé ; les centres auditifs corticaux sont donc situés dans les lobes temporaux (fig. 100 F). MUNK a de plus décrit chez le chien une *surdité psychique*, analogue à la cécité psychique, à la suite de la destruction de la partie centrale de la zone auditive. Chez l'homme, cette surdité psychique apparaît dans le symptôme nommé *surdité verbale*.

L'excitation du centre auditif produit, d'après FERRIER, des réactions motrices spéciales (rotation de la tête, mouvements des oreilles), semblant indiquer chez l'animal des sensations auditives subjectives.

c. *Centres olfactif et gustatif*. — Ils se trouveraient, d'après FERRIER, dans l'extrémité antérieure de la circonvolution de l'hippocampe. Les fibres du nerf olfactif, nées des *cellules mitrales* du bulbe olfactif, contractent en effet des relations par une des racines de ce nerf avec l'hippocampe.

d. *Centres de la sensibilité tactile*. — La localisation de ces centres est encore un sujet de discussion. FERRIER les place dans la région de l'hippocampe. De son côté, MUNK considère la région des centres moteurs comme la sphère de la sensibilité générale et de la sensibilité musculaire ; car il se rattache à cette opinion, déjà indiquée plus haut, que les centres dits moteurs sont en réalité des centres de sensibilité.

3º Rôle de l'écorce cérébrale dans les fonctions organiques. — Bien qu'elles n'exigent pas pour leur accomplissement la participation du cerveau, les fonctions organiques ne se trouvent cependant point complètement en dehors de la sphère d'action de l'écorce cérébrale. Il suffit pour s'en convaincre de remarquer les influences positives et inhibitoires qu'exercent sur elles les émotions de diverse nature. Aussi ne doit-on pas s'étonner que les excitations de plusieurs points de l'écorce (encore mal déterminés du reste) produisent des modifications dans le rythme respiratoire et cardiaque (accélération ou ralentissement suivant l'intensité de l'excitant), des modifications de calibre des vaisseaux et de la température, des contractions des mucles lisses, des sécrétions. Il faut remarquer aussi que ces réactions apparaissent pendant l'attaque d'épilepsie.

4° Centres psychiques. — Le cerveau est l'organe de l'intelligence. Comme l'a démontré DONDERS, tout acte psychique, aussi élémentaire qu'il soit, demande pour s'accomplir un certain temps. La réaction motrice volontaire n'apparait à la suite d'une impression parvenant aux centres encéphaliques par les différents organes des sens, qu'après un certain temps perdu : c'est le *temps de réaction* qu'il est facile de calculer pour chaque impression sensorielle. Il est en moyenne de 1/7 de seconde pour le toucher, 1/6 pour l'ouïe, 1/5 pour la vue. Variable du reste chez chaque individu (*équation personnelle*), il peut être réduit considérablement par l'attention et l'exercice, mais jamais annulé. Ce temps perdu comprend non seulement le temps employé par l'élaboration de l'acte psychique, mais aussi le temps de transmission de l'influx nerveux dans les conducteurs. Pour apprécier la durée de l'acte psychique, DONDERS imagina de modifier la complication du phénomène en faisant varier seulement l'élément psychique, toutes les autres conditions restant les mêmes. Après avoir déterminé l'équation personnelle chez un individu pour une certaine catégorie de sensations, il vit que si on faisait intervenir dans l'acte psychique une complication extrêmement simple comme le discernement, le choix entre deux mouvements convenus d'avance, le temps de réaction devenait plus long. Puisque tout acte psychique exige pour sa production un certain temps, il faut admettre, comme le dit HERZEN, qu'il a lieu dans un milieu résistant, étendu ; que c'est un mouvement.

Pour certains auteurs, le lobe frontal est en rapport avec les manifestations intellectuelles ; ils s'appuient, pour étayer leur hypothèse, sur certains cas pathologiques dans lesquels des destructions étendues des lobes frontaux chez l'homme ont été suivies de troubles psychiques et sur des expériences de FERRIER qui, ayant enlevé les lobes frontaux à des singes, constata que la faculté d'attention était très émoussée à la suite de cette mutilation. Mais il est plus vraisemblable que les facultés intellectuelles n'ont pas de siège particulier dans l'écorce cérébrale, que ce que nous appelons intelligence n'est pas une entité, contrairement à la doctrine de certains philosophes, et que l'intervention de tous les centres psycho-sensibles est nécessaire à la production des manifestations intellectuelles. L'analyse des rapports qui s'établissent entre les différents centres psycho-sensibles et psycho-moteurs et des troubles de ces rapports dans l'aphasie est de nature à éclairer singulièrement cette question.

L'enfant qui apprend à reconnaître les objets associe les diverses impressions lui parvenant par les différents organes des sens dans un ensemble qui constitue l'*image représentative* ou l'*idée* de l'objet. La figure 102 empruntée à L. FRÉDERICQ représente schématiquement la filiation de la notion « chien ». Les sensations visuelles (forme, couleur de l'animal) se fixent dans la zone psycho-optique du cerveau de l'enfant (V) sous forme d'images visuelles ; les sensations auditives (son de la voix de l'animal) dans la zone psycho-auditive (A) sous forme d'images auditives ; les impressions tactiles, douloureuses (dans le cas de morsure par l'animal) formeront aussi dans l'écorce cérébrale autant d'images différentes. Tous ces centres acquérant des connexions entre eux, il suffira dans la suite que l'un d'eux soit excité pour que les autres entrent aussi en action, de telle sorte que la notion de l'objet pourra être éveillée par une seule catégorie de sensations. Bien plus, par l'éducation l'enfant apprend à associer la représentation de l'objet avec deux signes conventionnels, l'un

auditif, l'autre visuel, de telle sorte qu'il suffira de prononcer
devant lui le mot « chien », ou de présenter à sa vue le même
mot écrit, pour faire naître dans son intellect l'ensemble des
images qui se rapportent à cet animal. On comprend alors que
si certaines catégories de ces images sont détruites par la lésion
des centres corticaux sensoriels, il en résulte des troubles
spéciaux de l'intelligence parmi lesquels on peut distinguer
principalement la cécité psychique et la surdité psychique

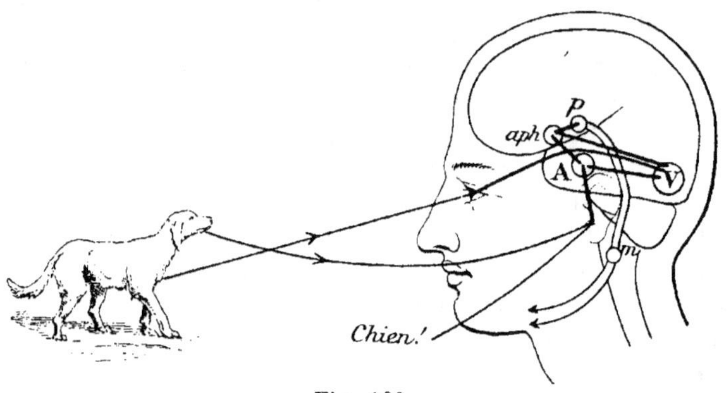

Fig. 102.
Formation de l'image représentative d'un objet
(d'après Léon Frédericq).

ou perte de la mémoire des images visuelles et auditives. Les
troubles désignés sous le nom de *cécité verbale* et *surdité verbale* en sont une modalité particulière. L'individu atteint de
cécité verbale, à la suite d'une lésion du pli courbe, voit bien
les signes graphiques de l'écriture ou de l'imprimé, il peut
même les reproduire par le dessin, mais il n'en comprend
plus le sens ; la vue d'un mot écrit n'éveille plus chez lui
aucune idée. De même le malade atteint de surdité verbale
(par lésion du lobe temporal) n'est pas sourd, il entend les
mots qu'on prononce devant lui ; mais ces mots n'ont plus
pour lui aucune signification ; il peut les répéter, mais à la
manière d'un perroquet parlant.

Ce n'est pas tout. La représentation d'un objet est au fond
intimement liée à une innervation motrice. L'enfant qui voit

un objet cherche à s'en saisir. Plus tard il apprend à exprimer ses idées par des signes conventionnels : il apprend à parler et à écrire. Ainsi se forment dans l'écorce cérébrale des centres d'association pour les mouvements combinés des divers muscles qui interviennent dans la parole et l'écriture, centres qui se mettent en relation d'une part avec les centres psychosensibles, d'autre part avec les centres psycho-moteurs. La destruction de ces centres produit l'aphasie et l'agraphie. Dans l'aphasie, le malade ne peut plus traduire sa pensée par le langage articulé, bien qu'il conçoive parfaitement l'idée qu'il veut exprimer et que ses organes phonateurs ne soient aucunement paralysés ; c'est donc le passage de l'idée au mot qui chez lui est aboli. La lésion qui produit ce phénomène siège, comme l'a découvert BROCA, dans le pied de la troisième circonvolution frontale de l'hémisphère gauche (fig. 100 II). Ce centre de l'aphasie ne doit pas être confondu avec le centre moteur cortical des muscles de la langue, du larynx, etc., qui en est très voisin ; la lésion de ce dernier entraîne la paralysie des muscles qui interviennent dans le mécanisme de la parole (*logoplégie*), paralysie semblable à celle qui résulte de la destruction des autres centres moteurs corticaux ; la paralysie des organes phonateurs peut être aussi la conséquence de la destruction des noyaux moteurs bulbaires, comme dans la *paralysie glosso-labio-laryngée*. Mais le centre de l'aphasie n'est pas un centre moteur ; c'est le centre des images motrices de l'articulation des mots ; l'aphasique, comme l'a dit BROCA, a perdu le souvenir du procédé qu'il faut suivre pour articuler les mots. De même dans l'agraphie le malade ne peut plus exprimer sa pensée par l'écriture ; les muscles de la main et de l'avant-bras ne sont point paralysés, mais les images motrices qui se rapportent aux mouvements de la main dans l'écriture sont abolies. La lésion de l'agraphie a été localisée dans le pied de la deuxième circonvolution frontale (fig. 100 I).

On peut comprendre maintenant le mécanisme qui est mis en jeu dans la répétition par la parole ou l'écriture d'un mot vu ou entendu. Les divers centres nerveux entreront en action dans l'ordre suivant : les centres nerveux auxquels aboutissent les fibres des nerfs optiques et auditifs (*aa'*) recevront l'impression venue de la périphérie et la transmettront aux centres corticaux psycho-optique (*b*) et psycho-auditif (*b'*) : ces derniers la communiqueront aux centres d'association des mouvements de la parole (*c*) et de l'écriture (*c'*) ; ceux-ci agiront à leur tour sur les centres moteurs corticaux voisins (*dd'*) qui sont en rapport avec les mouvements de la langue, des lèvres, du larynx ou de la main ; ces centres moteurs corticaux commanderont enfin aux centres moteurs proprement dits bulbaires ou médullaires des muscles intéressés dans l'action (*ee'*). Si *a* ou *a'* est détruit, le sujet est aveugle ou sourd ; si la lésion porte sur *b* ou *b'*, le sujet est atteint de cécité ou de surdité psychique ; la destruction de *cc'* entraîne l'aphasie ou l'agraphie ; celle de *dd'* une paralysie de la motilité d'origine corticale avec conservation des réflexes bulbo-médullaires ; celle de *ee'* une paralysie d'origine périphérique avec abolition des réflexes spéciaux.

§ 2. — CAPSULE INTERNE

Les fibres émanées des différentes régions de l'écorce cérébrale et groupées en un faisceau compact dans la région de la base de l'hémisphère constituent la *capsule interne*. Sur une coupe horizontale du cerveau la capsule interne se montre sous la forme d'une bandelette blanche située entre le noyau lenticulaire en dehors, le noyau caudé et la couche optique en dedans ; elle est formée de deux segments, l'un antérieur (*lenticulo-strié*), l'autre postérieur (*lenticulo-optique*) s'unissant entre eux en formant un angle ouvert en dehors. Le sommet de l'angle porte le nom de *genou* de la capsule. Les fibres de la capsule sont groupées en faisceaux fonctionnellement distincts ; la partie antérieure lenticulo-striée paraît contenir les fibres qui proviennent du lobe frontal (faisceau psychique dont on ignore le mode de terminaison) ; le genou et les deux tiers antérieurs du segment lenticulo-optique contiennent les fibres qui émanent de la zone motrice ; celles qui passent par le genou s'arrêtent dans les noyaux moteurs bulbo-protubé-rantiels, les autres forment les cordons pyramidal direct et pyramidal croisé de la moelle ; toutes ces fibres motrices passent par le pied du pédoncule cérébral. Le tiers postérieur du segment postérieur de la capsule donne passage aux fibres sensitives et sensorielles (*carrefour sensitif*) ; ces fibres viennent des centres nerveux inférieurs (par le ruban de Reil et le système de la calotte du pédoncule) et de la région des tubercules quadrijumeaux et du pulvinar (radiations optiques). Ces localisations dans la capsule interne sont établies sur les données de la clinique et de l'expérimentation. Lorsqu'une hémorragie cérébrale détruit chez l'homme la partie moyenne de la capsule, il se produit une hémiplégie croisée (toutefois, pour la face, les muscles innervés par le facial supérieur, l'orbiculaire des paupières notamment, restent indemmes ; le faisceau moteur cortical pour ces muscles passe donc par une autre voie que la capsule interne, peut-être par la capsule externe, ou bien par le noyau lenticulaire?). Les fibres coupées par l'hémorragie dégénèrent de haut en bas jusqu'à leur terminaison dans les centres moteurs bulbaires et médullaires ; à mesure que s'opère cette dégénérescence, une certaine catégorie des muscles paralysés, fléchisseurs pour le membre supérieur, extenseurs pour le membre inférieur, entrent en contracture permanente (*contractures secondaires*). Lorsque l'hémorragie détruit la partie postérieure de la capsule, c'est l'hémianesthésie croisée qui en est la conséquence. Chez les animaux l'excitation de la capsule interne, surtout de sa portion moyenne, provoque de violentes contractions dans les muscles du côté opposé du corps. D'autre part, Veyssière a réussi à l'aide d'un instrument spécial à couper les fibres de telle ou telle partie de la capsule ; il a ainsi pu reproduire à volonté l'hémiplégie ou l'hémi-anesthésie en localisant la lésion soit dans la partie moyenne, soit dans la partie postérieure de la capsule.

En rapprochant ces notions de celles que nous avons données plus haut aux articles *Moelle* et *Bulbe*, on doit maintenant embrasser dans une vue d'ensemble la constitution de la voie motrice et de la voie sensitive.

1° Voie motrice (fig. 103). — Elle est constituée par la superposition de deux neurones, l'un central, l'autre périphé-

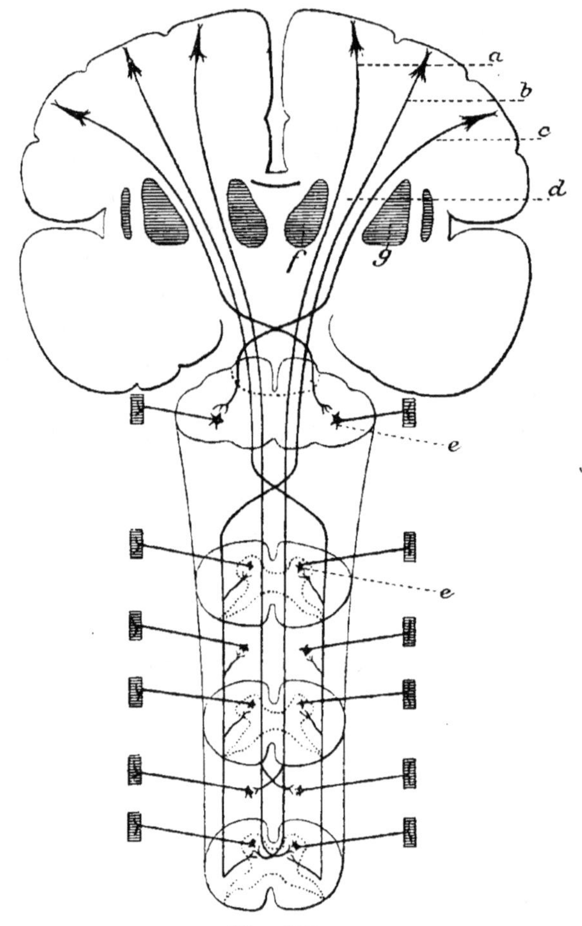

Fig. 103.
Schéma de la voie motrice.

a, b, c, neurones centraux entrant dans la constitution : *a*, du cordon pyramidal direct. — *b*, du cordon pyramidal croisé. — *c*, du faisceau moteur bulbaire. — *e, e*, neurones périphériques. — *f*, couche optique. — *g*, noyau lenticulaire. — *d*, capsule interne.

rique. Le neurone central est représenté par la cellule pyramidale de l'écorce cérébrale et son prolongement cylindraxile

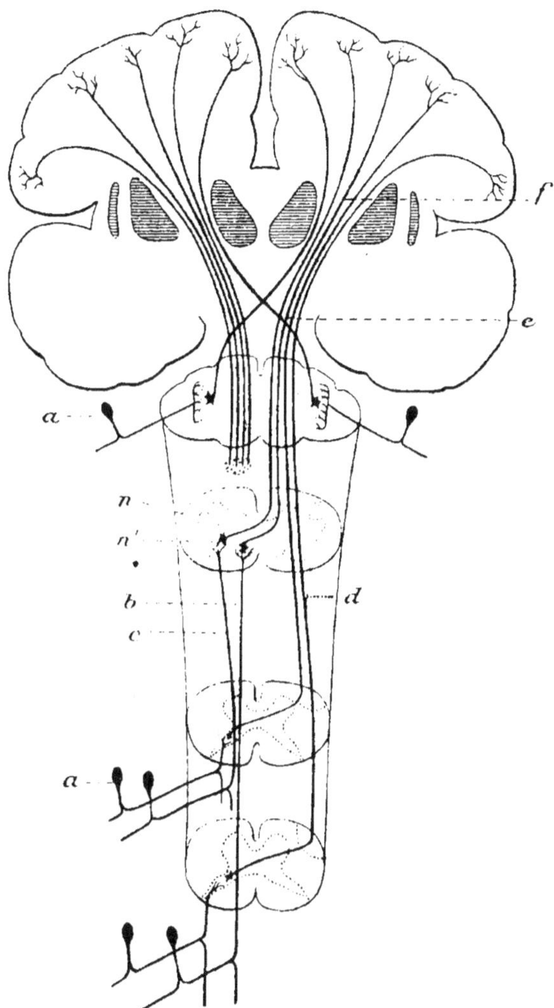

Fig. 104.

Schéma de la voie sensitive.

a, a, neurones périphériques avec leurs prolongements intra-médullaires *b, c,* formant les cordons de Goll et de Burdach. — *n, n'*, neurones centraux dont les corps cellulaires se trouvent dans les noyaux de Goll et de Burdach. — *d*, neurone central dont le corps cellulaire est dans les cornes postérieures de la moelle (fibre du cordon de Gowers). — *e*, ruban de Reil. — *f*, capsule interne.

descendant; le neurone périphérique par la cellule radiculaire des cornes antérieures de la moelle ou des noyaux moteurs des nerfs craniens et son prolongement cylindraxile formant le cylindre-axe du nerf moteur. On voit que le neurone central est toujours croisé, le neurone périphérique au contraire toujours ou du moins le plus souvent direct.

2° Voie sensitive (fig. 104). — Elle est aussi constituée par la superposition de deux neurones, l'un périphérique (cellule des ganglions rachidiens ou des ganglions homologues des nerfs craniens) avec son prolongement cylindraxile ascendant; l'autre central (cellule de la substance grise de la moelle ou du bulbe avec son prolongement cylindraxile ascendant). Là encore le neurone périphérique est le plus souvent direct et le neurone central toujours croisé. Toutefois beaucoup d'auteurs pensent que cette schématisation ne répond pas entièrement à la réalité ; ils admettent la superposition de trois neurones dans la constitution de la voie sensitive, en intercalant entre les deux neurones. périphérique et central, un neurone central intermédiaire ; le cylindre-axe de ce dernier émanant d'une cellule médullaire ou bulbaire, s'épuiserait, après son entre-croisement, dans la couche optique, et ce ganglion nerveux contiendrait la cellule du dernier neurone ou neurone cérébral dont le cylindre-axe s'étend jusque dans l'écorce du cerveau. En d'autres termes, la voie sensitive centrale présenterait une interruption de toutes ses fibres dans la couche optique.

§ 3. — NOYAUX GRIS CENTRAUX

Les fonctions des noyaux gris centraux sont encore entourées d'obscurités ; l'expérimentation sur ces masses grises est très délicate en raison de la proximité de la capsule interne. Il semble cependant à peu près établi que le corps strié est en rapport avec la motricité, la couche optique avec la sensibilité. L'excitation du noyau caudé détermine des contractions dans les muscles du côté opposé du corps ; la destruction de ce noyau et du noyau lenticulaire des paralysies croisées. La

destruction de la couche optique produit des troubles de la
sensibilité : d'après LUYS, ce ganglion nerveux contient des
centres spéciaux pour tous les modes de sensibilité. On pourrait peut-être avec FERRIER considérer les couches optiques et
les corps striés comme un appareil couplé sensori-moteur
en rapport avec la production de réflexes compliqués et de
mouvements automatiques, comme ceux de la marche, qui
n'exigeraient pas la participation des centres conscients.

§ 4. — NUTRITION DU CERVEAU

Il nous reste à étudier la circulation cérébrale et les phénomènes physiques, chimiques et physiologiques qui apparaissent comme manifestations de l'activité du cerveau.

1° Circulation cérébrale. — Le cerveau étant logé dans
une boîte osseuse inextensible, la dilatation de ses vaisseaux
artériels au moment de la systole cardiaque ne peut s'effectuer
que grâce au départ hors de la cavité crânienne d'une certaine
quantité de liquide précisément égale à celle qui y entre. Le
cerveau et la moelle se trouvent séparés des parois osseuses du
canal céphalo-rachidien par une couche liquide, le *liquide
céphalo-rachidien* formant autour de ces masses nerveuses un
matelas protecteur. Ce liquide situé entre la pie-mère et le
feuillet viscéral de l'arachnoïde est un véritable produit de
sécrétion (de l'arachnoïde ?) ; il contient 99 p. 100 d'eau, des
sels (surtout de potasse), et des traces de matières albuminoïdes. Il peut refluer en petite quantité du crâne au
rachis par le trou occipital au moment de l'expansion des
artères cérébrales, car le canal rachidien ne représente
pas comme le crâne une cavité inextensible ; grâce aux
intervalles membraneux qui existent entre chaque vertèbre
et au niveau des trous des conjugaison, il peut loger à un
moment donné un surplus de liquide. Mais c'est surtout le
départ du sang veineux qui permet l'arrivée du flot artériel
dans les vaisseaux cérébraux ; en effet, vient-on à ouvrir un
sinus de la dure-mère, le sang s'en échappe par jets saccadés,

isochrones aux pulsations cardiaques ; en raison de leur situation superficielle les grosses veines cérébrales sont comprimées à chaque augmentation rythmique de la pression intra-cranienne : telle est la cause de ce pouls veineux. Si l'on fait un trou à la paroi cranienne pour y visser un tube rempli d'eau, on constate que le niveau de l'eau oscille à chaque pulsation cardiaque, c'est-à-dire à chaque variation de la pression intra-cranienne (*pouls du cerveau*). Chez l'enfant le crâne n'étant pas complètement ossifié, on peut percevoir ce pouls cérébral en appliquant la main sur les fontanelles. Il en est de même chez l'adulte dont la boîte cranienne a subi accidentellement une large perte de substance.

La connaissance de la distribution des artères cérébrales et de leurs territoires d'irrigation est d'une grande importance ; on en trouvera la description dans les traités d'anatomie. Les vaso-moteurs cérébraux sont fournis, pour une part au moins, par le sympathique cervical ; la section de ce cordon nerveux amène une hypérémie notable de la pie-mère.

2° Signes physiques, chimiques et physiologiques de l'activité cérébrale. — L'excitation d'organes périphériques s'accompagne d'une élévation de température de la substance propre du cerveau. Schiff à l'aide d'aiguilles thermo-électriques implantées dans chaque hémisphère, Mosso à l'aide de thermomètres très sensibles ont établi ce fait d'une manière indiscutable. Pendant le repos, dans le sommeil, la température du cerveau s'abaisse au contraire sensiblement. Les excitations périphériques produisent aussi des variations électriques à la surface cérébrale. L'activité du cerveau se traduit encore par différents phénomènes d'ordre chimique, l'augmentation des phosphates dans l'urine entre autres. D'autre part, tout travail cérébral s'accompagne de modifications vasculaires ; en étudiant les variations de volume du cerveau chez des individus ayant subi une large perte de substance de la boîte cranienne, Mosso constata que le cerveau, plus ou moins anémié pendant le sommeil, s'hypérémie et se gonfle lorsqu'il entre en activité. Le sommeil naturel résulte, selon toute vraisemblance, d'un état de fatigue des éléments nerveux comparable à la fatigue des muscles ; mais nous ne possédons aucune notion sur la cause de la périodicité des états de veille et de sommeil. Pendant le sommeil les phénomènes nerveux qui dépendent du cerveau sont abolis (conscience, perception), mais le fonctionnement des organes de la vie végétative n'est pas suspendu. Cet état est comparable à celui de l'animal auquel on a extirpé les hémisphères cérébraux. Toutefois, chez l'animal endormi, le cerveau peut présenter encore des traces d'activité psychique (rêves), et même des phénomènes d'innervation motrice dans la sphère des muscles de la vie de relation (très accentués dans le *somnambulisme*).

Quant à l'état désigné sous le nom d'*hypnose*, et qui présente quelque analogie avec le somnambulisme nous ne pourrions en entreprendre l'étude sans sortir du cadre de ce livre élémentaire (consultez les traités de pathologie nerveuse).

Certains poisons, qui ont une action très puissante sur le système nerveux, altèrent les fonctions cérébrales d'une façon spéciale. Ce sont principalement les anesthésiques (éther, chloroforme, alcool, etc.). Après une période passagère d'excitation, caractérisée par une suractivité des centres psychiques, moteurs et sensoriels, ils déterminent une dépression nerveuse analogue à celle qui se produit dans le sommeil, mais plus profonde encore. Dans le sommeil chloroformique la conscience est supprimée, la sensibilité abolie, et seuls les centres automatiques du bulbe et de la moelle conservent leur intégrité. Si l'intoxication est poussée plus loin, ces derniers sont atteints à leur tour et l'animal meurt.

CHAPITRE IV

PHYSIOLOGIE SPÉCIALE DES NERFS

Dans la plupart des nerfs périphériques les diverses fibres motrices, sensibles, inhibitoires, vaso-motrices, sécrétoires, trophiques, se trouvent intimement mélangées ; les dissocier et rechercher leur mode de répartition, tel est l'objet de ce chapitre.

ARTICLE I

NERFS RACHIDIENS

Les nerfs rachidiens sont tous mixtes (centripètes et centrifuges), car ils sont formés par la fusion des deux racines antérieure et postérieure de la moelle. L'anatomie suffit à la rigueur pour nous renseigner sur leur distribution ; toutefois pour ceux qui s'anastomosent en plexus avant de se distribuer aux membres, l'expérimentation est seule capable de nous éclairer sur la part que prend chaque racine à leur constitution.

Les travaux de FERRIER et YEO, de LANNEGRACE et FORGUE ont beaucoup contribué à élucider ce problème des *localisations médullaires* pour la motricité. Ne pouvant entrer dans le détail de leurs expériences nous nous bornerons à mentionner les conclusions auxquelles FORGUE est arrivé dans son étude de la distribution des racines motrices dans les muscles des membres. Pour le plexus brachial il formule ses résultats en trois

lois générales : 1° chaque racine fournit aux deux plans opposés du membre, antérieur et postérieur ; 2° à mesure qu'on se
rapproche des paires dorsales, les contractions provoquées
par l'excitation des racines gagnent les segments inférieurs du
membre ; 3° à mesure que l'excitation se rapproche des paires
dorsales, les contractions gagnent progressivement les masses
musculaires du bord radial vers le bord cubital. Pour le plexus
lombo-sacré il formule aussi les deux lois suivantes : 1° à
mesure qu'on se rapproche des paires sacrées inférieures,
l'excitation descend aux masses musculaires des segments
inférieurs ; 2° en même temps les contractions gagnent progressivement les masses musculaires du plan interne vers le
plan externe du membre.

La section d'un tronc nerveux ou d'une de ses branches à la
périphérie détermine la paralysie des muscles et l'anesthésie
dans les régions correspondantes à la distribution des fibres
nerveuses. Toutefois pour la paralysie de la sensibilité il est
un phénomène important qu'il faut bien connaître : souvent
l'anesthésie est incomplète ou passagère consécutivement à la
division d'un tronc nerveux. Ainsi après la division du médian
au poignet on a vu dans certains cas l'anesthésie de la paume
de la main disparaître bien avant que la régénération nerveuse ait eu le temps de s'effectuer. Ce retour de la sensibilité
s'explique par le phénomène de la sensibilité récurrente. En
effet de nombreuses anastomoses relient les troncs des différents nerfs ; de plus au niveau des dernières ramifications
nerveuses, beaucoup de fibres passent d'un nerf à l'autre pour
remonter par un trajet récurrent vers le tronc nerveux. On
s'explique ainsi pourquoi le bout périphérique d'un nerf sectionné demeure sensible. Les expériences d'Arloing et Tripier
ont bien démontré l'importance de cette sensibilité récurrente ;
ces expérimentateurs divisèrent trois nerfs collatéraux d'un
doigt chez le chien ; la sensibilité à la douleur persista et l'analgésie ne devint complète qu'après la section du 4ᵉ nerf collatéral.

ARTICLE II

NERFS CRANIENS

Nous passerons rapidement en revue les fonctions des divers nerfs craniens, les nerfs sensoriels (olfactif, optique, auditif) exceptés.

1° Nerfs moteurs du globe oculaire. — Ils sont au nombre de trois : le moteur oculaire commun, le moteur oculaire externe, le pathétique (fig. 105).

a. *Moteur oculaire commun* (3e *paire*). — Nerf exclusivement moteur à son origine, il devient bientôt sensible par anastomose avec une branche du trijumeau au niveau du sinus caverneux. Il innerve les muscles de l'œil : droits interne, supérieur et inférieur, le petit oblique et le releveur de la paupière ; de plus il donne la racine motrice au *ganglion ophtalmique* et, par l'intermédiaire de ce ganglion, les nerfs ciliaires moteurs qui innervent le sphincter de l'iris et le muscle ciliaire. Sa section produit la chute de la paupière supérieure, la déviation du globe oculaire en dehors et en bas (par prédominance d'action des muscles droit externe et grand oblique), la dilatation de la pupille et la paralysie de l'accommodation.

b. *Moteur oculaire externe* (6e *paire*). — Exclusivement moteur dès son origine il acquiert aussi comme le précédent une sensibilité d'emprunt par anastomose avec les fibres du trijumeau ; il innerve le droit externe ; sa paralysie produit une déviation du globe oculaire en dedans.

c. *Pathétique* (4e *paire*). — Egalement moteur à son origine, bientôt sensible par anastomose avec le trijumeau dans la paroi du sinus caverneux, il innerve le grand oblique de l'œil. Sa section donne lieu à une rotation en haut et en dehors du globe oculaire par suite de l'action prédominante du petit oblique.

2° Trijumeau (5e paire). — Ce nerf est mixte dès son origine, mais sa portion motrice est d'abord absolument distincte de sa portion sensible (fig. 106). La portion sensible ou grosse racine du trijumeau est formée par des fibres qui naissent des cellules du ganglion de Gasser et vont se mettre en rapport avec un noyau bulbo-protubérantiel très étendu en hauteur; la portion motrice ou nerf masticateur naît du noyau mastica-

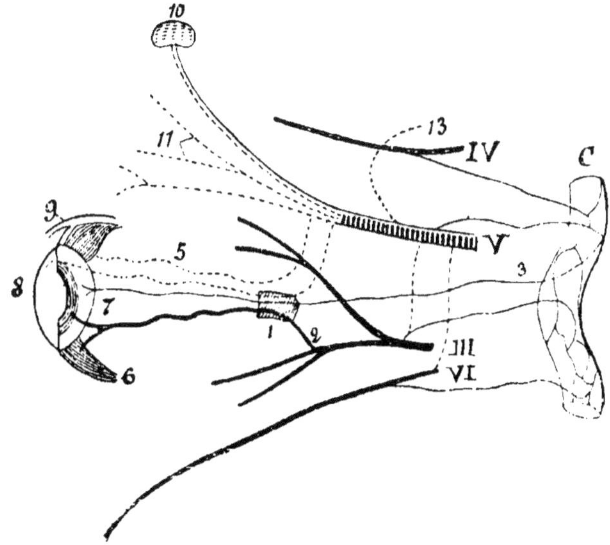

Fig. 105.

Schéma de l'innervation oculaire (d'après Beaunis).

III, nerf moteur oculaire commun. — IV, nerf pathétique. — V, nerf ophthalmique de Willis. — VI, nerf moteur oculaire externe. — C, carotide et plexus carotidien. — 1, ganglion ophthalmique. — 2, sa racine motrice. — 3, sa racine sympathique. — 4, sa racine sensitive. — 5, filet ciliaire direct. — 6, muscle ciliaire. — 7, iris. — 8, cornée. — 9, conjonctive. — 10, glande lacrymale. — 11, nerf frontal. — 12, nerf nasal. — 13, filet récurrent. Nerfs moteurs en traits pleins épais. Nerfs sensitifs en lignes pointillées. Nerfs sympathiques ou vaso-moteurs en lignes fines continues. Nerfs glandulaires en traits interrompus.

teur situé en pleine protubérance et passe sous le ganglion de Gasser sans se mélanger avec les fibres sensibles pour se rendre exclusivement au nerf maxillaire inférieur; des trois branches du trijumeau qui naissent du ganglion de Gasser, l'ophthalmique et le maxillaire supérieur sont donc sensibles, le maxillaire inférieur à la fois sensible et moteur. La section du tronc du trijumeau dans le crâne produit l'anesthésie de la face (tactile, thermique et à la douleur) et la paralysie des muscles qui agissent sur la mâchoire inférieure dans la mastication. On remarque aussi après cette section que les muscles de la face demeurent immobiles ; ils ne sont pourtant pas paralysés, car ils reçoivent leur innervation du facial ; mais on sait que, d'une façon générale, la perte de la sensibilité trouble gravement la motilité, et dans le cas particulier d'une anesthésie faciale, on comprend que tous les mouvements réflexes des muscles de la face qui ont normalement pour point de départ une excitation des filets sensibles du trijumeau ne puissent plus s'effectuer.

a. *Nerf ophthalmique.* — Il donne la sensibilité à la peau du front et de la paupière supérieure, à la conjonctive, à la cornée, à la muqueuse des voies lacrymales (fig. 105). Les filets ciliaires sensitifs qui émanent du ganglion ophtalmique reçoivent leur sensibilité du nerf ophthalmique (racine sensitive du ganglion) ; ces filets ciliaires indirects, d'après Cl. BERNARD, donneraient la sensibilité à l'iris et à la cornée, tandis que les autres filets ciliaires qui viennent directement du nasal iraient à l'iris et à la conjonctive. L'irritation de ces filets sensibles produit le clignement par action réflexe. L'ophtalmique contient en outre des filets irido-dilatateurs fournis par le sympathique et transmis à l'iris par la racine sympathique du ganglion ophtalmique ; des filets sécrétoires pour la glande lacrymale et des filets vaso-moteurs pour les membranes de l'œil. Enfin il renferme peut-être aussi des fibres trophiques pour l'œil ; en effet après la section du trijumeau dans le crâne la cornée s'enflamme, s'ulcère et se perfore ; l'inflammation gagne la conjonctive et l'iris, et peut se terminer par la fonte purulente de l'œil. Certains physiologistes pensent que ces troubles de nutrition s'expliquent entièrement par l'anesthésie de l'œil, celui-ci ne se défendant plus contre l'injure des corps extérieurs ; ils le prouvent en montrant que l'œil reste indemne si on protège la région orbitaire par l'interposition au-devant d'elle d'une surface restée sensible, en rabattant et fixant par exemple chez le lapin l'oreille devant l'œil. Mais d'autres ne se contentent pas de cette explication mécanique et croient à une action trophique propre exercée par le trijumeau (par le ganglion de GASSER, d'après MAGENDIE) sur les membranes de l'œil. Cette question est donc encore controversée.

b. *Maxillaire supérieur.* — Il donne la sensibilité à la paupière inférieure, à la lèvre supérieure, à la pommette, aux muqueuses nasale, palatine, gingivale, aux dents de la mâchoire supérieure. L'excitation de quelques-uns de ses filets sensibles détermine divers réflexes : déglutition, éternuement, sécrétion des larmes. Ce nerf contient aussi des fibres vaso-dilatatrices et sécrétoires pour la muqueuse nasale et peut-être aussi des fibres trophiques, car après la section intra-cranienne du trijumeau, la muqueuse nasale devient fongueuse, rouge et saignante.

Le ganglion de MECKEL appendu au nerf maxillaire supérieur (voy. fig. 106) reçoit ses racines sensibles du maxillaire supérieur et du glosso-pharyngien (grand nerf pétreux profond), une racine motrice du facial (grand nerf pétreux superficiel) et une racine sympathique venant du plexus carotidien. Les filets qu'il émet donnent la sensibilité aux muqueuses nasale, palatine et naso-pharyngienne, et la motilité (motilité d'emprunt venant du facial) aux muscles péristaphylin interne et palato-staphylin. (Voyez aussi fig. 117, p. 480.)

c. *Maxillaire inférieur.* — Les parties auxquelles il donne la sensibilité sont principalement la peau des joues, des tempes, de la lèvre inférieure, du menton ; la muqueuse de la bouche (joues, lèvre inférieure, plancher), de la langue ; les dents inférieures. Le nerf lingual contient aussi des fibres gustatives. Les mouvements de succion, de mastication, la sécrétion salivaire sont des réflexes dont le point de départ se trouve dans l'excitation de ses fibres.

Le maxillaire inférieur donne la motilité aux muscles masséter, temporal, ptérygoïdiens, ventre antérieur du digastrique et mylo-hyoïdien. Le *ganglion otique* appendu au maxillaire inférieur reçoit des fibres sensibles de ce nerf et du glosso-pharyngien (petit nerf pétreux profond), des filets moteurs du nerf masticateur et probablement aussi du facial (petit nerf pétreux superficiel); des filets sympathiques du plexus qui entoure l'artère méningée moyenne. Il émet des filets sensibles pour la muqueuse de la caisse du tympan, des filets sécrétoires pour la parotide, des filets moteurs pour le muscle du marteau et le péristaphylin externe (fig. 106).

Le *ganglion sous-maxillaire* appendu au lingual reçoit des filets sensitifs de ce nerf, une racine motrice du facial par la corde du tympan (nerf qui se fusionne à sa sortie du crâne avec le lingual), une racine sympathique du plexus qui entoure l'artère faciale. Il émet des filets vaso-moteurs et sécrétoires pour la glande sous-maxillaire (fig. 106.)

3° Facial (7ᵉ paire). — Le facial est un nerf exclusivement moteur à son origine, mais à sa sortie du crâne il présente le phénomène de la sensibilité récurrente (fig. 106.)

a. *Action motrice.* — Il innerve : 1° tous les muscles peauciers de la face et du crâne; il commande par là les mouvements d'expression de la physionomie; le clignement, les mouvements des lèvres, des joues, des narines sont sous sa dépendance. Après sa section d'un seul côté les muscles de la moitié correspondante de la face sont paralysés; les traits sont déviés du côté opposé par l'action tonique des muscles indemnes; 2° le ventre postérieur du digastrique et le stylo-hyoïdien; il intervient donc dans l'élévation de l'os hyoïde; 3° le stylo-glosse et le glosso-staphylin, ce qui peut expliquer la déviation de la pointe de la langue que l'on a observée dans quelques cas de paralysie faciale chez l'homme; 4° le péristaphylin interne et le palato-staphylin par le grand nerf pétreux superficiel se rendant au ganglion de Meckel, d'où la déviation fréquente de la luette dans la paralysie faciale; 5° les muscles de l'étrier et du pavillon de l'oreille (troubles de l'ouïe observés quelquefois dans la paralysie faciale).

b. *Action sensitive.* — A sa sortie du trou stylo-mastoïdien le facial devient sensible; cette sensibilité, il la doit aux anastomoses qu'il contracte dans le canal de Fallope principalement avec le trijumeau et le pneumo-gastrique; de plus tous les rameaux périphériques du facial s'anastomosent avec des filets du trijumeau. La corde du tympan contient aussi des fibres gustatives. (Voyez *Nerfs gustatifs*, p. 478.)

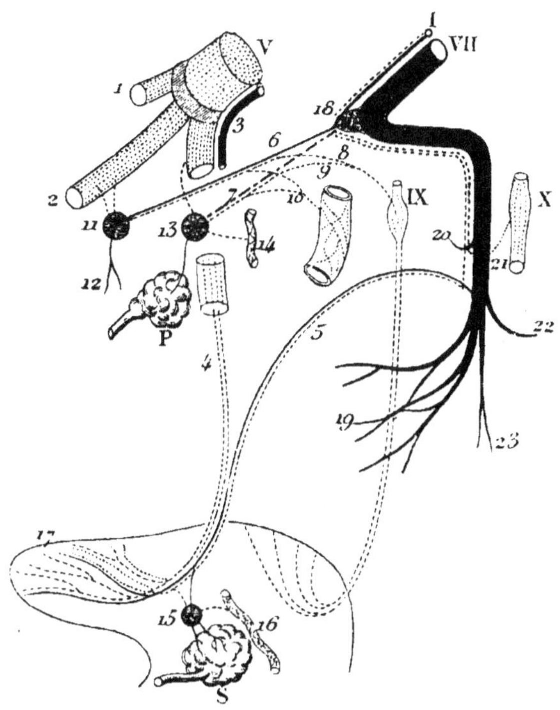

Fig. 106.

Schéma des branches et des connexions du nerf facial.

V, trijumeau. — VII, facial. — IX. glosso-pharyngien. — X, pneumogastrique. — P, parotide. — S, sous-maxillaire. — I, intermédiaire de Wrisberg. — 1, ophthalmique. — 2, maxillaire supérieur. — 3, maxillaire inférieur. — 4, lingual. — 5, corde du tympan. — 6, grand pétreux superficiel. — 7, petit pétreux superficiel. — 8, grand pétreux profond. — 9, petit pétreux profond. — 10, filets du plexus carotidien. — 11, ganglion de Meckel. — 12, branches motrices pour le péristaphylin interne et le palato-staphylin. — 13, ganglion otique. — 14, plexus sympathique entourant l'artère méningée moyenne. — 15, ganglion sous-maxillaire. — 16, plexus sympathique de l'artère faciale. — 17, ramifications nerveuses dans la langue. — 18, ganglion géniculé. — 19, branches terminales du facial. — 20, nerf de l'étrier. — 21, anastomose du pneumogastrique avec le facial. — 22, rameau auriculaire. — 23, rameau du styloglosse et du glosso-staphylin.

c. *Actions vaso-motrice et sécrétoire.* — La corde du tympan contient des fibres sécrétoires pour la glande sous-maxillaire

26.

et des fibres vaso-dilatatrices pour cette glande et la moitié
correspondante de la langue. D'après JOLYET, les fibres sécrétoires viennent bien du facial, mais les fibres vaso-motrices
tirent leur origine d'un autre nerf. Car après la section intra-
cranienne du facial, si on attend que la dégénérescence wallérienne se soit produite, l'excitation de la corde n'a plus d'action
sécrétoire, mais provoque encore la dilatation vasculaire. La
corde du tympan emprunterait ses fibres vaso-dilatatrices au
trijumeau.

d. Les fonctions du *nerf intermédiaire* de WRISBERG, petit
filet qui accompagne le nerf facial à son origine et qui se rend
au ganglion géniculé, sont encore problématiques. Il est probable que ce nerf représente une racine sensible dont les
fibres naissent des cellules du ganglion géniculé et que la corde
du tympan en est le prolongement à la périphérie (par ses
fibres gustatives).

4° Glosso-pharyngien (9ᵉ paire). — Mixte dès son origine,
le nerf glosso-pharyngien donne la sensibilité générale à la
muqueuse linguale (tiers postérieur de la langue), des piliers et
de l'amygdale ; à la muqueuse du pharynx (plexus pharyngien)
et par le rameau de Jacobson à la muqueuse de la caisse du
tympan et de la trompe d'Eustache ; la sensibilité spéciale
gustative à la muqueuse de la partie postérieure de la langue
(V. *Lingual*). L'excitation de ses filets sensibles produit des
réflexes variables suivant la nature de l'excitant : déglutition
ou vomissement et sécrétion salivaire.

Le glosso-pharyngien donne la motricité au pharynx
(partie antérieure du constricteur supérieur, d'après CHAU-
VEAU) et peut-être aussi à une partie des muscles du voile du
palais.

5° Pneumogastrique ou nerf vague (10ᵉ paire). — Mixte
dès son origine, le nerf pneumogastrique ou nerf vague se
distribue à trois grands appareils : respiratoire, circulatoire,
digestif (fig. 108).

a. *Appareil respiratoire.* — Le pneumogastrique donne la
sensibilité à la muqueuse des voies aériennes ; cette sensibilité

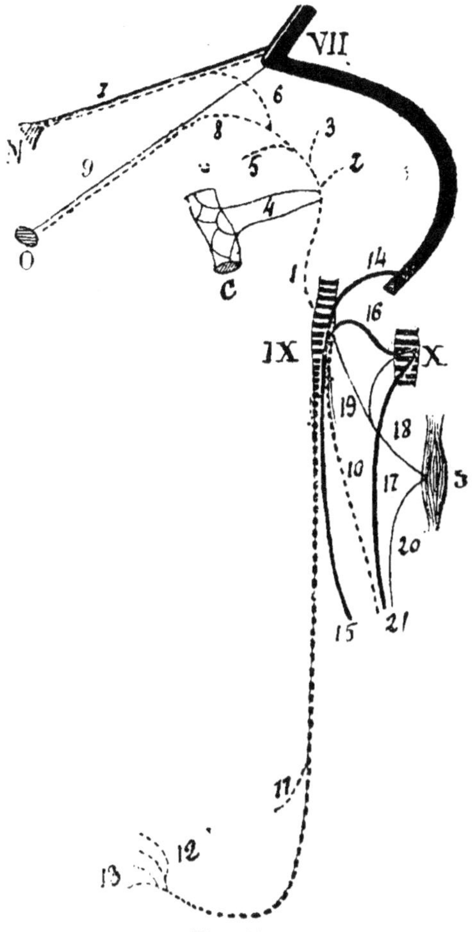

Fig. 107.

Schéma de la distribution du glosso-pharyngien (Beaunis).

VII, facial. — IX, glosso-pharyngien et ganglion d'Andersh. — X, pneumogastrique. — S, ganglion cervical supérieur. — C, plexus carotidien. — N, ganglion de Meckel. — O, ganglion otique. — 1, nerf de Jacobson. — 2, rameau de la fenêtre ronde. — 3, rameau de la fenêtre ovale. — 4, rameaux carotidiens. — 5, rameau de la trompe d'Eustache. — 6, anastomose avec le grand pétreux superficiel. — 7, grand pétreux superficiel. — 8, anastomose du nerf de Jacobson avec le petit pétreux superficiel (9). — 10, rameau pharyngien. — 11, rameau lingual. — 12, rameaux tonsillaires. — 13, rameaux terminaux. — 14, anastomose du facial avec le ganglion d'Andersh. — 15, rameau du stylo-pharyngien. — 16, anastomose avec le pneumogastrique. — 17, rameau pharyngien du pneumogastrique. — 18, rameau jugulaire du ganglion cervical supérieur. — 19, rameau fourni au ganglion d'Andersh par le ganglion cervical supérieur. — 20, rameau pharyngien du ganglion cervical supérieur.

très vive au-dessus de la glotte (nerf laryngé supérieur) devient obtuse au-dessous dans la trachée et les bronches (nerf récurrent, plexus pulmonaire). Le rôle que le pneumogastrique joue dans la respiration et les réflexes auxquels l'irritation de ses filets sensibles donne lieu ont été déjà étudiés au chapitre *Respiration*. Ce nerf donne aussi la motricité aux muscles du larynx (laryngé externe, récurrent) et aux muscles lisses des bronches.

b. *Appareil circulatoire.* — Le pneumogastrique contient les fibres d'arrêt et les fibres sensibles du cœur (v. *Innervation cardiaque*, p. 143).

c. *Appareil digestif.* — Le pneumogastrique donne la sensibilité aux muqueuses de la base de la langue, du pharynx, de l'œsophage, de l'estomac et de l'intestin; la motricité à certains muscles du voile du palais, aux muscles du pharynx (tous les constricteurs, d'après CHAUVEAU), de l'œsophage, de l'estomac, de l'intestin. Il agit aussi sur ces différents muscles par action réflexe. Il est de plus le point de départ d'actions vaso-motrices et sécrétoires de nature réflexe sur la muqueuse du

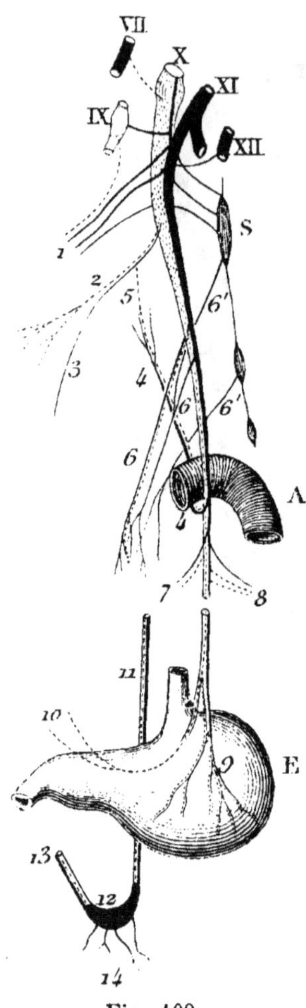

Fig. 108.

Schéma de la distribution des pneumogastriques.

VII, facial. — IX, glosso-pharyngien. — X, pneumogastrique. — XI, spinal. — XII, grand hypoglosse. — S, sympathique cervical. — A, aorte. — E, estomac. — 1, rameaux pharyngiens. — 2, laryngé supérieur. — 3, laryngé externe. — 4, laryngé inférieur ou récurren . — 5, anastomose de Galien. — 6, rameaux cardiaques émanés du pneumogastrique (6) et du sympathique (6'). — 7, rameaux œsophagiens. — 8, rameaux pulmonaires. — 9, 10, rameaux terminaux du pneumogastrique gauche dans l'estomac (9) et dans le foie (10). — 11, pneumogastrique droit. — 12, ganglion semi-lunaire. — 13, nerf grand splanchnique. — 14, branches se rendant au plexus solaire.

tube digestif et sur le foie (sécrétions digestives, glycogénie, etc.).

6° Spinal (11ᵉ paire). — Nerf moteur, le spinal se sépare en deux branches aussitôt après sa sortie du crâne : la branche externe innerve les muscles sterno-mastoïdien et trapèze ; la branche interne s'anastomose immédiatement avec le pneumogastrique et se fusionne si intimement avec ce dernier qu'il est impossible de poursuivre, par la dissection, le trajet ultérieur de ses fibres ; mais l'expérimentation permet de dissocier la part qui revient au spinal dans l'innervation fournie par le vague. En effet après l'arrachement du spinal, les fibres de ce nerf subissent dans le tronc du vague la dégénérescence wallérienne et on peut constater au bout de quelques jours que le pneumogastrique a perdu certaines de ses propriétés. On a ainsi reconnu que les fibres inhibitoires cardiaques, les fibres motrices agissant sur les muscles du larynx (dans la phonation), du pharynx, de l'œsophage et de l'estomac appartiennent en réalité au spinal et non au pneumogastrique (fig. 108).

7° Grand hypoglosse (12ᵉ paire). — Nerf moteur à son origine, il acquiert plus loin la sensibilité récurrente ; il donne la motricité à tous les muscles de la langue ainsi qu'au thyrohyoïdien et génio-hyoïdien. Sa section paralyse la langue.

ARTICLE III

GRAND SYMPATHIQUE

La système sympathique est constitué par une série de ganglions reliés entre eux de façon à former une chaîne continue située de chaque côté de la colonne vertébrale. Ce système n'est pas indépendant, car il est relié au système céphalo-rachidien par les rameaux communicants. Il émet un grand nombre de branches dont le caractère principal est de s'anastomoser très richement entre elles de façon à former des plexus dans lesquels se trouvent de nombreux ganglions ; de ces plexus naissent des filets qui se rendent dans les différents organes de la vie végétative où ils constituent encore, avant leur terminaison définitive, des plexus microscopiques très riches en cellules ganglionnaires.

Les nerfs sympathiques sont sensibles; mais à l'état normal cette sensibilité est vague et inconsciente. Le sympathique contient en outre des filets moteurs, vasculaires, sécrétoires, dont la distribution a été indiquée déjà en grande partie dans différents chapitres antérieurs.

Les ganglions dispersés sur le trajet des fibres sympathiques peuvent-ils jouer le rôle de centres réflexes comme les centres encéphalo-médullaires? Cette question importante n'est pas définitivement résolue. Toutefois beaucoup de physiologistes tendent à la trancher par l'affirmative. Cl. Bernard admettait que le ganglion sous-maxillaire représente un centre réflexe pour la sécrétion salivaire. D'autre part Fr. Franck pense que le ganglion ophtalmique peut jouer le même rôle pour les mouvements de l'iris. Vulpian considérait aussi le ganglion cervical supérieur comme un centre tonique pour les vaisseaux de la tête, en se basant sur ce fait que la dilatation paralytique de ces vaisseaux consécutive à la section de tous les rameaux communicants, est encore accrue par l'extirpation du ganglion. Il y a donc de fortes probabilités en faveur de cette hypothèse que les ganglions du sympathique possèdent les propriétés élémentaires de l'axe gris médullaire.

CHAPITRE V

ORGANES DES SENS

Les modifications de conscience appelées sensations dues à l'excitation des terminaisons des nerfs sensibles par les agents extérieurs, présentent des modalités différentes suivant la nature de l'excitant et suivant la structure et les connexions des appareils nerveux. L'expérience vulgaire a depuis long-temps distingué les sensations spéciales en tactiles, gustatives, olfactives, auditives et visuelles et attribué chacune d'elles au fonctionnement des cinq appareils nerveux désignés sous le nom d'organes des sens. Cette division est physiologique, et on doit la conserver en la complétant.

Tout organe nerveux sensoriel comprend un appareil péri-phérique récepteur formé par des éléments différenciés de l'ectoderme, un appareil de transmission constitué par des fibres nerveuses et un appareil central de perception repré-senté par des éléments nerveux du cerveau. Chaque organe des sens est impressionné par une catégorie spéciale d'exci-tants (excitant spécifique ou adéquat); c'est-à-dire que ses terminaisons nerveuses périphériques ne sont influencées que par des vibrations de nombre et de longueur d'onde détermi-nés. Mais en réalité, la modalité particulière de la sensation est le fait des relations que contractent les organes des sens avec les appareils nerveux centraux (principe de l'*énergie spécifique des organes des sens* formulé par MÜLLER, que nous avons déjà indiqué antérieurement pour l'appliquer d'une façon générale à tous les nerfs). Ainsi l'excitation de la rétine par la

lumière produit une sensation lumineuse ; mais cette sensation
peut être aussi déterminée par l'excitation mécanique de la
rétine ou du nerf optique. De même la sensation auditive qui
résulte de l'excitation des terminaisons du nerf auditif par les
ondes sonores peut être provoquée par l'excitation mécanique
du nerf auditif.

L'appréciation des qualités différentes de nos sensations
résulte du fonctionnement des centres cérébraux. Nous pouvons aussi juger de leurs différences d'intensité. A ce dernier
point de vue, il est important de remarquer que l'intensité de
la sensation ne croît pas proportionnellement à l'intensité de
l'excitant ; en effet pour que la sensation croisse comme
1, 2, 3, 4, il faut que l'excitation augmente comme 1, 2, 4, 8.
En d'autres termes : la sensation croît en progression arithmétique seulement lorsque l'intensité de l'excitant croît en progression géométrique (formule de WEBER) ; ou bien encore les
sensations croissent proportionnellement aux logarithmes des
excitants (formule de FECHNER). Telle est la loi connue sous le
nom de *loi psycho-physique* de FECHNER.

ARTICLE I

SENS DU TOUCHER

Le sens du toucher qui, au premier abord, paraît être le plus
élémentaire de tous les sens, est en réalité fort complexe.

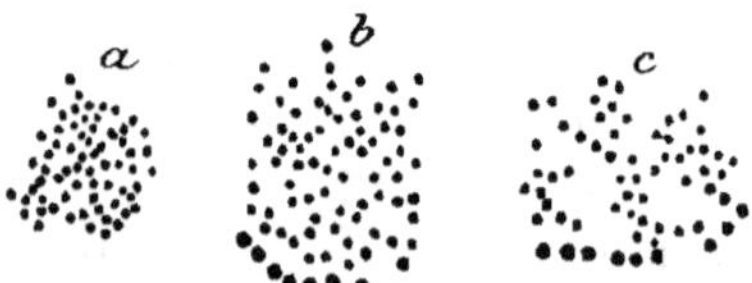

Fig. 109.

Points de pression : *a*, sur le milieu de la plante du pied ; *b*, sur la
peau de l'arcade zygomatique ; *c*, sur le dos (d'après GOLDSCHEIDER).

Réparti sur toute la surface cutanée et les muqueuses d'origine
ectodermique, il nous donne des sensations de nature très dif-

férente : sensations tactiles, sensations thermiques. De leur côté les muscles paraissent posséder une sensibilité propre.

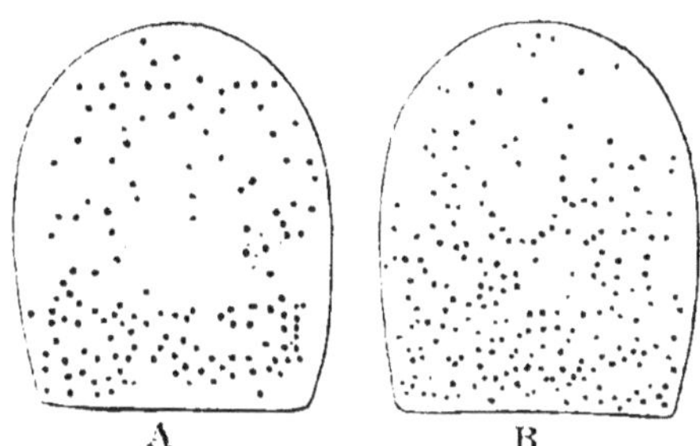

Fig. 110.

A, points de froid, et B, points de chaud sur la pulpe de l'indicateur jusqu'aux bords latéraux de l'ongle (d'après GOLDSCHEIDER).

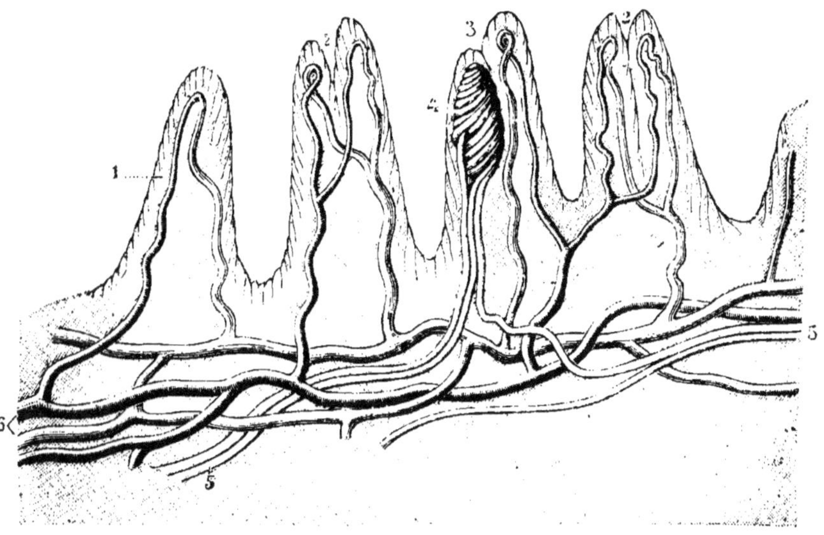

Fig. 111.

Terminaisons nerveuses dans le derme (d'après TESTUT).

1, papille contenant une anse vasculaire. — 2, 2, papille double. — 3, papille double contenant une anse vasculaire et un corpuscule du tact (4). — 5, ramifications nerveuses intradermiques. — 6, vaisseaux sanguins.

De plus tout le revêtement tant externe qu'interne de notre corps possède la sensibilité générale et peut être le point de départ de sensations douloureuses qu'il est nécessaire de séparer des précédentes. Enfin d'autres sensations résultant de modifications des organes internes présentent des caractères particuliers (sensations-internes).

Les modalités différentes des sensations tactiles et ther-

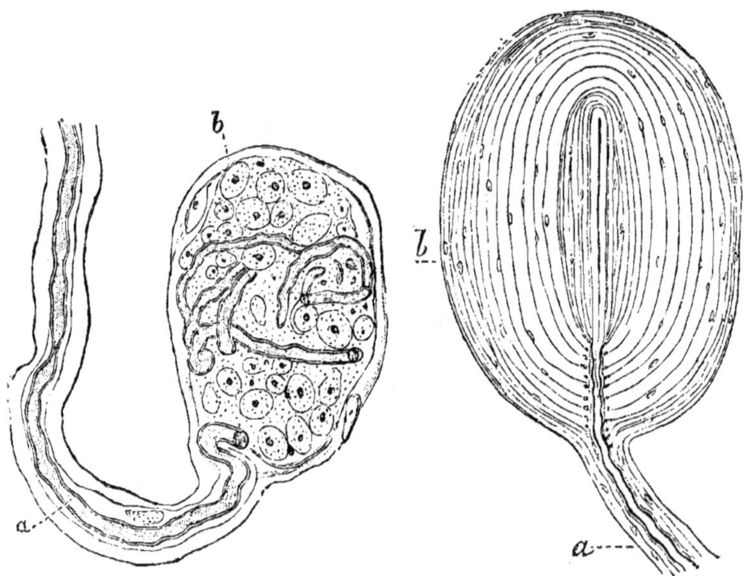

Fig. 112.

Corpuscule de Krause.

Fig. 113.

Corpuscule de Pacini.

a, fibre nerveuse ; *b*, corpuscule.

miques ne tiennent pas seulement à la diversité de nature des excitants, mais il semble bien établi actuellement qu'il existe des conducteurs et des appareils nerveux centraux distincts pour chacune de ces sensations. C'est ce que nous avons déjà indiqué en étudiant les centres nerveux; nous avons vu en effet que ces divers modes de sensibilité peuvent être dissociés par des lésions systématiques de la moelle épinière. Or cette dissociation existe aussi à la surface cutanée. BLIX et GOLDS-CHEIDER, en excitant la surface de la peau avec une mince pointe, ont découvert que les sensations de contact et de température, bien qu'elles paraissent étendues uniformément sur toute la surface cutanée, occupent en réalité des zones distinctes, séparées par d'autres zones ne donnant pas lieu à ces sensations. Il y a à la surface de la peau des *points de chaud*, des *points de froid*, des *points de pression*, et chacun de ces points excité mécaniquement ou électriquement donne toujours lieu à la sensation correspondante et non à une autre.

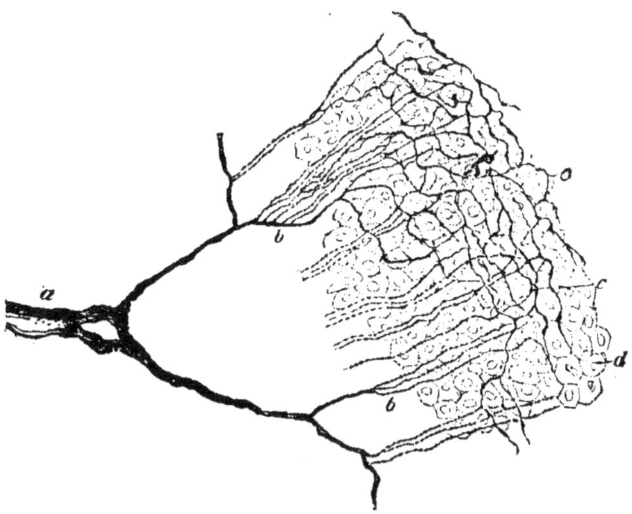

Fig. 114.

Terminaisons nerveuses dans l'épithélium de la cornée (KLEIN).

Entre deux points voisins, se trouve ordinairement une zone de sensibilité générale, de douleur notamment, insensible à la température ou au contact. Des surfaces muqueuses tout entières sont absolument insensibles au chaud et au froid (telles que la muqueuse du gland et du clitoris), alors qu'elles sont au contraire très sensibles au frôlement. La variété des terminaisons nerveuses dans la peau est sans doute en rapport avec ces diversités de la qualité sensorielle. Il y a d'abord les corpuscules du tact situés dans les papilles du derme, les corpuscules de KRAUSE dans le derme de certaines muqueuses (conjonctive, gland), les corpuscules de PACINI situés dans le tissu cellulaire ; tous ces organes nerveux terminaux sont constitués essentiellement par l'extrémité libre d'une fibre nerveuse, le plus souvent ramifiée, s'insinuant entre les cellules épithéliales modifiées qui forment la masse du corpuscule. On trouve aussi des terminaisons libres de fibres sans myéline dans l'épiderme et la gaine externe des poils.

1° Sensations tactiles. — On les distingue en sensations de contact et sensations de pression, ne différant sans doute que par l'intensité. La finesse de la sensation tactile peut être appréciée à l'aide de l'*esthésiomètre* ou *compas de* WEBER ; en appliquant les deux pointes du compas sur la surface cutanée, on s'aperçoit que pour faire naître la perception de deux sensations distinctes, il faut que les deux pointes présentent un certain écartement variable suivant les différents endroits de la peau explorés. Sur la ligne médiane du dos les pointes doivent être écartées de 5 à 6 centimètres pour donner lieu à une double sensation, tandis que sur l'avant-bras il suffit pour cela d'un écartement de 3 à 4 centimètres, sur la pulpe des doigts 3 millimètres et à la pointe de la langue 1 millimètre seulement. Cette expérience prouve que les centres nerveux ne peuvent percevoir deux sensations simultanées, à la suite de deux impressions périphériques très voisines, que s'il existe entre les deux points excités un certain nombre de fibres nerveuses non excitées. Chez l'homme la face palmaire est plus spécialement adaptée à l'exercice du toucher, en raison de son acuité tactile et aussi grâce à la mobilité des doigts. La main en s'appliquant sur les différents contours des objets nous permet de juger de leur consistance, de leur forme, de leur degré de poli ou de rugueux, etc. On sait quel degré de perfection atteint le sens du toucher chez les aveugles. La présence de poils à la surface de la peau est un facteur important dans la finesse du toucher. Certains poils chez les animaux (poils tactiles) sont spécialement affectés à ces sensations. On peut constater aussi que pour une région donnée de la peau, la finesse du toucher s'émousse si l'on rase les poils.

On apprécie le degré d'acuité des sensations de pression par le poids minimum qu'il faut appliquer à la surface de la peau pour faire naître une sensation de cette nature. La peau du front, des tempes, de l'avant-bras est particulièrement bien douée sous ce rapport ; il suffit d'un poids de 2 milligrammes pour développer la sensation de pression dans ces régions, tandis qu'il faut un poids de 10 milligrammes pour la pulpe des doigts.

Lorsqu'une excitation périphérique fait naître une sensation tactile, nous avons toujours conscience du siège de la région excitée ; en d'autres termes nous nous orientons dans le champ tactile et nous y localisons nos sensations. Ce fait rentre dans cette loi générale que les centres nerveux rapportent toujours à la périphérie les modifications qu'ils éprouvent. Ainsi un nerf est-il excité dans sa continuité, la sensation douloureuse est perçue comme si elle avait son point de départ dans les terminaisons ultimes du nerf. On n'ignore pas que les amputés éprouvent souvent des sensations qu'ils localisent dans le membre absent. Cette propriété d'extériorité et de localisation des sensations permet d'interpréter l'illusion du toucher connue sous le nom d'*expérience* d'ARISTOTE : si l'on touche une petite boule avec les extrémités de deux doigts croisés l'un sur l'autre, l'index et le médius par exemple, on éprouve la sensation de deux boules. C'est qu'en effet par expérience nous avons associé les sensations éprouvées normalement par les côtés contigus de deux doigts dans la notion d'un seul objet et celles qui naissent de l'excitation des côtés opposés des doigts (bord radial de l'index et cubital du médius par exemple) dans la notion de deux objets distincts. L'illusion tactile tient donc à ce que l'excitation porte sur des points de la peau qui n'ont pas coutume d'être excités simultanément par le même objet, et cette illusion est si forte que notre erreur de jugement ne peut être rectifié que par la vue.

Un autre caractère important des sensations tactiles, caractère qui est du reste commun à toutes les sensations, c'est qu'elles persistent un certain temps après que l'excitant qui les a provoquées a cessé d'agir. Une pièce de monnaie appliquée sur la peau du front donne encore la sensation de sa présence longtemps après qu'elle a été enlevée. Par là on s'explique le fusionnement en une sensation unique des sensations fréquemment répétées. Si le doigt reçoit par exemple 1,500 chocs à la seconde les impressions ne sont plus perçues isolément : elles se fusionnent.

2° Sensations thermiques. — La température de la peau reste constante lorsque l'apport de calorique par sa face pro-

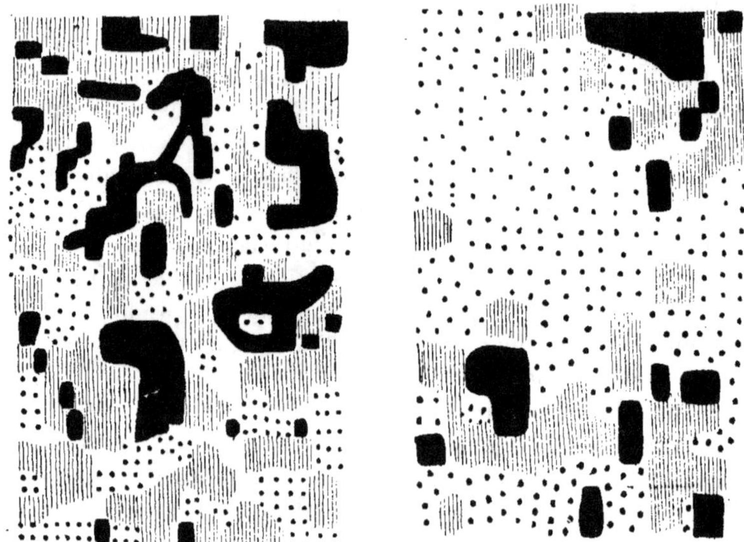

Fig. 115.

Topographie de la sensibilité pour le froid et pour le chaud dans la même région de la face antérieure de la cuisse (d'après GOLDS-CHEIDER).

a, sensibilité pour le froid. — *b*, sensibilité pour la chaleur. Les endroits très sensibles sont représentés en noir ; les endroits modérément sensibles par des stries ; les endroits peu sensibles par des points. Les endroits laissés en blanc sont tout à fait insensibles.

fonde et la perte par sa face superficielle se compensent exactement. On dit que la peau est alors au point zéro ; dans ces conditions il n'y a aucune sensation thermique. Mais que cet équilibre thermique soit rompu par des modifications dans l'apport ou la soustraction du calorique, par le contact de corps étrangers plus chauds ou plus froids que la peau, nous percevons aussitôt une sensation de chaud ou de froid. Les endroits de la peau les plus sensibles aux différences de température ne se couvrent pas avec les surfaces les plus sensibles au toucher. Du reste, comme nous l'avons dit plus haut, il existe à la surface de la peau des points distincts pour la sensibilité tactile et pour la sensibilité thermique ; bien plus il y a des points spéciaux pour le chaud et pour le froid ; ces deux sensations thermiques sont donc le résultat de deux modes d'énergie nerveuse absolument différents ayant leurs appareils propres. (Voyez fig. 110 et 113.)

L'acuité thermesthésique est variable suivant les régions : la pointe de la langue arrive en première ligne ; puis viennent les paupières, les joues, les tempes, les lèvres, le dos de la main. Quand nous voulons apprécier la température d'un corps ce n'est pas de la face palmaire, mais bien de la face dorsale de la main que nous nous servons. Avec le doigt trempé dans l'eau, nous pouvons apprécier des différences de température de 1/5 de degré, lorsque toutefois la température de l'eau est voisine de celle du corps. Pour des températures très supérieures ou très inférieures à la normale, la sensation thermique disparaît et fait place à une sensation douloureuse de brûlure. La peau est aussi plus sensible aux différences de température lorsqu'elle est impressionnée sur une plus large surface. La température d'un bain très supportable à la main peut ne pas être tolérée par le corps entier.

3º Sensibilité musculaire. — Nous avons déjà parlé antérieurement de cette sensibilité spéciale des muscles qui nous permet de juger de la force déployée dans la contraction et qui intervient dans la régulation de nos mouvements. C'est surtout grâce à cette sensibilité que nous pouvons reconnaître des différences de poids entre les objets que nous soupesons. Dans l'action de soupeser nous faisons intervenir la contraction musculaire, et par là nous apprécions des différences de poids bien plus faibles que celles qu'il nous serait possible d'estimer à l'aide des seules sensations de pression cutanée.

4° Sensibilité générale. — Nous comprenons, sous ce titre, les sensations de douleur et les sensations internes.

a. *Sensations douloureuses.* — La douleur peut être provoquée par l'excitation de tous les nerfs sensibles, y compris les nerfs sensoriels d'après certains physiologistes. Il suffit pour cela que l'excitation des filets nerveux acquière une certaine intensité. Les nerfs viscéraux à l'état physiologique ne donnent lieu à aucune sensation consciente ; mais ils peuvent conduire des impressions douloureuses à l'état pathologique. Beaucoup de physiologistes pensent que les sensations de douleur ont des voies de transmission distinctes ; ils appuient surtout leur manière de voir sur les cas de dissociation de la sensibilité tactile et de la sensibilité douloureuse dans certaines lésions de la moelle. Toutefois cette conclusion n'est pas forcée, et comme on observe en somme tous les degrés entre une sensation tactile ou thermique et la sensation douloureuse, il est loisible de considérer celle-ci comme une transformation des premières et de ne pas lui accorder, par conséquent, de conducteurs spéciaux. Il ne paraît pas possible actuellement de trancher la question.

b. *Sensations internes.* — Ces sensations ont des analogies avec les sensations tactiles et les sensations douloureuses. Ce qui les caractérise essentiellement, c'est leur subjectivité ; on ne peut en effet les localiser que vaguement dans telle ou telle région. De ce nombre sont les sensations de la faim, de la soif, de la fatigue, de la volupté, etc.

ARTICLE II

SENS DU GOUT

Le sens du goût nous donne des sensations appelées *saveurs* qui ont un caractère purement subjectif. Ces sensations ont leur origine dans les excitations par les *corps sapides* de filets nerveux spéciaux (*fibres gustatives*) intimement mélangés dans les mêmes troncs nerveux avec les fibres qui sont affectées aux autres modes de sensibilité.

1° Saveurs. — Il est impossible actuellement d'établir une classification rigoureusement scientifique des saveurs, car nous ignorons totalement les rapports qui existent entre la constitution physico-chimique d'un corps et l'impression sapide à laquelle il donne lieu ; les substances les plus dissemblables ont la même saveur (par exemple : le sucre, la saccharine, les sels de plomb, le chloroforme sont sucrés). On est donc forcé de classer les saveurs en prenant pour base leur caractère subjectif. Encore à ce point de vue rencontre-t-on beaucoup de difficultés. Il y a des sensations pseudo-gustatives qui résultent principalement d'impressions tactiles ou thermiques (telles que les saveurs dites *farineuse, gommeuse, âcre, fraîche*, etc.) ; d'autres qui se confondent avec des sensations olfactives et qui disparaissent si on se bouche le nez ou si la muqueuse olfactive est altérée, comme dans le coryza (fumet des viandes, bouquet des vins, etc.). En les éliminant on arrive à ne faire entrer dans la classification que quatre saveurs fondamentales : le *salé*, l'*acide*, le *doux* et l'*amer*.

Certaines conditions sont indispensables pour que les saveurs soient perçues. Il faut d'abord que la substance sapide soit dissoute dans l'eau ou dans la salive, qu'elle soit maintenue un certain temps dans la bouche et répartie par les mouvements de la langue sur la plus grande surface possible. En avalant rapidement une substance sapide on en atténue considérablement le goût ; au contraire la compression de la substance sapide entre le dos de la langue et le palais augmente notablement l'acuité gustative. D'autres conditions se rapportent aux corps sapides eux-mêmes. Ils doivent présenter un certain degré de dilution et pour chaque corps il y a un minimum de substance nécessaire. Sous ce rapport il est remarquable que les substances amères agissent à des doses beaucoup plus faibles que les corps sucrés. Ainsi une solution de sulfate de quinine au 100.000ᵉ est encore amère alors qu'une solution de sucre ou de sel à ce titre ne donne plus aucune sensation. Il faut de plus que le corps sapide ne dépasse pas certaines limites de température ; trop chaud ou trop froid il ne donne lieu qu'à des sensations thermiques. La sensation gustative peut être provoquée par des excitants autres que les corps sapides, par l'excitation mécanique ou électrique des papilles de la langue par exemple. Lorsqu'un courant constant passe à travers la muqueuse linguale on éprouve une saveur alcaline au pôle négatif et acide au pôle positif.

2° Nerfs gustatifs. — Les parties de la muqueuse buccale qui présentent la sensibilité gustative sont surtout la base, les bords et la pointe de la langue; on fait rentrer aussi généralement dans la zone gustative les piliers antérieurs et la partie attenante du voile du palais. Mais le dos de la langue (dans ses deux tiers antérieurs), sa face inférieure, le plancher buccal ne servent pas à la gustation. Les saveurs amères sont mieux appréciées par la base de la langue, les acides par la pointe et les bords. Les appareils terminaux des nerfs gustatifs sont les *bourgeons gustatifs* que l'on trouve surtout dans les parois du sillon qui entoure les papilles caliciformes. Ces bourgeons gustatifs contiennent des cellules spéciales, *cellules gustatives* qui d'une part se mettent en relation avec une fibre nerveuse et d'autre part envoient vers la surface de la muqueuse un petit prolongement en forme de bâtonnet.

Les nerfs gustatifs sont représentés par le glosso-pharyngien et le lingual. Le glosso-pharyngien donne la sensibilité gustative aux papilles caliciformes (V. *Lingual*) et à la partie postérieure du dos de la langue. Ses terminaisons nerveuses paraissent plus particulièrement influencées par les substances amères, et, ces impressions peuvent être le point de départ du réflexe de la nausée et du vomissement. Après la section des deux glosso-pharyngiens à la base du crâne, les animaux mangent sans répugnance des aliments imprégnés de coloquinte, substance dont l'amertume provoque un sentiment de dégoût insurmontable chez un animal normal. La sensibilité gustative du lingual paraît appartenir pour la plus grande part à la corde du tympan; l'altération de ce nerf chez l'homme dans certains cas d'otite moyenne a déterminé en effet l'abolition du goût dans la partie antérieure de la langue. Quant au trajet ultérieur que suivent les fibres gustatives de la corde pour gagner les centres nerveux il est très discuté. (V. fig. 106, p. 461.) Lussana fait passer ces fibres dans l'intermédiaire de Wrisberg. D'autre part Schiff s'appuyant sur des cas cliniques d'abolition du goût dans la paralysie du trijumeau, pense que les filets gustatifs gagnent le tronc du trijumeau par l'intermédiaire du grand nerf pétreux superficiel. Enfin on a dit

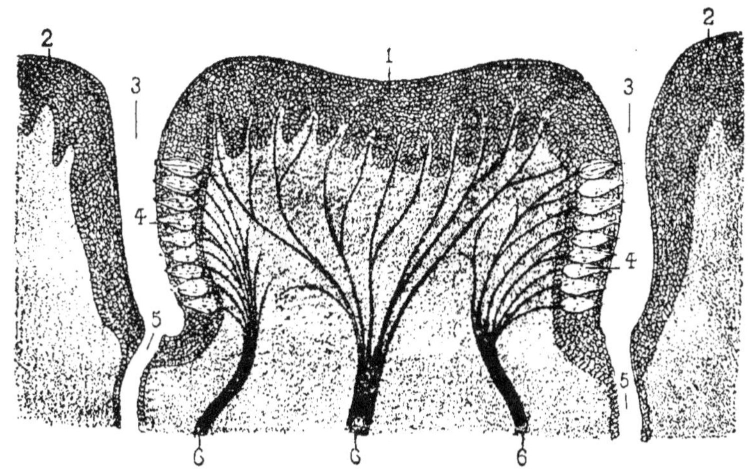

Fig. 116.
Terminaisons gustatives (d'après Testut).

1. papille caliciforme, en coupe. — 2, bourrelet circulaire qui l'entoure. — 3, rigole circulaire. — 4, 4, bourgeons gustatifs. — 5, 5, canaux excréteurs de glandes. — 6, ramifications nerveuses.

aussi que les fibres gustatives de la corde passent dans le glosso-pharyngien. Si cette dernière opinion était exacte le glosso-pharyngien serait le nerf gustatif par excellence pour toute la muqueuse linguale.

ARTICLE III

SENS DE L'ODORAT

Le sens de l'odorat nous donne les sensations particulières nommées odeurs. Ces sensations présentent le même caractère subjectif que les sensations gustatives. Le nerf olfactif transmet jusqu'aux centres cérébraux les impressions olfactives recueillies à la surface de la muqueuse pituitaire.

1° Odeurs. — L'excitant spécifique de l'appareil olfactif consiste dans des particules gazeuses ou solides finement divisées en suspension dans le milieu ambiant. La ténuité de ces particules est telle qu'on a pu soutenir pendant un certain temps que les odeurs sont dues aux vibrations d'un fluide

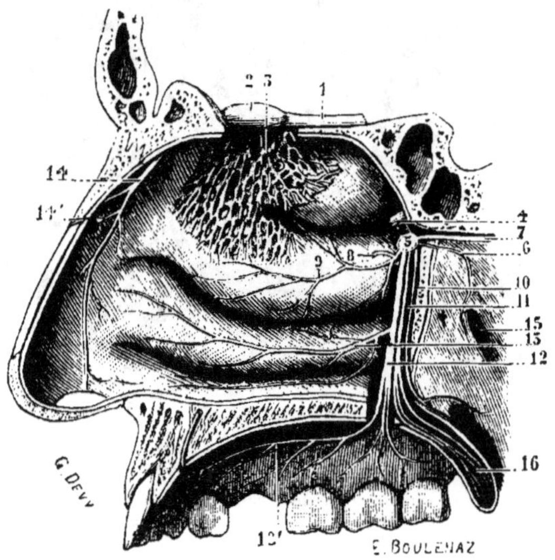

Fig. 117.

Innervation de la paroi externe des fosses nasales (TESTUT).

1, tractus olfactif. — 2, bulbe olfactif. — 3, branches du nerf olfactif. — 4, cornet supérieur. — 5, ganglion de Meckel. — 6, nerf pharyngien. — 7, nerf vidien. — 8, 9, nerf sphéno-palatin. — 10, 11, 12. 12', nerfs palatins avec 13, branche nasale. — 14, 14', terminaison du nerf ethmoïdal. — 15, orifice de la trompe d'Eustache. — 16, voile du palais.

impondérable. Mais TYNDALL a prouvé que les effluves odorants sont en réalité constitués par une division extrême de la matière, en montrant qu'ils sont capables d'absorber les rayons calorifiques dans une mesure variable suivant la nature du corps odorant qui leur donne naissance. Il est impossible d'établir une classification des odeurs ; on ne peut guère caractériser une odeur qu'en la désignant du nom du corps odorant lui-même.

Pour qu'une odeur soit perçue, il est nécessaire que les effluves odorants soient portés par un courant d'air ascendant jusqu'au contact de la muqueuse olfactive. Cette condition est réalisée dans l'action de flairer. Pour flairer nous dilatons l'orifice des narines en même temps que nous produisons une série d'inspirations saccadées : ainsi le courant d'air pénètre avec force dans les fosses nasales et vient se briser sur la surface muqueuse de la région olfactive. Le courant d'air de l'expiration peut être aussi utilisé dans certains cas pour l'exercice de l'olfaction, par exemple dans l'action de déguster un vin lorsqu'on expire par le nez l'air qui s'est trouvé en contact avec le liquide dans la bouche. De plus la muqueuse olfactive n'est sensible que si elle présente un certain degré d'humidité ; l'air humide se charge plus abondamment des effluves odorants ; d'autre part, il est probable que l'impression olfactive sur les terminaisons nerveuses est le résultat d'une réaction chimique qui se passe entre le corps odorant et le mucus pituitaire. Toutefois l'olfaction ne peut s'exercer dans l'eau. Si on se remplit les fosses nasales d'eau de rose, on ne perçoit aucune odeur.

2° Nerfs de l'olfaction. — La partie de la muqueuse pituitaire qui recouvre la voûte des fosses nasales, le cornet et le méat supérieurs, et la portion supérieure de la cloison représentent la région olfactive. On y trouve les terminaisons spéciales du nerf olfactif : ce sont des cellules ovoïdes, en relation par un de leurs pôles avec une fibre du nerf olfactif et émettant par l'autre pôle un prolongement libre vers la surface de la muqueuse. Les fibres nerveuses gagnent le bulbe olfactif et s'y terminent ; puis, des *cellules mitrales* de ce ganglion nerveux naissent d'autres fibres qui remontent vers les centres cérébraux. La destruction du nerf olfactif abolit l'olfaction. Mais certaines impressions de la nature des impressions tactiles ou douloureuses persistent encore, car la muqueuse olfactive reçoit aussi des filets nerveux du trijumeau qui lui donnent la sensibilité générale. Si donc on présente sous le nez d'un animal dont on a détruit les bulbes olfactifs un flacon d'ammoniaque ou de chloroforme qui émet des vapeurs irritantes, il n'y aura rien d'étonnant à ce que cet animal manifeste, par

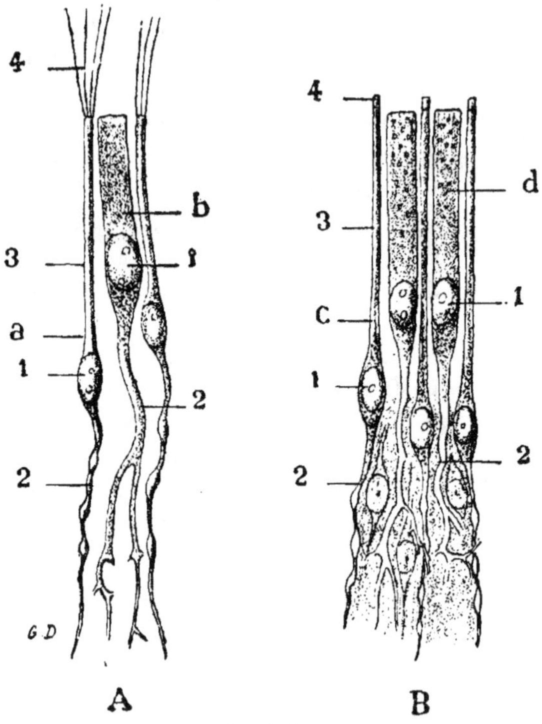

Fig. 118.

Cellules épithéliales de la muqueuse olfactive. A, de la grenouille B, de l'homme (d'après MAX SCHULTZE).

a, cellule olfactive. — *b*, cellule épithéliale muqueuse. — 1, noyau. — 2, prolongement central de la cellule. — 3, prolongement périphérique se terminant par un prolongement 4, en forme de cils chez la grenouille et de bâtonnet chez l'homme.

sa façon de réagir, qu'il ressent encore une impression désagréable.

Le sens du goût et le sens de l'odorat sont en rapport avec la conservation de l'individu ; ils nous renseignent sur la qualité de nos aliments et de l'air que nous respirons. Chez les animaux le sens de l'odorat est beaucoup plus développé que chez l'homme et remplit en outre un rôle très important dans les fonctions génésiques.

ARTICLE IV

SENS DE L'OUIE

Dans l'exposé de l'audition et de la vision que nous allons faire, nous laisserons totalement de côté toutes les notions de physique qui s'y rattachent : on les trouvera dans les traités de physique biologique ; d'autre part nous supposerons connues les dispositions anatomiques de l'oreille et de l'œil, car il n'est guère possible d'en donner une idée nette en quelques lignes.

L'excitant adéquat de l'organe de l'ouïe est constitué par les ondes sonores qui, transmises à l'endolymphe, vont impressionner les terminaisons du nerf auditif. Nous étudierons séparément la façon dont se fait la transmission des ondes sonores, puis les sensations acoustiques en elles-mêmes.

1° Transmission des ondes sonores. — Examinons la part que prennent les différentes parties de l'oreille dans cette transmission.

A. Oreille externe. — La conque ou pavillon représente un appareil collecteur des sons. Grâce à sa mobilité chez les animaux, à ses divers replis chez l'homme, la conque dirige vers le conduit auditif les ondes sonores qui viennent s'y réfléchir. En l'applatissant contre le crâne ou en nivelant avec de la cire ses diverses anfractuosités, on diminue un peu l'acuité auditive. L'ensemble des points de l'espace dont les ondes sonores peuvent venir ainsi se collecter vers le conduit auditif constitue le *champ auditif;* il a la forme d'un tronc de cône. Le rôle du conduit auditif externe est celui d'un tube acoustique ; de plus par la sensibilité très vive de sa muqueuse, les poils dont il est garni, le produit de sécrétion (*cérumen*) de ses glandes, ce conduit constitue un appareil de protection pour les parties profondes plus délicates de l'oreille.

B. Oreille moyenne. — Le rôle de l'oreille moyenne dans la transmission des ondes sonores ressortira de l'analyse des fonctions de ses différentes parties.

a. *Membrane du tympan et muscle du marteau.*— La membrane du tympan ferme en dehors la caisse du tympan ; elle vibre

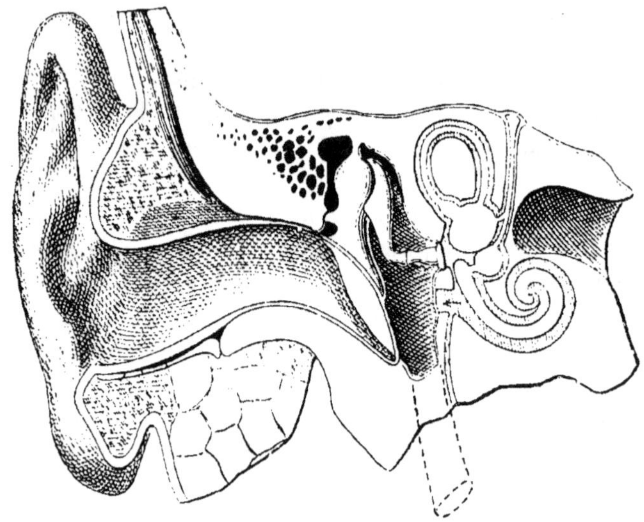

Fig. 119.

Coupe schématique de l'oreille montrant l'orientation de la membrane du tympan par rapport au conduit auditif externe ; la disposition des osselets dans la caisse et les canaux du labyrinthe (Gley).

Les ondes imprimées au liquide labyrinthique par l'étrier ressortent par la fenêtre ronde suivant la flèche.

sous l'influence des ondes sonores et transmet ses vibrations au liquide de l'oreille interne par l'intermédiaire de la chaîne des osselets et de la membrane de la fenêtre ovale. Insérée dans le cercle tympanique, la membrane du tympan contient dans son épaisseur le manche du marteau ; celui-ci donne insertion au tendon du muscle du marteau, muscle qui par sa tonicité

attire en dedans la membrane et la fait bomber du côté de la
cavité de la caisse. Les contractions de ce muscle modifient la
tension de la membrane du tympan de façon à l'*accommoder* au
nombre et à l'amplitude des vibrations sonores. Le muscle du
marteau reçoit son innervation du maxillaire inférieur par
l'intermédiaire du ganglion otique. Il se contracte en même
temps que les muscles masticateurs quand on serre fortement
les mâchoires : quelques personnes perçoivent alors un petit
crépitement sec dans l'oreille.

b. *Chaîne des osselets.* — Les mouvements oscillatoires de la
membrane du tympan sont transmis par le marteau, l'enclume,
et l'étrier à la membrane de la fenêtre ovale. Les articulations
de ces osselets entre eux sont disposées de telle sorte que la
longue branche de l'enclume et par conséquent l'étrier se
déplacent dans le même sens que le manche du marteau
(voy. fig. 119). La base de l'étrier s'insère sur la membrane de
la fenêtre ovale et fait corps avec elle, de façon que tous
ses mouvements d'enfoncement et de retrait communiqués
par la chaîne des osselets se traduisent par des variations de
pression du liquide de l'oreille interne. Le petit muscle de
l'étrier, innervé par le facial, a probablement pour fonction de
modérer l'excursion de ces mouvements de l'étrier, de même
que le muscle du marteau, en tendant la membrane du tympan, modère l'amplitude de ses vibrations.

c. *Caisse du tympan et trompe d'Eustache.* — La destruction
de la membrane du tympan n'entraîne pas la surdité. Les
ondes sonores doivent donc être encore transmises à l'oreille
interne par l'air de la caisse. Les os du crâne peuvent servir
aussi à cette transmission ; les vibrations d'un diapason qui
ne sont pas transmissibles par l'air si l'on se bouche les
oreilles, sont immédiatement entendues quand on applique
le pied de l'instrument sur le front. La caisse du tympan
contient de l'air à la pression atmosphérique grâce à sa communication avec la cavité pharyngienne établie par la trompe
d'Eustache. Le muscle péristaphylin externe qui s'insère
sur la paroi membraneuse et mobile de la trompe ouvre ce
conduit à chaque mouvement de déglutition ; de cette façon

l'égalité des pressions entre l'air de la caisse et l'air atmosphérique est constamment maintenue ; car les mouvements de déglutition sont incessants (déglutition de la salive dans l'intervalle des repas). Cette condition physique est absolument indispensable à l'intégrité de l'ouïe ; si la trompe est obstruée, la pression dans la caisse diminue ; la membrane du tympan est soumise à une tension anormale, elle bombe en dedans et enfonce l'étrier dans la fenêtre ovale ; une diminution de l'acuité auditive et des sensations auditives subjectives, des bourdonnements en sont la conséquence.

La caisse du tympan communique aussi avec les cellules mastoïdiennes. Le rôle de ces cavités pleines d'air est sans doute d'accroître la capacité de la caisse de façon que les changements de tension de la membrane du tympan soient amortis par l'interposition d'une masse gazeuse élastique plus considérable.

C. Oreille interne. — L'oreille interne est la partie essentielle de l'organe de l'ouïe, car elle contient les terminaisons nerveuses du nerf auditif. Nous savons aussi par l'étude antérieure que nous en avons faite, qu'une partie de l'oreille interne, les canaux semi-circulaires, joue un rôle important dans le mécanisme de l'équilibration. Les filets nerveux de l'auditif se terminent dans l'utricule, le saccule (*tache auditive*) et les ampoules des canaux semi-circulaires membraneux (*crête auditive*), par des cellules spéciales fusiformes ; ces cellules émettent un prolongement filiforme (*poil auditif*) qui baigne dans l'endolymphe contenant à ce niveau une fine poussière de carbonate de chaux (*cristaux de l'otoconie*). Dans le limaçon, l'appareil nerveux terminal fort complexe se trouve dans l'*organe de* Corti ; cet organe de Corti entre autres éléments contient des cellules ciliées reposant sur une membrane finement striée, la *membrane basilaire*. Les parties membraneuses de l'oreille interne sont séparées des parois osseuses par un liquide, la périlymphe ; les ondes sonores n'arrivent donc aux organes nerveux terminaux qu'en changeant de milieu, en passant de l'air dans un liquide. Les mouvements

de la base de l'étrier et de la membrane de la fenêtre ovale
impriment des oscillations à la colonne liquide représentée
par la périlymphe et l'endolymphe ; les liquides étant incompressibles, ces oscillations ne seront évidemment possibles que
si la paroi de l'oreille interne cède en un ou plusieurs points ;
c'est la membrane de la fenêtre ronde qui remplit principale-

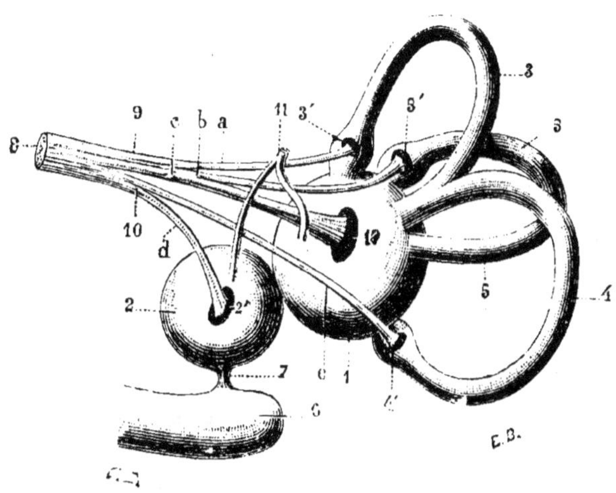

Fig. 120.

Utricule, saccule et canaux semi-circulaires, vus par leur face interne
(TESTUT).

1, utricule. — 1′, sa tache acoustique. — 2, saccule. — 2′, sa tache acoustique.
— 3, 4, 5, canaux semi-circulaires. — 3′, 4′, 5′, leur crête acoustique. — 6, canal
cochléaire. — 7, canal de Hensen. — 8, branche vestibulaire de l'auditif. — 9, nerf
vestibulaire supérieur. — a, b, nerfs ampullaires supérieurs et externes. — c, nerf
utriculaire. — 10, nerf vestibulaire inférieur. — d, nerf sacculaire. — e, nerf am-
pullaire postérieur. — 11, canal endolymphatique coupé au-dessus de ses deux
racines.

ment ce rôle ; en effet on s'aperçoit que, quand l'étrier s'enfonce dans la fenêtre ovale, la membrane de la fenêtre ronde
bombe du côté de la cavité tympanique. On comprend
que les oscillations de l'endolymphe agissent comme un
excitant sur les poils auditifs. Quant à l'organe de Corti, on
suppose que sa complexité est en rapport avec la perception
des différences de hauteur des sons ; les stries ou fibres de la
membrane basilaire représenteraient des cordes de longueur

et de tension différentes accordées chacune pour une hauteur
de son déterminée ; la vibration de ces cordes exciterait les
cellules nerveuses terminales de l'organe de Corti.

2° Sensations acoustiques. — Nous distinguons dans nos
sensations acoustiques différentes qualités que nous rapportons à l'intensité, à la hauteur, au timbre du son. L'*intensité*
plus ou moins grande d'un son dépendant physiquement de
l'amplitude plus ou moins grande des vibrations sonores,
il est assez naturel de penser que le phénomène physiologique
corrélatif consiste dans un ébranlement plus ou moins fort
des terminaisons nerveuses auditives. Pour expliquer la perception des différences dans la *hauteur* d'un son (qui dépend
du nombre des vibrations), Helmholtz a admis hypothétique-
ment, en se basant sur le principe de l'énergie spécifique des
nerfs, qu'il existe une fibre nerveuse et un appareil terminal
pour chaque son de hauteur déterminée. Il compara les fibres
de la membrane basilaire à des cordes tendues, de différentes
dimensions (comme dans une harpe) et supposa que chacune
d'elles était accordée pour un son déterminé. Or ces fibres
sont assez nombreuses (60.000) pour que chacune d'elles puisse
vibrer pour un son d'une hauteur donnée dans la limite des
sons perceptibles. Il faut remarquer en effet que le sens de
l'ouïe n'est plus impressionné par des vibrations qui descendent au-dessous de 30 à la seconde ou qui s'élèvent au-
dessus de 15 à 20.000. D'autre part, l'oreille la plus exercée ne
parvient à distinguer l'intervalle de deux sons que s'il est marqué par une différence d'un certain nombre de vibrations.
Entre 128 et 1024 vibrations, on peut bien encore, avec de
l'habitude, distinguer deux sons qui ne diffèrent que par
une vibration par seconde: mais en deçà ou au delà de ces
chiffres, l'incapacité de l'oreille s'accuse; ainsi nous ne distinguons pas deux sons dont l'un a 10.000 et l'autre 10.100
vibrations par seconde. Le *timbre* d'un son est dû, comme nous
l'avons dit à propos de la phonation, aux sons partiels ou harmoniques qui accompagnent le son fondamental. La sensation
auditive de timbre n'est donc pas une sensation simple; mais

elle se compose de la perception simultanée du son fondamental et de tous les sons partiels. Par l'exercice on parvient à saisir dans la vibration d'une corde ou dans le son rendu par un instrument de musique quelconque, beaucoup de ces sons partiels. L'appareil auditif peut donc percevoir isolément chaque vibration simple d'un son composé; il se comporte à cet égard tout autrement que l'appareil visuel pour le mélange des couleurs. Par la vue nous ne percevons que la résultante du mélange des vibrations de l'éther; avec l'oreille au contraire nous pouvons analyser les mélanges sonores et en percevoir les composantes.

A l'aide de nos sensations acoustiques nous portons différents jugements sur la nature, la distance, la direction des corps sonores. La justessse de nos appréciations dépend de l'expérience antérieure que nous avons acquise en associant nos sensations auditives aux indications fournies par les autres organes des sens. Pour juger de la direction d'un son nous faisons varier le champ auditif par des mouvements de tête qui nous permettent de présenter les divers replis de la conque et la surface du tympan au choc des ondes sonores suivant certaines incidences. Chez les animaux la mobilité de la conque sert au même but. Dans l'appréciation de la direction d'un son l'appareil collecteur joue donc un rôle très important. Si on l'élimine artificiellement comme dans l'expérience du tube bi-auriculaire de GELLÉ, il nous devient impossible de juger de la position d'un corps sonore par rapport à notre corps : on place les deux extrémités d'un long tube de caoutchouc dans les conduits auditifs externes d'un individu et on applique une montre sur la partie moyenne du tube; le sujet entend bien le tic tac de la montre, mais il ne peut se rendre compte, les yeux fermés, de la position du corps sonore et des déplacements que l'on fait subir au tube.

ARTICLE V

SENS DE LA VUE

Le sens de la vue nous donne les sensations de lumière et de couleur; l'excitant adéquat de la rétine consiste dans les vibrations du milieu hypothétique appelé *éther*. Négligeant toute la partie physique de la réfraction, nous nous occuperons seulement du mécanisme physiologique qui préside au réglage de la quantité de lumière qui entre dans l'œil, à l'accommodation et à la perception des sensations visuelles; et dans un paragraphe complémentaire nous indiquerons le rôle que remplissent les organes annexes de l'appareil oculaire.

1° Iris. — L'iris est un diaphragme qui convertit l'œil en chambre noire et qui, de plus, par les variations de diamètre de son orifice (pupille), règle la quantité de lumière qui doit entrer dans l'œil. Le rétrécissement de la pupille est dû à la contraction du sphincter de l'iris, muscle circulaire à fibres lisses, que commande le moteur oculaire commun. Quant à sa dilatation on l'a attribuée pendant longtemps à la contraction de fibres musculaires rayonnées; mais l'existence de ces fibres est fort douteuse et, si elles n'existent pas, on ne saurait expliquer la dilatation de l'iris que par le relâchement du sphincter irien sous l'influence d'une action nerveuse inhibitoire s'exerçant sur les ganglions microscopiques du plexus ciliaire; le mécanisme de la dilatation pupillaire serait alors analogue à celui de la dilatation vasculaire sous l'influence des nerfs vaso-dilatateurs. Le cordon sympathique cervical contient presque toutes les fibres irido-dilatatrices. Sa section amène la constriction de la pupille, en laissant prédominer l'action tonique du moteur oculaire commun sur le sphincter irien. De plus, après cette section, le globe oculaire s'enfonce légèrement dans l'orbite, ce qui fait paraître la fente palpébrale un peu rétrécie; ce phénomène provient de la paralysie des fibres musculaires lisses de l'aponévrose orbitaire. L'excitation du bout céphalique du sympathique produit au contraire une large dilatation pupillaire et la saillie du globe oculaire (*exophtalmie*). Toutes les fibres irido-dilatatrices proviennent de la portion cervico-dorsale de la moelle dans laquelle nous avons localisé le centre cilio-spinal ; d'après les recherches de FR. FRANCK, elles abandonnent le cordon sympathique à la base du crâne pour se rendre au trijumeau par un petit filet spécial qui va se jeter dans le ganglion de Gasser ; de là par l'ophtalmique et les filets ciliaires elles gagnent le globe oculaire et le plexus ciliaire (fig. 105). En outre un certain nombre de fibres irido-dilatatrices proviennent directement de la moelle allongée et passent dans le tronc du trijumeau.

Les mouvements de resserrement et de dilatation de la pupille sont provoqués par action réflexe sous un grand nombre d'influences : la principale consiste dans l'excitation de la rétine par les rayons lumineux : la pupille se contracte à la lumière, se dilate à l'obscurité. De plus tout effort d'accommodation, la convergence des yeux s'accompagnent d'un rétrécissement pupillaire ; d'autre part la dilatation de la pupille est produite par toute excitation un peu vive des nerfs sensitifs douleur , par l'accumulation de CO^2 dans le sang (asphyxie. Certains poisons exercent une action remarquable sur l'iris : les uns dits *mydriatiques*, comme l'atropine, paralysent le sphincter irien : d'où dilatation de la pupille : les autres dits *myotiques*, comme l'ésérine ont une action inverse : ils rétrécissent la pupille ; l'ésérine est antagoniste de l'atropine. Ces poisons agissent aussi sur l'appareil de l'accommodation, sur le muscle ciliaire ; l'atropine paralyse ce muscle et l'ésérine le fixe au contraire en contraction spasmodique.

2° Accommodation. — On nomme accommodation la propriété que possède l'appareil dioptrique de l'œil de modifier son pouvoir réfringent de manière que les objets placés à des distances variables de l'œil puissent toujours former une image nette sur la rétine. Il n'est pas possible de voir avec netteté simultanément deux objets placés sur la même ligne visuelle, à une distance différente ; pour les voir distinctement il faut les regarder successivement, c'est-à-dire *accommoder* l'œil pour la distance à laquelle se trouve chacun d'eux. L'accommodation est opérée par des modifications dans les rayons de courbure du cristallin. Cette expérience de Purkinje le démontre. Lorsqu'on place la flamme d'une bougie devant l'œil d'une personne on distingue, en regardant latéralement cet œil, trois images de la flamme ; la première droite et brillante se forme par réflexion sur la cornée ; la seconde, plus grande, moins éclairée et droite aussi, se produit sur la face antérieure convexe du cristallin ; la troisième petite et renversée sur la face postérieure du cristallin agissant comme miroir concave. Or si la personne en observation regarde d'abord un objet rapproché puis un objet éloigné, on s'aperçoit que les dimensions des images cristalliniennes se modifient, tandis que l'image cornéenne demeure invariable. Les images cristalliniennes, surtout celle qui est donnée par la face antérieure de la lentille, se rapetissent pour la vision d'objets rapprochés et s'agrandissent au contraire pour la vision éloignée ; d'où l'on déduit que dans le premier cas les faces du cristallin, surtout sa face antérieure se bombent davantage, par conséquent diminuent leur rayon de courbure, et que dans le second cas l'inverse se produit, les faces du cristallin s'aplatissent et augmentent leur rayon de courbure.

Par quel mécanisme s'opèrent ces mouvements du cristallin ? C'est un muscle, le muscle ciliaire, situé à la périphérie de la lentille qui en est l'agent essentiel. Le muscle ciliaire est formé de fibres lisses, à direction radiaire qui prennent leur insertion fixe sur l'angle irido-cornéen et leur insertion mobile en arrière de ce point sur une large étendue de la choroïde antérieure ; en outre, ce muscle contient aussi en avant quelques fibres circulaires disposées en anneau à la manière d'un sphincter, autour des procès ciliaires. Le mode d'action du muscle ciliaire dans l'accommodation serait le suivant, d'après Helmholtz. A l'état de repos de l'œil, le cristallin est déprimé et aplati au maximum d'une façon purement mécanique par la tension des fibres de la zonule de Zinn, qui s'attachent d'une part à l'équateur du cristallin et d'autre part à la face interne des procès ciliaires et à l'hyaloïde. Si l'on supprime cette traction de la zonule, le cristallin prend mécaniquement par la réaction élastique de son tissu, son maximum de courbure. Le muscle ciliaire aurait précisément pour effet de produire par la contraction de ses fibres radiées le relâchement de la zonule ; en tirant sur la choroïde, il porte en avant les insertions postérieures de la zonule et permet ainsi au cristallin d'augmenter mécaniquement la convexité de ses courbures.

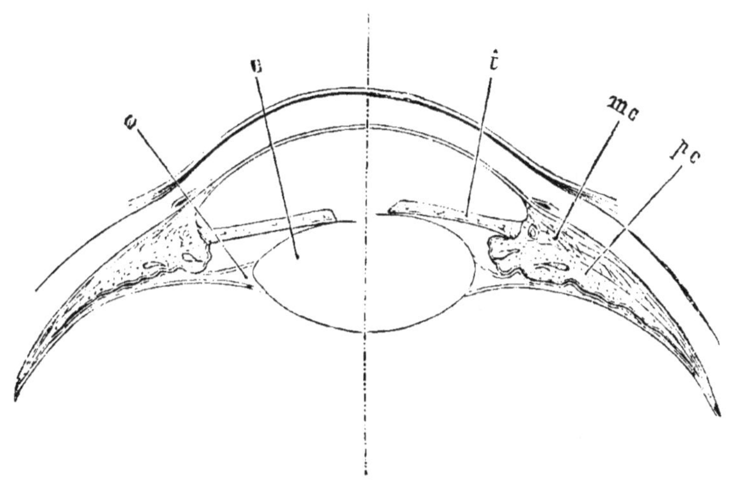

Fig. 121.
Schéma du mécanisme de l'accommodation.
c, cristallin. — z, zone de Zinn. — i, iris. — pc, procès ciliaires. — mc, muscle ciliaire.

Quant aux fibres circulaires, leur mode d'action est d'une interprétation plus difficile. Rouget supposa qu'en pressant sur les procès ciliaires, elles amèneraient une turgescence vasculaire, une sorte d'érection de ces organes qui, à leur tour comprimeraient la périphérie du cristallin de façon à faire bomber ses faces. Mais les procès ciliaires ne touchent pas le cristallin. Il est plus probable que les fibres circulaires agissent comme les fibres radiées ; en resserrant l'anneau qu'elles forment, elles attireraient les parties antérieures de la choroïde vers la périphérie de la cornée et relâcheraient ainsi la zonule.

Il résulte de là que dans la vision des objets très éloignés, le muscle ciliaire doit être complètement relâché, au repos ; théoriquement pour l'œil normal, *emmétrope*, cet état ne devrait exister que dans la vision des objets situés à l'infini (rayons parallèles) ; mais en pratique on peut admettre que l'œil est encore au repos dans la vision des objets situés à 60 ou 65 mètres (punctum remotum R). Au contraire, dans la vision des objets rapprochés l'œil devient actif, le muscle ciliaire se contracte. L'accommodation est donc un phénomène actif, qui n'a pour limite que la limite de la contraction musculaire et de l'élasticité du cristallin. Pour l'œil normal, cette limite est atteinte quand l'objet est placé à environ 12 centimètres de l'œil (punctum proximum P). Le passage de R à P s'opère donc par une contraction musculaire, le passage inverse de P à R par le relâchement musculaire. Avec l'âge, la force d'accommodation diminue et le punctum proximum s'éloigne (*presbytie*), ce qui tient moins à un affaiblissement de la puissance du muscle ciliaire, qu'à une diminution de l'élasticité du tissu cristallinien.

Le muscle ciliaire est innervé par le nerf moteur oculaire commun ; l'excitation de ce nerf fait bomber les faces du cristallin. Le sympathique contient au contraire des fibres à action inverse ; leur excitation produit le relâchement du muscle ciliaire, sans doute en développant une action inhibitoire dans les cellules ganglionnaires du plexus ciliaire, comme l'ont avancé MORAT et DOYON.

3° Rétine. — La rétine est la membrane sensible de l'œil. Les histologistes y ont décrit depuis longtemps la superposition suivante des éléments nerveux de dehors en dedans : couches des cônes et bâtonnets, grains externes, moléculaire externe, grains internes, moléculaire interne, ganglionnaire, fibres du nerf optique. Cette structure se trouve considérablement simplifiée par les recherches de RAMON Y CAJAL. Les éléments nerveux rétiniens se composent de trois neurones superposés, comme l'indique le schéma ci-contre. Le neurone le plus externe est représenté par le grain externe muni de

deux prolongements ; l'un cellulipète venant du cône ou du
bâtonnet, l'autre cellulifuge s'engageant dans la couche moléculaire externe. Ce dernier se termine par un simple bouton
s'il provient du grain d'un bâtonnet, par une arborisation terminale, s'il provient du grain d'un
cône ; l'un et l'autre du reste se
mettent en rapport avec des arborisations du neurone sous-jacent. Le
grain externe n'est pas autre chose
que la cellule nerveuse de ce neurone périphérique ; les cônes et les
bâtonnets sont des cellules épithéliales différenciées. Le neurone de
seconde ligne est représenté par le
grain interne muni également de
deux prolongements, l'un cellulipète, l'autre cellulifuge. Le prolongement cellulipète prend naissance
dans la couche moléculaire par une
riche arborisation s'articulant avec
les prolongements de plusieurs bâtonnets ou cônes ; ainsi s'opère une
première réduction ou condensation
des voies d'innervation. Le prolongement cellulifuge s'engage dans la
couche moléculaire interne et va se
mettre en contact par une arborisation terminale avec les prolongements protoplasmiques des cellules

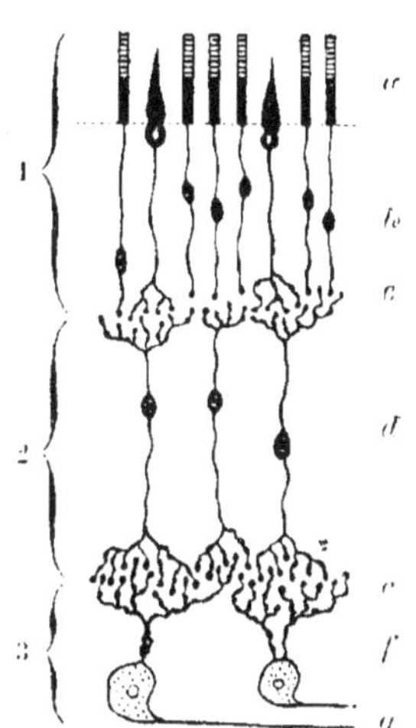

Fig. 122.

Schéma des éléments ner-
veux de la rétine d'après
les travaux de R. CAJAL.

a, cônes et bâtonnets. — *b*,
grains externes. — *c*, moléculaire externe. — *d*, grains internes. — *e*, moléculaire interne.
— *f*, cellules ganglionnaires. —
g, fibres du nerf optique. — 1,
neurone externe. — 2, neurone
de deuxième ligne. — 3, neurone
de troisième ligne.

ganglionnaires. Ces dernières constituent les neurones de
troisième ligne. Chacune d'elles s'articule par ses dendrites avec
les prolongements de plusieurs grains internes, d'où nouvelle
réduction des voies d'innervation, et émet un prolongement
cylindre-axile qui forme une fibre du nerf optique. On voit
que, par suite de la condensation successive des voies d'innervation dans la marche vers le cerveau, les cônes et les bâtonnets sont beaucoup plus nombreux que les fibres du nerf

optique et que, par conséquent, il n'y a pas une fibre nerveuse cérébrale pour chacun de ces éléments. Telle est du moins la disposition des éléments rétiniens dans les parties périphériques de la rétine ; mais il en est autrement pour la tache jaune ; à ce niveau en effet il n'y a que des cônes chez l'homme et la réduction des voies d'innervation y est beaucoup moins prononcée ; c'est-à-dire que chaque cellule ganglionnaire et chaque fibre nerveuse, par conséquent, correspond à un seul cône ou à deux tout au plus.

a. *Excitabilité de la rétine.* — La rétine est l'intermédiaire obligé entre le phénomène physique de la lumière (vibrations de l'éther) et le phénomène physiologique de l'excitation nerveuse (vibration nerveuse). Ainsi les rayons lumineux tombant sur la section du nerf optique ne produisent aucune sensation de lumière. Mais la rétine, comme le nerf optique, est sensible aux excitants autres que la lumière; seulement elle réagit toujours en donnant une sensation lumineuse (principe de l'énergie spécifique des appareils nerveux). Par exemple, la piqûre de la rétine ou du nerf optique, ou toute autre excitation mécanique ou électrique donne lieu à une sensation lumineuse subjective (*phosphènes*); si l'on comprime avec le doigt un point de la surface de l'œil, on perçoit un cercle lumineux dans le champ visuel du côté opposé au point comprimé.

Les différentes parties de la rétine ne sont pas également sensibles à la lumière. On nomme champ visuel l'ensemble des points de l'espace qui viennent former leur image sur la rétine. Il est facile de déterminer le champ visuel monoculaire pour une position fixe de l'œil à l'aide de l'instrument appelé *périmètre*. On peut aussi le déterminer grossièrement en marquant sur un tableau, placé à une petite distance devant l'œil, les points qui sont visibles excentriquement pendant que le regard fixe un point au centre du tableau. En réunissant tous les points périphériques, on délimite le champ visuel en projection sur un plan. L'espace ainsi circonscrit n'est pas un cercle parfait; les parties sensibles de la rétine s'étendent moins loin du côté temporal que du côté nasal; l'extension périphérique de la partie temporale ne nous servirait en effet qu'à voir notre nez.

Il est un point de la rétine absolument inexcitable par les rayons lumineux ; c'est le point d'entrée du nerf optique ou papille ; on lui donne aussi le nom de *punctum cæcum*. Normalement ce point insensible ne se traduit par aucune lacune, aucun scotome dans le champ visuel ; par l'habitude nous en faisons abstraction. Mais on peut le rendre évident artificiellement dans cette expérience de MARIOTTE : on marque sur une feuille de papier blanc deux points noirs distants de quelques centimètres et l'on fixe avec un seul œil un de ces points ; pour une certaine distance de l'œil à l'objet, l'autre point devient absolument invisible, lorsque précisément son image vient tomber sur le punctum cæcum.

La sensibilité rétinienne acquiert au contraire son maximum au niveau de la tache jaune, surface qui n'a que 1 millimètre carré et qui se trouve à l'extrémité postérieure du diamètre antéro-postérieur de l'œil. C'est la partie de la rétine qui nous sert exclusivement pour distinguer les menus objets. Deux fils très rapprochés, qui sont vus séparément lorsque leur image se peint sur la tache jaune, doivent être 150 fois plus écartés pour être encore vus distinctement lorsque leur image tombe sur les parties périphériques de la rétine. De même lorsque nous lisons, nous ne voyons distinctement à la fois qu'un très petit nombre de lettres, celles dont l'image se forme précisément sur la tache jaune et pour lire toute une ligne il faut que l'œil se déplace de façon à amener successivement les images sur la partie centrale de la rétine.

Il ne suffit pas de déterminer en surface les différences de l'excitabilité rétinienne, il faut encore se demander quels sont parmi les différents éléments stratifiés de la rétine ceux qui subissent les premiers l'influence des rayons lumineux. L'ordre dans lequel se superposent les éléments rétiniens ne saurait nous renseigner sur ce point, car les premiers éléments atteints par les rayons lumineux sont évidemment les fibres du nerf optique qui constituent la couche la plus interne, en rapport avec le corps vitré ; or il est clair que la lumière n'agit pas directement sur ces fibres, mais bien sur les éléments terminaux situés plus excentriquement. L'expérience suivante, dite de *l'arbre vasculaire* de Purkinje rend très vraisemblable que les premiers éléments impressionnés par la lumière sont les cônes et les bâtonnets. Les vaisseaux de l'œil qui rampent dans les couches antérieures de la rétine projettent normalement leur ombre sur les couches postérieures de cette membrane. A l'état normal par l'effet de l'habitude nous ne percevons pas cette ombre; mais, par un éclairage approprié, faisons en sorte que l'ombre se projette sur des parties de la rétine qui n'ont pas coutume d'être impressionnées par elle, et nous distinguerons immédiatement les vaisseaux rétiniens avec le dessin de toutes leurs arborisations. Pour cela il suffit, pendant que l'on regarde un fond obscur de placer une source lumineuse très latéralement par rapport à l'œil. En se basant sur la grandeur apparente du mouvement que présente cette ombre dans le champ visuel, lorsqu'on déplace la source lumineuse, Helmholtz a calculé que la couche de la rétine impressionnée par l'ombre des vaisseaux doit être séparée des vaisseaux eux-mêmes par une distance qui est précisément égale à l'épaisseur de la rétine. C'est dire que les éléments impressionnés sont les cônes et les bâtonnets.

Les rayons lumineux traversent donc toutes les couches de la rétine pour venir exciter les éléments terminaux; il est probable que ce n'est qu'après réflexion sur la choroïde que les rayons agissent sur les cônes et les bâtonnets. Le pigment choroïdien, d'après Rouget, n'aurait pas seulement pour rôle d'absorber les rayons lumineux, mais encore celui de les réfléchir à la façon du tain d'un miroir. Les cellules pigmentaires qui tapissent la choroïde envoient entre les cônes et les bâtonnets des prolongements protoplasmiques effilés qui présentent des mouvements très remarquables; Kühne a vu, chez la grenouille, les grains de pigment émigrer sous l'action d'une vive lumière dans les interstices des cônes et des bâtonnets de façon à les entourer d'une gaine pigmentaire, et réintégrer le corps cellulaire. à l'obscurité.

Nous ignorons comment l'énergie physique (vibrations de

l'éther) se transforme dans la rétine en énergie nerveuse. Cependant les recherches de Boll et Kühne montrent qu'il doit y avoir un processus chimique intermédiaire. Dans l'obscurité le segment externe des bâtonnets tourné du côté de la choroïde se colore vivement en rouge. Cette teinte est due à une matière colorante le *rouge rétinien*, ou *érythropsine*. Or, fait remarquable, cette substance se décolore très vite à la lumière ; mais elle reste inaltérable et se fixe si l'on plonge l'œil dans une solution d'alun à l'obscurité. On a pu utiliser cette propriété pour obtenir des photographies des objets sur la rétine (*optogrammes*). Pour cela l'œil d'un animal préalablement tenu à l'obscurité est placé pendant quelque temps devant un objet éclairé, une fenêtre par exemple : puis l'animal est sacrifié et son œil rapidement énucléé est plongé dans une solution d'alun, à l'abri de la lumière. Alors, quand la fixation du rouge rétinien est effectuée, on peut constater que l'image de la fenêtre avec ses montants et ses barreaux se trouve dessinée sur la rétine ; les parties éclairées sont transparentes et le reste rouge.

b. *Sensations visuelles.* — On sait que la sensation de lumière blanche nous est donnée par la fusion de toutes les couleurs du spectre. Voilà un premier fait qui démontre que dans le mélange de toutes les vibrations de longueur d'onde différente, l'œil n'en perçoit que la résultante et non les composantes. Mais dispersons les vibrations de longueur d'onde différente à l'aide d'un prisme, chaque portion du spectre d'où partent des vibrations d'une seule longueur d'onde impressionnera la rétine d'une façon différente et nous donnera diverses sensations de couleur. Nous distinguons dans ces sensations plusieurs qualités : 1° l'intensité lumineuse ; elle dépend de l'impression plus ou moins forte que nous ressentons ; 2° la teinte des couleurs ; en outre des couleurs du spectre nous en distinguons quantité d'autres et la gamme en est indéfinie ; depuis le rouge jusqu'au violet, nous pouvons percevoir une foule de nuances ; 3° le ton ou saturation, selon que le caractère de la sensation chromatique est plus ou moins accentué. On a émis l'hypothèse que les bâtonnets sont en rapport avec la perception des différences d'intensité lumineuse et les cônes avec la perception des couleurs. Quoi qu'il en soit, il est anatomiquement impossible d'admettre l'existence d'une fibre nerveuse spéciale pour la perception de chaque couleur; le nombre de ces fibres n'est pas suffisant pour que le principe de l'énergie spécifique des organes nerveux soit applicable de cette façon à la rétine. La théorie de YOUNG reprise par HELMHOLTZ rend compte d'une manière plausible de la perception des couleurs. Pour YOUNG il y a trois couleurs fondamentales, le rouge, le vert et le bleu et trois fibres nerveuses élémentaires distinctes possédant chacune une énergie spécifique correspondant à chacune de ces couleurs. L'excitation égale et simultanée des trois sortes de fibres donne la sensation de la lumière blanche; l'excitation de chacune d'elles donne soit la sensation du rouge, soit la sensation du vert, soit la sensation du bleu et la perception de toutes les nuances des couleurs résulte de la variété infinie dans l'intensité de l'excitation de ces fibres. Cette théorie donne l'explication de certains troubles pathologiques que l'on observe dans la perception des couleurs. Il peut arriver que les trois ordres de fibres soient inexcitables; dans ce cas, il y a cécité complète pour toutes les couleurs (*achromatopsie*). Mais ordinairement une seule catégorie de ces fibres, celle du rouge, est inexcitable (*daltonisme*). Les daltoniens voient les objets rouges colorés en vert. La théorie de Young permet aussi d'expliquer des phénomènes du genre de celui-ci : lorsque après avoir fixé pendant quelque temps une surface rouge vivement éclairée, on porte le regard sur une surface blanche, on voit vert. En effet, les fibres pour le rouge étant fatiguées, la lumière blanche qui normalement pour l'œil reposé excite également les trois sortes de fibres, n'excite plus efficacement, dans le cas particulier, que les fibres non épuisées. L'excitation des fibres du rouge n'ayant plus d'effet, c'est le vert, c'est-à-dire la couleur complémentaire que l'on perçoit.

Les sensations visuelles présentent au point de vue de leur durée les mêmes particularités que les sensations fournies par les autres organes des sens : elles persistent un certain temps après que l'excitant a cessé d'agir. On n'ignore pas que c'est en raison de cette persistance des impressions visuelles qu'un point lumineux nous donne la sensation d'une ligne lorsqu'il se meut rapidement, qu'un disque à secteurs colorés des différentes couleurs du spectre nous paraît blanc quand il est animé d'un mouvement de rotation suffisamment rapide, etc.

Les objets forment sur la rétine des images renversées. Cependant nous voyons les objets droits. Cela tient à ce que nous rapportons toutes nos impressions rétiniennes à l'extérieur précisément dans la direction que les rayons lumineux ont dû suivre pour arriver jusqu'à la rétine. C'est une opération psychique ; les sensations visuelles ont en effet un caractère éminemment objectif, et non subjectif comme les impressions olfactives et gustatives. La fusion des deux images fournies par les deux yeux en une sensation unique est aussi le résultat d'une opération psychique : lorsque des points similaires des deux rétines sont excités simultanément, nous n'avons qu'une sensation: si cette condition n'est pas remplie, la sensation devient double (*diplopie* dans le *strabisme*). Toutefois dans ce résultat il n'y a rien de préétabli, mais seulement un effet de l'habitude ; car les gens atteints de strabisme depuis plusieurs années y voient simple ; qu'on les opère pour remédier à la déviation des globes oculaires, ils deviennent diplopiques pour un temps, jusqu'à ce que le trouble visuel ait été de nouveau corrigé par l'habitude.

Nos sensations visuelles (grâce à l'éducation de la vue par les autres organes des sens, principalement le toucher) nous permettent de porter divers jugements sur la nature, la forme et aussi sur la grandeur, la distance, le relief des objets. L'angle visuel sous lequel un objet est vu, la conscience de l'effort d'accommodation qu'il est nécessaire de développer nous donnent déjà des indications sur la distance et la grandeur. La notion de relief résulte de plus de la différence des images qui se forment sur chaque rétine ; les deux yeux occupent des positions différentes dans l'espace ; par conséquent l'un doit voir des parties d'un objet qui sont cachées pour l'autre et vice versa. L'illusion du relief produit par l'appareil nommé *stéréoscope* provient précisément de la superposition de deux images représentant le même objet vu de deux points différents.

On appelle *illusions d'optique* les erreurs que nous commettons dans nos jugements visuels. En voici des exemples : un carré blanc sur fond noir nous paraît plus grand qu'il n'est en réalité. Pour expliquer ce fait on a admis que les parties blanches plus vivement éclairées impressionnent non seulement les points de la rétine où elles viennent se peindre, mais encore les points voisins (*irradiation*). C'est par l'irradiation et la persistance des impressions lumineuses qu'on explique la plupart des illusions d'optique. Une ligne droite coupée transversalement par une série de traits verticaux nous paraît plus grande qu'une droite de même longueur non divisée, etc. Voici maintenant une illusion sur les couleurs. Collons un rond de papier blanc sur un papier vert et appliquons un papier blanc transparent par-dessus. Le rond blanc nous paraîtra coloré en rouge. Cela provient de ce que nous considérons le fond comme blanc, bien qu'il ne le soit pas absolument ; alors le rond blanc n'est plus vu comme tel et nous lui attribuons la couleur complémentaire du fond sur lequel il se détache.

4° Organes annexes de l'appareil oculaire. — Parmi ces organes annexes ceux qui jouent un rôle prépondérant sont les muscles de l'œil et l'appareil lacrymal.

a. *Muscles de l'œil.* — L'enchâssement de l'œil dans la capsule de Tenon est comparable à une articulation énarthrodiale. Les mouvements de l'œil s'effectuent dans le plan de tous les méridiens, mais on peut les réduire pour l'analyse à trois catégories : mouvements d'adduction et d'abduction ; mouvements d'élévation et d'abaissement et mouvements obliques ou diagonaux. Dans le mouvement d'adduction la pupille est portée en dedans vers l'angle nasal de la fente palpébrale : il est dû à la contraction du droit interne ; dans l'abduction la pupille se dirige en dehors sous l'influence du droit externe. Les mouvements d'élévation ou d'abaissement du globe résultent de la contraction du droit supérieur ou du droit inférieur ;

mais en raison de l'obliquité de ces muscles par rapport à l'axe antéro-postérieur de l'œil, la pupille est en même temps portée en dedans ; pour qu'elle se dirige directement en haut ou en bas il faut donc que d'autres muscles viennent corriger cette action adductrice. Ces muscles sont les obliques : l'oblique

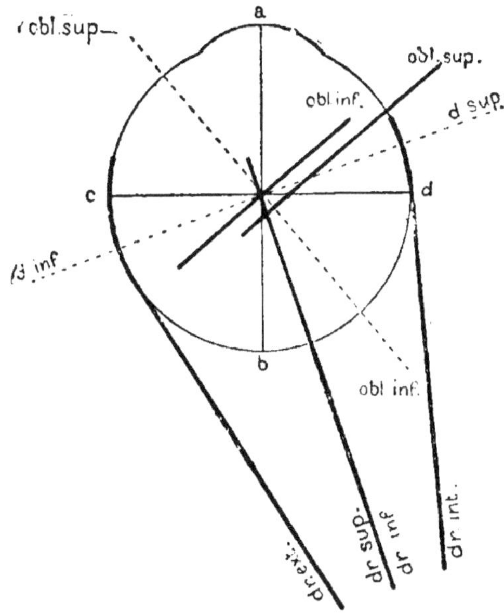

Fig. 123.

Schéma des axes de rotation du globe oculaire et de l'action des muscles.

inférieur ou petit oblique associe son action à celle du droit supérieur ; l'oblique supérieur ou grand oblique corrige l'action du droit inférieur. Cela ressort de l'action propre des obliques qu'il est facile de déduire de leurs insertions. Le petit oblique porte en effet la pupille en haut et en dehors, le grand oblique la porte en bas et en dehors. En même temps ces muscles font subir au globe oculaire un mouvement de rotation autour de son axe antéro-postérieur (muscles rotateurs du globe). On se rappelle que le droit externe est innervé par le moteur oculaire externe, le grand oblique par le pathétique et tous les autres muscles par le moteur oculaire commun. Dans les mouvements de latéralité combinés des deux yeux le droit externe d'un côté devant se contracter synergiquement avec le droit interne de l'autre côté, on peut en inférer qu'il existe (nous l'avons déjà fait remarquer) des voies d'association entre les noyaux du moteur oculaire commun et du moteur oculaire externe. Les mouvements de la paupière supérieure sont dus à deux muscles, l'un l'orbiculaire, innervé par le facial, préside à l'occlusion des paupières (clignement), l'autre le releveur innervé par le moteur oculaire commun maintient la paupière relevée.

b. *Sécrétion lacrymale.* — Produit de sécrétion de la glande lacrymale, les larmes sont réparties uniformément par les mouvements de clignement à la surface de la cornée et de la conjonctive, qu'elles lubréfient. Elles sont composées d'eau tenant en dissolution du chlorure de sodium. Le nerf lacrymal, branche de l'ophtalmique, contient la plupart des filets sécrétoires de la glande (une petite partie de ces fibres se trouvent dans le sympathique) ; la sécrétion se fait par action réflexe sous l'influence de l'excitation des nerfs sensibles de la cornée, de la conjonctive, de la muqueuse pituitaire et aussi consécutivement à l'excitation d'un grand nombre d'autres nerfs sensibles ou sous l'influence d'impressions psychiques (douleur). Les larmes incessamment sécrétées sont conduites dans le méat inférieur des fosses nasales par l'appareil excréteur (conduits lacrymaux, sac lacrymal, canal nasal). On a émis diverses hypothèses pour expliquer le mécanisme de cette excrétion. L'aspiration qui se produit dans les voies lacrymales par la diminution de pression de l'air dans les fosses nasales au moment de l'inspiration, doit être la cause principale de la progression des larmes. Toutefois les contractions du muscle orbiculaire des paupières et du petit muscle de HORNER (clignement) ont une influence incontestable, car l'excrétion des larmes est troublée par la paralysie de ces muscles ; peut-être agissent-ils en dilatant les canaux lacrymaux et le sac lacrymal (?). De plus un système de valvules facilite la progression des larmes des points lacrymaux vers les fosses nasales.

TROISIÈME PARTIE

FONCTIONS DE GÉNÉRATION

Tout être vivant provient d'un être vivant (du moins de nos jours). Les expériences de Pasteur ont ruiné l'hypothèse de la génération spontanée. La génération est la fonction par laquelle les êtres vivants se multiplient en donnant naissance à des êtres semblables à eux. Nous étudierons d'abord les conditions qui se rattachent à l'accomplissement de cette fonction, puis nous ajouterons quelques mots sur la manière dont se fait la nutrition chez l'embryon et le fœtus.

CHAPITRE PREMIER

REPRODUCTION

Qu'on l'envisage à n'importe quel degré de l'échelle zoologique, la reproduction s'effectue toujours par la séparation d'un fragment de protoplasma du corps de l'être vivant, soit par division du corps tout entier de l'individu, soit par la chute d'un simple bourgeon, soit, pour les animaux supérieurs, par la formation d'une cellule spéciale, l'œuf ou ovule. L'ovule (élément femelle) pour se développer et donner naissance au nouvel être doit s'unir à un autre élément, le spermatozoïde (élément mâle). Ce phénomène se nomme *fécondation*. Ce n'est qu'exceptionnellement, chez quelques insectes notamment, que l'on peut voir les œufs se développer sans fécondation préalable, du moins pendant quelques générations (*parthénogénèse*).

La reproduction sexuelle est la seule qui nous intéresse en physiologie humaine.

ARTICLE I

FONCTIONS DE L'APPAREIL GÉNITAL MALE

Le rôle de l'appareil génital mâle est de former l'élément fécondant, le spermatozoïde, et de porter cet élément dans les organes génitaux femelles.

1° Spermatogénèse. — Au moment de la puberté (treize à quinze ans dans nos climats) les testicules augmentent de volume et la sécrétion spermatique commence à s'établir. En même temps on voit apparaître les caractères sexuels secondaires (développement des poils, mue de la voix, etc.). L'instinct sexuel s'éveille.

Le sperme éjaculé est un liquide visqueux, blanchâtre, de réaction neutre ou légèrement alcaline, d'odeur spéciale rappelant celle du pollen de l'épine-vinette; il contient des matières albuminoïdes, de la nucléine, de la lécithine, des sels, principalement des phosphates; une base organique cristallisable (cristaux de Charcot). Au sein du liquide se trouve l'élément figuré, le spermatozoïde. Composé d'une tête allongée et aplatie, d'un segment moyen cylindrique et d'une queue très longue et amincie vers la pointe, le spermatozoïde a une longueur totale de 50 µ environ; il se meut avec vivacité dans le sperme frais, maintenu à la température du corps; cette mobilité, il la doit aux mouvements ondulatoires de la queue, sorte de flagellum qui fouette le liquide dans un plan transversal; ainsi il progresse comme une anguille, et toujours dans le même sens la tête en avant. Les mouvements des spermatozoïdes persistent très longtemps, si le sperme est mis à l'abri de la dessiccation; on a trouvé des spermatozoïdes vivants dans l'utérus huit jours et plus après le coït. Les anesthésiques, le froid les paralysent, sans les tuer, si leur action n'est pas trop prolongée. Mais l'eau, l'alcool, les acides, une température élevée les tuent. Il est probable que certaines substances doivent exercer sur les spermatozoïdes une action chimiotactique; BALBIANI a vu chez le papillon du ver à soie les spermatozoïdes collectés dans la poche copulatrice se précipiter sur les œufs au moment de la ponte pour les féconder, en luttant entre eux de vitesse. Les spermatozoïdes se forment dans des cellules spéciales des tubes séminifères, les *spermatoblastes* (consultez sur ce sujet les traités d'histologie). Quant au liquide mucilagineux du sperme, il est fourni par la sécrétion des glandes prostatiques, des glandes de COOPER et de l'urèthre.

2° Excrétion du sperme. — Les sensations de volupté déterminent par action réflexe *l'éjaculation* du sperme; pour cela il faut d'abord que l'organe copulateur, la verge, présente un certain état de rigidité ou d'*érection*.

a. *Érection.* — L'érection est due à l'accumulation du sang sous une certaine tension dans les mailles du tissu caverneux de la verge. De GRAAF l'a démontré en liant la verge en érection à sa racine chez un chien; l'érection maintenue grâce à la ligature cessa après l'incision de la verge, c'est-à-dire après l'écoulement du sang. Les corps caverneux et le corps spongieux de l'urèthre sont formés d'un tissu aréolaire dont chaque lacune est tapissée par un endothélium et se trouve en communication avec les terminaisons des artérioles et des veinules. L'accumulation du sang sous pression dans ce système lacunaire est le résultat d'une vaso-dilatation artérielle s'opérant sous l'influence des nerfs érecteurs, découverts par ECKARDT (voyez *Vaso-dilatateurs*, p. 154). De plus, les muscles ischiocaverneux et bulbo-caverneux par leur contraction compriment les racines des corps caverneux et le bulbe de l'urèthre; ils refoulent ainsi le sang vers la verge. Cette action musculaire est indispensable pour que l'érection soit complète; en injectant les vaisseaux de la verge sur le cadavre, l'érection que l'on détermine est imparfaite.

L'érection se produit par action réflexe; le centre du réflexe est situé, comme nous l'avons déjà dit, dans la moelle lombaire.

Il entre en action sous l'influence de l'excitation des nerfs sensibles de la verge et aussi sous l'influence de diverses excitations psychiques (images de volupté). Par contre, d'autres impressions d'origine cérébrale peuvent y développer une action inhibitoire et empêcher l'érection.

b. *Éjaculation.* — Au moment de l'orgasme vénérien le sperme est projeté avec force et d'une manière saccadée hors du canal de l'urèthre. Ce phénomène est le résultat de contractions musculaires d'origine réflexe (centre nerveux dans la moelle lombaire) : contractions péristaltiques des muscles lisses des vésicules séminales, des canaux déférents et surtout contractions rythmiques du bulbo-caverneux qui exprime par saccades le contenu du canal de l'urèthre. D'après M. DUVAL, le muscle de WILSON par sa contraction fermerait la portion membraneuse de l'urèthre : le sperme s'accumulerait ainsi en arrière de cet obstacle sous une forte tension et au moment de l'éjaculation le muscle se relâcherait rythmiquement pour le laisser échapper. Pendant l'érection le canal de l'urèthre est fermé du côté de la vessie par la saillie du *veru montanum.*

ARTICLE II

FONCTIONS DE L'APPAREIL GÉNITAL FEMELLE

La puberté chez la femme est marquée (vers la quatorzième année) par l'apparition des règles (*menstruation*) et l'expulsion des ovules hors des *ovisacs* ou *follicules de* GRAAF (*ovulation*). En même temps apparaissent les caractères sexuels secondaires : développement des poils sur le pubis, développement de la glande mammaire, augmentation des dimensions du bassin.

1° Menstruation. — A chaque époque menstruelle les organes génitaux de la femme sont le siège d'une suractivité circulatoire intense, qui aboutit à un écoulement sanguin par la vulve. Le liquide qui s'écoule est d'abord muqueux et sanguinolent, puis la proportion de sang augmente. Ce flux menstruel dure environ 3 à 4 jours ; le sang rendu est incoagulable, sans doute en raison de l'alcalinité que lui donne son mélange avec les sécrétions utérine et vaginale ; il provient des vaisseaux de la muqueuse utérine. Les cellules épithéliales superficielles de cette muqueuse s'exfolient et laissent à nu la surface sous-jacente gonflée et hypérémiée ; les capillaires distendus se rompent par place. Après la cessation des règles, l'épithélium se régénère par prolifération des cellules profondes. La quantité de sang perdue est très variable suivant les femmes, en moyenne 100 à 200 grammes. Différents phénomènes nerveux accompagnent cet écoulement sanguin : sensation de pesanteur dans les reins et le bassin, lassitude, etc. L'écoulement menstruel se reproduit périodiquement à peu près tous les vingt-huit jours à l'état normal, et la menstruation dure jusqu'à l'âge de quarante-cinq ans environ dans nos climats, puis cesse (*ménopause*).

2° Ovulation. — A chaque période menstruelle un ovule se détache de l'ovaire (ordinairement un seul, mais quelquefois plusieurs, comme le prouvent les grossesses gémellaires). L'ovule est logé dans le follicule de Graaf ; pour qu'il arrive jusque dans l'utérus, il faut : 1° que l'ovisac se rompe ; 2° que l'ovule soit pris par la trompe.

a. *Rupture du follicule de Graaf.* — Quand l'ovisac est mûr, il fait une forte saillie à la surface de l'ovaire et sa paroi s'amincit. Il suffit alors, pour qu'il se rompe, de la turgescence des vaisseaux du bulbe de l'ovaire ; quoiqu'il n'y ait pas dans ce phénomène une véritable érection, il est certain que la congestion des grosses veines du plexus ovarien exerce une pression excentrique sur la couche ovigène bien propre à favoriser la déhiscence du follicule. A cette cause Rouget ajoute la contraction des fibres musculaires lisses des ligaments larges. A un moment donné, le follicule éclate donc et laisse sortir l'ovule entouré des débris épithéliaux du *cumulus proliger*. Après la rupture, les parois du follicule s'hypertrophient, se colorent en jaune (*corps jaune*) ; puis, au bout d'un temps plus ou moins long, suivant que l'ovule est fécondé ou non, se résorbent en laissant une cicatrice à la surface de l'ovaire.

b. *Migration de l'ovule.* — L'ovule tombe dans le pavillon de la trompe. Le mécanisme d'après lequel s'opère cette migration de l'ovule n'est pas parfaitement élucidé. Il est probable que le pavillon de la trompe vient s'adapter à la

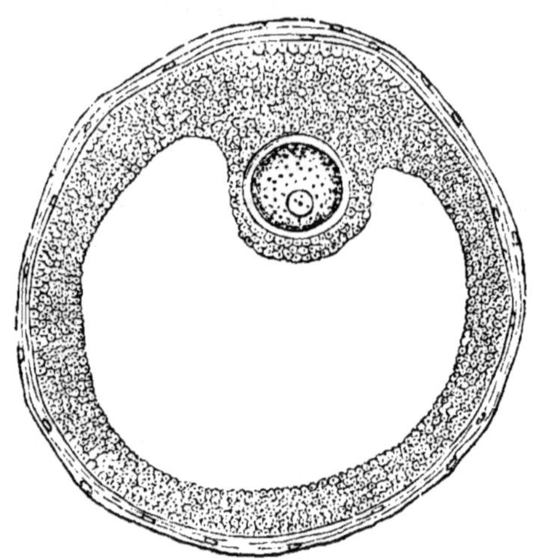

Fig. 124.
Follicule de Graaf de l'ovaire de chatte (KLEIN).

surface de l'ovaire, grâce à la turgescence vasculaire de son tissu et à la contraction de ses fibres lisses ; chez certains animaux le pavillon de la trompe est trop éloigné de l'ovaire pour que cette interprétation soit admissible ; on fait alors intervenir l'action de cellules épithéliales à cils vibratiles tapissant la cavité péritonéale. Quoi qu'il en soit, l'ovule parvenu dans la trompe est poussé par les cils vibratiles de l'épithélium de la muqueuse tubaire jusque dans la matrice. Là il se trouve en contact avec la surface cruentée de la muqueuse utérine ; s'il n'est pas fécondé, il se détruit ; mais s'il est fécondé il se greffe sur la muqueuse ; celle-ci l'entoure en bourgeonnant tout autour de lui de manière à lui former une enveloppe (caduque). Les phénomènes ultérieurs qu'il présente sont du ressort de l'embryologie. Nous nous bornerons ici à quelques détails sur les phénomènes intimes de la fécondation.

c. Fécondation. — Au moment de la copulation les organes génitaux de la femme entrent, comme ceux de l'homme, en érection; le clitoris fait saillie du côté du vagin, l'utérus se redresse, s'abaisse un peu et son col se dilate pendant l'orgasme vénérien. Le sperme peut être ainsi directement projeté dans l'utérus. Mais tous ces phénomènes ne sont pas indispensables pour la fécondation, car les spermatozoïdes simplement déposés dans le vagin peuvent, en vertu de leurs mouvements propres, émigrer jusque dans la matrice et les trompes et même jusqu'à la surface de l'ovaire, et opérer la fécondation dans ces différentes parties.

Pour que la fécondation s'effectue, il est nécessaire que le sperme prenne le contact de l'ovule; mais cette condition n'est pas encore suffisante, il faut de plus qu'un spermatozoïde pénètre dans l'ovule. L'ovule est une cellule possédant une membrane (*membrane vitelline*), un corps protoplasmique (*vitellus*) avec un noyau (*vésicule germinative*) contenant un nucléole (*tache germinative*). Les travaux de Van Beneden ont beaucoup contribué à faire connaître le processus intime de la fécondation. Celle-ci consiste dans la formation, aux dépens de l'ovule et de la tête du spermatozoïde, d'une cellule représentant en puissance le nouvel être. Avant la fécondation l'ovule est le siège de certains phénomènes; on voit en particulier la vésicule germinative rejeter hors du vitellus une partie de sa substance sous forme de deux globules arrondis (*globules polaires*). Après cette excrétion des globules polaires, le reste de la vésicule germinative constitue un élément nucléaire (le *pronucléus femelle*), qui en réalité ne représente qu'un demi-noyau de cellule. En effet, lorsque le spermatozoïde a pénétré dans l'ovule (soit en perforant la membrane vitelline, soit en passant par l'orifice ou *micropyle* que présente en un point l'œuf de certains animaux), la queue, simple organe de propulsion, se détache et se dissout; mais la tête engagée dans le vitellus ne se dissout point, elle forme un élément nucléaire (le *pronucléus mâle*) qui lui aussi représente un demi-noyau.

Alors on peut voir ces deux éléments, le pronucléus mâle et le pronucléus femelle, se rapprocher et s'accoler pour constituer une unité physiologique, le noyau de la première cellule de l'organisme, qui va, à partir de ce moment, donner naissance à toutes les autres en se divisant.

Beaucoup de questions physiologiques se présenteraient à propos de la fécondation, telles que la cause de la différence des sexes, la cause de l'hérédité, etc. Comme on ne saurait y répondre d'une manière assez positive, nous les laissons complètement de côté.

CHAPITRE II

NUTRITION DE L'EMBRYON ET DU FŒTUS

On devra étudier le développement de l'embryon dans les traités d'embryologie. Dans ce précis de physiologie nous ne ferons qu'indiquer en quelques lignes la manière dont se fait la nutrition et la circulation chez l'embryon et chez le fœtus.

Le vitellus de l'œuf contient des matériaux alimentaires de réserve dans lesquels l'embryon puisse pour se nourrir. Dans certains œufs, l'œuf des oiseaux par exemple, ces matériaux sont très abondants et suffisent pour le développement complet de l'embryon. Mais dans les œufs des mammifères il n'en est plus de même, le vitellus nutritif est très peu abondant ; la vésicule ombilicale qui le contient et le système de la circulation omphalo-mésentérique (première circulation), qui répond à ce premier mode de nutrition, ne sauraient donc suffire longtemps. Aussi leur existence est-elle très éphémère chez l'homme. Pour que l'embryon continue à se nourrir et à se développer il faut qu'il puisse tirer ses aliments du milieu intérieur de la mère. Cette condition est réalisée par la circulation placentaire.

Dans le placenta les vaisseaux du fœtus viennent se mettre par des divisions arborescentes en rapport avec les lacunes vasculaires du tissu utérin. Il n'y a pas communication entre les vaisseaux du fœtus et les vaisseaux de la mère, mais seulement contact intime. C'est au niveau du placenta que s'opèrent par osmose les échanges de matières entre le fœtus et la mère, dans le sens le plus large, c'est-à-dire non seulement les échanges gazeux, mais encore les échanges des autres matériaux nutritifs dissous dans le sang. Le placenta remplit donc les fonctions dévolues au poumon et au tube digestif chez l'adulte. A ce mode spécial de nutrition doit naturellement correspondre un régime circulatoire approprié.

Le mécanisme général de la seconde circulation ou circulation placentaire est facile à saisir si l'on part de ce point de vue que chez le fœtus le poumon et l'intestin ne remplissent aucune fonction, et que le placenta les remplace. Le sang artérialisé dans le placenta au contact du sang de la mère revient vers le corps du fœtus par la veine ombilicale située dans le cordon, traverse l'ombilic et se dirige vers le foie, glande qui doit déjà jouer un rôle important chez l'embryon si l'on en juge par son volume et son développement précoce. Au niveau du hile du foie le sang de la veine ombilicale se divise en deux parts : l'une se jette directement dans la veine cave par le *canal veineux* d'ARANZI, l'autre s'y rend également, mais après avoir traversé le système porte intra-hépatique ; le foie reçoit bien aussi la veine mésentérique (future veine porte), mais comme l'intestin ne fonctionne pas, cette veine n'a pas encore acquis l'importance qu'elle aura plus tard dans l'absorption ; aussi est-il naturel que ce soit la veine ombilicale qui prenne la place du système porte, puisqu'elle ramène les produits d'absorption puisés au niveau du placenta ; en somme, on doit comprendre que la veine ombilicale remplit les fonctions qui sont dévolues à la veine porte d'une part et aux veines pulmonaires d'autre part chez l'adulte. Arrivé dans la veine cave, le sang de la veine ombilicale se mélange avec le sang veineux venant des membres inférieurs et de la partie inférieure du tronc, et ce mélange de sang artériel et de sang veineux se déverse dans l'oreillette droite, ainsi que le sang veineux qui revient de la tête et des membres supérieurs. De l'oreillette droite une faible partie du sang seulement est lancée dans le ventricule droit et de là dans l'artère pulmonaire ; en effet, le poumon ne fonctionnant pas, la circulation pulmonaire qui est liée à l'hématose n'a pas de raison d'être : aussi le sang qui passe de la sorte dans l'artère pulmonaire est-il dirigé directement dans l'aorte par un vaisseau spécial, le *canal artériel* qui forme une anastomose entre l'artère pulmonaire et la crosse de l'aorte. Mais la plus grande partie du sang de l'oreillette droite est chassée dans l'oreillette gauche par un orifice de la cloison interauriculaire, le trou de Botal. De l'oreillette gauche le sang passe dans le ventricule gauche qui le lance dans l'aorte ; il se réunit bientôt à celui qui vient du ventricule droit par le canal artériel et se distribue ensuite dans toutes les artères du corps, comme chez l'adulte. Mais, de plus, de l'aorte abdominale naissent deux gros vaisseaux les artères ombilicales qui sortent du corps du fœtus par l'ombilic et gagnent le placenta par le cordon ; par ces vaisseaux le sang va s'artérialiser dans le placenta pour passer ensuite dans la veine ombilicale à travers les capillaires placentaires ; nous voici donc revenu à notre point de départ et le cycle circulatoire est fermé.

On voit que la circulation du fœtus diffère essentiellement de celle de l'adulte sur les deux points suivants : 1° la petite circulation ou circulation pulmonaire n'existe pas ; elle est remplacée par une circulation supplémentaire, la circulation placentaire ; 2° le sang du fœtus représente toujours un mélange de sang artériel et de sang veineux ; en effet, il n'y a que la veine ombilicale qui contienne seulement du sang artériel ; aussitôt que cette veine arrive au foie, le sang veineux commence à s'y mélanger et le mélange augmente de plus en plus au fur et à mesure que l'on s'éloigne du placenta, de telle sorte que les artères contiennent un sang fortement veineux.

Après la naissance la circulation placentaire est supprimée, l'enfant respire et la circulation pulmonaire s'établit : le trou de Botal se ferme et le canal artériel s'oblitère. L'enfant se nourrit par le tube digestif et le rôle de la veine porte commence : la veine ombilicale, ainsi que le canal veineux, qui n'ont plus de raison d'exister, se transforment en cordons fibreux ; il en est de même des artères ombilicales. Ainsi se trouve constituée la troisième circulation ou circulation définitive.

C'est donc dans le placenta que le sang du fœtus va puiser l'oxygène. Ce fait est établi non seulement sur la constatation du mode spécial de la circulation fœtale, mais aussi sur l'expérience directe. En ouvrant l'utérus d'une femelle pleine pour examiner le cordon, on s'aperçoit facilement que le sang revenant du placenta par la veine ombilicale est moins foncée (par conséquent plus riche en oxygène) que celui qui sort du corps du fœtus et qui se rend au placenta par les artères ombilicales. Lorsqu'on lie le cordon, le fœtus présente immédiatement des signes d'asphyxie : il exécute des mouvements inspiratoires (par suite de l'excitation par CO_2 des centres bulbaires). Les échanges gazeux dans le placenta doivent être très rapides ; en effet les signes de l'asphyxie ne tardent pas à apparaître chez le fœtus, si on arrête la respiration de la mère, d'après des expériences de Zweifel. Quant au mécanisme intime de la respiration placentaire, il ne diffère pas de celui que nous avons exposé déjà pour la respiration des tissus chez l'adulte. C'est principalement par les différences de tension de l'oxygène et de l'acide carbonique dans le sang maternel et le sang fœtal qu'il est possible d'expliquer les échanges gazeux dont le placenta est le siège.

TABLE DES MATIÈRES

DEUXIÈME PARTIE
FONCTIONS DE RELATION

TROISIÈME PARTIE
FONCTIONS DE GÉNÉRATION

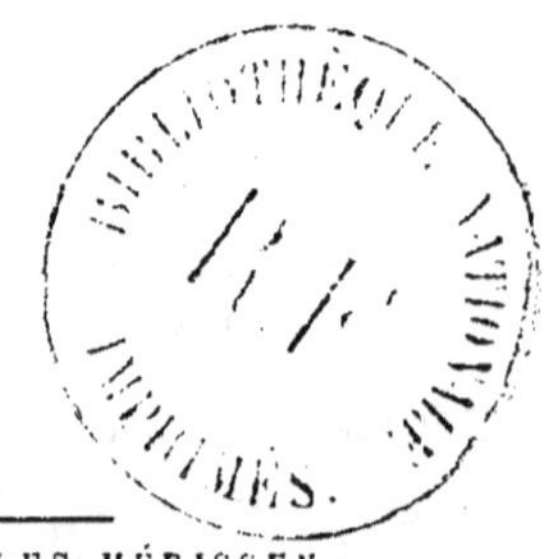

ÉVREUX, IMPRIMERIE DE CHARLES HÉRISSEY